# LA GYMNASTIQUE

AF316191

# DU MÊME AUTEUR

## PÉDAGOGIE

**De l'enseignement de l'hygiène.** Conférence à la Société pour l'instruction élémentaire, 1880.

**De l'hygiène scolaire.** Conférence à la Société pour l'instruction élémentaire. 1881.

**La Gymnastique.** Conférence à la Société pour l'instruction élémentaire. 1882.

**Les hommes utiles. Parmentier.** Conférence à la Société pour l'instruction élémentaire. 1883.

**Le Jeu à l'école.** Conférence à la Société pour l'instruction élémentaire. 1884.

## HYGIÈNE

**Les matières colorantes insalubres.** 1876.

## MÉDECINE

**L'ostéomalacie** en général et au point de vue tocologique en particulier. Thèse, Paris, 1859.

**Les maternités.** 1870.

**Examen de la loi du 30 juin 1838 sur les aliénés.** 1870.

**De l'influence des commotions politiques sur le développement de l'aliénation mentale.** 1872.

**Du placement des aliénés dans les asiles publics du département de la Seine.** 1873.

**Du transport des aliénés dans les asiles publics du département de la Seine.** 1877.

## CHIRURGIE

**Sur un cas de coxalgie osseuse.** 1863.

**De la coxalgie, de sa nature et de son traitement** (en collaboration avec Ferdinand Martin), 1 vol. in-8º de 500 pages, avec figures. — Ouvrage couronné par l'Académie des Sciences. Prix de médecine et de chirurgie, 1864.

## ANTHROPOLOGIE

**Note pour servir à l'histoire du délire religieux.** 1875.

**Résumé des instructions craniologiques et craniométriques** de la Société d'anthropologie de Paris, rédigées par Paul Broca. *Revue d'anthrop.,* 1877.

**Sur un cas de phocomélie thoracique unilatérale.** 1878.

# LA
# GYMNASTIQUE

## NOTIONS PHYSIOLOGIQUES ET PÉDAGOGIQUES
## APPLICATIONS HYGIÉNIQUES ET MÉDICALES

PAR

## A. COLLINEAU

Docteur en Médecine
Professeur aux Cours Normaux de la Société pour l'Instruction Élémentaire
Ancien Président de la Société de Médecine de Paris
Conservateur des Collections de la Société et de l'École d'Anthropologie
Lauréat de l'Institut, Officier d'Académie

---

Ouvrage illustré de 136 figures intercalées dans le texte

PARIS

LIBRAIRIE J.-B. BAILLIÈRE ET FILS
19, RUE HAUTEFEUILLE (près du boulevard St-Germain)

1884
Tous droits réservés.

# AVANT-PROPOS

En France, actuellement, les exercices du corps sont en honneur. On en saisit l'importance. On sent l'urgence de préparer, pour l'avenir, des générations d'hommes forts.

C'est un bien.

La solidarité entre les déterminations organiques et les manifestations psychiques est trop étroite pour que l'évolution de celles-ci puisse progresser, s'il se produit un arrêt dans l'évolution de celles-là.

Le complet développement des forces que la personnalité humaine recèle est à une condition : *la culture intégrale et harmonique de ces forces*. Entre elles, toute présomption d'antagonisme réel est funeste. C'est d'affinité intime, de contingence effective, qu'au contraire, il faut parler.

Il y a plus : la mise en valeur des aptitudes corporelles est le vrai moyen de parvenir à celle des aptitudes de l'entendement. L'équilibre de l'être est à ce prix.

Voilà la vérité ; et — augure favorable — à cet égard la conviction, désormais, est faite dans tout esprit réfléchi. Aussi, en ces derniers temps, les écrits sur la Gymnastique se sont-ils multipliés dans des proportions singulières.

Variés à l'infini, sont les aspects du problème.

Unique, semble avoir été la préoccupation dominante des auteurs.

Jaloux d'apporter dans leurs déductions une rigueur de précision irréprochable, ils ont, de propos délibéré, concentré leur attention sur l'un ou sur l'autre de ces aspects ; et se sont abstenus, pour la plupart, d'en embrasser l'ensemble.

Tel, se plaçant au point de vue strictement pédagogique, a eu pour principal objectif de formuler avec la plus extrême concision les règles, de donner avec la sécheresse de forme qui est le propre des manuels, *la théorie* des exercices.

Tel autre, porté par ses études antérieures sur le terrain de la physiologie, s'est évertué à remonter aux principes qui régissent le Mouvement et à discerner les conséquences du Mouvement sur les différents systèmes organiques.

D'autres encore, ayant plus particulièrement en vue l'hygiène, ont cherché à fixer la juste mesure de l'influence exercée sur la constitution par des pratiques gymnastiques rationnelles.

Il en est, enfin, qui confinant ce puissant agent modificateur dans le champ de la thérapeutique, ont eu à cœur d'en tirer parti pour la curation des maladies et d'en indiquer, avec netteté, les applications médicales.

De là, des productions remplies d'intérêt ; des monographies riches d'informations positives.

De là, une base solide pour les institutions d'ordre divers qui, de toutes parts, se fondent, et dont l'*instruction physique de la jeunesse* est le but.

On n'assiste pas **avec froideur** à un semblable essor.

**Pour** notre part, nous avons **cru** l'heure propice pour rassembler et relier en corps de doctrine les instructifs et curieux documents acquis à la Science **sur le sujet**. Envisager la question dans son ensemble ; parcourir, en tous sens, le vaste domaine de la Gymnastique ; grouper les considérations si variées, qui de près ou de loin sont afférentes à l'*Art de fortifier le corps* nous a paru œuvre utile.

Les efforts accomplis ont été laborieux. — N'est-ce pas leur donner une consécration légitime ?

Il reste encore en litige plus d'un point. — N'est-ce pas solliciter de nouvelles et fécondes investigations ?

Et puis, un coup d'œil général sur un horizon n'est-il pas indispensable à qui entend en apprécier, avec quelque justesse, l'étendue et la profondeur ?

La culture des forces du corps a eu ses péripéties. Son histoire nous a, en première ligne, captivé. Nous nous sommes appliqué à scruter l'impulsion imprimée par cette importante partie de l'Enseignement aux mœurs et coutumes des peuples et à la prospérité des États.

L'exposé des considérations anatomiques et physiologiques qui ont trait à la pratique des exercices nous a permis de déterminer la base rationnelle sur laquelle l'enseignement de la Gymnastique doit reposer.

L'étude des profondes modifications que l'application de ses procédés apporte dans la constitution de l'individu et, aussi bien, dans celle de la race nous a conduit à regarder la Gymnastique non seulement, au lit du malade, comme un agent curatif puissant; non seulement, dans le mécanisme pédagogique, comme un rouage indispensable ; mais, dans les conflits sans cesse renaissants de la politique, comme une sauvegarde pour la sécurité des nations.

Nous nous sommes inspiré de l'expérience de nos devanciers. Nous avons mis les auteurs contemporains à large contribution. Nous n'avons visé qu'à une chose : à la clarté.

Jamais, comme aux temps héroïques de la Révolution française, il n'a été fait preuve d'ardente sollicitude pour l'éducation physique. Ce fut le perpétuel souci des grands esprits du xviii siècle, des hommes de l'Assemblée Constituante, de l'Assemblée Législative, de la Convention. Pour faire à la culture des forces du corps la place dont elle est digne, dans les programmes de l'instruction nationale, il n'est pas d'opiniâtres efforts qu'ils n'aient tenté.

Traduire de telles aspirations en actes, est renouer une de nos plus patriotiques, une de nos plus démocratiques traditions.

# LA GYMNASTIQUE

---

## INTRODUCTION

### GÉNÉRALITÉS. — DÉFINITIONS. — DIVISIONS

L'homme naît; la lutte commence. Il pousse son premier vagissement; il a fait acte d'initiative. L'air a pénétré dans les profondeurs de la poitrine et vivifié le sang dont les poumons sont gorgés.

Par un mouvement instinctif de succion, il exprime le lait du sein qu'on lui présente.

Il respire et il se nourrit. Les deux fonctions fondamentales de l'existence s'accomplissent.

Soudain, il sourit. C'est qu'il reconnaît qui prend soin de lui; et qui prend soin de lui, il l'aime. Déjà, il a observé, comparé, conclu. Déjà, il a raisonné, le petit enfant. Voici donc qu'une nouvelle fonction s'éveille, voici que les rapports avec l'entourage s'échangent et que s'enchaînent les relations.

L'acte physiologique qui vient de s'effectuer a le cerveau pour siège. Il va désormais se répéter à l'infini. Invariablement identique à elle-même, sa modalité est UNE.

Tout raisonnement implique, en effet, un parallèle à établir entre deux faits, et une conclusion à formuler. Simple ou composé, quel que soit le sujet sur lequel cette faculté de raisonner s'exerce, elle n'a point, jusqu'à la fin de la vie, deux manières de procéder. Elle acquiert, avec les années, une activité sans bornes. Apanage de la virilité, quand elle se prend à languir, la mort est proche, l'éclipse irrémédiable, tout ou moins, des lumières de l'entendement.

A travers les complexités, les contradictions, les absurdités, les périls de la vie, le penchant naturel qui distingue l'homme à accoupler les idées et à en tirer des déductions, est sa boussole.

Elle lui sert, s'il s'égare, à retrouver le droit chemin. Elle assure sa marche et rapproche les étapes que l'humanité a à fournir pour parvenir au faîte de sa longue évolution. Par son irrésistible puissance, cette aptitude maîtresse est cause que, dans l'animalité, l'être humain *est ce qu'il est*.

Voilà pourquoi les conditions essentielles de la vie étant réalisées le jour même de la naissance, les fonctions cérébrales entrent en jeu si peu de temps après, et, dès l'abord, révèlent un caractère générique.

Autre caractère générique, un jour, l'enfant se tient en équilibre, debout. Sa tête, ses épaules, ses hanches, ses jambes, ses bras occupent le même plan. Spontanément, il a pris l'attitude verticale ; or ce que Rabelais a dit du rire, s'applique à l'attitude verticale : *C'est le propre de l'homme* aussi.

Le singe anthropoïde, il est vrai, la prend assez volontiers ; mais, par circonstance, sous l'empire, par exemple, de la passion. En face de l'ennemi, pour défendre sa femelle, le gorille se redresse, se frappe la poitrine, et s'avance bravement, tête haute et debout. Tout autre, en réalité, est son allure accoutumée ; c'est l'obliquité. Il s'en va les jambes pliées, les bras allongés et les avant-bras ballants.

Quelle conquête physiologique que l'attitude verticale ; que d'efforts accumulés, et, dans l'échelle animale, combien de degrés laborieusement gravis !

L'enfant marche. Ceci prouve deux choses : d'abord que ses nerfs ont acquis la puissance nécessaire à la coordination des mouvements ; ensuite, que ses muscles ont atteint le degré de tonicité qui en fait les agents à la fois dociles et alertes, des déterminations volontaires.

Observez-le désormais. Sans relâche, en tout sens, à tort et à travers bien souvent, il exerce les aptitudes dominantes dont il se sent doué.

Il en possède deux dont la conscience encore lui échappe ; et il les possède à un degré très haut.

La première, la *curiosité*, tient en éveil toutes les autres. La seconde, l'*esprit d'imitation*, livre les procédés pour l'exécution pratique des actes.

Dans le but de satisfaire à la fois et son impérieux besoin de locomotion, et sa curiosité ardente, l'enfant fait ce qu'il voit faire ; et, comme il est, de nature, essentiellement imitateur, ainsi qu'il le voit faire, il le fait. L'activité qu'il déploie est incessante. Les sujets qui viennent flatter son goût pour l'observation n'en sont que plus nombreux et inattendus. Les aliments qui s'offrent à son insatiable appétence de raisonnement n'en sont que plus substantiels et variés. Alors, vous le voyez porter sur les choses.... et... sur les gens.... des jugements décisifs.

Forcément, ils sont bornés, tranchants, sans nuances — le bagage de ses connaissances est encore si léger — ; mais, la plupart du temps, leur justesse étonne.

De la sorte, s'épanouit dans l'entendement l'intuition de la justice. La rapidité que ce sentiment met à se développer est surprenante. De prime saut, il est lucide, altier, inaccessible aux compromis. C'est cette sincérité sans mélange qui fait l'auréole de l'enfance. C'est à l'affermir, en la justifiant, que doit tendre la culture des sentiments moraux. Toute affirmation hasardée, toute contradiction doctrinale, tout mensonge lui sont funestes. N'affirmer pour vrai *rien* que ce dont on est en état de faire scientifiquement la preuve ; — présenter comme douteux *tout* ce que l'on tient pour tel ; — répudier comme faux *tout* ce qu'on est en droit de taxer d'erreur ; flétrir le mensonge ; — par-dessus tout, grâce à l'enchaînement logique de ses agissements personnels, donner l'exemple, il n'est pas de meilleur secret pour cimenter dans le caractère de l'enfant, la sincérité native qui, en lui, rayonne ; il n'en est pas de meilleur pour se concilier, disons mieux, pour mériter cette confiance enfantine dont on fait, il faut le dire, un étrange abus ; et pour laquelle, trop communément, on professe plus de sympathie platonique qu'on n'observe au fond de respect.

Vierge de toute culture, voilà le terrain. L'Enseignement s'en empare. Sur un semblable sol, l'Enseignement peut beaucoup : beaucoup de mal, comme beaucoup de bien.

Que va-t-il devenir, cet être rempli d'initiative et d'expansion ?

Sera-t-il *dieu, table ou cuvette*, comme le marbre de la fable ?

En fera-t-on du moins un HOMME dans l'acception élevée du mot ?

Qu'on ne s'y trompe pas, c'est de l'éducation désormais que dépend sa destinée.

Mais d'abord, pas d'illusion. Si rationnelle, si ingénieuse que soit la méthode pédagogique, si malléable, si perfectible que soit l'élève, quel que soit le point de vue auquel on se place, que l'objectif soit physique, moral ou intellectuel, jamais on ne parviendra à susciter la germination d'aptitudes absentes. On cultivera, on développera, on règlera celles dont la Nature a doué le sujet ; voilà tout. Voilà tout, mais c'est assez. « Donner aux facultés leur juste développement, solliciter les moins actives, corriger, réprimer dans les autres les excès ou les écarts qui pourraient nuire, l'éducation, observe le docteur Delasiauve (1), l'éducation tout entière est là. »

_______________

(1) DELASIAUVE, *Nature et degré de l'enseignement qu'il convient de donner dans les écoles primaires*. Paris, 1849, P. 24.

C'est à amplifier les ressources existant en puissance dans l'organisme et à en régulariser l'emploi que l'Enseignement doit s'attacher.

De la culture de chacune de ces dispositions, en particulier, dépend l'essor de l'ensemble. Du surcroit de soins accordé à celles dont on ne constate que le rudiment, dépend pour l'ensemble encore, et l'harmonie et l'ampleur.

De même (pour emprunter au docteur F. Voisin (1) un judicieux rapprochement) que la vue n'est pas l'ouïe, que l'ouïe n'est pas le goût, que le goût n'est pas le toucher, ni le toucher l'odorat, et que le développement de ces sens spéciaux réclame des moyens appropriés à leur nature spéciale, de même, dirons-nous, chaque aptitude organique demande à être exercée, à part, dans le sens précis de ses attributions.

Dans cet ordre d'idées, l'instruction proprement dite peut être regardée comme la gymnastique des centres nerveux; et la gymnastique proprement dite, comme l'instruction des organes locomoteurs. Elles ne vont point l'une sans l'autre. Isolées, les résultats en sont nécessairement tronqués. Combinées, on en peut espérer une transfiguration complète.

Une aussi étroite connexité implique une exacte pondération entre les différents exercices pédagogiques. Et la détermination des limites à atteindre et à respecter, dans la pratique, soulève un des problèmes les plus complexes, les plus subtils de l'Enseignement.

---

(1) Félix Voisin, *Mémoire sur l'abolition de la peine de mort.*

Il n'entre dans notre sujet ni de l'aborder, ni, *à fortiori*, de le résoudre. Nous ne pouvions, pourtant, ne pas l'indiquer.

Avant tout, nous avions à poser ce principe : la mission de l'Enseignement consiste dans la mise en œuvre de toutes les forces vives, sans exception, que l'organisme recèle. Paralyser l'expansion des unes, sous prétexte de favoriser l'expansion des autres est, du coup, fausser tous les rouages ; c'est, en réalité, agir au préjudice aussi bien de celles-ci que de celles-là. Sous peine d'être vicieuse, la culture de l'être humain demande à être intégrale. Or, pour être intégrale, elle se doit, avec une sollicitude égale, à toute aptitude native qu'elle a le pouvoir de fertiliser.

Pour nous, le soin qui nous incombe est celui de faire comprendre pour quels motifs, sous quelles formes, dans quelle mesure la culture rationnelle des organes locomoteurs contribue à l'amélioration de l'individu, à celle de la race et au progrès même de la civilisation.

« Quand l'hygiène scientifique se sera emparée des méthodes d'entraînement gymnastique, quand elle les aura éclairées, dirigées par une attentive et minutieuse observation, j'ai la ferme conviction, a dit le professeur Bouchardat (1), qu'il en surgira des découvertes aussi utiles qu'inattendues qui nous permettront de consolider et de perfectionner des santés, avec autant de

---

(1) BOUCHARDAT, *Supplément à l'Annuaire de thérapeutique.* Année 1861.

certitude qu'on peut en espérer lorsqu'il s'agit d'un être vivant. C'est la voie dans laquelle on doit s'engager pour combattre efficacement nos ennemis les plus redoutables : la vieillesse et la mort prématurées. »

Voilà qui est sans ambages et qui corrobore, singulièrement, nos propres allégations.

Au demeurant, qu'est-ce donc que la Gymnastique? — Les *définitions* ne manquent pas.

Pour faire saisir dans quel esprit la Science a envisagé la question, relatons-en quelques-unes.

La Gymnastique, selon Barbier (1) est une partie de l'hygiène qui enseigne à régler l'usage des divers exercices du corps, soit pour conserver la santé, soit pour aider à son rétablissement lorsqu'elle est altérée.

« Ce mot, ajoute-t-il, désignait, chez les Anciens, un art que l'antiquité tenait en grande faveur, et qui apprenait aux jeunes gens à exceller dans l'exercice de la lutte, du javelot, du disque, de la course et du saut. Ce terme vient de γυμνος, *nu*, parce que, au moment de se livrer à ces jeux ou à ces combats, on se mettait nu ou presque nu, pour que les mouvements fussent plus libres. »

Selon Rostan (2), c'est cette partie de l'hygiène qui traite des effets des différents exercices sur l'écono-

---

(1) Barbier, *Dictionnaire des sciences médicales*. Paris, 1817. Art. Gymnastique.

(2) Rostan, *Dictionnaire de médecine*. Paris, 1824, Art. Gymnastique.

mie animale. A ses yeux, « la Gymnastique est un des plus puissants modificateurs du corps humain. »

Boerhaave et Hallé l'avaient désignée sous le nom latin de *gesta* ou *acta, : exercices*. Par exercice, ces illustres physiologistes donnaient à entendre l'action, le travail de nos divers organes; mais plus spécialement de ceux de la locomotion.

En 1819, un des hommes qui ont le plus fait pour la propagation de l'enseignement de la gymnastique en France, Clias, professeur à l'Académie de Berne, eut l'ingénieuse idée de résumer sous forme d'un *cours analytique et gradué d'exercices propres à développer et à fortifier l'organisation humaine*, les principes de la *Gymnastique élémentaire*. Ce titre renferme la définition même du sujet.

Chargée d'un rapport sur le manuscrit de Clias, la *Société de médecine de Paris* institua, à cet effet, une commission. Des notoriétés scientifiques la composaient, c'étaient Nacquart, Merat, Roux, Villermay, Esquirol, Gasc et Bally rapporteur. « La Gymnastique, ont-ils dit, est l'art de régler les mouvements du corps de manière à augmenter son agilité, sa souplesse, sa stabilité; à entretenir ou à rétablir la santé; à servir enfin au développement des aptitudes tant physiques que morales. »

Pour le docteur Proust (1), c'est l'éducation, la culture des fonctions de locomotion et de la vie ani-

---

(1) PROUST, *Traité d'hygiène*, 2ᵉ édit., p. 535. (Ouvrage couronné par l'Institut et la Faculté de médecine). Paris, 1881.

male.... C'est cette partie de l'hygiène qui régularise le développement et l'entretien des fonctions de l'appareil locomoteur, par l'exercice artificiel. Le terme d'*exercice artificiel* est employé ici, par opposition à celui d'*exercice naturel*, lequel comprend les mouvements de la vie ordinaire tenant aux nécessités, aux habitudes et aux instincts spontanés.

Pour Littré (1), la Gymnastique est l'art, l'action d'exercer le corps pour le fortifier.

Pour le docteur Rouhet (2), c'est une science raisonnée des mouvements propres à développer le système musculaire en tout ou en partie, dans un but d'hygiène, de thérapeutique ou d'éducation.

Enfin, le docteur Hillairet (3), en a donné la définition que voici : LA GYMNASTIQUE EST LA SCIENCE RAISONNÉE DES MOUVEMENTS ; ELLE A POUR BUT LE DÉVELOPPEMENT [RÉGULIER DU CORPS, L'ACCROISSEMENT ET L'ÉQUILIBRATION DE TOUTES LES FORCES DE L'ORGANISME.

A nos yeux, on ne saurait trouver une définition à la fois plus scientifique, plus générale, plus concise.

C'est celle que nous adoptons.

L'étude de la Gymnastique comporte des considérations d'ordre très multiple et très distinct.

---

(1) LITTRÉ, *Dictionnaire de la langue française.*
(2) ROUHET, *Recherches expérimentales sur les effets de la Gymnastique et sur l'entraînement.* Paris, 1881.
(3) HILLAIRET, *Rapport ministériel sur l'enseignement de la Gymnastique dans les lycées, colléges, écoles normales primaires.* Paris, 1868.

Vieux comme le monde, l'*Art d'exercer le corps pour le fortifier* a son histoire. Il a eu ses vicissitudes, ses éclipses, ses rayonnements. En honneur dans les civilisations primitives, il reçoit des civilisations avancées ses règles définitives, et se plie à merveille au génie des nations. Par leur précision, les recherches physiologiques contemporaines lui ouvrent des horizons inattendus.

Variables à l'infini, ses procédés peuvent être ramenés à deux grands types. Les uns s'appliquent à l'aide d'engins dont le maniement est ordonnancé. Les autres consistent en des exercices naturels, mais pratiqués avec méthode.

Cet art, en outre, se prête à certaines applications d'un caractère tout à fait spécial, et plutôt en rapport avec des cas exceptionnels qu'avec la généralité.

Sous peine enfin d'être impraticable, il a à se modeler sur les exigences du milieu social pour lequel il peut, d'ailleurs, être un inestimable bienfait.

Nous avons donc à faire, dans une *première partie*, l'histoire de la Gymnastique depuis les temps les plus reculés jusqu'à nos jours.

Une *seconde partie* comprendra l'exposé des notions anatomiques et physiologiques indispensables à qui entend se rendre compte des modifications profondes, définitives, variées, que les pratiques gymnastiques apportent dans l'ensemble de l'économie et dans certains organes en particulier.

L'examen analytique et critique des exercices sera l'objet de *la troisième*.

La *quatrième* embrassera un examen critique analogue du gymnase et des appareils qui y sont en usage. L'analyse de diverses formes spéciales que la Gymnastique peut revêtir en sera le complément.

Dans une *cinquième partie* enfin, nous nous attacherons à distinguer, parmi les exercices, ceux qui rencontrent en médecine quelque application heureuse et à en préciser les indications.

En dernier lieu, nous exposerons nos vues sur la place qui sied à la Gymnastique au sein d'une société démocratique et sous un régime de liberté.

# PREMIÈRE PARTIE

## HISTOIRE DE LA GYMNASTIQUE

---

## CHAPITRE Ier

### ANTIQUITÉ

*A).* **Temps préhistoriques :** Pratiques gymnastiques instinctives ou raisonnées des races inférieures. — Conclusions. — *B).* **Civilisations chinoise, indoue et indo-chinoise :** Origine, immutabilité du peuple chinois. — Les empereurs Chin-Nong et Hoang-Ti. — Pratiques et théories gymnastiques des Chinois. — Le Cong-Fou. — Origine du peuple indou. — Ses contacts avec les races mongoliques. — Méthode de gymnastique médicale des Indous. — Ses rapports avec le Cong-Fou. — Siamois, Birmans, Annamites, Laotiens ; influence des mœurs chinoises sur ces différents peuples. — *C)* **Antiquité grecque et romaine :** Les Grecs. — La Gymnastique, institution nationale. — Les Jeux Olympiques, Isthmiques, etc. — Divisions de la Gymnastique chez les Grecs. — Les gymnases à Athènes et à Sparte. — Herodicus, Iccus ; leurs doctrines. — Hippocrate, Platon ; leurs réserves. — Influence des médecins sur le développement de la Gymnastique en Grèce. — Les Romains. — Importation des pratiques gymnastiques chez les Romains, ses conséquences. — Asclépiade de Bythinie. — Titus Aufidius et Themison. — Musa. — Celse. — Galien. — Influence des médecins sur le développement de la Gymnastique à Rome. — L'empereur Julien. — Oribaze, son œuvre. — La décadence.

*A).* Temps préhistoriques. — Aux temps préhistoriques, à l'époque miocène, à l'âge tertiaire, où l'homme, contemporain du grand singe anthropomorphe, luttait pour l'existence, armé d'une pierre taillée et d'un bâton grossièrement ouvré, quelles conceptions plus ou moins confuses ont bien pu germer dans son cerveau en vue d'entretenir et d'accroître les aptitudes organiques que la nature lui avait dévolues ; aptitudes dont l'incessant emploi était alors une condition péremptoire de vie ou de trépas ?

Dans l'état actuel de la science, le problème n'est pas inaccessible.

Il faut en demander la solution aux observations positives auxquelles se prêtent les populations qui, à notre époque, demeurent stationnaires, rebelles à tout contact avec le monde civilisé et irrémédiablement frappées d'un arrêt de développement.

Australiens, Papous, Mélanésiens, Nègres de Guinée, Bochimans, Hottentots, Cafres, Andanamites, Weddahs de Ceylan, Botocudos, Dravidiens, Aïnos, Esquimaux, peuples *dits* Mongoliques, Javanais, Malais, Polynésiens, Delawares, Sioux, Pawnis, Caraïbes, Péruviens, Araucans, Patagons, Fuégiens reflètent de nos jours la vivante image de bon nombre de ces étapes antérieures franchies par nos ancêtres, avant d'être parvenus, sous le rapport intellectuel et social, à un degré supérieur d'évolution.

Deux livres projettent une vive lumière sur le sujet. C'est celui de M. Alphonse Bertillon : *Les races sauvages* (1) et celui de M. Abel Hovelacque : *Les races humaines* (2) considérées surtout dans leurs types inférieurs. Les caractères anthropologiques et ethnographiques qui les distinguent y sont exposés avec une

---

(1) ALPHONSE BERTILLON, *Les races sauvages*.

(2) ABEL HOVELACQUE, professeur à l'École d'anthropologie. *Les races humaines*. Paris, 1882.

précision rigoureuse, et ces descriptions livrent des documents propres à élucider l'obscure question que nous posons.

Le défilé auquel M. Alphonse Bertillon et M. Abel Hovelacque font assister suggère plus d'une remarque. Les aptitudes et les coutumes de ces races dont les unes ont franchi les premiers degrés seulement de l'Évolution et dont les autres sont entrées dans la voie de la regression depuis une époque déjà reculée, donnent une idée générale des préoccupations dont est tourmentée et de l'ingéniosité dont est capable l'Humanité à ses débuts.

Le besoin commande. Il y a pénurie de moyens d'action. Les forces intrinsèques dont l'organisme dispose reçoivent un appel pressant.

Dans la lutte pour la vie, on cherche en soi les éléments de résistance. Ainsi que l'Australien, le Nègre, le Peau-rouge, l'Araucan, le Patagon, on devient chasseur et guerrier. Des hordes de chevaux sauvages hantent le pays; Patagon, Araucan, Peau-rouge, on s'en empare. Des cours d'eau le sillonnent, l'Océan bat ses rives; on se fait pêcheur comme l'Australien, l'Andamanite, l'Esquimau. Il faut vivre.

Mais vivre n'est pas tout. Une curiosité d'enfant vous aiguillonne; on aime ce qui brille, ce qui paraît; on se sent enclin à tout imiter. Et puis, familiarisé dès l'enfance, avec l'intempérie des saisons, rompu de longue main aux exercices de force, on est vigoureux. Vigoureux, on est hardi. Alors, sans souci du danger, pour satisfaire ses goûts, on affronte, comme le Nègre de Guinée, comme le Caraïbe, comme le Malais, d'aventureuses traversées, et les forces corporelles se développent soit dans le sens de la marine, soit dans ceux de la pêche, de la natation, de l'équitation, de la chasse.

Parfois, ainsi que le Weddah et l'Andamanite en sont des exemples, l'aversion pour le travail trouve dans les dispositions natives pour la Gymnastique un allié, et pour garantir sa sécurité personnelle durant le repos, on préfère grimper au sommet des arbres, plutôt que de se construire un logis.

Est-ce l'esprit militaire qui domine? on en arrive — le Cafre le prouve (1) — à réglementer avec une sévérité rigoureuse, à exécuter avec une précision irréprochable, les exercices spéciaux : saut, marche, course, évolutions, etc., à défaut desquels, même au sein des civilisations avancées, le mot de force armée est fiction.

La cohésion se fait; on en a conscience. Le sentiment de la solidarité s'éveille; on se sent ou l'on croit se sentir le plus fort. On rêve de conquêtes; et l'on se lève en masse pour de lointaines campagnes.

Rebelles à toute organisation sociale, d'autres vivent sans famille, sans vêtements, sans logis. Le Bochiman en est le type le plus accompli (2). Sa cu-

----

(1) Fait ethnographique d'une constatation unique chez les races primitives, l'organisation des Cafres est essentiellement militaire. « La discipline guerrière est portée chez eux au plus haut degré. Ils combattent en colonnes serrées, organisées dans les moindres détails et ont poussé au loin des expéditions conquérantes auxquelles rien ne pouvait résister. » (Hovelacque, *loco citato*, p. 60). Or, la constitution d'une armée homogène ne va point sans que chacun des hommes qui en font partie ait été soumis à des exercices variés réitérés et appropriés au but particulier que l'on poursuit.

(2) Le mot *Bocheman*, en hollandais *Bosgesman*, en anglais *Bushman*, en allemand *Buschman* a pour signification littérale en français : *homme des buissons.* « Presque tous les auteurs qui

riosité ne connaît pas de bornes; mais ses idées restent puériles. Il compte jusqu'à *deux*, et s'arrête là.

Il a pour armes l'arc et la flèche empoisonnée. Il s'exerce à s'en servir; rien de plus. Mais il a acquis par l'exercice une qualité maîtresse : il est d'une incroyable agilité (1).

Parfois, on voit poindre le sens artistique dans ce qu'il a de plus exquis. Le Papou chante et sculpte.

---

se sont occupés des Bochimans du sud de l'Afrique, dit le docteur Thulié dans ses *Instructions anthropologiques aux voyageurs sur les Bochimans*, ont cru qu'ils avaient été ainsi dénommés parce qu'ils vivent dans un pays couvert de buissons; mais Fritsch affirme que ce n'est pas là le sens exact du nom qui leur a été donné; ce nom de Bochimans veut indiquer, d'après lui, une race intermédiaire entre l'homme et le singe, et cette dénomination serait la même qne l'on donne quelquefois chez nous aux grands singes appelés aussi *hommes des bois*. » Dans l'échelle de l'humanité, on est ici, on le voit, au plus infime degré.

(1) « Malgré leur maigreur excessive, malgré la ténuité de leur musculature, malgré leur ventre proéminent et la courbure exagérée de leur échine, les Bochimans ont la faculté de courir fort vite et fort longtemps. Barrow les considère comme les meilleurs coureurs que l'on connaisse. Selon lui, leur agilité est telle que l'antilope peut à peine les égaler en sautant de rocher en rocher. Il a même *entendu dire* qu'ils vont si vite que sur un terrain raboteux ou bien en montant les montagnes, les chevaux ne peuvent les joindre. Ce ne sont pas des on-dit que rapporte Sparmann; mais ce qu'il a vu : « Nous allions, dit-il, le plus ordinairement « le trot; mais quelquefois le galop, pendant des heures entières, « suivant que le terrain était uni ou raboteux; nous fûmes à la « vérité obligés de faire une ou deux haltes pour les attendre, « mais leur ayant pris nos armes, nous galopâmes encore plus « vite, et les Bochis (*sic*) suivirent de fort près. » (THULIÉ, *Instructions anthropologiques aux voyageurs sur les Bochimans*. p. 16. Extrait des *Bulletins de la Société d'anthropologie*. Séance du 9 mai 1881).

La danse, cette manifestation naïve entre toutes de l'art, la danse accompagnée d'une mimique plus ou moins expressive est cultivée presque partout.

Ailleurs, ce sont les dispositions au négoce, à l'industrie, à l'agriculture qui se révèlent.

De la sorte, la race franchit sa première étape. Les circonstances sont-elles adverses; elle s'y use et dépérit. Les Fuégiens, les Botocudos, les Polynésiens en sont, parmi tant d'autres, le triste témoignage. Les circonstances sont-elles propices; la race se perfectionne, et un jour vient qu'elle fait son entrée définitive dans la civilisation.

L'effort instinctif de résistance dont chaque individu la composant à ses débuts, a su faire preuve, mesure la puissance de son essor.

*B*). Civilisations chinoise, indoue et indo-chinoise. — Dès les premières pages de son livre : *La Sociologie*, le docteur Letourneau (1) pose en principe ceci : nulle race inférieure au point de vue anatomique n'est parvenue, jamais, à fonder une civilisation supérieure. La coïncidence entre un état social rudimentaire et l'infimité des caractères anthropologiques est en effet constante. « Jamais le *noir* abandonné à lui-même, sans mélange avec les races supérieures, n'a su créer de civilisation élevée. Sous ce rapport, l'*homme jaune*, le Mongol, est de beaucoup supérieur. De bonne heure, les meilleurs représentants de ce type, les Mongols asiatiques, ont formé de grandes sociétés, savamment

---

(1) Letourneau, *La Sociologie selon l'ethnographie* p. 3. — *Bibliothèque des sciences contemporaines*, Paris, 1880.

organisées, qui, comme la Société chinoise, rivalisent avec les civilisations des races blanches, et, sous certains rapports, peuvent même leur servir de modèles....

« En dépit de ses imperfections, de ses faiblesses et de ses vices, la *race blanche*, sémitique et indo-européenne tient, cependant, pour le présent, la tête dans le *Steeple-chase* des groupes humains. C'est dans le sein des groupes ethniques de la race blanche, que l'énergie intellectuelle a pris l'essor le plus varié, le plus luxuriant; c'est là que l'art, la noblesse morale, la science, la philosophie se sont le plus largement épanouis. »

Aux temps les plus reculés de l'Histoire, ces deux fortes races furent se mettre en contact avec les noirs aborigènes de l'Archipel malais, de la presqu'île de Malacca, de Ceylan, de toute la moitié méridionale et orientale de l'Inde.

La race mongolique qui domine dans les trois quarts du continent asiatique a conservé ses caractères plus intacts encore dans le Thibet, la Chine, le Japon.

La race blanche aryenne, qui occupe le quart sud occidental de l'Asie a, dans le nord-ouest de l'Inde, gardé son ancienne pureté.

Grâce au culte que professent pour la tradition les Indous et les Chinois, leurs institutions se sont perpétuées à travers les âges, et il a été possible de recueillir sur leurs débuts aussi bien que sur leur état actuel, quelques documents précis.

CIVILISATION CHINOISE. — D'une manière générale, toute civilisation primitive tient en grand honneur la Gymnastique.

La civilisation chinoise n'a point failli à la règle. On peut même dire qu'à cet égard, elle a donné l'exemple, puisqu'elle est une des plus anciennes; — non la plus ancienne, car on trouve en Asie même, et en Amérique des vestiges de civilisations déjà peut-être éteintes alors que commençait à poindre celle de l'empire du Milieu. Mais elle a peu varié, c'est là le point intéressant.

« Le caractère le plus saisissant de la civilisation chinoise; dit le docteur Max Durand Fardel (1) est sa durée. Toutes celles dont l'histoire a recueilli l'existence; aussi bien celles dont tout lien avec les temps modernes s'est brisé que celles dont la mémoire revit encore parmi nous, ont disparu. La Chine seule est restée debout. Elle est restée debout et en apparence immuable, car les changements que la succession des siècles apporte dans l'esprit et dans les habitudes des peuples ne semblent pas l'avoir atteinte. Telle elle était, il y a plusieurs milliers d'années, telle, à peu de chose près, elle paraît être aujourd'hui... »

Les renseignements modernes que l'on obtient sur ses origines offrent donc les plus sûres garanties d'authenticité. Chose curieuse! Deux des premiers empereurs de la Chine, Chin-Nong et Hoang-Ti, passent pour avoir posé les bases et fixé, de toutes pièces, les règles de la médecine et de l'hygiène. Ce serait près de 3000 ans avant l'ère actuelle que cette double institution aurait vu le jour.

D'après Cleyer (2) un ouvrage ayant pour titre :

---

(1) MAX-DURAND-FARDEL, *Chinese customs medical reports.* — *Gazette médicale,* Passim, année 1882.

(2) CLEYER, *Specimen medicinæ Sinicæ sive opuscula medica ad mentem Sinensium,* in-4°, Frankfurt, 1682, et plus spécialement : *Clavis medica ad doctrinam de pulsibus;* in-4° 14 d. 1680.

*Le secret du pouls* résume, pour les Chinois, les préceptes fondamentaux de l'art de guérir. Cette sorte de *compendium* est, selon le docteur Bricheteau (1) « une composition assez bizarre dont les parties sont mal coordonnées les unes par rapport aux autres et souvent opposées dans les principes qu'elles renferment, ce qui annonce manifestement qu'elles ont été rassemblées par des mains différentes ». Toujours est-il qu'il a été écrit à satiété, en Chine, sur le pouls, au point de vue du diagnostic et du pronostic, tant dans l'état de santé que dans l'état de maladie; et que ces interminables traités, hérissés de métaphysique, sont, pour la plupart, incompréhensibles, de l'aveu même des médecins chinois.

Les préceptes de l'hygiène, dont l'empereur Hoang-Ti semble s'être spécialement préoccupé, embrassent ceux de la gymnastique. L'exposé des exercices que devait, à ses yeux, comprendre celle-ci a été publié en l'an 2698 avant notre ère, sous le titre de *Cong-Fou* (2). Les prêtres du Tao (3) ne tardèrent pas à en obscurcir les doctrines en y mêlant le mystère et la superstition. C'est ce qui a conduit Bricheteau (4) à passer très légèrement et à en comparer les adeptes aux convulsionnaires de Saint-Médard.

Pourtant, en 1779, Amyot (5) avait publié sur le

---

(1) BRICHETEAU, *Dictionnaire des sciences médicales. — La Médecine chez les Chinois*, t. 31, p. 449. Paris, 1819.

(2) CONG-FOU. Etym. *Cong* art, *Fou* homme.

(3) TAO. Le Tao est le culte de la *Raison suprême* : le prêtre du Tao est le *Tao-sse*.

(4) BRICHETEAU, Loco citato, p. 459.

(5) AMYOT, *Extrait des mémoires concernant l'histoire, les sciences, les arts, les usages des Chinois*, t. IV.

Cong-Fou un mémoire dans lequel ce... *Manuel de gymnastique*, si l'on peut s'exprimer ainsi, est présenté dégagé de tout le fatras d'inepties dont la supercherie des prêtres et la crédulité des fidèles l'a surchargé.

Le docteur Chancerel (1) en a donné un extrait très détaillé. En voici les traits fondamentaux.

Les pratiques gymnastiques qui composent le Cong-Fou consistent dans différentes postures ou attitudes et dans différentes manières de respirer.

Les trois attitudes principales sont : 1° la station debout, les pieds rapprochés et les bras pendants, — un pied en l'air, — le corps penché, — les deux bras ou un seul tendus horizontalement, etc. ; 2° la station assise, les jambes pendantes, tendues ou croisées, — le corps droit ou penché, etc. ; 3° la station couchée, sur le dos, — sur le côté, etc.

« Nous ne craignons pas de le dire, fait observer Amyot, en réunissant toutes les postures et attitudes des comédiens, des danseurs, des sauteurs et des figures académiques, on n'aurait pas la moitié de celles qu'ont imaginées les prêtres du Tao. »

Le Cong-Fou distingue trois manières de respirer : par la bouche, par le nez ; par la bouche pour l'inspiration et par le nez pour l'expiration.

« Dans ces trois manières de respirer, tantôt c'est l'inspiration qui est précipitée, filée, pleine ou éteinte ; tantôt c'est l'expiration ; tantôt aussi elles le sont l'une et l'autre. »

Maintenant, quelle est l'action attribuée à ces prati-

---

(1) CHANCEREL, *Historique de la gymnastique médicale depuis son origine jusqu'à nos jours*. Thèses de Paris, 1864.

ques sur l'organisme? D'après Amyot, M. Chancerel (1) en dit ce qui suit : Aux yeux des Chinois, « le mouvement établit l'équilibre de la circulation.

« La respiration est le balancier qui entretient le mouvement de composition du sang.

« Le mouvement pratiqué de certaines manières augmente ou diminue les deux obstacles de la circulation : pesanteur et frottement.

« La respiration pratiquée d'après des règles spéciales, change le mode de vitalité de certains organes.

« Plus la circulation a été gênée en un endroit, plus elle s'active en cet endroit, une fois l'obstacle levé.

« La respiration change la composition et la proportion des principes du sang et agit sur les sécrétions. »

Sous le rapport physiologique, ces interprétations n'ont rien, on en conviendra, que de plausible. Si l'on tient compte du préjugé invincible qui, en interdisant la dissection, paralyse en Chine les progrès de l'anatomie, il en est même qui dénotent une rare sagacité d'observation.

En somme, réglementée avec la minutie par laquelle le Chinois se distingue, sa gymnastique est l'application de cette maxime : *Perfectionne-toi toi-même ; renouvelle-toi complètement chaque jour ; fais-le de nouveau et toujours de nouveau.*

Civilisation indoue. — Nous sommes loin de posséder sur la Gymnastique des Indous des renseignements aussi positifs. Jusqu'ici les explorateurs ne sont

---

(1) Chancerel, *Loco citato*. p. 16.

pas parvenus à rassembler les faits qui s'y rattachent.

D'après M. Hovelacque (1), « la population aryenne de l'Hindoustan a subi presque partout de sérieux métissages. Elle a dû s'implanter d'abord sur un fond Dravidien à peau plus ou moins noire ; elle a eu ensuite à supporter plus d'une invasion de races de l'Asie centrale à type mongolique. Cependant le caractère vraiment aryen a persisté dans le pays des Radjpoutes, entre l'Indus au nord-ouest, le Gange à l'est et les monts Vindhya au sud. » Il s'ensuit qu'en matière d'hygiène et de médecine, les idées ayant eu cours en Chine ont dû prendre également racine dans l'Hindoustan ; il s'ensuit encore qu'en raison des caractères tranchés de la race qui les adoptait, ces idées ont dû subir des transformations notables. Toujours est-il que les Indous possèdent une méthode positive de gymnastique et que l'époque de la promulgation de cette méthode concorde à peu près à celle du Cong-Fou.

En Inde comme en Chine, les prêtres se sont vite emparés d'un aussi puissant agent de suprématie ; et les livres traitant des applications thérapeutiques ou physiologiques de cette science sont exclusivement entre leurs mains. Quant à cette science elle-même, selon M. Chancerel (2) elle comprend l'art de retenir son haleine, certains mouvements, le massage et les frictions de la peau.

Le côté médical proprement dit de la question paraît avoir particulièrement captivé l'attention des Indous ; mais on aurait tort de croire que cette préoccupation

---

(1) Hovelacque, *Les races humaines*, p. 142.
(2) Chancerel, *Loco citato*, p. 18.

les ait empêchés d'envisager les autres. Le massage,
la friction, la percussion, les onctions sur la peau sont
employés, à titre purement hygiénique, par les na-
babs. Et ce n'est pas tout; ils se sont adonnés avec
persévérance aux exercices gymnastiques de caractère
guerrier; n'est-ce pas, en effet, de chez eux qu'a été
importée l'escrime au bâton et au sabre?

CIVILISATIONS INDO-CHINOISES : *Siamois, Birmans,
Annamites, Laotiens.* — Des haines féroces ont jeté les
uns sur les autres les peuples qui habitent la partie
orientale de la péninsule indo-chinoise. Avec la cruauté
atroce des orientaux on s'est entre-déchiré durant des
siècles. Il a coulé des flots de sang.

Aujourd'hui, grâce surtout à l'intervention française,
l'animosité entre les plus puissants empires de la région, celui d'Annam et celui de Siam, est apaisée.

D'une crédulité sans bornes, le *Siamois* est, plus
qu'aucun peuple, enclin à la soumission, et respec-
tueux de la hiérarchie. « Cette conception de l'autorité, dit M. Hovelacque (1) et du respect irraisonné
qui lui est dû, s'associe aisément à une superstition
vraiment incompréhensible. Tout ce que les religions
de l'extrême Orient ont apporté à Siam de merveilleux
et d'insensé a été accueilli avec enthousiasme et le
peuple est exploité à fond par ses talapoins. » Si la
métaphysique qui encombre le Cong-Fou en rend le
texte indéchiffrable pour les médecins chinois eux-
mêmes, quel inextricable tissu d'absurdités doivent
être les doctrines scientifiques d'un peuple courbé sous

-------

(1) HOVELACQUE, *Loco citato*, p. 75.

le joug de la caste sacerdotale et prompt à accepter toute domination ?

Mieux doué, le *Birman* se caractérise par une assez grande vivacité. Tempérant et industrieux, il se contente de peu, mais il n'est rien moins que laborieux. Ses besoins assurés, il ne songe qu'à flâner et à fumer l'opium.

Des habitants de la presqu'île, l'*Annamite* occupe, sous le rapport de l'intelligence et de l'activité, le premier rang ; sous celui de l'origine, il se rapproche beaucoup du Siamois ; il provient du Thibet.

Pendant plus de douze siècles, de 399 à 1650, son histoire n'est qu'une sanglante succession de luttes contre le peuple Malais. Il finit par triompher ; mais ainsi qu'il arrive d'ordinaire, le vaincu laissa imprimée sur le vainqueur son ineffaçable empreinte.

A son tour, et à diverses reprises, l'Annamite eut à subir la domination chinoise. Il est résulté de tout cela d'innombrables croisements et, chose curieuse, sans qu'il ait été porté atteinte à l'homogénéité de la race, laquelle a fourni ainsi la preuve de sa vitalité propre.

D'après le docteur Harmand (1) on peut dire qu'au point de vue des coutumes « la Chine a exercé sur la race annamite une action analogue (mais incomparablement plus forte encore) à celle que les Romains ont eue sur nous-mêmes dans les Gaules. »

Il est permis d'en inférer que les pratiques en matière d'hygiène et de gymnastique n'y sont pas sans similitude avec celles des Chinois. La longue carrière

---

(1) HARMAND, *Les races indo-chinoises*. Mémoires de la Société d'anthropologie. série 2, t. II, p. 318.

belliqueuse de l'Annamite a dû leur imprimer une direction guerrière dont la tradition n'a pas survécu, paraît-il, à la pacification.

Quant à l'habitant, enfin, de la vallée de Mé-Không, au *Laotien*, il a semblé à M. Harmand (1), notablement inférieur à l'Annamite... « Il n'y a, dit-il, aucun fond à faire sur cette race quasi-morte avant d'avoir vécu ou n'ayant jamais dépassé l'âge de l'enfance. »

Et pourtant, au rapport du même auteur, « bien que sans forces musculaires remarquables, le Laotien est apte à fournir de longs travaux tels que la nage, la marche, la course, sans autres aliments que quelques poignées de riz gluant. »

Il est impossible de ne pas voir là l'influence d'un dressage et d'exercices assidus. De même, en termes plus généraux, ces collisions incessantes dans lesquelles durant des siècles, les peuples de l'Indo-Chine se sont heurtés, n'ont pu manquer d'imprimer à la direction de leurs aptitudes physiques un sens particulier, et c'est nécessairement dans le sens de la guerre que ces aptitudes ont dû trouver leurs conditions de développement.


*C*). Antiquité grecque et romaine. — Les *Grecs* ont su élever la Gymnastique à la hauteur d'une institution nationale.

Par l'importance qu'ils attachaient et le temps qu'ils consacraient à ses pratiques, ils se proposaient un double but : un but physiologique, celui de faire des hommes bien portants, alertes et vigoureux ; un but

---

(1) Harmand, *Loco citato*, p. 329.

politique, celui de nouer des relations amicales de peuple à peuple, de citoyen à citoyen.

A époque fixe, la Grèce entière s'assemblait à Olympie, à Delphes, à Némée, dans l'isthme de Corinthe. On y engageait des luttes,... on y soumettait au jugement public les œuvres d'art... Les poètes, les philosophes y donnaient lecture de leurs productions.... Dans les gymnases, la jeunesse briguait toutes sortes de triomphes.

Les jeux olympiques, en particulier, étaient en faveur. Ils duraient cinq jours et, consistaient, d'après M. Dauban (1), dans : *La lutte*, où l'on cherchait à terrasser son adversaire; — le *pugilat*, combat à coups de poing; — le *pancrace*, mélange de la lutte et du pugilat, où on cherchait à frapper et à étreindre son adversaire; — le *disque* ou palet, auquel prenaient part les discoboles (lanceurs de disque); — le *panathle*, ensemble des exercices militaires; — la *course* à pied, à cheval, en char.

Quel que fût son rang, il n'était personne qui n'y attachât un grand prix, car chacun avait conscience des bienfaits inséparables d'une aussi virile impulsion.

« A quelle influence politique et morale, se demande Baillot (2), dans son style imagé, les peuples renommés de la Grèce durent-ils donc si longtemps leur prééminence sur les autres peuples, et les lauriers de la gloire, et les palmes des lettres et des arts? Aux

---

(1) DAUBAN, conservateur, sous-directeur adjoint à la Bibliothèque nationale; *Récits historiques. Histoire grecque*, p. 89, 2º éd. Paris, 1869.

(2) BAILLOT, *Considérations sur la gymnastique*. Paris, 1819.

institutions vigoureuses que Lycurgue alla puiser chez les Crétois, que Solon, que leurs plus grands philosophes ravirent à la sagesse des nations les plus éclairées alors ; à ces institutions dont le type n'exista sans doute que dans la primitive Egypte avant que les Pharaons et les prêtres de Thèbes et de Memphis, ligués contre l'essor de la pensée, eussent créé deux langages, organisé deux cultes et séparé la race humaine en conducteurs avides, en bétail dégénéré. Ce qui nous a été transmis des longues épreuves que subissaient les initiés aux mystères d'Isis atteste le prix qu'on attachait à la force physique, aussi bien qu'à l'énergie morale, et qu'il fallait avoir exercé ses organes musculaires et son intelligence, pour sortir avec avantage de la lutte où toutes les facultés du néophyte se trouvaient si puissamment engagées. »

Au rapport de Cicéron, la victoire aux jeux olympiques était regardée comme aussi glorieuse que l'honneur du triomphe chez les Romains.

« La couronne qui ceignait le front du vainqueur, les esclaves, les chevaux, les vases d'airain, les coupes d'argent artistement ciselées, que Thèbes, Tégée, Argos, Sycione et d'autres villes accordaient aux athlètes victorieux, n'étaient, dit de son côté saint Jean Chrysostôme, que la moindre récompense de leur force et de leur dextérité ; ceux qui avaient mérité le prix, comblés d'éloges et de présents, devenaient en quelque sorte, l'objet de la vénération publique. Une palme à la main, vêtus d'une robe ornée de fleurs éclatantes, précédés d'un héraut qui proclamait leur nom, ils foulaient aux pieds, en parcourant le stade, les roses que l'allégresse semait sur leurs pas. Un triomphe plus flatteur encore les attendait dans leur patrie ;

montés sur un quadrige, environnés de l'élite des citoyens, ils entraient par une brèche dans la ville qui se glorifiait de leur avoir donné le jour. Trois cents chars attelés de chevaux blancs précédèrent celui de l'athlète Exanète. »

Les Grecs divisaient la Gymnastique en quatre parties :

1° La *Palestrique*, se composant des exercices dits *naturels* : course, saut, natation, ceste, lutte ;

2° L'*Hoplomachie* comprenant le maniement des armes ;

3° L'*Orchestrique* où l'on s'initiait aux danses religieuses ;

4° La *Gymnastique médicale*, l'une des sources principales de la médecine grecque, selon Littré (1).

Athènes possédait un grand nombre de gymnases : l'Académie, le Lycée, le Canope, le Cynosarge (ce dernier réservé aux gens de basse condition). Il existait en outre, dans la ville même, des palestres où les athlètes et les concurrents aux jeux olympiques, en particulier, allaient s'exercer.

Le personnel attaché aux gymnases se composait : de directeurs appelés *Gymnasiarques* ou *Palestrophylax* (2) que concernait le régime, l'hygiène des néophytes ; de surveillants ; de *Gymnastes* représentant plus spécialement l'élément médical, et chargés du traitement des malades qui venaient demander aux exercices corporels le retour de la santé ; enfin, de

---

(1) LITTRÉ, *Introduction à* HIPPOCRATE, *Œuvres*, T. I, p. 5.

(2) *Palestrophylax*, Étym. : παλαίστρα de παλαίω, lutter, qui vient de πάλη, lutte ; et φίλος, ami.

subalternes : les *A liptes* (ils se décorèrent plus tard du titre de *Iatraliptes*) (1), ayant pour emploi de seconder les gymnastes dans le pansement des ulcères, des fractures et des plaies, de faire les saignées, de pratiquer frictions, massages, et d'administrer les bains (2).

Sparte, sous ce rapport, n'avait rien à envier à Athènes. La Gymnastique n'y était pas tenue en moins grand honneur. Même, elle y était pratiquée avec cette austérité devenue proverbiale dont les Spartiates faisaient preuve en tout. Dès l'enfance, on y préludait. Les jeunes filles, jusqu'au mariage, avaient leur entrée au gymnase. De leur personne, elles prenaient part aux exercices. Pour l'adresse et l'audace elles rivalisaient avec les hommes. Les devoirs de la famille seuls les tenaient à l'écart.

« Tous, hommes, adolescents, dit Baillot (3), passaient au gymnase une partie de leur vie. Réunis en troupes dans le plataniste (4), leurs combats dès l'âge de seize ans, ne se terminaient, sous les regards des magistrats, que lorsque ceux d'un parti se trouvaient réduits à traverser l'Eurotas à la nage. »

---

(1) *Iatralipte*, Étym. : Ἰατρος, médecin, et ἀλείφω, j'oins.

(2) PLATON, *De legibus*, lib. II.

(3) BAILLOT. *Considérations sur la gymnastique*. p. 20, 1819, Paris.

(4) *Plataniste*, Étym. : πλατανιστής de πλατανος, platane. Lieu ombragé de platanes servant aux exercices gymnastiques de la jeunesse de Sparte. (LITTRÉ, *Dictionnaire de la langue française*).

*Nota.* — A Sparte, la *pyrrhique*, sorte de danse guerrière qui s'exécutait les armes a la main, était particulièrement en honneur. Le rapprochement entre cette coutume et celle des danses guerrières si répandue chez les populations vivant à l'état sauvage, est curieux à faire.

Un directeur de Palestre, Hérodicus avait remarqué que ceux d'entre ses élèves dont la constitution était naturellement débile, parvenaient, à la faveur des exercices corporels, à se fortifier; de même que ceux qui apportaient des dispositions premières plus avantageuses, ne tardaient pas à acquérir une vigueur surprenante. Valétudinaire lui-même, au rapport de Platon, et atteint d'une maladie réputée incurable, il en avait été délivré en pratiquant les jeux de son académie. « Ses premières observations et ses premiers succès décidèrent, dit Bally (1), sa vocation; et après avoir pris la résolution de renoncer à l'enseignement des jeux isthmiques (2), il conçut le plan d'une gymnastique toute médicinale dont il traça les règles. »

Grâce à l'initiative d'Hérodicus, la Gymnastique en Grèce entra dans une phase nouvelle. C'est à lui qu'en revient l'honneur. Il compte encore celui d'avoir été un des maîtres d'Hippocrate.

Iccus de son côté, se préoccupa beaucoup de réformes à apporter au régime des athlètes et ne cessa de préconiser la plus sévère sobriété.

Iccus à Tarente et Hérodicus à Athènes, ont fait faire un grand pas aux institutions relatives à l'enseignement de la Gymnastique.

Trop souvent, il arrive aux promoteurs d'une idée de s'en exagérer la portée et d'en outrer les conséquences. Cet écueil, Hérodicus ne sut pas l'éviter.

---

(1) BALLY, *Rapport à la Société de médecine de Paris sur un manuscrit de M. Clias, intitulé :* GYMNASTIQUE ÉLÉMENTAIRE, p. 4, 18 9, Paris.

(2) Les jeux isthmiques étaient ainsi nommés parce qu'ils se passaient dans l'isthme de Corinthe.

D'une complexion débile, souffrant depuis longtemps d'une maladie grave, il avait fini par prendre le dessus. Les moyens dont il avait fait l'expérience sur sa propre personne lui avaient, — appliqués sur des tiers, — donné des résultats encourageants. Il se laissa emporter par l'enthousiasme. Il poussa les choses à l'excès.

Sous prétexte de les guérir de la fièvre, il n'hésitait pas à expédier à pied, ses malades d'Athènes à Éleusis, en leur recommandant de prendre par Mégare, puis, une fois en vue d'Éleusis, de rebrousser chemin et de revenir à Athènes sans s'arrêter.

La distance était de 180 stades,.... soit, en langage moderne, 33 kilomètres pour l'aller, autant pour le retour ; total : 66 kilomètres. C'est excéder les forces d'un homme en santé, à plus forte raison celles d'un fébricitant ; c'est jouer·avec la vie des gens que de se laisser aller à des excentricités semblables. Les doctrines, si fécondes pourtant à tant d'égards, d'Hérodicus auraient dû en sombrer du coup.

Par bonheur, il avait eu Hippocrate pour élève. Le sens critique, l'indépendance de vues, l'incomparable génie d'observation qui l'ont immortalisé mirent Hippocrate en situation de discerner ce qui, dans les errements du maître, pouvait être scientifiquement applicable de ce qui n'était qu'empirisme, illusion, témérité. Dans la sûreté de son jugement, il fit la part. A ce sujet, du reste, voici en quels termes il s'exprime : « Hérodicus, dit-il, faisait périr les personnes atteintes de fièvre par des promenades et des exercices forcés, et bon nombre de ses malades se trouvaient fort mal de ses frictions sèches. »

Il est difficile de réagir contre une exagération

qu'on blâme en termes plus catégoriques. Et pourtant la pensée d'Hippocrate se dégage plus accentuée encore, s'il se peut, dans plusieurs de ses aphorismes.

Exemple : *Il est dangereux de parvenir au plus haut degré de vigueur dans les exercices gymnastiques, par la raison que cet état ne peut rester toujours au même point ni se soutenir sans variations. Puisqu'il ne peut se soutenir ainsi et que, cependant, il ne peut s'améliorer, il est inévitable qu'il s'empire. Donc, il est utile de dissoudre sans différer, cet excès de vigueur par des purgatifs et des saignées, afin que le corps se restaure de nouveau.*

*C'est de la proportion exacte entre l'exercice et la santé que résulte l'harmonie des fonctions.*

Il ne faut pas que l'on s'y trompe ; les athlètes tels que certains esprits exclusifs et étroits les avaient compris en Grèce, n'étaient en aucune façon un modèle à faire revivre, un idéal à proposer. « Impropres au service militaire, ils n'avaient, selon Littré (1), de supériorité qu'à la condition de conserver la régularité de leur nourriture et de leurs exercices ; dès qu'ils s'en écartaient leur vigueur s'évanouissait. La faim, la soif, les marches forcées, les nuits sans sommeil, les intempéries des saisons, ils ne pouvaient rien supporter. Ces corps puissants et d'une efficacité si grande quand ils étaient placés à Olympie ou à l'isthme de Corinthe, avec toutes les conditions de leurs succès, se détérioraient très promptement sous l'action des causes fortuites. C'étaient (l'expression n'est pas mal appliquée, bien qu'il s'agisse d'athlètes) des natures

---

(1) LITTRÉ, *Médecine et médecins*, p. 141. Paris, 1872.

délicates qu'un rien troublait, des produits de l'art
que l'art seul pouvait maintenir ».

Tel est le genre d'abus contre lequel Hippocrate
s'est élevé. Platon, dans une de ses lettres, déclare
partager l'avis d'Hippocrate.

Ceci se passait quatre siècles environ avant Jésus-
Christ, peu avant la guerre du Péloponèse.

Malgré tout, l'énergique effort d'Iccus à Tarente et
d'Hérodicus à Athènes, eut le don de captiver les esprits. Leurs académies servirent de modèles à de
nombreuses institutions analogues. La médecine dé-
serta le mystère des temples pour élire domicile en
pleine lumière dans les gymnases. Frappés des inestimables avantages de pratiques qu'ils voyaient de
jour en jour se généraliser, des médecins tels que
Polype, gendre d'Hippocrate, Dioclès, Praxagore,
Philotime, Érosistrate, Hérophile, Théon se consa-
crèrent à les rendre, par une étude approfondie, et
plus rationnelles et plus salutaires encore. « C'est
ainsi, selon la judicieuse remarque de Bally (1), que
peu à peu on se délivra du monopole et des jongleries
exercés par les prêtres qui s'étaient attribué le droit
exclusif d'appliquer l'art de guérir. »

Les *Romains* héritèrent du goût prononcé qu'on
avait en Grèce pour la Gymnastique. Après la conquête,
ils s'approprièrent les institutions qui y avaient trait.
Ils importèrent notamment la coutume des jeux olympiques; mais ils en dénaturèrent l'esprit. L'organisation de la Gymnastique à Rome resta toujours moins
méthodique qu'à Sparte et qu'à Athènes. Ce fut, plutôt
qu'autre chose, le métier des armes qu'on se proposa

---

(1) BALLY, *Loco citato*, p. 4.

de perfectionner, par l'application de ses procédés. Le caractère essentiellement militaire de la nation se reflétait en tout. Aussi, est-ce du mot *exercitium* (exercice) qu'est venu celui d'*exercitus* (armée) parce que plus les troupes sont exercées, plus elles sont aguerries. « *Miles in mediâ pace*, dit Sénèque, *decurrit sine ullo hosti, telum jacet et supervacuo labore lassatur ut sufficere necessario possit.* »

En pleine paix, en effet, dès que les jeunes Romains avaient revêtu la robe virile, on les conduisait au Champ-de-Mars ; et là, on les exerçait selon toutes les règles de la discipline militaire. « Le *Champ-de-Mars*, font remarquer MM. Dauban et Grégoire (1), était le rendez-vous de toute la ville dans l'après-midi ; les uns venaient s'y exercer à des évolutions militaires, ou jouer à la paume, les autres s'y promener...»

Ce déploiement des forces corporelles, auquel, dès leur jeunesse, étaient quotidiennement assujettis les Romains, les préparait d'ailleurs admirablement aux fatigues de la guerre. « Ce n'était plus qu'un jeu pour eux, au dire de Pitiscus, que de porter, outre leurs armes, de pesants fardeaux, d'entreprendre de longues marches, de creuser des fossés, de faire des circonvallations et tous les ouvrages nécessaires pour le siège et l'attaque d'une ville. Les jours que les soldats n'étaient pas de faction dans leur camp, ils se rompaient au maniement des armes, tiraient de l'arc, lançaient des pierres avec la fronde et, tout armés,

---

(1) DAUBAN, Conservateur, sous-directeur adjoint à la Bibliothèque nationale et GRÉGOIRE, docteur ès-lettres, professeur d'histoire au lycée Fontanes. *Histoire romaine*, p. 50. Paris, 1880.

disputaient le prix de la course. C'était le moyen de
les tenir toujours en haleine et de ne pas laisser refroidir leur ardeur.

« Pendant la paix on leur faisait construire des
chemins, ériger des édifices et bâtir même des cités
entières.... Ces usages servaient en outre à rendre le
soldat plus docile et à lui ôter l'envie de se révolter.
Ce ne fut que la négligence de cette discipline qui causa
la perte de la milice romaine. »

Rien d'admirable, en effet, pour emprunter à
MM. Dauban et Grégoire (1) leurs propres expressions,
comme la discipline à laquelle les Romains durent
leurs victoires. Le secret de leur puissance est dans
la fréquence et la variété des exercices et des travaux
auxquels le soldat était soumis.

Plus que jamais ces allégations et les faits sur lesquels elles reposent nous semblent à méditer.

Peu à peu, aux virils exercices du Champ-de-Mars,
se substitua la dissolvante coutume des jeux du cirque.
Un jour vint qu'ils tombèrent dans un complet oubli.
Cette date marque celle de la décadence de l'empire
romain.

Ce n'est pas, pourtant, que des voix autorisées aient
failli de se faire entendre à Rome, en faveur des exercices du corps. Au temps de l'empire comme à celui
de la république, les médecins les plus illustres n'ont
cessé, au contraire, de les préconiser.

Contemporain de Pompée selon les uns (d'Alem-
bert et Diderot), de Néron selon les autres (Curt Spren-
gel) Asclépiade de Bithynie usait très largement dans

---

(1) DAUBAN ET GRÉGOIRE, *Histoire romaine*, p. 102.

sa pratique, à titre d'agents thérapeutiques, des frictions qu'il s'ingénia à rendre agréables et faciles par des procédés à lui spéciaux, des courses modérées en voiture et sur l'eau, qu'il réglementait avec une rigueur extrême, des bains froids, des affusions d'eau froide, et surtout des douches, dont M. Chancerel (1) pense être en droit de lui attribuer l'invention.

Titus Aufidius et Themison, ses élèves, le suivirent dans cette voie avec ardeur.

Musa, l'affranchi et le médecin d'Auguste, eut recours à son tour à l'hydrothérapie et lui dut de brillants succès.

Celse qui, au dire de Bianconi, fut secrétaire particulier de Tibère, a laissé sur l'art de guérir une œuvre justement estimée. Elle a pour titre : *De re medicâ, Des choses de la médecine.* Elle est divisée en huit livres, subdivisés eux-mêmes en chapitres, puis en sections ou paragraphes.

Eh bien, Celse attachait une telle importance à la Gymnastique qu'il ne termine jamais une *section* sans indiquer le genre d'exercices qui conviennent soit au point de vue curatif, soit simplement à celui de l'hygiène au sujet dont il traite (2), et il le fait avec la précision, avec la clarté dont il ne se départ en aucun cas. En voici du reste un exemple; nous le détachons de la traduction qu'a faite des œuvres de Celse le doc-

----

(1) « Ce fut Asclépiade qui se servit le premier des douches, car il paraît qu'on doit interpréter ainsi *balineæ pensiles* » (CHANCEREL, *loco citato*, p. 23.)

(2) Voir à ce sujet, particulièrement les livres I, caput II, sect. II ; et II, cap. II, sect. VIII.

teur Chaales des Etangs (1). « Celui que des devoirs civils ou privés retiennent tout le jour aura soin, cependant, de réserver quelques instants au maintien de sa santé. L'exercice pris constamment avant le repas doit se placer en première ligne ; il sera plus actif si les occupations ont été modérées et les digestions faciles, et moins énergique s'il y a de la fatigue et si l'on n'a qu'imparfaitement digéré. Parmi les exercices salutaires figurent la lecture à haute voix, les armes, la paume, la course, la promenade. Celle-ci présente plus d'avantage quand le terrain est accidenté que lorsqu'il est uni, parce qu'il en résulte une plus grande variété de mouvements; mais il faut toutefois que le sujet ne soit pas trop faible. Elle est aussi plus favorable en plein air que sous un portique, et au soleil qu'à l'ombre si la tête peut le supporter. Il vaut mieux marcher à l'ombre des murs et du feuillage, et se promener dans une seule direction que dans une route sinueuse. Le terme de l'exercice sera marqué généralement par la sueur, ou par un commencement de lassitude qui ne doit pas aller jusqu'à la fatigue. A cet égard, la mesure sera plus ou moins forte, et l'on n'a pas, comme les athlètes, à s'imposer une règle fixe ou des efforts immodérés.... »

On le voit, les réserves faites par Hippocrate et

---

(1) CHAALES DES ÉTANGS, *Traduction du Traité de la médecine en huit livres de Cornélius Celse*, Paris, 1846. « L'ancienne traduction faite au siècle dernier, dit LITTRÉ (*Médecine et médecins*, p. 153) était, on peut le dire, une trahison à l'égard de l'auteur latin ; la nouvelle rend justice aux qualités de l'original. Remplissant les deux conditions imposées à ce genre de travail, elle est fidèle et élégante : on peut la lire avec confiance, et certainement on la lira avec satisfaction. »

Platon à propos des exagérations auxquelles étaient enclins les athlètes, trouvèrent à Rome des adhérents.

Au premier rang de ceux-ci se place Galien, un des plus grands médecins de l'antiquité (180 à 201). Il met de l'insistance à mentionner les accidents subits : congestions, hémorrhagies etc., auxquels la violence excessive de leurs exercices exposait les athlètes. Il se joint à Hippocrate pour blâmer les gens qui négligent le soin de leur intelligence sous prétexte d'être occupés à développer les forces de leur corps. Il ne parle du pugilat que pour le flétrir (1).

Cælius Aurelianus, Soranus d'Éphèse, Rufus (2), Dioscoride, Pline l'ancien, Pline le jeune, Plutarque, Aulu-Gelle, Cassius l'iatrosophiste, Agathinus, Hérodotes, Antyllus, la plupart des médecins de l'antique Rome, dont le nom soit parvenu jusqu'à nous, se sont faits l'écho de la même opinion. Aretée est le seul, peut-être, à avoir conseillé le pugilat contre le vertige congestif.

Tant au point de vue hygiénique qu'au point de vue thérapeutique proprement dit, tous s'accordent à attribuer une importance de premier ordre à la Gymnastique.

Par malheur, le césarisme avait fait son œuvre.

Où que le césarisme prenne racine — quels que soient les temps, le milieu, le climat — la liberté violée, proscrite ; le fétichisme prôné, protégé, subventionné ; la science en suspicion ; la parole baillonnée ; toute spontanéité d'action tenue pour hostile ; le sentiment de la dignité personnelle bafoué, foulé aux pieds ;

---

(1) GALIEN, *Œuvres*, trad. Daremberg. Paris, 1854-1857.
(2) RUFUS, *Œuvres*, trad. Daremberg et Ruelle. Paris, 1879.

l'humilité érigée en dogme; le servilisme en vertu; le népotisme pratiqué sans vergogne comme moyen de gouvernement; l'intrigue, le charlatanisme, la concussion avoués, honorés; l'aversion secrète, la peur niaise de toute réforme, qualifiées : prudence; l'égoïsme glorifié;.... en deux mots, l'avilissement des caractères et la survivance des appétits.... *panem et circences...* en voilà les fruits empoisonnés.

Allez donc parler de se fortifier le corps et l'esprit à des gens en voie de ruiner, dans l'orgie, leurs aptitudes physiques et intellectuelles; allez donc prêcher la sobriété, les plaisirs virils, les aspirations élevées à un peuple qui n'a qu'à porter ses regards en haut lieu pour y prendre les plus savantes leçons de dépravation et de débauche?

Est-ce que, seulement, on vous écoutera?

Eh bien, après Constantin, et le partage de l'empire entre ses fils, après la mort de l'empereur Constance, en 361, il a surgi un homme d'un sens philosophique assez large, d'une volonté assez ferme pour tenter d'enrayer les maux sans nombre que le pouvoir personnel porte en soi. Dans son jeune âge, il lui avait été inculqué des croyances dont sa raison fut blessée plus tard : il abjura. Des sectaires agitaient l'empire; lui, qui détenait l'autorité..., il ne persécuta personne. Non, il se saisit de l'arme par excellence pour confondre tous les fanatismes et réduire à néant toutes les factions : la Liberté. Il entendit que chacun à sa guise pût, sans être inquiété, suivre sa religion. Il eut d'une manière très nette, une conception entre toutes humaine, moderne, une conception qui fait actuellement encore l'objet de nos revendications légitimes, celle de la liberté des cultes. Aux vertus, aux doctrines des uns, il ne voulut opposer rien que les doctrines plus pures, que les vertus plus éclatantes des autres, faisant appel de toutes parts aux sentiments de fraternité. A ses détracteurs, il répliquait par l'égalité d'âme du philosophe et la raillerie de l'homme d'esprit. Il avait entrepris de retenir la Puissance romaine sur la pente fatale de l'effondrement. Il a eu un tort, pour le vulgaire, impardonnable. Le succès n'est pas venu couronner ses patriotiques efforts. Au bout de trois années à peine, à l'âge seulement de trente-deux ans, en 363, il mourait. Il tomba en soldat, dans la mêlée, en se battant pour son pays. Cet homme, c'est l'empereur Julien.

Ses adversaires triomphants n'ont rien su imaginer de mieux que de stigmatiser sa mémoire d'infamie. Ils ont accolé à son nom l'épithète d'*apostat*.

Il est des marques d'infamie que lave un jour le tardif mais impartial verdict de la postérité.

A l'instigation de l'empereur Julien, son médecin, plus que son médecin, son ami Oribase, se mit à condenser, sous forme d'extraits, tous les ouvrages publiés jusque-là sur la médecine. Sorte de comptes rendus analytiques, ces extraits ne remplissent pas moins de soixante-dix volumes. Ils ont le précieux avantage de donner l'état de la science au temps où Oribase écrivait. Les judicieuses réflexions du commentateur leur font, bien souvent, gagner en clarté (1).

Un de ces volumes est consacré à la Gymnastique.

M. Chancerel (2) en a fait le résumé : œuvre utile

---

(1) ORIBASE, *Œuvres complètes*, trad. Bussemaker et Daremberg. Paris, 1851-1876.

(2) CHANCEREL, *Historique de la gymnastique médicale depuis son origine jusqu'à nos jours*, p. 26 à 32.

en ce qu'elle nous fixe d'une manière précise sur les
procédés en usage chez les anciens. En voici, d'après
ce dernier auteur, un très sommaire aperçu.

Sans entrer dans les considérations auxquelles se
prêtent les différentes attitudes que l'on peut prendre
pendant le repos, le sommeil, la veille : considérations
que Galien et Antyllus englobent dans la Gymnastique,
la *déclamation*, aux yeux de celui-ci, a pour avantage
d'amplifier la respiration. Pour bien déclamer, selon
lui, il faut parler d'abord lentement, puis plus vite et
prendre une attitude qui permette à la cage thoracique
de se dilater largement.

L'*exercice*, d'après Galien, est tout mouvement de
nature à modifier la respiration. On doit se livrer à
toute espèce d'exercices afin que chaque partie du
corps exécute la fonction qui lui est propre. Il ne faut
pas se livrer, dès l'abord, à des exercices violents. La
course en vitesse, avec les épaules chargées de poids
est du nombre.

Hippocrate et Celse divisent les *frictions* en rudes,
moyennes, molles, courtes, et prolongées. Ils en recommandent l'usage dans une multitude de cas.
Hérodotes y avait recours contre la fièvre, à titre de
révulsif probablement.

Les médecins de l'antiquité, en général, préconi-
saient deux sortes de *courses*, la course simple en
avant et la course en arrière.

L'*exercice du cerceau*, jeu analogue à celui de la
corde à sauter, est recommandé avant le repas ou le
bain, par Antyllus.

La *natation*, la *naumachie*, la *lutte*, le *combat simulé*, le *saut*, l'*équitation* sont fortement et unanime-
ment conseillés. Ces exercices contribuent, à vrai dire,

pour une bonne part à la gymnastique moderne dite sans appareils.

La *marche* sur un terrain accidenté afin de mettre en action un grand nombre de muscles ; le *combat en armes* dont le principal avantage est d'agrandir la cavité thoracique ; la *danse*, comme favorable à toutes les fonctions organiques complètent la série. Galien, toutefois, se plaint de ce que l'on abusait de la danse, de son temps. Le plaisir qu'on y trouvait faisait, dit-il, négliger les sciences et les arts.

Mentionnons en dernier lieu le *corycos* et les *haltères*.

Le corycos était une balle creuse remplie de farine ou de sable et qui, attachée au plafond, descendait à la hauteur de la taille. On la balançait avec les mains et l'on s'évertuait soit à l'éviter, soit à la recevoir. Cet exercice développait tous les muscles en général, et ceux de l'épaule en particulier.

Le jeu des haltères était, aux yeux des médecins de l'antiquité, un exercice rude, propre à développer les muscles de l'épaule, mais ne convenant ni à la poitrine ni au cerveau.

Comme le fait remarquer M. Chancerel (1), le *mouvement* constituait une des bases principales de la Gymnastique chez les anciens.

Après le règne de Julien et en dépit des efforts tentés par Oribase pour la maintenir en faveur, ses pratiques les plus salutaires furent abandonnées insensiblement.

Elle tomba en discrédit, et l'empire en décadence.

---

(1) CHANCEREL. *Loco citato*, p. 32.

# CHAPITRE II

## MOYEN-AGE. — RENAISSANCE
## XVIIᵉ ET XVIIIᵉ SIÈCLES

Développement et influence du monachisme. — Esprit des *Règles* monas-
tiques. — Aétius, Paut d'Égine : impuissance de leurs efforts. —
L'école arabe Rhazès, Avicennes, Averrhoès. — Organisation féodale :
la chevalerie, mode d'éducation du chevalier. xiiiᵉ, xivᵉ et xvᵉ siècles.
— Décadence de la chevalerie. — xviᵉ siècle, Rabelais, André Versale,
Mercuriali de Vérone, Luther, Montaigne, etc. : leur œuvre. —
Progrès de la physiologie au xviiᵉ siècle. Sanctorius, Harvey, Borelli,
etc. : leur influence. — Les médecins du xviiiᵉ siècle : Sydenham,
Hoffmann, Boerhaave, Andry, Tissot, etc.; leurs efforts en faveur de la
Gymnastique. — J.-J. Rousseau, *L'Émile*. — Pestalozzi, sa doctrine.

Quant vint le Moyen-Age,... ce fut la nuit. — De
l'Orient à l'Occident, le monachisme gagne. Il pullule
des ermitages, des cloîtres. Le silence règne,... le silence dans les ténèbres.

Cette idée, contre nature, de déserter la famille, ses
joies, ses devoirs, pour aller s'enfouir dans un isolement égoïste et stérile, pour aller passer sa vie
dans une contemplation apathique et vide, pour se
condamner à une passivité sans raison, cette idée
n'est pas exclusivement chrétienne. Avec le christianisme, on doit le dire, elle prit un essor insensé; mais
bien avant l'avènement du nouveau dogme, en Inde,
en Perse, en Judée, en Grèce même, et à Rome elle
avait germé déjà et fructifié.

Les premiers moines chrétiens ont trouvé, tout tracés, leurs modèles.

Du iiᵉ siècle, peut-être, du iiiᵉ siècle, à coup sûr, date

leur première apparition. D'origine orientale, la Thébaïde fut leur berceau. Ils s'y multiplièrent avec rapidité.

« La forme primitive du monachisme a été vraisemblablement, dit M. Alfred Marchand (1), celle que représentaient les *ascètes*. C'étaient des chrétiens qui, sans quitter les villes et les villages, réduisaient leur commerce avec le monde à la plus simple expression possible, et s'imposaient certaines privations pour s'élever à un degré supérieur de perfection morale.... Les ascètes qui quittaient les villes et les villages pour se retirer dans la solitude des campagnes s'appelaient *monachoi*, c'est-à-dire hommes vivant isolés.... les ascètes ou moines qui vivaient dans une solitude absolue s'appelaient *ermites*. Il y en eut, dès les premiers temps, qui, vivant exclusivement d'herbes et de racines, s'appelaient *brouteurs*.

« Les ascètes ou moines qui, dans un certain district, se réunissaient pour accomplir en commun leurs exercices de piété et de mortification, portèrent le nom de *cénobites* : (ceux qui vivent en commun) quand ils arrivèrent à se réunir d'une façon permanente sous le même toit, leur habitation prit le nom d'*ascétère* ou de *monastère*.... Si l'une des principales causes de la rapide multiplication des ermites et des moines de l'Orient doit être recherchée dans le désir d'échapper aux persécutions dirigées pendant un certain temps contre les chrétiens, le développement considérable de la vie solitaire et as-

---

(1) ALFRED MARCHAND, *Moines et nonnes. Histoire, constitution, règle, costume et statistique des ordres religieux*, t. I, p. 3, 4 et 5, Paris, 1881.

cétique dans l'Occident, à l'époque dont nous parlons, est dû en grande partie au besoin d'échapper aux terribles bouleversements dont la France, et en général les pays situés sur les bords de la Méditerranée, étaient l'objet. Le monde ancien s'écroulait sous l'invasion des barbares. Couvert des ruines amoncelées par les Francs, par les Huns, il perdait son attrait, il n'offrait plus aucune sécurité, et l'on comprend qu'un grand nombre de personnes, n'y voyant plus qu'un théâtre de douleurs, de destruction et de ravages, éprouvassent le désir de fuir et de se réfugier dans des retraites paisibles où elles pussent se consacrer entièrement à des œuvres et à des exercices destinés, dans leur pensée, à leur assurer au moins le bonheur et la félicité dans l'autre monde. D'autres s'étaient rendus coupables de grands méfaits, d'exactions odieuses, au milieu des bouleversements de la Société : ils voyaient dans la fondation de maisons nouvelles consacrées spécialement à la prière et à la piété, ou dans des legs faits aux maisons déjà existantes, un moyen de se laver de leurs souillures et de rentrer en grâce auprès du Très-Haut. »

*Malesuada pavor !* ce fut de l'affolement.

Un siècle plus tard, vers 520, ces divers établissements adoptaient la Règle de saint Benoît, fondateur de l'ordre des Bénédictins ou moines d'Occident. A l'issue d'un noviciat d'un an, le triple vœu : 1° de rester non-seulement dans l'Ordre, mais dans le couvent (*stabilitas loci*); 2° de mener une vie pauvre, austère et chaste *(conversio morum) ;* 3° de prêter aux supérieurs une obéissance absolue *(obedientia),* en constituait la base. L'interdiction à tout membre de l'Ordre de posséder en propre quoi que ce soit « d'avoir même en sa puissance ni son corps ni sa volonté » en faisaient autant d'instruments aveugles entre les mains de leurs supérieurs.

Ces considérations sur les origines du monachisme pourraient paraître ici hors de propos, si elles ne donnaient la clé de la direction prise par les esprits, lors de l'effondrement de l'empire romain.

En Occident, l'influence des moines a été intense. Douze longs siècles durant, elle a pesé de tout son poids sur l'intellect humain. De nos jours, l'éducation n'en est pas libérée encore. Ainsi se décèlent les obstacles contre lesquels s'est heurtée l'Évolution; ainsi s'expliquent ses temps d'arrêt, et, à certains égards, ses reculs.

Saint Benoît a commencé par consacrer un abus monstrueux. Aux termes de la Règle dont il s'est fait le promoteur, il était ordonné d'admettre dans l'Ordre, les enfants, quel que fût leur âge.

« Les enfants, dit M. Alfred Marchand (1), étant voués à la vie ascétique malgré eux, et à un âge où ils ne pouvaient manifester de volonté raisonnée et délibérée, on les appelait des *offerts*, des *oblats*.

« Benoît établit formellement que la promesse des parents serait acceptée à la place de celle de leurs enfants, à la condition que les parents, en offrant l'enfant et en prononçant les vœux pour lui, enveloppassent leur demande ou leur offre avec la main de l'enfant, dans la nappe de l'autel. Après cette cérémonie, ces enfants étaient tellement engagés, qu'étant parvenus à l'âge de raison, ils ne pouvaient quitter l'ordre sans être traités en apostats. »

----

(1) ALFRED MARCHAND, *loco citato*, t. I, p. 82.

Plusieurs conciles approuvèrent cette disposition barbare. Tous les Ordres l'adoptèrent; et il ne fallut rien moins que le concile de Trente pour mettre un frein à un mode aussi odieux de recrutement.

Au XIIe siècle, l'orthodoxie et le schisme étaient aux prises. Le prestige des Bénédictins baissait. Pour la défense de l'Église ébranlée, il se leva des milices nouvelles.

En 1210, est promulguée par saint François, la Règle des Franciscains, et, en 1215, celle des Dominicains par saint Dominique : Ordres mendiants, Ordres prècheurs, Ordres enseignants dont on se rappelle le rôle au temps des Albigeois et à celui de l'Inquisition. Enfin, à l'issue du concile de Latran, le pape Alexandre IV ordonna la fusion des communautés d'ermites qui fourmillaient un peu partout, et en Italie en particulier; c'est ainsi qu'en 1258, la congrégation des Augustins se constitua.

Pour se faire une idée générale du développement pris par l'esprit monacal en Occident du IIIe au XIXe siècle, il suffit d'ajouter aux différents Ordres dont il vient d'être fait mention et à ceux des Chartreux, des Frères-de-la-Merci, des Blancs-Manteaux, des Prémontrés et autres qui, au moyen-âge, subsistaient parallèlement, les Ordres sans nombre créés, dans les temps modernes, à l'instigation des Jésuites, et qui, de nos jours, foisonnent de toutes parts.

L'obéissance aveugle, le détachement systématique de la famille, la mendicité organisée sous une forme impudente ou oblique, voilà les principes fondamentaux dont les *Règles* monastiques ne s'écartent jamais sensiblement.

A l'époque où préludait cette révolte contre les lois

de la nature, où s'allumait cette fièvre de tortures volontaires et de mort (1) à la période aigüe de cette aberration mentale — la plus étrange, la plus funeste dont l'humanité ait donné le tableau — que pouvaient les efforts personnels des Aëtius et des Paul d'Egine marchant sur les traces d'Oribase et préconisant, le premier en 540, le second en 680 (2) les institutions propres à développer, et à équilibrer, par une gymnastique raisonnée, l'ensemble des forces organiques ?

L'École arabe, par la bouche de Rhazès, au Xe siècle, d'Avicenne, au XIe, d'Averrhoès de Cordoue, au XIIe n'eut pas plus de bonheur.

C'est sous le règne des Abassides qu'elle brilla de tout son éclat. Aucun moyen d'instruction n'était négligé. Les bibliothèques, les hôpitaux étaient largement ouverts ; les savants, les médecins, libéralement encouragés.

M. Eugène Pelletan (3) dépeint l'influence civilisatrice exercée par la race arabe en Occident : « Le peuple more, dit-il, n'était pas seulement un peuple

---

(1) Les chroniqueurs rapportent de Saint-Dominique les traits suivants : On lui crachait au visage, on lui jetait de la boue : Il s'estimait heureux de souffrir pour l'Église.

« Les hérétiques lui ayant demandé un jour ce qu'il eût fait s'il était tombé dans leurs mains :

« Je vous aurais prié, répondit-il, de ne pas me tuer d'un seul
« coup, mais de me couper les membres un à un, et après en avoir
« mis les morceaux devant moi, de finir par m'arracher les yeux
« en me laissant à demi mort dans mon sang ou en m'achevant à
« votre plaisir. » (Alfred Marchand, *Moines et Nonnes*, t. 1, p. 267.)

(2) PAUL D'EGINE, *Extrait des anciens ouvrages sur la médecine*.

(3) EUGÈNE PELLETAN, *Dieu est-il mort ?* p. 30, Paris 1883.

guerrier, il était aussi et avant tout un peuple savant, artiste, inventeur, industriel, agriculteur. Il apportait de l'Espagne, pour don de joyeux avènement, l'âme de la Grèce, sa philosophie, sa littérature, sa géométrie, sa médecine, la boussole, le cuir de Cordoue, l'acier, l'art de l'irrigation, l'architecture féerique de l'Alhambra, enfin cette mystérieuse poésie du son qu'on appelle la musique... »

Par malheur, ainsi que le constate le professeur Piorry (1) : « Nous ignorons totalement comment l'Enseignement était dirigé chez les Arabes, quel était le dogme de chacune de leurs écoles, quels pouvaient être les examens que les candidats devaient soutenir, etc. » Ce qui est certain, c'est que sous le rapport de l'hygiène, les errements des Anciens trouvèrent, parmi eux, des adeptes. Au premier rang, figurent ceux dont nous venons de citer le nom ; mais d'institutions gymnastiques proprement dites, il est peu probable qu'ils en aient jamais eu. De tout temps, l'Arabe a été l'homme de la tente, de la demeure mobile et passagère, facile à dresser, facile à transporter. Dédaigneux du travail manuel, il est essentiellement contemplatif, fanatique, conquérant. Sédentaire dans l'Yémen, le fond de son caractère n'en varie point pour cela. Les Arabes de l'Yémen, seulement, ont, ainsi que le fait remarquer M. Hovelacque (2), une certaine éducation littéraire que l'on ne retrouve pas chez les autres.

Il faut qu'en notre pays, les traditions romaines

______

(1) PIORRY, *Dictionnaire des Sciences médicales*, t. XXXI. Art. : *Médecine des Arabes*, p. 422 à 429, Paris, 1819.
(2) HOVELACQUE, *Les Races humaines*, p. 141.

aient poussé des racines bien profondes pour qu'en dépit des bouleversements des époques barbare et mérovingienne, elles se soient propagées jusqu'aux temps carlovingiens et que la France féodale en ait répercuté l'écho. Essentiellement militaire et hiérarchique, l'organisation féodale s'est inspirée, en effet, en matière de gymnastique, des doctrines du peuple militaire par excellence, des doctrines du peuple romain.

Avant Hugues Capet, les agglomérations vagues, dont la cité gallo-romaine avait été le noyau, n'avaient pas encore trouvé les affinités suivant lesquelles les cités devaient s'agréger en provinces.

Au temps de Hugues Capet cette agrégation était faite. L'organisation féodale allait se développer.

Cette organisation préludait sous les plus sombres auspices. L'Europe entière attendait la fin du monde. On approchait de l'an MILLE. « Chacun oubliant tout intérêt terrestre, disent MM. Bordier et Charton (1), ne songeait plus qu'au salut de son âme ; les laïques faisaient aux monastères donation de leurs biens devenus inutiles et les basiliques étaient trop étroites pour recevoir la foule des fidèles qui venaient prier au pied des autels et demander à Dieu miséricorde. »

L'an MILLE arriva. Les trompettes du jugement dernier restèrent muettes. Il y eut famine ; mais on respira. Vers le milieu du XI$^e$ siècle, la chevalerie acquit les développements d'une institution forte.

Chez les peuples de la Germanie, comme auparavant

_______________

(1) HENRI BORDIER et EDOUARD CHARTON, *Histoire de France depuis les temps les plus anciens jusqu'à nos jours, d'après les documents originaux et les monuments de l'art de chaque époque.*

chez les Gaulois, le jeune homme parvenu à l'âge de porter les armes était investi publiquement et en cérémonie des insignes du guerrier. Les Franks avaient conservé cet usage. Lorsque les relations féodales s'établirent, le possesseur de fief prit coutume d'envoyer ses fils auprès de son suzerain pour y apprendre, en compagnie des autres jeunes gens de la même seigneurie, le métier des armes. L'ambition de chacun de ceux-ci était de devenir un *cavalier armé en guerre*, un *chevalier*.

Or, voici d'après les *Mémoires sur l'ancienne chevalerie*, à quel mode de préparation ils étaient soumis : « Les cours et les châteaux étaient des écoles où l'on ne discontinuait de former les jeunes athlètes que l'on destinait au service et à la défense de l'État. Des jeux pénibles, où le corps acquérait la souplesse, l'agilité et la vigueur nécessaires dans les combats ; des courses de bagues, de chevaux et de lances l'avaient disposé de longue main aux tournois qui n'étaient que de faibles images de la guerre. Les dames, dont la présence animait l'ardeur de ceux qui voulaient s'y distinguer, se faisaient un noble amusement d'assister à ces jeux. »

Le récit suivant des exercices auxquels se livrait au xiii<sup>e</sup> siècle le jeune homme qui aspirait au rang de chevalier est, dans sa naïveté, encore plus topique. « Il s'essayait à saillir sur un coursier, tout armé ; puis, une autre fois courait et allait longuement à pied pour s'accoutumer à avoir longue haleine et souffrir longuement travail ; autre fois, il férissait d'une coignée ou d'un mail, grande pièce et grandement.

« Pour bien se duire au harnois et endurcir ses bras et ses mains à longuement férir, et pour qu'il s'accoutumât à légèrement lever ses bras, il faisait le soubresaut, armé de toutes pièces, fors le bacinet (1); et dansant, le faisait d'une cotte d'acier; saillait sans mettre le pied à l'étrier, sur un coursier, armé de toutes pièces. A un grand homme, monté sur un grand cheval, saillait derrière, à chevauchon, sur les épaules en prenant le dit homme par la manche, à une main, sans autre avantage.....

« En mettant une main sur l'arçon de la selle d'un grand coursier et l'autre emprès les oreilles, le prenait par les crins en pleine terre, et saillait par entre ses bras, de l'autre part du coursier.

« Si deux parois de plastre fussent à une brasse près de l'autre qui fussent de la hauteur d'une tour, à force de bras et de jambes, sans autre aide, montait tout au plus haut, sans cheoir au monter ni au devaloir. *Item*, il montait au revers d'une grande échelle dressée contre un mur, tout au plus haut, sans toucher des pieds, mais seulement sautant des deux mains ensemble d'échelon en échelon, armé d'une cotte d'acier; et ôtée la cotte, à une main, sans plus, montait plusieurs échelons.... Quand il était au logis s'essayait avec les autres écuyers à jeter la lance ou autres essais de guerre, ne ja ne cessait. » Il fallait, on le voit, que l'aspirant chevalier unît la force et l'adresse aux qualités d'un homme de cheval accompli. Et, dans la manière dont l'emploi de son temps était réglé, on saisit sans peine la réminiscence des

---

(1) *Bacinet, Baccinet. Orthogr. mod : Bassinet.* Dans l'armement féodal, calotte de fer qui se mettait sous le casque. (LITTRÉ, *Dict. de la langue française*).

préceptes si scrupuleusement suivis dans l'antiquité en vue de fortifier le corps.

Entre la concentration de l'esprit clérical et l'expansion du caractère chevaleresque, le conflit était fatal. Forcément, ceci devait être absorbé par cela. L'inégalité des conditions de la lutte le voulait. Les hommes d'église détenaient la science ; les hommes de guerre se faisaient de leur ignorance un point d'honneur. Aussi, le temps où le seigneur assistait, casque en tête, à l'office divin dura-t-il peu ; au rebours, ce fut l'abbé, ce fut le prélat qui traitèrent bientôt, avec lui, de puissance à puissance. Il s'ensuivit entre les deux castes une alliance louche dont le peuple paya les frais, où la chevalerie faussa à jamais ses traditions et de laquelle le clergé tira profit.

Eustache Deschamps, dans ses ballades, en exprime le regret :

« Autrefois, dit-il en substance (1), les jeunes gens de noble race passaient leurs vingt premières années à s'instruire, puis recevaient la chevalerie.

« Aujourd'hui, on commence leur éducation par les mettre à cheval ; on ruine leur tempérament par toutes sortes d'excès.

« Livrés à leurs passions, ils abandonnent la science aux clercs ; ceux-ci ont pris ainsi sur eux de l'ascendant. Ils sont à leur tour dominés et asservis. »

Ailleurs, il plaint le sort des nobles et gens de guerre sous le gouvernement des clercs, « *dispensateurs des grâces du roi* », et s'indigne contre les prélats du temps devenus trop « *curiaux* », courtisans

---

(1) Eustache Deschamps, poésies. Fol. 137.

et « *mondains* », abandonnant leurs évêchés, leurs bénéfices pour vaquer à des offices séculiers.

Étant assiégé dans Rennes et recevant un hérault de la part du duc de Lancastre, qui lui apportait un sauf-conduit, Duguesclin, au rapport de Sainte-Palaye (1), « prît le sauf-conduit et le bailla à lire ; car rien ne savoit de lettres, ni oncques n'avoit trouvé maistre de qui il se laissast doctriner. Mais les vouloit tousjours férir et frapper ».

Bientôt l'honneur de la chevalerie devint, selon Eustache Deschamps, si commun que chacun crut pouvoir s'en arroger le titre de sa propre autorité. « Un homme de rien, prenant l'épée, prenait en même temps le titre d'écuyer ; pour peu qu'il l'eût portée, il tranchait du chevalier. » Si encore, fait observer de Sainte-Palaye, cette épée eût servi l'État, on aurait pu dissimuler ce désordre ; mais non, elle n'était la plupart du temps employée qu'au pillage, au brigandage et à l'oppression du peuple.

En même temps, on affublait des enfants de la mitre épiscopale, de la pourpre cardinalice, et la mission de régenter les consciences ne fut autre qu'un droit acquis par certains, en naissant.

Bref, la bassesse, l'intrigue, la corruption étant partout, les virils exercices du corps tombèrent en désuétude encore une fois.

Du XIII<sup>e</sup> au XVI<sup>e</sup> siècle, la Gymnastique sommeilla, en Occident, dans l'oubli le plus profond.

Qui secoua cette torpeur ?... Rabelais.

Est-ce, en 1530, à l'Université de Montpellier, alors qu'il y commentait en public, et d'une façon si neuve,

---

(1) De Sainte-Palaye, T. II, p. 87.

les *Aphorismes*, d'Hippocrate, et l'*Ars parva*, de
Galien ; est-ce un an ou deux plus tard, à Lyon,
tandis qu'en compagnie d'Étienne Dolet, il donnait ses
soins, dans l'imprimerie de Gryphïus, à l'édition des
œuvres d'Hippocrate et de Galien, à laquelle est attaché
son nom, qu'il fut frappé de l'importance attribuée par
ces auteurs aux exercices gymnastiques ? Toujours
est-il qu'il n'a garde de l'oublier dans la discipline
imposée à Gargantua par Ponocrates.

Dans le chapitre intitulé : *Comment Gargantua fut
institué par Ponocrates en telle discipline qu'il ne
perdoit heure du jour* (1), voici en quels termes il
s'exprime : « Issoient, Gargantua et Ponocrates, hors
leur hostel, et avec eux un jeune gentilhomme de
Touraine, nommé l'escuyer Gymnaste, lequel lui mon-
troit l'art de chevalerie. Changeant donc de vestements,
montoit sus un coursier, sus un roussin, sus un genet,
sus un cheval barbe, cheval leger, et lui donnoit cent
quarrieres, le faisoit voltiger en l'aer, franchir le fossé,
saulter le palis, court-tourner en un cercle, tant à dextre
qu'à senestre... Le tout faisoit armé de pied en cap. Au
regard de fanfarer et faire les petits popismes (2) sus
un cheval, nul ne le feit mieux que lui. Le voltigeur de
Ferrare n'estoit qu'un singe en comparaison. Singulièrement estoit apprins à saulter hastivement d'un
cheval sus l'aultre sans prendre terre, et, de chacun
costé, la lance au poing, monter sans estrivières ; et

---

(1) RABELAIS : *La vie de Gargantua et de Pantagruel*. Livre I,
ch. XXIII^e. Edition annotée par Louis Barré. P. 46.

(2) *Popisme* ou plutôt *poppysme* : commandement fait au cheval
pour l'exciter. De *poppuro*, je siffle. (LOUIS BARRÉ, *Glossaire de
Rabelais*).

sans bride guider le cheval à son plaisir. Car telles choses servent à discipline militaire. Un aultre jour s'exerçoit à la hasche.... puis saquoit de l'espée à deux mains, etc., etc.

« Luctoit, coursoit, saultoit, non à trois pas un sault, non à cloche-pied, non au sault d'alleman, «car, disoit Gymnaste, tels saults sont inutiles et de nul bien en guerre », mais d'un sault persoit un fossé, voloit sus une haie, montoit six pas encontre une muraille, et rampoit en ceste façon à une fenestre de la haulteur d'une lance.

« Nageoit en profunde eau, à l'endroict, à l'envers, de costé, de tout le corps, des seuls pieds, une main en l'aer en laquelle tenant un livre, transpassoit toute la rivière de Seine sans icellui mouiller et tirant par ses dents son manteau, comme faisoit Jules César. Puis, d'une main entroit par grande force en un basteau : d'icellui se jectoit de rechef en l'eau, la teste première ; sondoit le parfond..., etc.

« Jectoit le dard, la barre, la pierre ; enfonçoit l'arc, visoit de l'arquebuse à l'œil, affustoit le canon, tiroit à la butte, au papegai du bas en mont, d'amont en val, devant, de costé, en arrière comme les Parthes.

« On lui attachait un câble en quelque haute tour pendent en terre, par icellui avec deux mains montoit, puis dévalloit si roidement et si asseurement que plus ne pourriez parmi un pré bien égalé. On lui mettoit une grosse perche appuyée à deux arbres, à icelle se pendoit par les mains, et d'icelle alloit et venoit sans des pieds à rien toucher, qu'à grande course on ne l'eust pu aconcepvoir.

« Et pour s'exercer le thorax et pulmon, criait comme tous les diables. Je l'ouï une fois appelant

Eudemon depuis la porte Saint-Victor jusqu'à Montmartre. Stentor n'eut oncques telle voix à la bataille de Troie.

« Et pour galentir les nerfs, on lui avait faict deux grosses saulmones de plomb, chascune du poids de huict mille sept-cents quintaulx, lesquelles il nommoit altères. Icelles prenoit de terre en chascune main et les enlevoit en l'aer au-dessus de la teste, les tenoit ainsi, sans soi remuer, trois quarts d'heure et d'advantage, qu'estoit une force inimitable.

« Jouoit aux barres avec les plus forts..., etc.

« Le temps ainsi employé, lui frotté, nettoyé et rafraischi d'habillements, tout doulcement retournoit... etc. « Eux arrivés au logis, cependent qu'on apprestoit souper, répétoient quelques passages de ce qu'avoit esté leu et s'asséoient à table. »

Il est difficile, même de nos jours, on en conviendra, d'élaborer un programme plus diversifié. La part faite des exagérations voulues que l'on relève à chaque page dans Rabelais, il y aurait, en tout état de cause, à s'inspirer de celui-là.

Déjà, à la fin du xve siècle, Antonio Gazi, de Padoue, avait publié une description détaillée des exercices gymnastiques usités chez les Anciens et s'était efforcé d'en faire goûter les avantages. Louis Cornaro, qui mourut en 1566, après avoir vécu plus de cent ans, avait laissé plusieurs ouvrages sur les salutaires effets d'un régime sévère associé à un exercice régulier.

Un professeur de l'Université de Tubingue, Fusch, de 1535 à 1566, avait fait paraître un ouvrage sur les avantages du mouvement et du repos, quand l'œuvre immortelle d'André Vesale vint révolutionner les sciences ayant trait à l'hygiène et à la médecine.

André Vésale a vécu dans la première moitié du XVIe siècle. Sans souci des persécutions de l'obscurantisme, il s'adonna avec opiniâtreté à la dissection du corps humain. L'anatomie, la physiologie, la chirurgie, la thérapeutique dûrent aux notions positives qui résultèrent de ses recherches leur transformation.

Bien plus, armés des documents précis qu'il leur livrait, les esprits attentifs purent désormais se rendre compte des effets produits par les exercices réglés. Dès lors, les interprétations rationnelles commencèrent à se faire jour.

Sur l'ordre du roi Henri II, en 1567, Duchoul publia un traité de la gymnastique médicale et des bains.

Mais c'est véritablement à l'ouvrage de Mercuriali de Vérone : *De Arte Gymnasticâ, libri sex* qu'en 1573 la Gymnastique dut sa réhabilitation.

L'œuvre de Mercuriali (1) valut à son auteur une célébrité légitime.

Les trois premiers livres traitent des différents objets relatifs aux exercices et des différents exercices chez les Anciens ; les trois derniers, des effets de ces exercices et de leur utilité pour fortifier le corps et conserver la santé. Une érudition profonde, un esprit de judicieuse critique, une grande sévérité de méthode ont présidé à sa composition.

Au reproche que lui adresse Haller d'une prévention exagérée en faveur des Anciens dont il décrit avec un soin extrême les gymnases, M. Chan-

---

(1) *Mercuriali* ou *Mercurialis?*... Les deux orthographes sont tour à tour adoptées par les auteurs. Nous opinons pour la première.

cerel (1) objecte qu'à proprement parler, depuis l'avènement du christianisme, les gymnases étaient hors d'usage et que par conséquent il n'y avait pas de parallèle possible sur ce point.

Le livre de Mercuriali, dit de son côté M. Hillairet (2), reste comme « le trait d'union entre la gymnastique antique et la gymnastique moderne dont il est, en quelque sorte, le précurseur. »

Deux ans plus tard, Ambroise Paré, médecin de Charles IX et de Henri III, consacrait un chapitre entier de ses œuvres à faire ressortir l'importance de la Gymnastique (3).

Joubert (1582), Paracelse (1583), Dufour de Saint-Jouy (1590), Alpinus (1591), Faber de Saint-Jouy (1595), Joseph Duchesne, médecin de Henri IV (1606), Fabrice d'Aquapendente (1614) et Guyon (1615) entrèrent tour à tour dans la voie tracée par Ambroise Paré et Mercuriali.

Les médecins, d'ailleurs, n'étaient pas seuls au XVIe siècle à apprécier, à leur haute valeur, les avantages des exercices du corps. Des philosophes comme Montaigne, des réformateurs tels que Luther en avaient été saisis.

« Il est essentiel, avait dit expressément Luther, que la jeunesse se livre à la musique et aux nobles jeux de la chevalerie ; la musique chasse les chagrins et la mélancolie ; là Gymnastique produit une membrure

---

(1) CHANCEREL, *Loco citato*, p. 36.

(2) HILLAIRET, *Rapport ministériel sur l'enseignement de la gymnastique dans les lycées, collèges, écoles normales et primaires*, Paris, 1868.

(3) Amb. PARÉ, *Œuvres*, édition Malgaigne, Paris, 1840.

forte et robuste tout en entretenant le corps à l'état de santé ; elle peut empêcher la jeunesse de s'abandonner à la paresse, à la débauche, à la boisson et au jeu. »

Dans l'admirable chapitre dédié à *Madame Diane de Foix, comtesse de Gurson,* Montaigne (1) développa un programme d'enseignement aussi rationnel que complet ; un programme tel que nous aurions à nous féliciter si, à l'heure qu'il est, il était, dans ses principes, en application partout.

Naturellement, les exercices du corps y occupent la place que leur importance comporte ; Montaigne même indique, avec insistance, quelle doit être cette place dans un enseignement logiquement conçu. Voici, sur ce sujet, ses propres expressions : « Les ieux mesmes et les exercices seront une bonne partie de l'estude ; la course, la luicte, la musique, la danse, la chasse, le maniement des chevaux et des armes. Je veulx que la bienséance extérieure, et l'entregent et la disposition de la personne, se façonne quand et quand l'âme. Ce n'est pas une âme, ce n'est pas un corps qu'on dresse ; c'est un homme : il n'en fault pas faire à deux ; et, comme dict Platon, il ne fault pas les dresser l'un sans l'autre, mais les conduire egualement, comme un couple de chevaulx attelez à même timon ; et, à l'ouyr, semble il pas prester plus de temps et plus de sollicitude aux exercices du corps, et estimer que l'esprit s'en exerce quand et quand, et non au contraire ? »

Comme le fait remarquer M. Chancerel, le mouvement qui se prononce au xvi⁰ siècle en faveur de la

---

(1) MONTAIGNE, *Essais.* Livre I, chap. **xxv.** *De l'instruction des enfants,* t. I, p. 75 et suiv.. Paris, 1864.

Gymnastique se résume en vœux plus ou moins ardents pour la restauration de cet art. Les procédés usités dans l'antiquité et aux temps de la chevalerie sont mis de nouveau sous les yeux et proposés à l'imitation d'une société qui renaît.

Au XVIIᵉ siècle, l'attention se concentre sur le côté physiologique de la question. La raison en est simple. Les recherches de Sanctorius sur la transpiration par la peau et l'influence permanente que cette fonction exerce sur l'état de la santé ; la découverte de la circulation du sang, par Harvey ; l'application, par Borelli, de la statistique et des mathématiques à la théorie du mouvement musculaire (1), ne pouvaient manquer d'imprimer aux esprits une impulsion puissante.

Aussi voit-on se succéder les travaux sur la mécanique des exercices et sur leur action physiologique.

Le livre *Sur l'harmonie des diverses parties du corps humain*, par Chrétien de Fromaring (Cobourg, 1658) ; les *Recherches sur les mouvements des muscles et sur ceux de la respiration*, etc., d'Antoine Deusing (Groningue, 1661) ; le *Traité de l'homme*, de René Descartes, ouvrage posthume (Paris, 1664) ; le *Traité de la mécanique des animaux*, de Claude Perrault (Paris, 1680), en sont autant de témoignages.

Ajoutons qu'en 1680, à Rome, Antoine Portuis s'élevait contre l'abus de la saignée dans la pléthore et conseillait, non sans raison, d'y substituer la diète et les exercices violents. Mentionnons avec M. Chancerel (2) : les travaux de Alsted, Vossius, Vandale et Burette sur la gymnastique des anciens ; ceux de

---

(1) Borelli, *De motu animalium*, 1680.
(2) Chancerel, *loco citato*, p. 41 et 42.

Saint-Didier, Marrozzo, Grassi, Thibault, sur l'escrime;
et ceux de Locke, Étienne, Reiz de Castro, Laurentius, Fabrice de Hilden, Lesacq, Bérault, Lecomte, Regnauld, Jowin, Jonquet, Guérin, etc., sur les applications de la gymnastique à la médecine.

En dernier lieu, rappelons que, vers la fin du XVIIᵉ siècle, Sydenham consacra un volume entier à traiter de l'équitation.

Par degrés, le terrain se trouva déblayé des traditions métaphysiques. La science prit coutume de n'admettre plus rien que ce qui était étayé sur des faits. Toute doctrine, toute assertion ne reposant pas sur des preuves authentiques fut rejetée désormais, fut tout au moins impitoyablement reléguée dans le monde des chimères, jusqu'à plus ample informé.

Ce fut un immense progrès; ce fut, pour l'esprit humain, le prélude de l'affranchissement : « Le XVIIIᵉ siècle, devait faire justice de toutes les dissidences d'opinions médicales et présider à la véritable réédification de la Gymnastique et des gymnases. Sydenham, Fuller et Cheyne en Angleterre; Stahl et Hoffmann en Allemagne, Boerhaave en Hollande, Boissier de Sauvages, Andry et Tissot en France, créèrent des systèmes dans lesquels le mouvement était l'expression la plus immédiate de la vie.

Pour Hoffmann, qui vécut de 1660 à 1742, « le corps humain, de même que tous les corps de la nature, possède des forces matérielles à l'aide desquelles il opère ses mouvements; ces forces agissent d'après le nombre, la mesure et l'équilibre ». Les exercices du corps et une hygiène rationnelle constituent la partie fondamentale de sa thérapeutique. A ses yeux le mouvement est la meilleure médecine du corps.

Dans sa *Gymnastique médicale*, Fuller, en 1701, traite également du pouvoir des exercices, des bains et de l'équitation.

Stahl fait paraître, en 1679, sur ce dernier sujet, un volume tout entier.

Boerhaave, en 1703, publie son ouvrage sur la mécanique rationnelle en médecine. Il y considère le mouvement comme la cause de la vie et prescrit les exercices du corps et le régime, comme le meilleur moyen de conserver la santé.

Enfin, en 1780, le *Traité de gymnastique médicinale et chirurgicale* de Tissot ouvrit aux observateurs un champ où il a été beaucoup glané.

Indépendamment des auteurs que nous venons de citer comme ayant attaché leur nom à des travaux de fond sur la Gymnastique, il n'est guère d'écrivain au XVIIIᵉ siècle qui n'ait saisi l'occasion d'en signaler les avantages : Tels, Erpel, Bicher, Burette, Malpighi, Duverney, Winslow, Baïer, Van-Swieten, Ramazzini, Pringle, Duhamel, Sabbathier, pour ne pas franchir les limites du domaine médical et n'évoquer que les noms les plus connus.

De tout temps, les philosophes se sont faits, sur ce point l'écho des médecins. Et nous venons de voir comment Rabelais, Luther, Montaigne s'étaient déclarés pour les exercices du corps. J.-J. Rousseau ne s'est pas montré moins explicite. Les quelques considérations que voici en font foi; elles sont extraites de l'*Emile* (1) : « Armons toujours l'homme contre les accidents imprévus. Qu'Emile

---

(1) *Œuvres complètes* de J.-J. Rousseau, *citoyen de Genève*, t. VII, liv. II, p. 293 et suiv., Paris, 1793.

coure les matins à pieds nus, en toute saison, par la chambre, par l'escalier, par le jardin, loin de l'en gronder, je l'imiterai ; seulement j'aurai soin d'écarter le verre. Je parlerai bientôt des travaux et des jeux manuels ; du reste, qu'il apprenne à faire tous les pas qui favorisent les évolutions du corps, à prendre dans toutes les attitudes une position aisée et solide ; qu'il sache sauter en éloignement, en hauteur, grimper sur un arbre, franchir un mur ; qu'il trouve toujours son équilibre ; que tous ses mouvements, ses gestes soient ordonnés selon les lois de la pondération long-temps avant que la statistique se mêle de les lui expli-quer. A la manière dont son pied pose à terre, et dont son corps porte sur sa jambe, il doit sentir s'il est bien ou mal. Une assiette assurée a toujours de la grâce, et les postures les plus fermes sont aussi les plus élégantes. Si j'étais maître à danser, je ne ferais pas toutes les singeries de Marcel (1), bonnes pour le pays où il les fait ; mais au lieu d'occuper éternelle-ment mon élève à des gambades, je le mènerais au pied d'un rocher : là, je lui montrerais quelle attitude il faut prendre, comment il faut porter le corps et la tête, quel mouvement il faut faire, de quelle manière il faut poser tantôt le pied, tantôt la main pour suivre légèrement les sentiers escarpés, raboteux et rudes, et s'élancer de pointe en pointe, tant en montant qu'en descendant. J'en ferais l'émule d'un chevreuil plutôt qu'un danseur de l'Opéra. »

---

(1) Célèbre maître à danser de Paris, lequel connaissant bien son monde, faisait l'extravagant par ruse et donnait à son art une importance qu'on feignait de trouver ridicule, mais pour laquelle on lui portait au fond un grand respect.

Plus loin (p. 347), après avoir précisé les procédés spéciaux auxquels il entend avoir recours pour porter à leur *summum* d'acuité et de développement les différents sens dont son élève est doué ; « Il me reste à parler, dit J.-J.-Rousseau, de la culture d'une espèce de sixième sens appelé sens commun, moins parce qu'il est commun à tous les hommes, que parce qu'il résulte de l'usage bien réglé des autres sens, et qu'il nous instruit de la nature des choses par le concours de toutes leurs apparences...». Et quelques lignes plus bas, accentuant encore plus sa pensée, pour faire saisir le prix qu'il attache à la culture rationnelle de l'organisme en voie d'accroissement, il ajoute : « Quand je me figure un enfant de dix à douze ans, bien formé pour son âge, il ne me fait pas naître une idée qui ne soit agréable, soit pour le présent, soit pour l'avenir ; je le vois bouillant, vif, animé, sans souci rongeant, sans longue et pénible prévoyance ; tout entier à son être actuel, et jouissant d'une plénitude de vie qui semble vouloir s'étendre hors de lui. Je le prévois dans un autre âge, exerçant le sens, l'esprit, les forces qui se développent en lui de jour en jour, et dont il donne à chaque instant de nouveaux indices ; je le contemple enfant, et il me plaît ; je l'imagine homme et il me plaît davantage ; son sang ardent semble réchauffer le mien ; je crois vivre de sa vie, et sa vivacité me rajeunit.....

... « Voulez-vous à présent le juger par comparaison ? Mêlez-le avec d'autres enfants et laissez-le faire. Vous verrez bientôt lequel est le plus vraimen formé, lequel approche le mieux de la perfection de leur âge. Parmi les enfants de la ville, nul n'est p u adroit, mais il est plus fort qu'aucun autre. Parmi de jeunes paysans il les égale en force et les passe en adresse. Dans tout ce qui est à portée de l'enfance, il juge, il raisonne, il prévoit mieux qu'eux tous. Est-il question d'agir, de courir, de sauter, d'ébranler des corps, d'enlever des masses, d'estimer des distances, d'inventer des jeux, d'emporter des prix ? On dirait que la nature est à ses ordres, tant il fait aisément plier toutes choses à ses volontés ».

Ces paroles eurent en Europe un immense retentissement. Et, pourtant, tous ces efforts que nous venons d'énumérer eussent risqué de demeurer stériles, s'il ne s'était rencontré pour les fertiliser, un homme de la portée de Pestalozzi. Pestalozzi est le premier qui, dans ses institutions de Neuhof et de Stanz d'abord, puis de Berthoud et d'Yverdon, en Suisse, ait fait concourir la Gymnastique à l'éducation de la jeunesse.

Avec la Gymnastique, les leçons de choses, l'enseignement professionnel, le dessin, le chant, les excursions instructives entraient pour une très large part dans sa méthode pédagogique. Présenter aux enfants, les notions qu'on cherche à leur inculquer, sous une forme telle que, grâce à une expérience intuitive déjà acquise, leur esprit accepte spontanément ces notions nouvelles comme l'expression de la vérité, tel est le point de départ obligé de toutes applications de cette méthode.

Avoir reconnu dans l'intuition (1), la base absolue de toute connaissance est, aux yeux de Pestalozzi, avoir posé le principe supérieur qui domine l'Enseignement.

-------------------------------------------------------------

(1) Pour se faire une opinion sur la valeur et le caractère de *l'enseignement intuitif*, voir la conférence de M. Buisson sur ce sujet (*Conférences pédagogiques*, 1878).

Avoir fait cela, est la seule gloire dont il se soit montré jaloux.

Sa vie, comme celle de tous les grands penseurs, est toute dans ses œuvres. Un ouvrage de lui, récemment traduit en français par le docteur E. Darin, et intitulé : *Comment Gertrude instruit ses enfants* (1), livre sa pensée toute entière en matière d'Enseignement : 1° Éducation graduée des sens et de l'intelligence par l'observation et l'expérience ; 2° Analyse progressive des signes désignant les choses et en faisant entrer la notion dans le cerveau ; 3° Vérification constante de la valeur des termes par l'inspection des choses comme condition de rectitude pour le jugement, elle peut se résumer ainsi.

Pour qui, à l'instar de Pestalozzi, a observé que l'enfant ne comprend d'abord que ce qu'il voit et touche ; pour qui a su reconnaître que le seul moyen de faire acquérir à l'enfant des connaissances élémentaires vraiment sérieuses et utiles, est de faire appel à l'intuition sensible, physique, matérielle dont il est doué ; pour l'intelligence, en un mot, en qui la lumière

---

(1) PESTALOZZI, *Comment Gertrude instruit ses enfants*, traduit de l'Allemand et annoté par le docteur Eugène Darin, avec une introduction de M. Félix Cadet, agrégé des classes supérieures. 1882.

A s'en rapporter au titre, l'ouvrage, ainsi que le fait remarquer M. Cadet dans son introduction, semblerait promettre le tableau idéal d'une éducation domestique. Il se compose, en réalité, d'une série de quatorze lettres adressées par l'auteur, à Gessner son ami. La quatrième de ces lettres (pages 85 à 96) renferme l'extrait d'un mémoire de nature à « éclaircir sur beaucoup de points » (pour employer les propres expressions de l'écrivain) la marche des idées de Pestalozzi.

s'est faite « sur les procédés mécaniques de l'Enseignement et sur leur subordination aux lois éternelles de la nature physique », inévitablement un grand prix s'attache au développement des forces du corps. Aussi, Pestalozzi a-t-il été logiquement amené a inscrire les exercices corporels en tête de son programme padagogique. Voilà pourquoi l'on est en droit de dire que la gymnastique moderne a eu cet esprit profond pour initiateur, de même qu'elle a eu la Suisse pour berceau.

A Stanz, à Berthoud, à Yverdon, Pestalozzi était suivi de très près par un Allemand, Gultsmuths. Une fois bien au courant de ses doctrines, Gultsmuths s'en fut à Schnepfenthal, en Saxe, organiser, de concert avec Salzmann, un gymnase qui à son tour servit de modèle à des fondations de même ordre. En 1793, le le même Gultsmuths publia sur la matière, un traité qui fit grand bruit (1); et c'est ainsi que la Gymnastique s'est propagée en Allemagne, à la fin du siècle dernier.

En 1799, le gouvernement danois institua à Copenhague un gymnase public dirigé par Natchtigall.

Ainsi, quand s'ouvrit le XIX<sup>e</sup> siècle, trois États en Europe, étaient seuls pourvus de gymnases. C'étaient la Suisse, l'Allemagne et le Danemark.

Cependant, à quelque temps de là, Pestalozzi prenait

---

(1) L'œuvre de Gultsmuths (ou Gults-Muths) comprend trois ouvrages : *Gymnastik*, (La Gymnastique); *Turnbuch* (Le manuel des exercices gymnastiques), destiné particulièrement aux professeurs; et *Katechismus der Turnkunst* (Catéchisme gymnastique) abrégé du précédent, destiné à servir de guide aux gymnastes dans leurs exercices.

le chemin de la France et arrivait à Paris. Un essai d'application de ses doctrines y était alors tenté à la maison des orphelins de la Ville. Il venait diriger par lui-même l'expérience. Il était résolu à s'y consacrer ; il avait foi dans le succès. Il avait à cœur de faire pénétrer et prospérer ses principes chez les Français.

En haut lieu, un tel élan ne tarda pas à être tenu pour suspect. On était en 1804. Le Concordat était signé, Napoléon était empereur et le prince de Talleyrand grand chambellan de sa Majesté. On se hâta de couper court.

*C'est trop pour le peuple,* avait objecté M. de Talleyand.

# CHAPITRE III

## ÉPOQUE MODERNE



Mercuriali, de Vérone, fut le précurseur de la Gymnastique moderne. Pestalozzi, de Stanz, en a été l'initiateur.

Dans la phase nouvelle qui s'ouvre, ceux qui, de 1775 à 1800, contribuèrent à former ou à répandre les idées de Pestalozzi sur les exercices du corps constituent une première génération de gymnastes.

Avec le XIX<sup>e</sup> siècle, la seconde se produit. Quatre personnalités la résument : Ling, en Suède, Jahn, en Allemagne, Clias, en France et en Angleterre, Amoros, en Espagne, son pays d'origine, et en France, sa patrie d'adoption.

L'histoire de ces hommes est curieuse. En peu de mots, la voici :

Étudiant de l'Université d'Upsal, *Ling* avait pris part, en 1801, à la bataille navale livrée à Copenhague, par les Anglais aux Danois. Il y avait été blessé au bras. La contraction permanente des muscles affectés, qui s'en était suivie semblait devoir compromettre à jamais la liberté des fonctions du membre. Il s'adonna à l'escrime, et ne tarda pas à reconnaître que la raideur musculaire commençait à céder. Dès lors, il se prit de passion pour ce genre d'exercice. Non seulement, le bénéfice qu'il en tira fut au-dessus de toute espérance; mais il y acquit un talent rare. Si bien que, tout professeur de mythologie et de poésie scandinave qu'il était devenu à Stockolm, il se fit, en même temps à Lund, maître d'escrime. Ses recherches sur l'anatomie et la physiologie le mirent sur la piste de procédés gymnastiques nouveaux. De 1805 à 1814, il s'ingénia à en tirer des déductions applicables en médecine et finit par obtenir du gouvernement suédois la fondation, à Stockolm, d'un gymnase modèle non moins médical que pédagogique, dont il devint le directeur. C'est de là qu'est sortie cette branche nouvelle de la thérapeuthique : la *Kinésithérapie* (1).

Il ne faudrait pas s'imaginer toutefois que les choses aient marché toutes seules. En Suède, comme ailleurs, quand une idée de progrès tend à modifier l'état de choses établi, elle rencontre les résistances auxquelles les personnages officiels sont, en général, trop

---

(1) *Kinésithérapie* : Procédés de gymnastique consistant à provoquer la contraction volontaire des muscles, pendant qu'on s'oppose à leur raccourcissement; et à exercer des tractions sur eux, pendant qu'ils sont raccourcis. *Etym.* Κίνησις, mouvement, et *thérapie*. (LITTRÉ).

enclins. « Nous avons assez de jongleurs et de saltim-
banques, sans en mettre encore à la charge de l'Etat »,
telle fut la réponse devenue légendaire que Ling
reçut du ministre de l'instruction publique, lorsqu'il voulut obtenir l'appui du Gouvernement ; et,
d'après M. Schenstrom (1), ce n'est qu'en 1813 qu'un
décret royal autorisa enfin la fondation de cette
Académie, devenue si justement célèbre et dont les
doctrines, en matière d'instruction physique, se sont
propagées en Norwège, en Danemarck, en Hollande,
en Belgique, en Allemagne, en Autriche et jusque
dans l'Amérique du Nord.

Ling fit à Stockolm un élève, Branting, qui devint
son successeur; et eut, d'autre part, de nombreux
imitateurs en Prusse.

*Jahn* ouvrit son premier gymnase en 1810. Deux
ans plus tard, il était le chef, à Berlin, de la première
École de gymnastique qui existât en Prusse.

Ses vues étaient profondes.

Sous le rapport pédagogique, il s'était donné pour
but le rétablissement de l'équilibre entre les forces
du corps.

Sous le rapport politique et social, il avait formé
le projet de faire des gymnases autant de centres de
propagande contre l'Étranger qui foulait alors le sol
allemand, et le despotisme sous le joug duquel était
courbée la nation allemande. *Liberté, — Autonomie,
— Gloire de la Patrie*, telle était sa devise.

Tant qu'il ne s'agit que de propager des sentiments
de haine contre les autres nations, le gouvernement

---

(1) SCHENSTROM, *Réflexions sur l'éducation physique et les
mouvements corporels*, p. 3. Paris, 1880.

prussien laissa faire ; mais du moment que l'on parla
d'affranchissement, ce fut autre chose. Jahn avait
trouvé des coopérateurs nombreux et ardents. En
collaboration avec Eiselen, il avait publié un livre intitulé : *Die Deutsche Turnkunst* (la Gymnastique des
Allemands). Ses élèves, se piquant de purisme, ne souf-
fraient autour d'eux personne qui ne parlât un parfait
allemand sans mélange de mots étrangers, français
surtout : mais voici que l'on fronde — dans le plus parfait allemand — préjugés et abus ; voici que l'on émet
des idées de réformes, de régénération, d'émancipation ;.... de toutes parts, dès lors les détracteurs surgissent... . La prétention de Jahn de « *rendre à la nature intellectuelle la vie physique qui lui manque* »
est un leurre... Son livre ne démontre pas du tout
l'influence que peut avoir la Gymnastique sur le développement de l'intelligence et de la force de volonté....
quant au développement moral, la jeunesse n'a pas à
l'attendre de sa méthode : c'est le professeur Kneusen,
un de ses antagonistes les plus fougueux, qui s'en
porte garant.... A vrai dire, la gymnastique de Jahn
était plus militaire et athlétique qu'autre chose. Bref,
en 1819, à l'occasion de l'assassinat de Kotzebüe ; tous
les gymnases de Prusse sont fermés, et Jahn, mpliqué
dans l'affaire, jeté en prison.

·Son œuvre ne devait pas périr tout entière pour cela.
Et c'était avec raison qu'un de ses chauds partisans,
le docteur Passow, professeur à l'Université de Bres-
lau, traçait les lignes que voici : « Le succès avec lequel s'accroît la renommée de la Gymnastique, malgré
tant d'obstacles de toute espèce, est un augure certain
d'un avenir plus propice. Elle ne pourra, dorénavant,
trouver de détracteurs que parmi ces hommes égoïstes

et vivant d'abus, à qui le développement tant physique que moral de la génération naissante, doit nécessairement paraître redoutable puisque cette génération s'élève, en effet, pour leur ruine. »

En 1828, (précautions prises sans doute contre la propagation des doctrines humanitaires de Jahn), les gymnases étaient ouverts à nouveau. Le gouvernement bavarois en instituait un à Munich. Un élève de Jahn, Marzmann, en prenait la direction. En même temps, le docteur Klumpf était appelé à celle du gymnase de Stuttgard. En 1840, Werner remplissait, avec plus d'apparat que de réelle valeur, des fonctions analogues à Dresde. Loringer et Koch répandaient par leurs écrits, le goût de la Gymnastique dans toute l'Allemagne. En 1842, le roi de Prusse, Guillaume IV, en décrétait l'enseignement et appelait Marzmann, de Munich à Berlin, si bien qu'en 1840, la Saxe, à elle seule, comptait jusqu'à cent cinquante établissements de gymnastique.

*Clias* était chef d'artillerie dans l'armée fédérale suisse. Il avait été cantonné à Inderlach avec un détachement. Ses hommes prenaient de l'ennui. L'idée lui vint, pour les distraire, de les exercer à la lutte, à la voltige, à la natation. Les militaires des cantonnements voisins suivirent l'exemple. Puis ce fut, l'émulation croissant, la population de l'endroit qui se mêla à la troupe pour rivaliser avec elle de force et d'agilité.

Frappé des progrès de sa propre vigueur, Clias eut la pensée de généraliser des pratiques auxquelles il avait eu recours jusque-là incidemment.

En 1806, il inaugurait à Berne ses démonstrations gymnastiques. Il devenait professeur à l'Académie de cette ville et recueillait les matériaux d'un ouvrage dans lequel se trouvent exposés les principes de son enseignement.

Avant de livrer son manuscrit à l'impression, Clias jugea utile de le soumettre à une compagnie savante de France. Il sollicita l'appréciation et la critique de la *Société de médecine de Paris.*

La Société de médecine de Paris institua pour l'examen du travail qui lui était adressé, une commission composée de MM. Macquart, Mérat, Roux, Villermay, Esquirol, Gasc et Bally, rapporteur.

Pour se mettre en mesure de porter sur la théorie de l'auteur un jugement motivé et mûri, les membres de la commission entendirent se rendre témoins oculaires des exercices pratiqués. « Ce vœu exprimé, dit le docteur Bally, (1) M. Clias se prêta avec une complaisance rare à toutes nos demandes et répéta lui-même ses principaux exercices. Nous remarquâmes alors qu'il avait élevé son édifice sur un plan large, parfaitement approprié aux besoins de la vie et aux lois de l'économie vivante. Son étude constante paraît avoir été de déterminer les moyens les plus convenables pour fortifier chaque organe et pour augmenter l'énergie des propriétés vitales....

« En examinant la série des pratiques indiquées dans le travail de l'académicien de Berne, nous avons reconnu qu'il fallait admettre deux divisions principales dans la Gymnastique. L'une et l'autre sont subordonnées aux moyens qu'on emploie et peuvent,

---

(1) BALLY, Rapport à la Société de médecine de Paris sur un manuscrit de M. Clias intitulé : *Gymnastique élémentaire*, p. 9 et 10.

ainsi considérées, être désignées sous les noms d'instrumentale et individuelle.

« Celle-ci, qui reçoit tous ses moyens de l'action seule des muscles sans le secours d'agents étrangers, convient au valétudinaire comme à celui qui est doué d'une belle santé, à l'homme du monde comme à l'homme de cabinet; au riche comme au pauvre, à l'artisan comme au désœuvré, elle est, enfin, praticable dans l'appartement le plus rétréci de chaque individu et n'exige ni appareils, ni frais, ni espace particulier. »

Voilà certes, la marque d'un concours effectif aux progrès de l'hygiène, et, pour l'enseignement populaire, un inestimable bienfait. Aussi, lorsque muni de semblables lettres de naturalisation, Clias vint mettre son livre sous le patronage de la *Société pour l'instruction élémentaire*, ne pouvait-il manquer de recevoir, de la part de celle-ci, un accueil chaleureux.

Sous le titre de *Gymnastique élémentaire* ou *Cours analytique et gradué d'exercices propres à développer et à fortifier l'organisation humaine*, cet ouvrage porte en effet la dédicace suivante :

*A Messieurs les membres composant la Société pour l'instruction élémentaire*

« MESSIEURS,

« C'est aux hommes à qui la France va devoir l'un des plus grands bienfaits qu'elle puisse attendre des lumières du siècle, l'éducation devenue la propriété de l'indigence, qu'appartient naturellement l'hommage d'un travail dont le but est aussi l'amélioration et le bonheur de l'espèce humaine.

« J'ai l'honneur, etc.

                                        « CLIAS. »

Ce livre a vu le jour vers 1818. Il y avait environ trois ans que la *Société pour l'instruction élémentaire* était fondée; sa première assemblée générale s'était tenue le 17 juin 1815; et dès la première année de son existence, le docteur Bally avait commencé dans le *Journal d'éducation* qui lui servait, et actuellement encore lui sert d'organe (1), la publication de ses études sur l'éducation physique. C'est dire avec quel à-propos l'œuvre de Clias se produisait et jusqu'à quel point elle concordait avec le programme même de cette Société. Ces dernières lignes de sa *Conclusion* (2) laissent voir la justicieuse intuition qu'il en avait. « Loin de mettre des entraves à l'exécution de mon plan, les dignes magistrats de Berne m'accordèrent, dit-il, de la manière la plus généreuse, tous les secours qui m'étaient indispensables pour consolider mon établissement.

« Pouvais-je commencer une entreprise hasardeuse sous de plus favorables auspices, et lorsqu'enfin, je crois devoir publier à Paris le résultat d'un travail que l'on juge utile à la Société, n'en devais-je pas l'hommage à la France qui compte, dans son sein, tant d'établissements d'éducation, mais à qui les gymnases manquent encore? »

En dépit de l'appui des autorités de Berne, en dépit du rapport élogieux de la *Société de médecine de Paris* en dépit des encouragements de la *Société pour l'instruction élémentaire*, Clias se heurta à des obstacles

---

(1) CLIAS, *loco citato*, p. 191.

(2) *Journal d'éducation publié par la Société formée à Paris pour l'amélioration de l'enseignement élémentaire*, t. I, II, III, IV, V, VI et suivants.

sans nombre. Malgré tout, son œuvre a survécu, et en Angleterre comme en France il a fait école.

Espagnol de naissance, *Amoros* s'était trouvé mêlé aux évènements politiques dont son pays fut, en 1813, le théâtre. Il fut proscrit. La France jouissait alors d'un grand renom d'hospitalité. Il y vint demander asile; l'an d'après il était naturalisé français. Jaloux de payer sa dette à sa patrie adoptive, il s'associa avec ardeur aux premiers travaux de la *Société pour l'instruction élémentaire*. Il y développa ses idées sur les avantages de l'éducation gymnastique. L'essai en fut fait tout d'abord dans une institution privée. Peu après, un homme dont le nom est synonyme de science et progrès, Jomard, alors chef de l'instruction publique à la préfecture de la Seine, s'employa pour lui faire obtenir la direction d'un gymnase institué aux frais de la municipalité.

Sur ces entrefaites, un incendie éclate; Amoros s'y porte avec ses élèves; ils y font des prodiges d'agilité et de courage. Ce fut, dès lors, cause gagnée. La nécessité s'imposait de comprendre la Gymnastique dans l'école du soldat.

Amoros est promu au grade de colonel, fait chevalier de la Légion d'honneur, nommé directeur du gymnase normal militaire (4 novembre 1819). L'Académie lui décerne le prix Monthyon. La *Société pour l'instruction élémentaire* lui confie l'enseignement de son art dans les quatre écoles qu'elle possédait alors et entretenait dans Paris.

Entre Clias et lui, c'était une lutte sans trêve d'ardeur et de dévouement.

Tout semblait aplani. Soudain les difficultés surgissent. La Gymnastique est repoussée de l'enseignement.

On répand qu'elle n'est bonne qu'à « former des acrobates, des brigands habiles à l'escalade, qu'elle expose la vie des enfants, etc., etc. »

Bref, le colonel est mis aux arrêts...... On n'a jamais su pourquoi.

Ceci se passait en 1837, les agissements de la gent cléricale avaient porté fruit. L'œuvre démocratique de Clias et d'Amoros était entravée pour un temps.

Néanmoins, le 17 avril 1845, le comité central d'enseignement primaire de la Seine, sur l'avis conforme du préfet de la Seine et du conseil municipal de Paris, et sur le rapport de Boulay de la Meurthe, prit la décision d'introduire la Gymnastique dans les établissements scolaires communaux de la ville.

En 1847, Amoros dotait la Science d'un traité de gymnastique fort étendu, très consulté, et où l'on trouve la description de la plupart des exercices en pratique de son temps, dans les divers gymnases de l'Europe (1).

Autant, grâce à la simplicité et à la douceur des procédés, la méthode essentiellement pédagogique de Clias est applicable à l'éducation physique de l'enfance, autant, par son caractère plus athlétique, l'enseignement d'Amoros répond aux exigences de l'*entraînement* militaire, et convient aux sujets d'un âge plus avancé.

Dans l'histoire de la Gymnastique moderne, Clias et Amoros occupent une place de premier rang. C'est eux, en somme, qui sont les maîtres de l'École française, et ce sont leurs élèves qui forment en France la troisième génération.

---

(1) AMOROS, *Manuel de Gymnastique*, 2 vol., 1847.

Pourtant, avant de passer outre, une observation : Clias est venu de Suisse, Amoros d'Espagne. Est-ce à dire que les principes fondamentaux qui régissent l'enseignement de la Gymnastique soient d'importation étrangère chez nous? L'erreur serait lourde. On les trouve nettement indiqués, dès la première partie du siècle dernier, dans un livre de Nicolas Andry, doyen de la Faculté de médecine de Paris. *L'exercice modéré est-il le meilleur moyen de se conserver en santé?* tel est le titre de l'ouvrage.

Pour la rédaction de son *Traité de Gymnastique,* le docteur Tissot y a fait de larges emprunts. Publiée en 1780, cette dernière œuvre est remarquable. Explication y est donnée d'une foule de mouvements. Discussion y est ouverte relativement à l'influence de chacun d'eux sur le développement du corps. Description y est faite d'un choix d'exercices devenus classiques aujourd'hui.

Le nom de l'auteur a prêté à une confusion qui doit cesser. Deux médecins du nom de Tissot ont marqué, dans la Science, au siècle dernier. Le premier, S.-A.-D. Tissot, docteur de la Faculté de médecine de Montpellier (1749), professeur à Lausanne, est l'auteur de la *Dissertation* bien connue *sur l'Onanisme,* publiée en 1769, et d'un *Essai sur la santé des gens du monde,* publié en 1782. Le second, le docteur J.-C. Tissot, chirurgien-major des chevau-légers, et qui conquit plus tard dans le corps de santé des armées françaises, un grade très élevé, est celui qui fit paraître en 1780 le *Traité de Gymnastique* dont nous parlons ; traité qui a été maintes fois attribué à tort à son homonyme et devancier.

Il était bon d'éclaircir ce point, car c'est des écrits de deux auteurs français, Nicolas Andry et J.-C. Tissot que, selon toute probabilité, se sont inspirés les Nachtigall, en Danemark, les Gultsmuths, les Salzmann, en Saxe, aussi bien qu'en Suisse, les Fellemberg et les Pestalozzi.

Ce n'est pas la seule fois que la France ait été la génératrice de l'Idée, et que l'Idée ait pris son vol pour aller bien loin porter fruit.

Clias et Amoros ont continué Pestalozzi. Leurs continuateurs, à eux pour ne parler que des plus directs, ont été, en France, Napoléon Laisné, le colonel d'Argy, le capitaine Vergnes, le lieutenant de Féraudy.

De cette époque, la pratique des exercices du corps commença à se généraliser chez nous. Dans bon nombre de grandes villes, il se fonda des gymnases. Grâce à la sollicitude de l'Assistance publique à Paris, les hôpitaux d'enfants en furent pourvus. Ce fut Napoléon Laisné qui en eut longtemps la direction. Cédant aux exhortations réitérées que les voix les plus autorisées ne se lassaient pas de lui adresser, l'Université elle-même suivit, non sans une timidité excessive, l'exemple; et la Gymnastique cessa d'être aussi dédaignée que par le passé dans les établissements scolaires dépendants de sa direction.

Comment résister indéfiniment aux écrits si persuasifs, si probants des Londe (1), des Broussais (2),

---

(1) LONDE, *Gymnastique médicale*, Paris, 1821.

(2) BROUSSAIS (Cas.), *Gymnastique considérée comme moyen thérapeutique et hygiénique*. (Annales de la médecine physiologique.)

des Begin (1), des Bouvier (2), des Pravaz (3), des Foissac (4), des Legrand (5), des Thierry (6), des Dally (7)?

L'avènement de la République, en 1848, ne pouvait qu'imprimer à l'enseignement populaire de la Gymnastique l'impulsion qu'il attendait. Cliàs venait, dans la dernière œuvre qu'il ait laissée, d'en formuler les principes. Son livre intitulé : *la Gymnastique populaire* avait été l'objet d'un élogieux rapport à l'Académie de médecine de Paris (8). En outre, il avait été publié, en 1847 et 1848, des *Instructions pour l'enseignement de la Gymnastique dans les corps de troupes, dans la division des équipages et à bord des bâtiments de la flotte.* C'est un modèle de méthode qui a servi plus tard, *chez les puissances étrangères,* de base à

---

(1) BEGIN, *Mémoires sur la Gymnastique médicale.* (Extrait du dict. abrégé des Sciences médicales, Paris, 1823.)

(2) BOUVIER, *Dictionnaire de médecine et de chirurgie pratiques*, Paris, 1833. Art. GYMNASTIQUE. Voyez aussi LEBLOND et BOUVIER, *Manuel de gymnastique hygiénique et médicale*, Paris, 1877.

(3) PRAVAZ, *Mémoire sur l'application de la Gymnastique*, Lyon et Paris, 1837.

(4) FOISSAC, *Gymnastique des anciens comparée à celle des modernes sous le rapport hygiénique.* (Thèse de concours, Paris, 1838.)

(5) LEGRAND (Maximin), *De la Gymnastique considérée dans ses rapports avec l'éducation physique et morale.*

(6) THIERRY (Al.), *Sur l'enseignement et les exercices gymnastiques* (Rapport au Comité central d'instruction primaire : *Annales d'hygiène publique et de médecine légale*, 1846, t. XXXIX.)

(7) DALLY (N.), *De la régénération physique de l'espèce humaine par la Gymnastique rationnelle*, Paris, 1848.

(8) CLIAS, *La Gymnastique populaire.* (Rapport du docteur Bouvier (H.) à l'Académie de médecine de Paris : *Bulletin de l'Académie de médecine*, 1845-46, t. XI, p. 60.)

l'instruction gymnastique du soldat. Coïncidence à noter, c'est peu après — de 1847 à 1850 — que M. Rothstein, directeur de l'Institut royal de gymnastique militaire, à Berlin, a publié son grand ouvrage, un des plus complets, au point de vue tant philosophique que théorique, qui existe sur le sujet.

Bref, le terrain était merveilleusement préparé.

Pendant ce temps là, le cléricalisme battu en brèche, poursuivait obscurément son œuvre. Les aspirations généreuses qui, au 24 février 1848, s'étaient fait jour, étaient, une à une, comprimées, étouffées, conspuées, honnies.

Entre tous les fauteurs de réaction, il se signait un pacte. De propos délibéré, froidement, en haine de la liberté et du peuple, on jetait la patrie dans les bras d'un César blasé, altéré de plaisirs.

C'en était fait de l'avenir moral, intellectuel, physique de toute une génération de Français. On le savait... On s'en riait... On allait jouir. — Cela pourrait bien durer quelque vingt ans... Après ? — Eh bien, on verrait... Le cri de la conscience parfois perçait... Le réveil serait sinistre, sanglant, horrible... On ne pouvait se faire illusion là-dessus... On le sentait... Qu'importe? Féroces et bêtes, l'égoïsme et la peur étaient portés par le servilisme sur le même pavoi.

Cyniquement, on supputait le nombre d'années, de mois, de jours qu'on avait devant soi... « pour s'amuser » ; et sans souci du lendemain, à la ronde, on venait jouer son rôle, dans la saturnale échevelée que ce fut.

Pourtant, « Sa Majesté l'Empereur, dans sa haute sagesse » (*style du temps*), promulgua en 1854 un décret rendant la Gymnastique obligatoire dans tous les lycées de l'Empire.

L'année d'avant, il avait été institué une commission chargée d'indiquer les exercices les plus propres à développer les forces des enfants et à les douer d'une bonne constitution. Le professeur Ph. Bérard, rédacteur du rapport de la commission, avait fait observer, avec une grande justesse, que la Gymnastique, en France, manquait de bases, et que l'enseignement en était, trop souvent, confié à des maîtres peu capables de le rendre fécond.

Quelle fut la destinée et de ce rapport et de ce décret ?

Le rapport ?... Il est allé prendre place dans les Archives comme un modèle de style, d'érudition et de sens (1). Le décret ?... Autant en a emporté le vent. La preuve, la voici : en 1858, dans une séance du conseil de la *Société pour l'instruction élémentaire*, son président honoraire, le vénérable Jomard, crut de son devoir d'intervenir. Une fois de plus, il appelait l'attention de ses collègues sur l'importance extrême de l'éducation physique du jeune âge ; une fois de plus, « il déplorait l'abandon presque absolu dans lequel, pour le malheur de la jeunesse contemporaine », était tombée cette partie fondamentale de l'enseignement.

Nonobstant le décret de 1854, cet abandon était, en 1858, si profond que Jomard proposait, sans hésitation, à la *Société pour l'instruction élémentaire*, de reprendre une campagne analogue à celle qu'elle avait menée trente ans auparavant : « Les exercices gym-

---

(1) BÉRARD (Ph.), *Rapport sur l'enseignement de la Gymnastique* et *Règlement par le ministre de l'instruction publique*, mars, 1854. (*Annales d'hygiène publique et de médecine légale*, 2ᵉ série, 1854, t. Iᵉʳ.)

niques, faisait-il remarquer, semblent partout tombés en désuétude. Il y a urgence à en réintroduire l'usage dans tous les établissements scolaires, dans les écoles communales notamment, qui en sont totalement dépourvues ». — Voilà un témoignage qu'il est malaisé de réfuter.

L'incurie administrative n'était pas, à tout prendre, pour refroidir l'ardeur des hommes de science et d'observation. De 1854 à 1868, Blache (1), Laisné (2), Schreber (3), Dally père (4), De France (5), Dally fils (6), Bouchardat (7), Pimparey (8), Verdier (9),

---

(1) BLACHE, *Du traitement de la chorée par la Gymnastique.* (Mém. de l'Acad. de méd., 1855.)

(2) LAISNÉ, *Gymnastique pratique*, Paris, 1850. — *Gymnastique des demoiselles*, Paris, 1854. — *Applications de la Gymnastique à la guérison de quelques maladies, avec des observations sur l'enseignement actuel de la Gymnastique*, Paris, 1865. — *Traité élémentaire de la gymnastique classique*, Paris, 1867.

(3) SCHREBER, *Système de gymnastique de chambre médicale et hygiénique*, traduit par Van Oordt, Paris, 1856, 2e édit., 1867.

(4) DALLY père, *Cinésiologie* ou *Science du mouvement dans ses rapports avec l'éducation, l'hygiène et la thérapeutique*, Paris, 1857.

(5) DE FRANCE, *De l'Entraînement des pugilistes* (thèse de doctorat), Paris, 1859.

(6) DALLY fils, *Plan d'une thérapeutique par le mouvement fonctionnel* (thèse de doctorat), Paris, 1859.

(7) BOUCHARDAT, *De l'Entraînement.* (Supplément à l'*Annuaire de thérapeutique de* 1861.)

(8) PIMPAREY, *Essai sur les avantages de la Gymnastique*, 1861.

(9) VERDIER, *Réflexions sur les résultats de la Gymnastique*, Paris, 1862.

Tardieu (1), Pichery (2), Carue (3), Paz (4) ont apporté chacun son contingent d'expérience et contribué, chacun dans la mesure de ses aptitudes, à réhabiliter la culture rationnelle des forces du corps.

Malgré tant d'efforts répétés, la Gymnastique, il faut bien le dire, n'a pas pénétré dans les coutumes, en France, avec la même rapidité que dans beaucoup d'autres pays.

Le 3 février 1868, il était promulgué par, Napoléon III, un nouveau décret *portant organisation de l'enseignement de la Gymnastique*, et institué une nouvelle commission chargée de l'*examen des questions relatives à son enseignement dans les écoles de l'empire*. Composée, sous la présidence de M. Duruy, ministre de l'instruction publique, de MM. *Larrey*, membre du conseil de santé des armées, vice-président ; *Mourier*, vice-recteur de l'Académie de Paris ; *Pillet*, chef de la division de l'enseignement primaire au ministère de l'instruction publique ; *Roux*, commandant du 9ᵉ régiment de ligne ; *Jullien*, proviseur du lycée de Vanves ; *Gautrelet*, chef de bataillon ; *Vergnes*, capitaine-instructeur de gymnastique du régiment de sapeurs-pompiers ; *Bouvier*, membre de

---

(1) TARDIEU, *Dictionnaire d'hygiène publique*, 2ᵉ édition, Paris, 1862, t. II, p. 258, art. : *Idiots*.

(2) PICHERY, *Éducation du corps. — Manuel de gymnastique hygiénique et médicale*, Paris, 1864.

(3) CARUE, *Traité pratique de gymnastique de chambre hygiénique et médicale*, Paris, 1868.

(4) PAZ, *La santé de l'esprit et du corps par la Gymnastique*, Paris, 1848. — *La Gymnastique obligatoire*, Paris, 1868. — *Rapport sur l'enseignement gymnastique en Allemagne, en Autriche, en Belgique et en Hollande*, Paris, 1868.

l'Académie de médecine; *de Fontaine de Resbecq*, sous-chef de cabinet du ministre de l'instruction publique et *Hillairet*, médecin de l'hôpital Saint-Louis et du lycée Saint-Louis, cette commission choisit le docteur Hillairet pour rapporteur.

L'enquête fut complète et portée, non seulement sur la France, mais sur l'Étranger.

Le rapport dressé au nom de la commission, par M. Hillairet, livre sur l'état de la question en Europe, en 1868, des renseignements aussi instructifs que précis.

Mais, avant d'aborder ce sujet plein d'actualité, n'omettons pas de signaler parmi les hommes qui, à une époque bien antérieure, ont le plus fait, après Ling, Jahn, Amoros et Clias, pour la propagation de la Gymnastique, Adolphe Spiess.

En 1842, Adolphe Spiess avait fondé, dans le canton de Berne, l'école de Burgdorff. Son système, associé ou non à celui de Ling, n'a pas tardé à devenir classique en Allemagne et à y être suivi presque partout. Mentionnons encore, à Pétersbourg, de Ron, préposé au grand gymnase, à l'édification duquel l'empereur de Russie contribua, en 1847, par une subvention de 10,000 roubles, et le docteur Bergholm chargé de l'enseignement officiel de la gymnastique à l'Université de Helsingfords.

Vers la même époque, le goût de la Gymnastique fut propagé d'Europe en Amérique. C'est à l'émigration allemande aux États-Unis qu'en est due l'importation.

Arrivons en 1868, et jetons un coup d'œil sur l'état de la Gymnastique à ce moment précis. Le rapport de M. Hillairet, au nom de la commission instituée à ce sujet par le ministre de l'instruction publique, repose sur des documents *officiels*. Les allégations qu'il renferme offrent donc toutes les garanties d'exactitude que l'on est en droit d'exiger.

Dans l'exposé qui va suivre, nous nous appuierons presque exclusivement sur le rapport déposé au ministère par la commission.

D'abord, pour simplifier, notons ceci : Les faits énoncés dans ce travail et relatifs à l'état de la Gymnastique — en 1868 — dans les différents pays de l'Europe peuvent être ramenés à un certain nombre de chefs et fournir la réponse aux questions que voici :

*1° A l'égard de la Gymnastique, quelles sont les dispositions, favorables ou non, dans lesquelles se trouvent les populations ?*

*2° En quels pays, l'enseignement de la Gymnastique est-il obligatoire dans toute école sans restriction, ou seulement dans certaines catégories d'écoles ; en quels pays, est-il facultatif dans certaines écoles ou dans toute école sans restriction ?*

*3° Dans quels pays, existe-t-il des gymnases publics ou privés ?*

*4° Quel est le mode usité, dans les divers pays, pour le recrutement des maîtres ?*

*5° Quel est, selon les pays, le caractère de l'enseignement ; est-il pédagogique, militaire ou athlétique exclusivement ; est-il l'un et l'autre à la fois ?*

*6° Quelles sont les méthodes positives adoptées ?*

*7° Quelles sont les dispositions spéciales à tel ou tel peuple, qu'il y ait lieu de relater ?*

Eh bien, les dispositions manifestées par les populations à l'égard de la Gymnastique sont généralement favorables dans les pays de l'Europe où les pouvoirs constitués ont réalisé la somme d'efforts nécessaires pour en propager l'enseignement.

La Suisse, dans les temps modernes, a été le berceau de la Gymnastique ; elle l'a en grand honneur.

En Belgique, en Hollande, elle est particulièrement recherchée.

Anglais, Ecossais, Irlandais ont pour elle une attraction irrésistible.

En Suède, où elle est cultivée avec ardeur, elle n'a pas tardé à être, de la part du gouvernement, l'objet d'une sollicitude toute particulière. En Norvège, où elle est accueillie favorablement, elle serait encore plus goûtée, si l'enseignement en pouvait être dispensé avec plus de largesse.

En dépit des efforts, très localisés d'ailleurs, tentés en sa faveur, en 1847 par le Pouvoir, l'enseignement de la Gymnastique en Russie est peu répandu. Il n'en faudrait pas conclure, toutefois, (fait auquel le savant rapporteur de la commission ministérielle de 1868 semble être resté étranger) que le peuple russe soit indifférent à ses pratiques. Nous reviendrons sur ce point.

En Prusse, en Saxe, dans le Wurtemberg, dans la Hesse-Darmstadt, dans le duché de Bade, à Hambourg, à Brême, en Bavière, elle s'est identifiée aux mœurs des populations qui montrent, pour elle, un goût prononcé et s'y livrent avec un extrême plaisir.

L'Autrichien et le Hongrois la traitent avec indifférence. Depuis la guerre austro-prussienne de 1866, l'État s'ingénie à faire naître un goût qui se développe avec lenteur. Les villes de Szeged et de Baja sont dotées de cercles pour l'éducation populaire et l'enseignement gymnastique et militaire que, dans un discours prononcé à Buda-Pest, le général Turr a proposé de généraliser.

Traditionnelle en Grèce, elle y est cultivée avec passion.

Il n'en est de même ni en Italie, ni en Espagne, où elle ne suscite qu'un très médiocre intérêt.

En 1868, la Gymnastique était obligatoire en Suisse, dans toutes les écoles de deux cantons : celui de Zurich et celui d'Argovie ; dans les écoles dites *moyennes*, (c'est-à-dire correspondant à nos écoles secondaires), de dix cantons ; et facultative pour toute école, dans dix autres ; « dans les cantons catholiques et forestiers, non-seulement elle n'est pas obligatoire pour les établissements d'instruction publique ; mais elle reste tout à fait en dehors de l'intervention de l'État. » (1)

En Belgique, la loi du 23 septembre 1842, en rend, par son article 37, l'enseignement obligatoire dans les écoles *primaires supérieures*.

En Hollande, on se livre à de très actifs efforts pour faire pénétrer cet enseignement dans les divers établissements d'instruction.

En Angleterre, au contraire, il est dégagé de tout caractère officiel. L'organisation très soignée de cet enseignement, comme l'installation très confortable des gymnases sont exclusivement le fait de l'initiative privée. L'État n'y participe en rien.

En Suède, une circulaire royale, en date du 9 janvier 1863, rend la Gymnastique obligatoire de fait, et ordonne

------

(1) HILLAIRET, *Rapport ministériel sur l'enseignement de la Gymnastique dans les lycées, collèges, écoles normales et primaires*, 1868.

d'y consacrer trois à six heures par semaine dans les classes du degré même le plus inférieur.

L'obligation, en Norwège, se restreint au contraire aux écoles militaires et normales en dehors desquelles l'enseignement de la Gymnastique est facultatif et irrégulier.

Obligatoire, dans les régiments de la garde impériale et dans les écoles militaires seulement, il est, en Russie, fort peu répandu.

Dans les États allemands, c'est autre chose. En 1868, nous trouvons la Gymnastique *obligatoire dans toute école publique ou privée indistinctement* en Prusse, par ordonnance du 21 mars 1862, d'abord, puis du 29 mars 1866; en Saxe, depuis 1863; en Wurtemberg, à partir de la même année, par ordonnance en date du 5 février; dans la Hesse-Darmstadt, depuis 1865, époque de la fondation d'une école normale de gymnastique; dans le duché de Bade, en vertu de l'article 25 d'une loi promulguée en 1868.

A Brême, la Gymnastique n'est obligatoire qu'au *Seminar* seulement. Le Seminar est, qu'on y fasse attention, l'établissement destiné à l'instruction des instituteurs primaires.

En Bavière, inscrite au programme des études depuis 1825, facultative jusqu'en 1861, elle est devenue, à cette époque, obligatoire dans les écoles de garçons tout en restant facultative dans celles de filles où elle est remplacée, à tort ou à raison, par des travaux manuels. Enfin, en 1866, une loi en a étendu l'obligation des écoles normales primaires aux écoles préparatoires.

Encore facultatif à Hambourg, l'enseignement de la Gymnastique était sur le point de cesser de l'être, en 1868.

Les revers essuyés par l'Autriche, deux années auparavant, furent l'occasion d'un réveil en faveur des exercices du corps. Absolument négligée jusque-là, la culture en a été réglementairement introduite dans toutes les écoles à partir de 1869. (Circulaire du 26 janvier 1868).

Traditionnelle, avons-nous dit, en Grèce, elle n'en est pas moins imposée dans les écoles secondaires et spéciales du gouvernement.

Essentiellement facultatif, enfin, en Italie comme en Espagne, l'enseignement en est fort peu suivi, fort peu goûté en ces deux pays.

Décréter que tel enseignement demeurera facultatif, ou bien deviendra une obligation pour une catégorie de citoyens, est facile. Organiser sur des bases rationnelles le même enseignement, l'est beaucoup moins. L'organisation de celui de la Gymnastique embrasse une série de points se rattachant au matériel (immeuble et mobilier), au personnel, au choix des méthodes, au caractère de l'enseignement même. Il règne, entre ces divers points, une connexité étroite. Ils forment un ensemble dont l'examen, par pays, va donner, en bloc, la réponse aux 3$^e$, 4$^e$, 5$^e$ et 6$^e$ questions que nous venons de poser.

En Suisse, la Gymnastique, très répandue, répond, en quelque sorte, à un besoin. Chose singulière, l'installation des gymnases y laisse fort à désirer. L'enseignement y manque d'unité. Pédagogique et militaire, il a par dessus tout en vue le développement normal des forces corporelles, et l'école du soldat. Mouvements élémentaires, marches et contre-marches, exercices aux agrès, tels que trapèze, barres, mâts, cordes à nœuds, mais surtout évolutions d'ordre et d'ensemble, tir à l'arc, natation, en constituent les procédés. En général, il a pour guide le *Manuel* de Niggeler.

Beaucoup d'écoles, en Belgique et en Hollande, étaient encore, en 1868, dépourvues de gymnases. En revanche, depuis 1864 ou 1865, la ville de Bruxelles est en possession d'une école normale de gymnastique dirigée avec une méthode et une habileté peu communes. « Un médecin, rapporte M. Hillairet (1), est attaché à cet établissement pour démonstrations anatomiques, physiologiques et médicales, dans leurs applications à la Gymnastique. Une commission médicale est chargée des examens pour l'obtention des diplômes. » Le Gouvernement néerlandais, de son côté, a créé plusieurs écoles normales où se forment des professeurs spéciaux et où la culture des forces du corps reçoit des encouragements. Quant au caractère propre de la gymnastique belge et hollandaise, en 1868, il est impossible, faute de documents, de porter sur lui une appréciation positive.

Dans les îles Britanniques, nous le répétons, tout est confié aux soins de l'initiative personnelle. Il n'y a ni professeurs spéciaux, ni écoles normales de gymnastique, et pourtant, il n'est pas de grande ville en Angleterre, qui ne soit pourvue de gymnases très confortablement installés.

En Écosse, à Glascow, deux institutions privées, la *Glascow Academy* et le *Glascow Collegiale*, possèdent chacune le sien. Une institution publique, la *High'school*, n'est pas moins bien partagée; et, si les écoles populaires en sont dépourvues, « la municipalité a fait établir sur une promenade publique (*L'Green*),

--------

(1) HILLAIRET, *Loco citato*.

située dans une des parties les plus populeuses de la ville, un gymnase complet dont l'entrée est gratuite, et qui est destiné spécialement aux enfants et aux adultes des classes laborieuses. « C'est, dit M. Hillairet, un lieu d'exercice plutôt que d'enseignement régulier. »

L'irrésistible entraînement du peuple anglais pour les exercices du corps est un fait ethnique digne de remarque. Dans le programme d'éducation des écoles publiques, ils tiennent une place telle, qu'à Winchester, à Eton, à Harrow, à Rugby, à Saint-Paul, à Oxford, à Cambridge, à Westminster, etc., on n'y consacre, par semaine, pas moins de quinze, vingt et vingt-sept heures. Les écoles dites de *demi-temps* sont, entre toutes, bien organisées sous le rapport de l'éducation physique. Gymnastique proprement dite, instruction militaire, instruction navale, y sont l'objet d'une sollicitude à toute épreuve. En Écosse, il n'est guère de maison particulière où l'on ne trouve trapèzes, anneaux, barres simples et parallèles, cordes d'ascension et autres agrès.

Ce qu'on peut reprocher à l'enseignement de la Gymnastique, en Angleterre, (disons plutôt, ce qu'on lui pouvait reprocher en 1868, car il s'est produit, à cet égard, une réaction depuis), c'est le défaut de méthode. Essentiellement athlétique — trop exclusivement athlétique — la Gymnastique anglaise manque de bases physiologiques. Nous aurons plus tard à insister sur ce point.

Le gouvernement suédois est le premier, en Europe, à avoir eu la pensée d'instituer une école normale de gymnastique. Nous avons pu apprécier la part qui revient à Ling dans la prospérité de cette fondation. Toujours est-il que, grâce à sa virile initiative, le goût de la Gymnastique se propageant en Suède, il s'édifia rapidement des gymnases publics dans la plupart des grandes villes.

En Suède, l'enseignement de la Gymnastique, ayant pour base les doctrines de Ling, est d'abord pédagogique, c'est-à-dire, conduit dans le sens d'un développement physiologique intégral des forces du corps ; ensuite et surtout militaire. Au rapport de M. Hillairet, il est prescrit de ne faire exécuter aux plus jeunes enfants que des exercices tout à fait élémentaires. Plus tard, sont démontrés les mouvements les plus simples de l'infanterie, le maniement des armes, l'exercice à la baïonnette ; et, à un âge plus avancé, l'escrime au sabre, à l'épée, l'exercice à feu et le tir. Il n'y a pas de professeurs spéciaux de gymnastique en Suède. Les instituteurs primaires, dressés de longue main à cet effet, sont chargés des cours de gymnastique.

Il en est de même en Norwège où, hors l'instruction gymnastique donnée dans les écoles militaire et normale, tout, en 1868, était à créer.

Il existe à Moscou, à Pétersbourg, à Helsingfords de grands gymnases. Il est donné dans les écoles militaires de Russie un enseignement exclusivement approprié au métier des armes. A part cela, dans les écoles populaires et moyennes, en 1868, il n'y avait rien de fait. Et pourtant, le peuple russe montre pour les jeux et les exercices du corps les dispositions les plus heureuses : « Les Russes, font observer J. Richter et G. G. H. Geissler (1), sont connus pour une

---

(1) J. RICHTER et G. G. GEISSLER, *Jeux et amusements du peuple russe*. Traduit de l'allemand, par P. Hacault. (Ouvrage enrichi de douze planches enluminées). Leipsig.

nation éveillée et adonnée au plaisir. Leur penchant irrésistible pour tous les amusements quelconques est si digne de remarque que la plupart des auteurs qui ont écrit sur la Russie n'ont pu s'empêcher d'en faire mention. Déjà, dans un ouvrage publié avec le concours de Hempel, d'après des documents recueillis par de Pallas (1), et dont celui qui leur est propre peut être regardé comme le complément, les mêmes auteurs avaient appelé l'attention sur le goût prononcé des nations de l'empire russe pour certains exercices d'adresse et de force tels que le ballon, l'escarpolette, la glissoire, et avaient signalé leur passion pour la danse en en décrivant les variétés (danse russe, tartare, cosaque, tzigane) et le caractère.

Dans leur exposé des *Jeux et Divertissements du peuple russe*, J. Richter et G. Geissler mentionnent, entre autres exercices exigeant une grande vigueur et auxquels on se livre en Russie avec ardeur, une lutte à coups de poings, sorte de *boxe anglaise* dont le principe de demeurer courtoise, n'est pas toujours, hélas! rigoureusement observé; ainsi qu'un jeu — *Le Gorodki* — presque exclusivement national et abordable seulement pour des hommes très vigoureux.

En Prusse, en Saxe, dans le Wurtemberg, en Bavière, à Brème, on constate, en 1868, l'existence de gymnases publics.

---

(1) G. G. Geissler, Fred Hempel et J. Richter, *Tableaux pittoresques des mœurs, des usages et des divertissements des Russes, Tartares, Mongols et autres nations de l'empire Russe.* Leipsig, 1804.

*N. B.* — Nous saisissons l'occasion de remercier M. Claris d'avoir bien voulu nous faire connaître ces deux curieux ouvrages et de les avoir mis à notre disposition.          D' C.

La ville de Berlin en possède deux : le gymnase *Central* dans lequel l'enseignement revêt un caractère particulièrement militaire, et le gymnase *Municipal* à l'édification duquel a été affectée une somme de 450,000 francs. Il existe des maîtres spéciaux formés à l'École centrale ; et ceux qui, sans avoir passé par l'École centrale, se destinent au même enseignement, subissent, avant de pouvoir s'y livrer, le contrôle d'un examen dit *gouvernemental* d'une grande sévérité.

Quant à cet enseignement en lui-même, voici, aux termes d'une note adressée par le professeur Lohmüller (1) au Consulat de France, à Cologne, et transmise par dépêche, le 9 avril 1868, à M. Hillairet, dans quel esprit il est conduit : « Les exercices, dans les écoles, sont aussi simples que possible, et on a soin d'en bannir tout ce qui pourrait ressembler, même de loin, à des productions athlétiques. Quand les enfants ont suivi le cours de gymnastique dès l'âge de huit ans, pendant six années consécutives, ils sont parfaitement, en ce qui concerne la marche et les évolutions, à la hauteur des soldats les mieux exercés. Il ne leur reste plus qu'à apprendre le maniement du fusil... A la fin de la plupart des leçons, les élèves défilent en colonne serrée en entonnant un de leurs chants de gymnastes ; et, plusieurs fois par an, ils se réunissent dans la campagne pour s'y livrer à des jeux dirigés par les maîtres et propres à développer la souplesse, l'adresse, la force, partant la confiance des jeunes gens en eux-mêmes ; et quand on a assisté à ces le-

_______________

(1) LOHMULLER, directeur de l'enseignement gymnastique à Cologne.

çons, on comprend que les gymnastes s'efforceront de rester fidèles à leur devise, les quatre F formant carré que l'on remarque au-dessus de la porte d'entrée de chaque gymnase ainsi que sur leurs bannières et qui signifient : *Fresch*, frais ; *Frei*, libre ; *Frölich*, gai ; *Fromm*, pieux...

« La Gymnastique, en réalité, pratiquée dès l'enfance, fortifie les races, les empèche de dégénérer physiquement et forme des populations viriles également propres aux travaux de la paix et à ceux de la guerre. »

A l'instar de Berlin, la plupart des grandes villes de Prusse sont pourvues de gymnases publics et privés parfaitement organisés.

Il en est de même, en Saxe. Leipzig se distingue par la belle installation de ses gymnases, Dresde, par la supériorité de l'enseignement donné dans son École normale, dans laquelle sont formés des professeurs spéciaux à qui il est délivré diplôme, et par laquelle passent, chaque année, les instituteurs primaires soumis, à leur sortie, à de sérieux examens de capacité.

Dans le Wurtemberg, Stuttgard possédait, bien avant 1868, une École normale de gymnastique en plein air et un (turnhall) gymnase couvert pour la construction duquel les Chambres wurtembergeoises n'avaient pas hésité à voter un crédit de 60,000 florins. Des établissements analogues s'étaient successivement construits à Fremdenstadt, à Goppingen et à Heilbraun. En 1868, il s'en édifiait de semblables à Esslingen, à Gmumd et à Nurtingen. Les années suivantes, le ministère de l'instruction publique affectait des sommes de 22, 23 et jusqu'à 24,000 florins à subventionner les communes qui entretenaient des gymnases, et à décerner des récompenses aux professeurs.

L'enseignement de la Gymnastique en Bavière n'est que très exceptionnellement confié à des maîtres spéciaux. En général, ce sont les professeurs attachés, pour d'autres facultés, aux institutions scolaires qui en sont chargés. Il existe à Munich une École normale de gymnastique dans laquelle ceux-ci vont tour à tour acquérir les aptitudes nécessaires à cet effet. Les élèves les plus avancés sont exercés à l'escrime, à la tactique militaire et au maniement des armes. En 1868, ainsi que le fait remarquer M. Hillairet dans son rapport ; les exercices militaires étaient encore facultatifs dans les écoles moyennes ; mais, ajoute-t-il, il est très probable qu'avant peu ils seront rendus obligatoires pour toutes les écoles populaires ou moyennes sans distinction.

La natation est inscrite au programme scolaire et démontrée gratuitement.

Ajoutons que chaque école supérieure est pourvue d'un gymnase fort bien organisé dont la pratique est libre et gratuite pour les étudiants, qui peuvent ainsi entretenir les aptitudes physiques acquises pendant leurs années antérieures de scolarité.

A Brême, ainsi qu'en Bavière, ce sont les professeurs d'histoire, de géographie, de littérature ou autres qui sont en même temps maîtres de gymnastique. Obligatoire au *Seminar*, (école normale pour l'instruction des instituteurs primaires) l'enseignement en était encore, en 1868, facultatif à la *Burgerschule*, mais elle n'en était pas moins pratiquée avec ardeur, dans ce dernier établissement par 456 élèves sur 485. Sur les 29 qui s'abstenaient, on n'en comptait qu'un seul qui le fît sans raisons plausibles.

Hambourg ne le cède pas à Brême pour la belle installation de ses gymnases particuliers. Ses écoles primaires, pourtant, en étaient pauvres en 1868 ; mais, on doit le dire, à cette date l'introduction de la Gymnastique dans le programme de toute école était en projet.

Enseignée par des maîtres particuliers, elle l'est avec un tact exquis et une grande simplicité de procédés. Essentiellement pédagogique jusqu'à seize ans, elle prend, à partir de cet âge, un caractère militaire.

Dans le duché de Bade, nous trouvons, en 1868, la plupart des écoles de garçons et bon nombre des écoles de filles pourvues de gymnases. Les gymnases particuliers, par ailleurs, abondent. Leur installation ne laisse rien à désirer. Les exercices y sont réglés, comme à Hambourg, avec beaucoup de tact et de réserve. Ils sont très méthodiquement appropriés à l'un et à l'autre sexe, et, en général, confiés aux instituteurs primaires. Carlsruhe, en effet, possède une école normale où ceux-ci sont envoyés tour à tour, par séries de 80 à 90, pour y recevoir, sur la Gymnastique, les instructions nécessaires à l'accomplissement de leurs fonctions.

Nous n'avons rien à dire de l'état des choses, en 1868, dans la Hesse-Darmstadt, les documents demandés, n'étant pas parvenus à la commission ministérielle dont le rapport est la source de nos propres informations.

En résumé, essentiellement pédagogique jusqu'à seize ans, la Gymnastique prend, à partir de cet âge, en Prusse, en Saxe, dans le Wurtemberg, en Bavière, à Brême, à Hambourg, dans le duché de Bade, un caractère décidément militaire. Ainsi, l'espérance de

Gutsmuths, à la fin du siècle dernier : à savoir que la Gymnastique est la meilleure préparation au métier des armes, est devenue, en celui-ci, une réalité. Les méthodes de préférence employées sont celles de Speiss et de Ling combinées en Prusse et en Saxe, (1) et celle de Spiess officiellement imposée en Bavière et dans le Wurtemberg; c'est la même encore, plus ou moins simplifiée et adoucie, dans le sens physiologique, qui est en vigueur dans le duché de Bade, à Brême et à Hambourg. En aucun de ces pays, disons-le, enfin, on ne tolère quoi que ce soit d'athlétique dans les exercices.

On trouve en Autriche, des gymnases nombreux. Ils sont peu fréquentés. Les écoles normales, les maîtres spéciaux manquent. Les méthodes usitées sont défectueuses. L'enseignement pèche par un point fondamental : la discipline dans les exercices. Inscrite au programme des études depuis le 31 octobre 1867, la Gymnastique, en Autriche, n'a nul caractère, ni athlétique, ni militaire. Elle ne remplit pas, par ailleurs, le but que la physiologie doit se proposer.

Dépourvue de gymnases (dans ses écoles primaires tout au moins), de maîtres spéciaux, d'écoles normales, de méthodes positives, la Grèce n'en cultive pas moins avec passion une Gymnastique essentiellement militaire et athlétique. La Gymnastique est de tradition chez le peuple grec. Le jeu du disque pesant lancé de pied ferme ou à la course, l'exercice de la fronde, la lutte corps à corps, la course, le saut, le combat simulé, la natation, les danses héroïques, etc., la cons-

---

(1) Parmi les traités de Gymnastique les plus suivis, on doit citer ceux de Rothstein et du docteur Kloss.

tituent et sont dans les mœurs. « Les femmes, dit M. Nicolaïdy (1) y prennent part et s'en tirent avec honneur. Soulever des fardeaux, grimper sur les arbres, aux murailles, aux rochers escarpés; se suspendre par les mains et les pieds; se laisser tomber à terre de hauteurs considérables, sont, pour les femmes comme pour les hommes, des exercices très familiers. Cette éducation n'est point imposée aux Grecs; elle est inhérente à leur constitution, *à leur sang*, (αἷμα κελαινὸν). »

Les grandes villes d'Italie possèdent des gymnases. En Espagne, Amoros en avait créé un remarquablement agencé. Ces établissements sont peu fréquentés.

Ni en Italie, ni en Espagne, on ne rencontre, en 1868, d'écoles normales ou de professeurs spéciaux de gymnastique. Ne reposant sur aucune méthode déterminée, l'enseignement de cette science n'y a aucun caractère défini.

Pour terminer, signalons l'existence, en 1868, d'une institution propre à l'Allemagne du Nord : le *Turnverein*.

Le Turnverein est une association entre gymnastes.

La plupart des villes ont leur Turnverein.

Dans le duché de Wurtemberg, il existe, entre tous les maîtres de gymnastique, une association analogue.

Très puissant et très suivi, le Turnverein de Leipzig admet dans son sein tout gymnaste sans distinction de condition sociale.

Ceux de Hambourg et du duché de Bade ne manifestent pas une moindre activité.

---

(1) Note communiquée par M. Nicolaïdy, officier supérieur attaché à la légation grecque à Paris, à la commission ministérielle.

Toutes ces associations d'hommes jeunes, vigoureux, rompus aux exercices du corps, ont entre elles, cela est de toute évidence, des points de contact, des liens d'affiliation.

On aurait dû comprendre plus tôt quel faisceau, dans des circonstances données, elles sont capables de former (1).

Nous aurions voulu faire figurer la France dans l'exposé qui précède. A l'impossible, nul n'est tenu. En 1868, l'empire tirait à sa fin. Le désarroi était partout. L'incohérence qui présidait alors à l'enseignement de la Gymnastique en est le reflet.

Qu'on en juge.

D'après la statistique dressée par M. de Fontaine de Resbecq, sous-chef de cabinet du ministre de l'instruction publique, secrétaire de la commission ministérielle, 29 écoles normales seulement sur 78, 90 collèges seulement sur 254, 67 lycées sur 82 étaient en possession d'une collection d'appareils et d'agrès....... complète ou incomplète ? la statistique ne le dit pas.

Il n'existait de gymnase couvert que dans 6 écoles normales seulement sur 78, que dans 22 collèges seulement sur 254, que dans 42 lycées seulement sur 82.

Quant au personnel enseignant il était distribué avec l'uniformité que voici :

61 lycées ont un professeur de gymnastique ;

4 en ont deux ;

---

(1) Dressé d'après le rapport de la commission de 1868, le tableau synoptique qui se trouve à la fin de l'ouvrage donne un ÉTAT COMPLET DE LA GYMNASTIQUE EN EUROPE A CETTE ÉPOQUE.

3 en ont trois;

1 en a quatre;

1 en a cinq;

1 en a dix.

Leurs émoluments ne présentent pas des écarts moins étonnants.

Dans les écoles normales, ils varient entre 600 et 35 francs; dans les lycées, ils sont : ici, de 90 francs, là, de 1,000 francs; dans les collèges, tantôt ils descendent à 60 francs, tantôt ils s'élèvent à 1,200 francs. Pourquoi le maximum des émoluments des professeurs de gymnastique dans les collèges dépasse-t-il d'un sixième le maximum de ceux qui leur peuvent être attribués dans les lycées? — Mystère.

Mais il y a plus : un certain nombre d'établissements ont un gymnase et pas de professeurs; un certain nombre d'autres ont un professeur, mais point de gymnase.

Ici, la Gymnastique est enseignée pendant le temps des études; là, pendant celui des récréations. Ailleurs, on est encore plus accommodant; le temps qu'on y consacre est pris indifféremment sur celui des récréations ou sur celui des études.

C'est de ce train qu'allaient les choses dans les établissements d'instruction supérieure et secondaire; mais, dans les écoles primaires, comment pouvaient-elles bien se passer? Ici, commence l'embarras. « Il serait difficile, dit en propres termes le rapport rédigé par M. Hillairet au nom de la commission, d'établir actuellement une statistique des écoles primaires où la Gymnastique est régulièrement et méthodiquement démontrée ».

Pourtant, en France, partout où l'on parle de faire de

la gymnastique, la proposition — le fait est constaté —
est accueillie avec empressement.

Plus jalouses que l'Administration supérieure, sans
doute, d'appliquer le décret de 1854, différentes communes : celles notamment de Péronne, de Saint-
Omer, de Lille, de Laon, de Hazebrouck, de Com-
piègne avaient, à une date antérieure à 1868, introduit
la Gymnastique à titre obligatoire dans les écoles
primaires et fait construire des gymnases commu-
naux-types, destinés également à toutes les parties de
la population.

Entre tous, le département de l'Aisne s'était distingué. Il s'y était organisé dans les écoles primaires
242 gymnases ; 3,200 enfants les fréquentaient. Les
frais d'installation s'étaient réduits à la modeste
somme de 8,679 francs, soit la moyenne de 37 à 40
francs par école. Des ressources communales, des
souscriptions particulières, des allocations sur un
crédit spécial de 3,000 francs voté par le conseil
général avaient suffi à couvrir cette dépense. Les
instituteurs primaires n'avaient pas été les derniers à
prêter leur concours actif et éclairé pour installer ces
gymnases et en assurer le bon fonctionnement.

A Épinal, une société particulière, formée en 1864,
au capital de 10,000 francs, par MM. de Jarry et
Conegliano, avait, avec l'appui de la municipalité,
suppléé aux lenteurs officielles, en fondant un gymnase, qui prit une rapide et vaste extension.

Dans une petite localité de l'arrondissement de
Gaillac (Tarn), à Puiceley, un instituteur primaire avait
organisé un gymnase avec une somme minime. Il
s'était d'abord occupé d'enseigner à ses élèves les
exercices préparatoires, les mouvements d'assouplis-

sement, les marches, les sauts auxquels les enfants prennent un vif plaisir et qui n'entraînent aucune dépense. Puis, peu à peu, avaient été achetés les barres de suspension, la corde à nœuds, les poignées brachiales, les barres parallèles, le trapèze. Bref, frappés des progrès que faisaient les enfants sous son intelligente direction, les adultes eux-mêmes étaient venus solliciter de lui des leçons.

Voilà ce que sait faire l'initiative privée en France, quand, par impossible, la sacro-sainte Routine n'en comprime pas l'expansion.

Les lignes qui suivent sont tristes. Nous les transcrivons du rapport de la commission ministérielle de 1868, sans y rien changer.

« En Alsace, la Gymnastique est depuis plusieurs années établie dans le lycée de Strasbourg et fort bien organisée dans le gymnase protestant. Mais, les écoles primaires ne sont pas aussi avancées qu'on aurait pu le croire. Cependant, un professeur habile, auteur d'un manuel très méthodique de gymnastique allemande, Neiser, est chargé de cet enseignement dans les écoles communales. Il en est de même à Colmar, où, il faut bien le dire, la grande masse, malgré toute l'insistance des personnes chargées de la direction de l'enseignement public, n'a pas, jusqu'à présent, profité de ces leçons aussi complètement qu'on aurait pu le désirer.

« Mais, on s'organise, on se prépare, et des conférences pédagogiques dans lesquelles seront traitées, devant les instituteurs primaires, toutes les questions afférentes à la gymnastique pédagogique, doivent avoir lieu à Strasbourg vers la fin du présent mois d'octobre. »

*..... On s'organise, on se prépare..... Il doit s'ouvrir*

*des conférences.....* Cela, douze ans après le décret promulguant l'inscription de la Gymnastique aux programmes scolaires et moins de deux ans avant l'invasion allemande et le démembrement de la Patrie.....

« Cependant, continue le rapport, il ne faudrait pas conclure de ce qui précède que les populations de l'Alsace soient indifférentes à cette partie de l'éducation, car beaucoup d'écoles mixtes ont établi des gymnases où les leçons sont données pendant les récréations, et, dès le 1ᵉʳ octobre, les écoles de garçons et de filles de l'arrondissement de Wissembourg doivent être munies de gymnases. Les instituteurs et les institutrices y sont très disposés ; il est question d'en doter toutes les écoles rurales. Déjà même, depuis quelques années, les élèves des écoles communales de Wissembourg et leurs maîtres prennent souvent part aux fêtes d'écoliers de leurs voisins les Allemands. Ces fêtes consistent en des excursions dans les Vosges, avec dîner en forêt, chants en chœur, jeux et courses, en exercices et manœuvres et, selon la communication de M. l'inspecteur de cet arrondissement, les enfants reviennent joyeux, pleins d'entrain et très disposés à reprendre leurs études..... »

Naïve sérénité, confiance aveugle !

Au point de vue militaire, il existait, en 1868, des gymnases au Prytanée de La Flèche, à l'École de Saint-Cyr, à l'École polytechnique, au régiment des sapeurs pompiers de Paris, et à l'École militaire de la Faisanderie, près Joinville-le-Pont.

Cette dernière institution dont nous aurons plus tard à parler longuement, à propos notamment de la gymnastique dite *d'entraînement*, n'est autre que la transformation de celle de Grenelle, et dont Amoros avait été directeur. L'organisation, en avait été confiée en 1852 à Napoléon Laisné et au colonel d'Argy.

Sous le rapport de l'enseignement, elle avait été, dans les dernières années de l'empire, l'objet de soins tout spéciaux; aussi y admettait-on, non sans fierté, des officiers de tous grades et de tous pays.

L'hospitalité, même, y était si large que M. le major de Stein y pouvait, à son gré, prendre des notes qu'il expédiait ensuite en Prusse, où l'on s'en servait pour introduire dans l'instruction et dans le matériel des gymnases allemands diverses modifications avantageuses.

En somme, défaut d'unité dans l'enseignement, défectuosités rédhibitoires dans l'installation du matériel, pénurie dans le recrutement du personnel, absence totale de méthode, tel était, il y a quinze ans, l'état de la Gymnastique en France. Et cela, en dépit de travaux théoriques et pratiques d'une valeur hors ligne, d'initiatives privées d'une énergie sans borne (Dally père, Triat, Paz, Pascaud), des dispositions les plus sympathiques, les plus empressées de la part des populations.

Et pourtant, ainsi que le fait remarquer, dans une conclusion d'une justesse inattaquable, M. Hillairet (1) « partout où l'instruction populaire est très répandue, l'enseignement de la Gymnastique l'est également. Ainsi, en prenant la carte de l'Europe marquée par des teintes diverses qui correspondent au développement de l'instruction populaire, on voit sur un même plan et en première ligne, la Prusse, la Saxe, la Ba-

---

(1) HILLAIRET, *loco citato*.

vière, le duché de Bade, le Wurtemberg, etc., la
Suisse, la Hollande, le Danemark et la Suède ; ce
sont précisément les pays où la Gymnastique est le
plus en honneur, où elle fait partie du programme de
la plus grande partie des écoles, où l'on a su l'élever
au niveau de l'éducation intellectuelle en lui imprimant
une direction toute scientifique et rationnelle. Sur un
deuxième plan, on trouve la France, l'Angleterre
(Écosse et Irlande), la Belgique ; sur un troisième,
l'Autriche, l'Italie et la Grèce ; sur un quatrième, la
Russie, l'Espagne et les États pontificaux. Toujours
même parallélisme. Il y a là, un enseignement ».

Oui, il y avait là un enseignement, et si l'on
avait su, à temps, le mettre à profit, quelques années
plus tard, le docteur Proust (1) n'eût pas eu a
faire la pénible observation que voici : « Lors du
siège de Paris, en 1870, nous avons vu arriver la garde
mobile de la province dans un singulier état d'ignorance des moindres mouvements du corps, marchant
mal, se tenant mal, très rebelle aux mouvements
d'ensemble, dépourvue, en un mot, de toute culture
musculaire. »

Il a été publié, en 1874, sur l'état de la Gymnastique
scolaire en Hollande, en Allemagne, dans les pays du
nord de l'Europe et en France, un document des
plus curieux. Il émane de MM. Braun, Brouwers et
Docx. C'est un rapport au ministre de l'intérieur de
Belgique. La plupart des faits signalés dans le travail
de M. Hillairet s'y trouvent confirmés et y acquièrent,
grâce à des investigations minutieuses, une précision

---

(1) PROUST, *Traité d'hygiène publique et privée*, p. 493.
1ᵉ édition.

nouvelle. Cette enquête approfondie est de nature à édifier sur les hautes proportions prises par la conception de la gymnastique outre-Rhin.

A propos de l'*Institut spécial de Stuttgart*, en particulier, dont la direction avait été confiée, de 1814, au docteur Jaeger, MM. Braun, Brouwers et Docx (1) rapportent qu'à ses yeux « la Gymnastique touche à l'éducation générale de la nation, non seulement par la santé des jeunes gens qu'elle entretient ou qu'elle répare, mais par leur caractère qu'elle trempe et par leur esprit qu'elle élargit comme leur poitrine. »

Quelques pages plus loin, dans une judicieuse critique des exagérations germaniques, les rédacteurs du rapport rendent un hommage mérité aux efforts dont les gymnastes français avaient dès longtemps pris l'initiative en vue d'en modérer les excès. « Nous ne sommes pas les premiers, font-ils remarquer (2), à constater que les Allemands ont été trop loin dans l'emploi des instruments. M. E. Paz, envoyé de France en Allemagne pour étudier l'enseignement de la Gymnastique, dit, en parlant des exercices libres de Gutsmuths : « Nous ne sommes pas éloignés de « croire que la vérité est davantage du côté de cette « scolastique simple et naturelle que dans les élé- « ments un peu trop périlleux qui font l'orgueil « actuel des gymnastes allemands et suisses. Pour « que la Gymnastique soit bonne, efficace, accessible

---

(1) BRAUN, BROUWERS et DOCX. *Gymnastique scolaire en Hollande, en Allemagne, et dans les pays du Nord, suivie de l'état de l'enseignement de la Gymnastique en France* (p. 89 et suiv.), Paris, 1874.

(2) BRAUN, BROUWERS et DOCX. *Loco citato*, p. 3.

« aux deux sexes et à tous les âges, il faut, avant
« tout, qu'elle soit exempte de dangers ; point d'exer-
« cices périlleux (à l'exception de ceux qui trouveront
« leur application pratique dans la vie), mais bien
« des mouvements sagement ordonnés et rigoureu-
« sement basés sur la conformation du corps humain
« et sur les besoins particuliers de chacun de ses
« organes. » (1)

En ce qui concerne notre pays, MM. Braun, Brouwers et Docx relatent les décrets promulgués et les
circulaires ministérielles lancées dans le but de favoriser l'expansion des exercices du corps de 1869 à
1872. Dans la circulaire, en date du 2 novembre 1871,
et sous la signature de M. J. Simon, ministre de
l'instruction publique et des cultes, il est fait appel à
l'urgence d'observer strictement, sur ce sujet, les
règlements, et il est prescrit aux recteurs d'Académie
d'organiser sans retard l'enseignement de la Gymnastique partout où des instructeurs capables se pourront
rencontrer.

En France, depuis lors, qu'a-t-il été fait ? — Peu et
beaucoup.

Peu, si l'on considère le but à atteindre. La Gymnastique n'occupe point encore aujourd'hui la place

---

(1) Cette appréciation ne concorde pas avec celle qui résulte
des documents officiels fournis à M. Hillairet et sur lesquels
repose son rapport. Depuis 1868, les choses, au point de vue de
la réserve et de la modération se seraient-elles modifiées en
Allemagne ; ou bien dans cette divergence d'opinion faut-il
tenir compte des sources différentes d'information ? Il y a là,
en tout état de cause, un disparate dont on ne peut manquer
d'être frappé.

qui lui appartient dans les programmes scolaires d'un
Etat démocratique.

Beaucoup, car il a été publié, depuis 1868, nombre d'écrits intéressants sur le sujet : Citons entre
autres, ceux de M. Paz (1), du docteur Gallard (2), de
Schmitz (3), du docteur Dally fils (4), des docteurs
Chassagne et Dally (5), du docteur Schenstrom (6), du
capitaine Barthès (7). Mentionnons d'une manière
toute spéciale, d'abord, une publication confiée aux
soins de la commission centrale de gymnastique
et faite sous les auspices des ministres de l'instruction publique et de la guerre : celle d'un *Manuel de
Gymnastique et des Exercices militaires* à l'usage

---

(1) PAZ, *Rapport sur l'enseignement de la Gymnastique et
des exercices militaires dans les lycées et collèges de Paris*,
Paris, 1870.

(2) GALLARD, *La Gymnastique et les exercices corporels dans
les lycées. (Annales d'hygiène*, Janvier 1869.)

(3) SCHMITZ, *Traité de Gymnastique d'application*, Liège,
1871.

(4) DALLY, *De la nécessité de l'éducation physique et de l'organisation de gymnases municipaux hydrothérapiques*, Paris,
1871. — *De l'exercice méthodique de la respiration dans ses rapports avec la conformation thoracique et la santé générale*, Paris,
1881.

(5) CHASSAGNE ET DALLY, *Influence précise de la Gymnastique sur le développement de la poitrine, des muscles et de la
force de l'homme*, Paris, 1881.

(6) SCHENSTROM, Directeur de l'institut de gymnastique médicale suédoise à Paris, *Réflexions sur l'éducation physique et
les mouvements corporels, à l'occasion du projet de loi sur la
gymnastique scolaire obligatoire dans les écoles de France*, Paris,
1880.

(7) BARTHÈS, *Enseignement gymnastique et militaire*, Paris,
1879.

des instituteurs (1). Mentionnons encore l'ouvrage de M. Michel Bréal (2) dans lequel les considérations relatives à l'enseignement de la Gymnastique en Allemagne sont traitées avec autant de lucidité que d'à-propos (3).

Beaucoup, car aujourd'hui que l'attention publique s'arrête plus que jamais sur l'importance capitale des exercices du corps, aujourd'hui que de toutes parts se fondent des sociétés de gymnastes et que l'émulation s'alimente dans de brillants concours, aujourd'hui une vérité d'une portée considérable se fait jour. Cette vérité est celle-ci : En dehors de l'anatomie et de la physiologie, il n'est pas, pour la Gymnastique, de base solide. Déserter ce terrain, celui de la science, est courir gros risque de choir des exagérations dans les timidités de l'empirisme. Dès lors, sous le rapport des résultats tout autant que des préceptes, il ne resterait guère à attendre que contradiction, que confusion.

De nos jours, en France, la culture des forces corporelles est une urgence plus pressante que jamais, un objet, pour tous, de préoccupation constante.

---

(1) *Manuel de Gymnastique* (Ministère de l'instruction publique), Paris, 1880, 1881, 1882.

(2) MICHEL BRÉAL, *Excursions pédagogiques*, Paris, 1882.

(3) « Peu de temps avant la guerre de 1870, dit entre autres choses, M. Bréal (p. 131), on comptait en Allemagne 1,360 *Turnvereinen* ou associations de gymnastique, comprenant plus de 100,000 membres. Des statistiques ont été établies sur la part que ces sociétés ont prise à la guerre contre la France, sur le contingent qu'elles ont livré à la liste des tués, des blessés, des décorés, et il semble, en effet, d'après les chiffres produits, qu'une partie de la jeunesse la plus énergique est engagée en ces réunions. »

Si, donc, sincèrement, nous mettons un espoir dans les bienfaits que l'instruction physique comporte, si, vraiment, nous avons à cœur de voir s'amplifier encore un essor dont on est, de toutes parts, frappé, n'hésitons pas.

Pour ardu que puisse être le sujet, pénétrons-nous des notions anatomiques et physiologiques à défaut desquelles, nous serions dans l'impuissance d'apprécier, en matière de gymnastique, la valeur de tel procédé, de telle méthode; à défaut desquelles, à plus forte raison, nous serions dans l'incapacité de donner aucun conseil, de diriger aucun enseignement.

Aux esprits frivoles, l'étude des questions afférentes aux connaissances techniques auxquelles nous faisons allusion semblera, peut-être, aride. L'intérêt qu'y prennent les esprits réfléchis est, d'ordinaire, sérieux.

# DEUXIÈME PARTIE

## EFFETS PHYSIOLOGIQUES DE LA GYMNASTIQUE

———

## CHAPITRE I<sup>er</sup>

### CONSIDÉRATIONS SUR LA NUTRITION

Conditions physiologiques de la nutrition. — Des éléments anatomiques.
— Mécanisme des échanges entre les éléments anatomiques et le sang.
— Phénomènes intimes de la nutrition : Actes préparatoires, actes
d'assimilation et de désassimilation proprement dits, actes complémentaires de désassimilation. — Agents modificateurs de la nutrition ;
agents physiques, aliments *dits* nerveux. — Action fondamentale des
phénomènes de la nutrition sur l'organisme. — Aperçu de l'action
modificatrice de la gymnastique sur les grands systèmes de l'économie.

Un fait capital régit la vie. Il consiste en une série
d'échanges entre l'être organisé et le milieu ambiant.
La succession de ces échanges est ininterrompue.
L'ensemble des phénomènes qu'ils impliquent constitue la NUTRITION.

Chez l'animal, c'est entre le sang et les tissus que
— soit directement, soit indirectement — ces échanges
s'établissent.

Ils se font au prix d'un effort simultané de *décomposition* et de *recomposition* dont le fruit est la conservation de l'organisme.

Le sang est le milieu dans lequel vivent les éléments anatomiques des tissus.

Ce terme d'*élément anatomique* demande explication. Il s'applique à ces parties ultimes essentiellement moléculaires auxquelles, en dehors des actions chimiques, par la seule voie de l'analyse anatomique, les tissus organiques peuvent être réduits. Ils sont l'analogue des corps simples en chimie, c'est-à-dire des substances indécomposables ou tout au moins, avec les ressources actuelles de la science, impossibles à décomposer.

A ces éléments anatomiques, donc, le sang apporte les matériaux susceptibles *d'assimilation*. Il les débarrasse en même temps des substances devenues inutiles — nuisibles par conséquent — des déchets que la *désassimilation* a produites.

Longtemps on a pensé que les matières assimitables (albumine, sucre, graisse, etc.) étaient *directement* assimilées par les tissus.

Dans cette opinion, il n'y aurait d'assimilés que les composés organiques trouvés tout formés par l'animal dans ses aliments. Les meilleurs auteurs se sont ralliés à cette théorie. Les recherches contemporaines en ont dévoilé l'inanité.

Les choses, en effet, ne se passent pas aussi simplement. Entre le sang et les éléments anatomiques, les échanges sont complexes. Il y a plus à faire pour ces éléments, qu'à saisir en quelque sorte, au passage des matériaux tout préparés pour leur entretien que charrierait, à leur intention, le liquide sanguin. Leur rôle est moins passif et ils le remplissent grâce au contact immédiat dans lequel ils se trouvent avec la lymphe qui imprègne les mailles intersticielles des tissus. Ils le remplissent par des mécanismes variables appropriés aux besoins, subordonnés aux conditions physiologiques normales ou non, de l'organisme. L'organisme, ainsi que le fait remarquer Claude Bernard, jouit au point de vue du mécanisme des fonctions nutritives, d'une certaine élasticité, d'une certaine laxité qui lui permet les compensations. Il peut remplacer une substance par une autre, *faire servir une même matière à bien des usages divers.*

Quant aux mécanismes selon lesquels ces fonctions intimes de la vie s'accomplissent, en eux-mêmes, pour la plupart, ils échappent à nos moyens d'investigation. Nous ne sommes guère en mesure aujourd'hui que d'en constater les effets.

Les phases par lesquelles passe la NUTRITION se prêtent mieux à l'analyse.

Le docteur Mathias Duval (1) classe en trois groupes les phénomènes qui s'y rattachent.

Les actes *préparatoires* de la nutrition proprement dite composent le premier. Dans le second, prennent place ceux qui, à la faveur des échanges dont nous venons de parler entre les éléments anatomiques et le milieu ambiant, ont pour résultat immédiat l'*assimilation* et la *désassimilation*, et pour objet définitif la NUTRITION proprement dite.

Le troisième groupe comprend les actes complémentaires de la désassimilation.

Adoptons cette classification et jetons un coup d'œil rapide sur les particularités.

---

(1) MATHIAS DUVAL, *Nouveau Dictionnaire de médecine et de chirurgie pratiques.* Article : *Nutrition*, t. XXIV, p. 181. — Paris, 1877.

ACTES PRÉPARATOIRES DE LA NUTRITION. — « Le sang, dit M. Mathias Duval (1) reçoit du milieu extérieur et apporte aux tissus, d'une part les substances que ceux-ci s'assimileront, et d'autre part le gaz oxygène dont les combinaisons avec ces substances seront la source de toutes les activités nutritives et fonctionnelles. » En un mot, le sang apporte les matières combustibles, (albumine, sucres, acides organiques, graisses, etc.) et le gaz comburant : l'oxygène.

Or, ces matériaux utilisables ne sont utilisés qu'au fur et à mesure des besoins. Ils s'emmagasinent dans tel ou tel département de l'organisme et y forment des réserves en vue des exigences fortuites de la nutrition.

La notion précise de ce fait si curieux manquait avant les remarquables recherches de Claude Bernard sur l'évolution poursuivie par le sucre dans l'économie animale. C'est lui qui a démontré que la majeure partie des matières sucrées, charriées par le sang et portées au foie par le système circulatoire spécialement affecté au fonctionnement de cet organe (le système de la veine-porte), y étaient retenues un temps plus ou moins long, pour y subir une série d'actions chimiques : la déshydratation, la transformation définitive en glycose, avant de contribuer aux actes de la nutrition. Et c'est cette importante découverte qui met en droit de considérer le foie « comme une sorte de grenier d'abondance où vient s'accumuler l'excès des matières sucrées fournies par l'alimentation ». Une faible proportion, seulement, va directement servir aux combustions organiques.

---

(1) MATHIAS DUVAL, *loco citato*, p. 183.

Veut-on d'autres exemples de cet *emmagasinement* des matières utilisables pour la nutrition?

Il existe sous la peau, dans l'épaisseur des joues, autour des viscères et d'une manière générale, dans les interstices laissés par le tissu propre des organes, une trame composée de vésicules de forme arrondie ou polyédrique, visibles seulement au microscope, mesurant de six centièmes à huit centièmes de millimètres de diamètre, à parois minces et transparentes, agglomérées

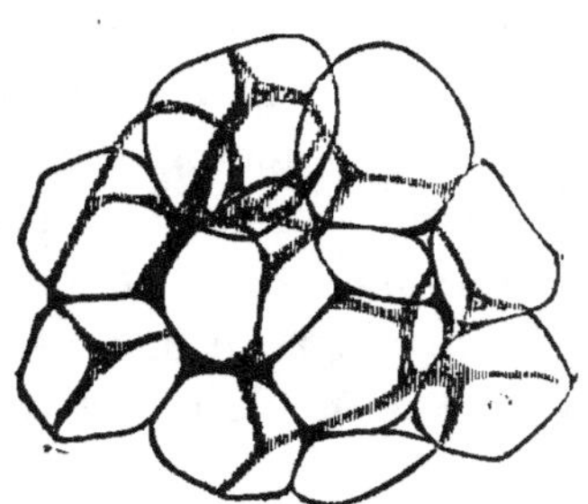

Fig. 1. Vésicules adipeuses prenant la forme polyédrique en raison de leur pression réciproque (Grossissement : 300 diamètres).

en petites masses d'aspect jaunâtre; c'est le tissu *adipeux*. Eh bien, ces *vésicules* ou *cellules adipeuses* servent de réceptacle aux matières graisseuses introduites dans l'économie par voie de digestion et destinées à la combustion respiratoire. La graisse s'aménage entre les parois de ces cellules, y demeure à titre de dépôt, et non-seulement y constitue une réserve prête à faire face aux exigences de la nutrition, mais y est soumise à une série de transformations chimiques analogues à celles que subissent les matières sucrées dans le foie, et qui les prédisposent pour l'assimilation.

Chez l'écrevisse, à l'époque de la mue, on trouve les parois stomacales incrustées, et même la cavité de l'estomac remplie de petites masses improprement désignées sous le nom d'*yeux d'écrevisse*, composées de carbonate et de phosphate de chaux, et destinées à

fournir au crustacé les matériaux de sa nouvelle cara-
pace.

Durant le sommeil, il y a accumulation d'oxygène
dans l'organisme.

Bref, indépendamment des phénomènes de nutrition proprement dits, l'économie animale est le siège
d'actions physiologiques tendant à amplifier et à multiplier ses ressources pour l'accomplissement régulier d'une de ses fonctions les plus fondamentales.

D'autre part, il peut se présenter des circonstances
de nature à ralentir et à tronquer le mouvement nutritif.

Cette torpeur de la nutrition n'est pas la maladie
encore ; elle en est l'acheminement.

Goutte, rhumatisme, obésité, lithiase (1) biliaire,
gravelle, diabète sucré en sont, d'après le professeur
Bouchard (2) autant de conséquences directes. Il ne
serait même pas, selon le même auteur, de maladie purement accidentelle, une bronchite aiguë, par
exemple, qui ne reçoive, soit sous le rapport de la
marche, soit sous celui de l'issue, le contre-coup de
semblables perversions fonctionnelles.

Les matières nutritives (graisse, sucre, acides, albumine, etc.) introduites dans l'économie, y sont,
avons-nous dit, emmagasinées à l'effet de subir, au
contact des éléments anatomiques, des modifications
successives sur la nature intime desquelles le dernier
mot de la Science n'est pas dit. Ces modifications,

---

(1) *Lithiase*, Formation dans un organe de concrétions pier-
reuses.

(2) BOUCHARD, *Des maladies par ralentissement de la nutrition.*

ces métamorphoses ont pour objet d'amener à point les matières nutritives, en vue des phénomènes proprement dits de la nutrition.

Si l'accomplissement de ces actes préparatoires rencontre un obstacle inattendu et demeure incomplet, il en résulte une accumulation de matières nutritives et, par suite, une entrave pour l'accomplissement intégral des actes ultérieurs. Pour que la combustion de ces matières en excès puisse se produire, l'absorption d'une dose complémentaire d'oxygène devient un besoin.

D'un autre côté, l'accumulation l'*embâcle*, si l'on peut s'exprimer ainsi, portant, tantôt sur telle matière nutritive (la cholestérine par exemple), tantôt sur telle autre (la graisse), il s'établit dans l'organisme ces suppléances signalées par Claude Bernard ; et grâce à elles l'équilibre des phénomènes essentiels de la nutrition peut n'être pas irrémédiablement rompu. Mais, dans un pareil état d'instabilité, quel caractère redoutable la plus légère infraction à l'hygiène, la moindre cause provocatrice de maladie pourra revêtir tout à coup ; et, sous une acception encore plus générale, pour s'accommoder aux conditions plus ou moins irrégulières, incessamment troublées, de la vie sociale, de quelle insaisissable diversité, de quelle incomparable souplesse doit être douée la modalité de ces préliminaires de la nutrition !

ACTES DE LA NUTRITION PROPREMENT DITE. — Un mouvement continu et simultané de combinaison et de décombinaison, de décomposition et de recomposition, d'incorporation et de rejet, l'*assimilation*, en un mot, et la *désassimilation*, tels sont les deux termes opposites du mode d'entretien des éléments anatomiques.

C'est ce double mouvement d'assimilation et de désassimilation que Cuvier appelait : *tourbillon vital.*

Le premier de ces deux actes, l'acte *d'assimilation* se constate sans qu'il s'explique. Quel en est le mécanisme intime ? on l'ignore absolument. Les lois connues de la physique et de la chimie n'en donnent pas la clé.

Chaque élément anatomique semble choisir de lui-même les substances qu'il lui convient de s'incorporer.

L'oxygène du sang intervient alors et détermine la combustion des principes nutritifs que l'élément anatomique a accaparés. Mais, pour cela, il est nécessaire que l'élément anatomique s'empare de l'oxygène, car il ne lui arrive pas à l'état de liberté. Il lui arrive au contraire à l'état de combinaison chimique avec l'hématine : matière colorante du sang. Et il lui faut, avant tout, détruire cette combinaison, déoxyder l'hématine par une action analogue à celle des ferments.

En un mot, ainsi que l'expose Claude Bernard, chez l'homme et les animaux supérieurs, les éléments anatomiques se comportent comme les animalcules vibrioniens.

Quant à l'acte si complexe de *désassimilation,* « il représente, dans son ensemble le plus général, dit M. Mathias Duval (1), un phénomène chimique d'oxydation par lequel les substances faisant partie de l'élément anatomique sont transformées en produits qui doivent être rejetés. »

Production de chaleur, déperdition de substance propre pour l'élément anatomique, dégagement d'acide

---

(1) MATHIAS DUVAL, *loco citato*, p. 189.

carbonique, nécessité d'assimilation nouvelle de subs
tances réparatrices, tels sont les conséquences appa-
rentes de ce phénomène d'oxydation dont le mécanisme intime n'a pas plus été pénétré jusqu'ici que le
siège n'en a été reconnu avec précision.

ACTES COMPLÉMENTAIRES DE LA DÉSASSIMILATION.
— Les travaux du professeur Brouardel, sur les fonctions du foie, ceux d'Armand Gautier, sur le mode
de formation de l'urée dans l'économie, ceux encore
de Prévost et Dumas, Claude Bernard et Barreswill,
sur les fonctions rénales, autorisent cette affirmation,
c'est que les produits de désassimilation résultant du
contact entre les éléments anatomiques et les matériaux que leur apporte le sang, ne sont pas éliminés
de l'économie sous une forme à ce point primitive.
Ces déchets sont soumis à l'action d'organes particuliers qui leur font subir les transformations auxquelles
ils doivent leur caractère définitivement excrémentitiel.

Il s'ensuit que le jeu de ces derniers organes intéresse au plus haut degré la régularité de la nutrition.
Suivant qu'il est normal ou irrégulier, l'influence
qu'il exerce est auxiliaire ou perturbatrice.

AGENTS MODIFICATEURS DE LA NUTRITION. — Les
notions sommaires qui précèdent étaient indispensables.

Il suffit d'en tenir compte pour pressentir de quelle
multiplicité de circonstances est tributaire l'évolution
du mouvement nutritif. Nous n'avons pas à en entreprendre l'énumération complète. Signalons seulement
celles qui l'emportent en fréquence et se distinguent
par leur intensité d'action.

Les agents de ces circonstances modificatrices de la nutrition ont pour intermédiaire le système nerveux.

Les uns, comme la *chaleur*, la *lumière*, l'*électricité*, sont d'ordre purement physique. Les autres, tels que l'*alcool*, le *café*, le *thé*, les composés *arsénicaux* ou *phosphorés* appartiennent à la série des aliments dits *nerveux* en raison des phénomènes spéciaux sur l'innervation que leur ingestion suscite.

L'influence de la *chaleur* sur la nutrition est réelle, mais trop indirecte pour que nous ne nous bornions pas à la mentionner.

Il n'en est de même ni de la lumière, ni surtout de l'électricité.

Si l'on pratique l'ablation des yeux chez un animal, et qu'on le laisse vivre en pleine lumière; si l'on respecte, chez un autre animal de même espèce le sens de la vue, mais qu'on le contraigne à vivre dans l'obscurité, on ne tarde pas à observer chez l'un et chez l'autre des modifications analogues du mouvement nutritif. C'est donc bien par l'intermédiaire du système nerveux que l'action de la *lumière* s'exerce.

Les expériences de Milne-Edwards, Moleschott, J. Béclard montrent que les œufs de grenouille se développent mal dans l'obscurité. La lumière violette et bleue est celle qui favorise le plus le développement des œufs de mouche.

Pour *l'électricité*, elle agit sur la nutrition en général, soit en impressionnant les nerfs vaso-moteurs (1) et en modifiant, par suite, la circulation, soit en impres-

---

(1) *Nerfs vaso-moteurs.* — Les nerfs vaso-moteurs sont ceux qui déterminent la contraction et le relâchement des fibres musculaires des artères et des veines.

sionnant directement les nerfs qui animent les éléments anatomiques.

Considérations d'un ordre différent: en premier lieu, les recherches de Becquerel ont démontré que deux dissolutions de nature distincte, séparées par une membrane, constituent un couple électro-chimique. En second lieu, les expériences de Nobili, de Matteucci et autres, ont établi que dans tout tissu organique, il se produit des courants électriques. Donc, tout tissu serait formé d'un nombre incalculable de couples électro-chimiques donnant pendant la vie des courants électriques qui se combinent entre eux dès leur formation. En troisième lieu, un courant extérieur d'une forte tension passant dans une pile augmente ou diminue les actions chimiques selon sa direction. (Onimus).

Il serait donc possible (Mathias Duval) que le courant agisse de même, en traversant les innombrables petites piles organiques qui composent nos tissus.

Ce courant électrique extérieur pourait donc influer (A. Arnold) sur les phénomènes chimiques de ces piles et par conséquent sur la nutrition.

L'application pratique de ces vues se fera jour. En donnant l'étiage des connaissances contemporaines elles offrent par elles-mèmes un incontestable intérèt.

Au premier rang des aliments *nerveux*, il faut placer l'*alcool*.

L'alcool est-il brûlé dans l'économie et contribue-t-il de la sorte à l'entretien de la chaleur animale?

Liebig, Hipp, Hirtz se déclarent pour l'affirmative. Lallemand et Perrin contestent le fait. Pour ces derniers auteurs, l'alcool ne ferait que traverser l'économie, et n'agirait que par sa présence en rendant plus utiles encore les combustions.

Il en serait de même du principe actif du *thé*.

Quant au café, Payen (1) lui attribue, en raison de la forte proportion d'azote qu'il contient, un véritable pouvoir nutritif. Rabuteau, Baker, Lehman, Gasparin émettent une opinion adverse et, il faut bien le dire, s'appuient, pour cela, sur des faits d'observation.

Pris à très faible dose, l'*arsenic* a pour premier effet de surexciter l'activité musculaire. Son action physiologique présente vraiment un caractère bien singulier. Au rapport de Tschudi — rapport confirmé par nombre d'observateurs — les paysans de la Styrie et ceux de la Basse-Autriche font usage de l'arsenic comme d'un stimulant spécial destiné : 1° à leur procurer : la fraîcheur et l'embonpoint ; 2° à les rendre plus légers à la course en facilitant la respiration pendant la marche ascendante. D'après le récit de quelques voyageurs, il paraîtrait que l'usage de l'arsenic serait également fréquent en Chine et qu'il y serait fumé mêlé au tabac. Chez les chevaux, mêlé aux fourrages, il donne de l'embonpoint, un poil soyeux, lisse et brillant. Quel est le genre de modification apporté sur la nutrition par cet agent ? Les théories ne manquent pas ; aucune n'est satisfaisante. La réalité du fait seule est à constater.

Remarques analogues à l'égard des doses infinitésimales de phosphore ingérées dans l'économie. Les matières phosphorées ont été employées avec avantage — ceci, à la vérité, plus ou moins empiriquement — à titre de reconstituant des centres nerveux

---

(1) PAYEN, *Traité sur les substances alimentaires.*

profondément épuisés. D'un autre côté, comment se fait-il qu'à la suite de l'empoisonnement par le phosphore, on voie se développer une véritable dégénérescence graisseuse des tissus ? Le problème, jusqu'ici, a singulièrement exercé la sagacité des physiologistes (1).

Ces brèves considérations mettent en évidence quelques-unes des influences sans nombre qui peuvent activer, ralentir, modifier le mécanisme en soi si complexe de la nutrition.

Elle rendent ostensibles les indécisions dans lesquelles reste encore la Science sur la manière dont s'accomplissent les phénomènes intimes de divers ordres que le mouvement nutritif implique.

Elles donnent à pressentir l'importance de toute manœuvre de nature à favoriser, entre ces phénomènes intimes, l'harmonie de laquelle dépend la validité de la fonction.

Elles nous mènent à l'étude de la Gymnastique, plus impérieusement qu'il ne paraît.

De tout ce qui précède, ce qu'il faut, par-dessus tout retenir, le voici : Par suite des incessants échanges établis entre l'être organisé et le milieu ambiant, les substances différentes de celle des corps vivants deviennent semblables à celle-ci, en font partie

---

(1) Les dernières recherches de Meyer (*Archiv fur experiment. pathologie*, etc., t. XIV, p. 313) montrent une fois de plus que le phosphore amoindrit les combustions organiques et active, dans des proportions considérables, la désassimilation de l'albumine. L'intérêt principal de ces recherches réside dans ce fait nouveau, c'est que le phosphore exercerait sur le cœur une action dépressive de nature à entraîner la mort. (Voir *Gazette médicale de Paris*, numéro du 21 juin 1882).

intégrante ; et, simultanément, les principes organiques qui faisaient partie de la substance des mêmes corps vivants, cessent d'être semblables à celle-ci, s'en séparent pour acquérir une nature distincte des corps organisés.

Le premier de ces deux actes constitue *l'assimilation ;* le second, la *désassimilation ;* et leur ensemble, la NUTRITION de l'organisme.

Tout mouvement *naturel* a pour effet d'activer ces échanges de principes utilisables ou utilisés dans l'économie : échanges dont le maintien de la vie est le résultat.

Tout mouvement *artificiel*, d'autre part, — TOUT EXERCICE GYMNASTIQUE — a pour but d'accroître l'activité naturelle de la nutrition, en mettant *systématiquement* en jeu les fonctions desquelles cette suractivité dépend.

En d'autres termes, la Gymnastique tend à augmenter l'intensité même des conditions de la vie.

Les fonctions organiques sur l'activité desquelles l'effet des exercices gymnastiques se fait spécialement sentir sont :

En première ligne, les fonctions locomotrices ;

En seconde ligne, les fonctions respiratoires et circulatoires ;

En troisième, celles de la peau ;

En quatrième, mais d'une manière moins directe, les fonctions des centres nerveux.

L'étude de ces différents points sera l'objet d'autant de chapitres.

Pour procéder avec méthode, nous aurons à porter tour à tour notre attention sur la constitution anatomique et le fonctionnement physiologique de chacun des grands systèmes organiques que nous nous proposons d'observer ensuite en action.

Tout à l'heure, en passant en revue les phénomènes si complexes, si subtils de la nutrition, nous côtoyions la limite du connu. Notre enquête anatomique et physiologique se fera, désormais, sur un terrain plus frayé.

Scientifiquement, il nous semble rationnel de faire précéder par un exposé de la conformation et des aptitudes fonctionnelles de l'organe, l'exposé des conséquences que peuvent avoir, tant sur l'ampleur de son fonctionnement que sur les proportions de sa forme, des manœuvres artificielles, méthodiquement instituées en vue, précisément, de modifier dans une certaine mesure, et la forme et la fonction.

Comment s'expliquer ce résultat d'une activité bien entendue des organes locomoteurs, savoir : la formation de fibres musculaires nouvelles ; que saisir aux rapports entre le travail musculaire et le développement du muscle ; sur quelles données apprécier la capacité au travail dont dispose un membre, si l'on ne possède, au préalable, des notions arrêtées sur la constitution intime du muscle, le mécanisme de son fonctionnement, ses conditions d'impressionnabilité, les phénomènes d'ordre dynamique, physique et chimique dont il est le siège ?

A un égal degré, il est indispensable de posséder des documents précis sur l'anatomie et la physiologie des organes respiratoires et circulatoires, pour se rendre compte des modifications profondes et salutaires qui s'y manifestent à la faveur d'exercices gymnastiques méthodiquement dirigés. On s'expliquera alors pourquoi, en dépit de la chute de la pression du sang dans les artères, de l'accroissement de l'amplitude du pouls, de la dilatation des parois artérielles par relâchement de leurs fibres musculaires, de la rougeur et de la tuméfaction hyperhemique des tissus, de la turgescence des veines, de l'accélération des battements du cœur, l'entraînement par la Gymnastique retardera, tempèrera, tout au moins, d'une manière sensible, un mal inséparable des exercices de force : l'essoufflement.

Un coup d'œil sommaire sur la peau et ses fonctions ne sera pas moins utile pour l'interprétation des phénomènes en vertu desquels l'équilibre s'établit entre la température centrale et la température périphérique. Le rôle que joue la sueur, d'une part dans la régularisation thermique, et d'autre part celui de l'exhalation aqueuse par le poumon, acquèreront pour l'esprit leur importance respective. La sagesse des prescriptions hygiéniques qui doivent être mises en pratique, à la suite des exercices violents, apparaîtra dans toute sa clarté.

Il en sera de même, enfin, du système nerveux, et des fonctions du cerveau. Grâce à quelques notions anatomiques et physiologiques, on ramènera, sans peine, à leur juste valeur, certains troubles passagers, et l'on aura la clé de l'ardeur des combustions, comme de la suractivité qu'acquièrent, par la Gymnastique, les actes propres de la nutrition.

# CHAPITRE II

## FONCTIONS LOCOMOTRICES

**Anatomie** : Divisions. — Notions sur l'anatomie descriptive et sur la
structure de l'os et du muscle. — **Physiologie** : La contraction. —
La secousse, l'onde musculaires. — Durée de la contraction. — La
tonicité.—Propriétés générales du muscle . élasticité, pouvoir électro-
moteur, nutrition, actes chimiques, propriétés respiratoires, sensibilité,
sens musculaire — Propriété caractéristique du muscle : contractilité
ou irratibilité. — Excitants de la contractilité. — Modificateurs de la
contractilité. — Fatigue musculaire. — Rigidité cadavérique. — Du
travail musculaire.


C'est sur le système locomoteur qu'en première
ligne, l'influence de la Gymnastique s'exerce.

C'est, par son intermédiaire, que cette influence se
répercute sur l'ensemble de l'organisme.

Trois systèmes d'organes concourent à la production
des mouvements : les os, parties inertes, formant
levier ; les muscles, instruments actifs ; le système
nerveux cérébro-spinal.

Le cerveau commande, et le cervelet coordonne les
mouvements ; le cordon médullaire conduit, et les
nerfs qui en émergent transmettent l'excitation volon
taire aux muscles qui se contractent et produisent le
mouvement. Il est indispensable que l'intelligence
intervienne, car l'attention est d'abord éveillée ;
puis le jugement entre en action, et enfin la volonté.

Cette série d'actes cérébro-psychiques ne montre-
t-elle pas que la gymnastique pédagogique n'a pas
pour unique résultat de développer les seules forces

physiques; mais que, bien comprise et sérieusement appliquée, elle devient une partie intégrante et indispensable de l'éducation?

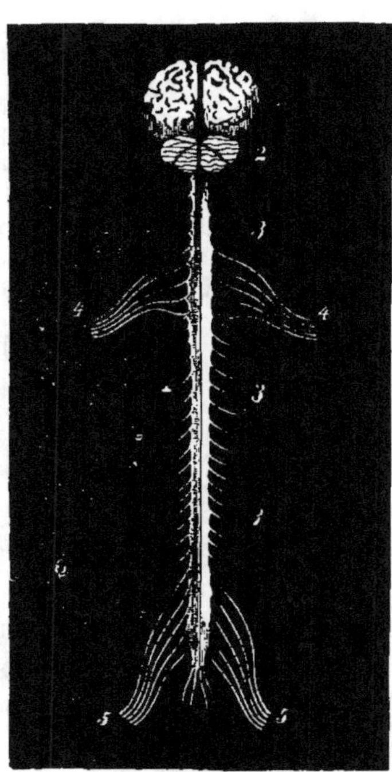

Fig. 2. Encéphale moelle épinière et nerfs spinaux vus par derrière; 1, 2, encéphale composé 1, du cerveau et 2, du cervelet; 3, moelle épinière et nerfs; 4, nerfs des membres supérieurs; 5, nerf des membres inférieurs.   (DALTON).

Appareil *passif* de la locomotion, les os jouent le rôle de leviers.

Leur tissu, moins dense et d'une moindre consistance dans l'enfance, se durcit progressivement dans la jeunesse et l'âge viril, sous l'influence des matériaux de nutrition que la circulation leur fournit incessamment. De même que l'augmentation de leur densité favorise l'accomplissement des mouvements réguliers, de même ces mouvements concourent en y accélérant le travail d'organisation, à leur donner de la consistance, de la résistance, de la force.

Les os se divisent en *longs, courts et plats*.

Ce sont les premiers qui jouent dans les mouvements les fonctions de leviers.

Les seconds sont accumulés aux points qui ont à subir de fortes pressions. Rassemblés autour des viscères et autour de l'encéphale, ces derniers en protègent, à la manière d'une cuirasse, l'impressionnabilité.

La forme générale des os longs rappelle celle d'un
prisme légèrement tordu sur luimême se terminant par deux extrémités renflées qui servent de surfaces à l'assemblage des différents
os entre eux.

Les extrémités des os longs présentent des dépressions et des éminences de formes diverses servant
à l'insertion des ligaments articulaires dont la disposition et la forme
elles-mêmes varient pour chaque
articulation.

Encroûtées de cartilages, les surfaces lisses des extrémités osseuses
en contact, glissent l'une sur l'autre, à frottement doux, dans les
mouvements.

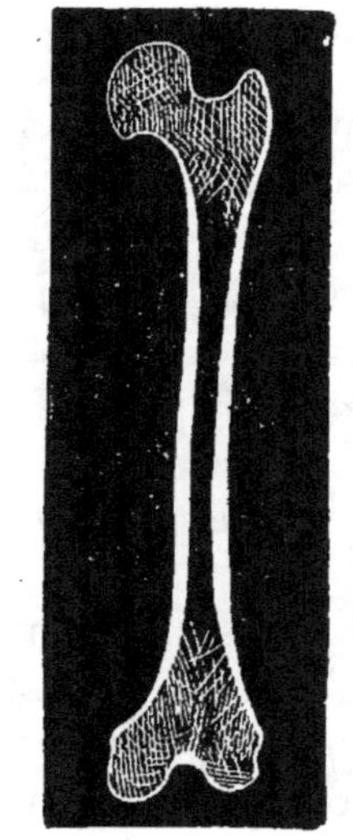

Fig. 3. Os de la cuisse
scié dans le sens de la
longueur.  (DALTON)

Une membrane séreuse (synoviale articulaire) les tapisse, et l'humeur visqueuse
qu'elle sécrète favorise la souplesse et la liberté des
mouvements.

Suivant les fonctions particulières dévolues à chaque
jointure, les dispositions et la forme des surfaces subissent des variations qui classent l'articulation dans tel ou
tel groupe distinct : *enarthrose, gynglyme, condyle.*

Appareil *actif* de la locomotion, les muscles et leurs
annexes ont seuls à nous occuper longuement.

On distingue deux ordres de muscles : *A).* les
muscles *de la vie de relation*, dits : *muscles volontaires*, parce qu'ils sont soumis à l'empire de la

volonté; *B*). les muscles *de la vie organique*, dits *involontaires*, lesquels, échappant à l'influence de la volonté, président plus particulièrement aux mouvements propres des viscères.

Au point de vue de l'anatomie microscopique, les premiers portent le nom de muscles *striés*; les seconds, celui de muscles *lisses*.

C'est à l'activité des muscles *volontaires, striés*, des muscles *de la vie de relation* que la Gymnastique fait appel. Quant aux muscles *lisses*, d'un intérêt considérable pour le physiologiste, leur étude ne saurait nous retenir. Nous n'avons à en faire mention qu'à titre de point comparatif.

MUSCLES STRIÉS. *Anatomie descriptive.* — Chez l'homme, le système musculaire de la vie de relation ne comprend pas moins de 455 muscles longs, larges ou courts. La masse totale de cet ensemble équivaut, d'après les calculs du professeur Sappey, aux deux cinquièmes de la masse totale du corps de l'homme adulte bien constitué.

Selon la disposition annulaire, en éventail, penni-forme, fusiforme de ses fibres, selon ses usages, selon encore ses points d'attache, chaque muscle volontaire porte, en anatomie, un nom particulier.

Ceux dont les fibres sont parallèles et fixées par leurs deux extrémités à des parties qu'elles meuvent l'une sur l'autre, ont une portion moyenne appelée *corps charnu*, composée de tissu musculaire proprement dit et des extrémités d'attache ou d'insertion composées d'un tissu très résistant : ce sont les tendons musculaires.

Le biceps huméral, le gastro-cnémien, offrent le

type de ces muscles ; c'est en ceux-là que la locomotion trouve ses auxiliaires les plus précieux.

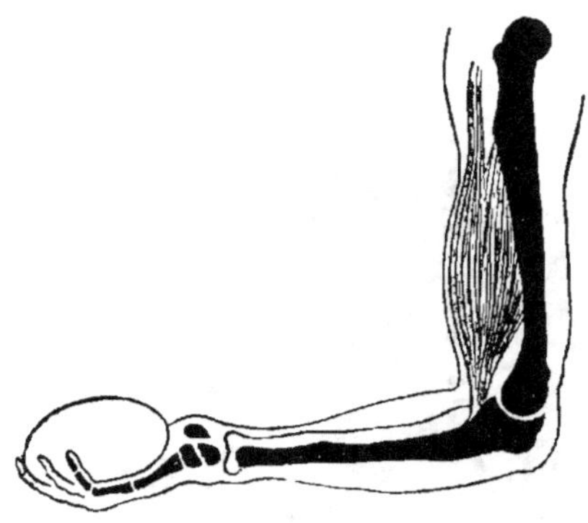 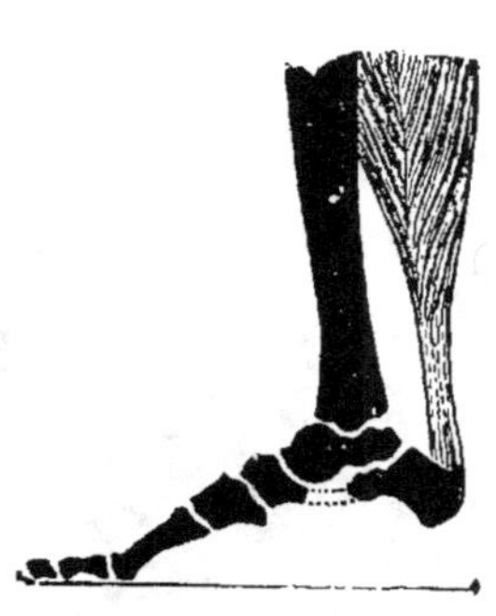

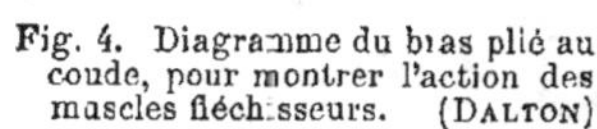

Fig. 4. Diagramme du bras plié au
coude, pour montrer l'action des
muscles fléchisseurs. (DALTON)

Fig. 5. Diagramme du pied et
de la cheville, le talon étant
soulevé par le tendon d'Achille
(DALTON)

Les rapports de contiguité des muscles entre eux
sont indispensables à bien connaître pour l'anatomiste.
Leur groupement par *régions* (1) permet au physiologiste de se rendre un compte parfait de leurs actions
contingentes ou antagonistes. Le chirurgien y puise
les documents topographiques qui le guident avec
sûreté dans la pratique de son art. Mais ce sont là
autant de questions spéciales dans le développement
desquelles nous n'avons pas à entrer. Notons seulement qu'entre les muscles, entre les muscles profonds,
en particulier, se glissent les vaisseaux et les nerfs
qui nourrissent et animent la région.

*Structure intime du tissu musculaire.* — Pour

---

(1) *Région* : En anatomie, on donne ce nom à des espaces
déterminés du corps : Ex., région de l'épaule, région de l'aisselle, etc.

l'intelligence des déductions physiologiques qui font suite, l'étude des caractères microscopiques du tissu musculaire doit nous arrêter.

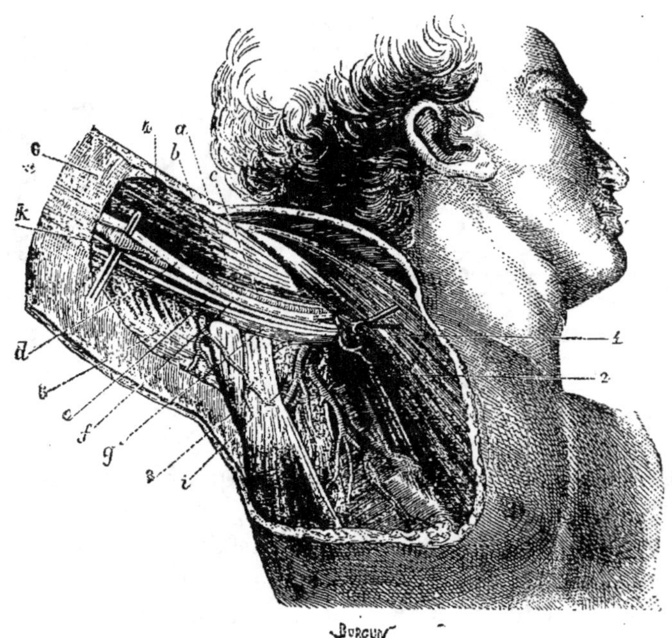


Fig. 6 Région de l'aisselle.

1, Grand pectoral soulevé par une erigne ; 2, petit pectoral ; 3, grand dorsal et grand rond ; 4, biceps ; 5, triceps, 6. aponé rose brachiale : *a*, artère axillaire, *b*, muscle coraco-brachial, *c*, nerf musculo-cutane, *d*, médian, *e*, brachial cutané interne, *f*, cubital, *g*, veine axillaie, *i*, artères et veines scapulaires inférieures.    (BERNARD et HUETTE. *Médecine opératoire*).

La fibre musculaire est enveloppée dans une gaîne très mince appelée myolemme (1). Extensible, très élastique, n'atteignant pas, en épaisseur, un millième

_____

(1) *Myolemme :* Etymol. : μῦς *muscle* et λεμμα enveloppe.

de millimètre (Ch. Robin), cette membrane constitue pour la fibre une enveloppe complète.

Quant à la fibre même, son caractère essentiel consiste en une double striation : 1° *striation longitudinale*, c'est-à-dire, parallèle à l'axe de la fibre ; cette striation semble diviser la fibre en un pinceau de fibres parallèles ; 2° *striation transversale* ; cette dernière, en général, beaucoup plus apparente, est produite par la succession alternative de lignes obscures et de lignes transparentes, de telle sorte que la fibre musculaire paraît

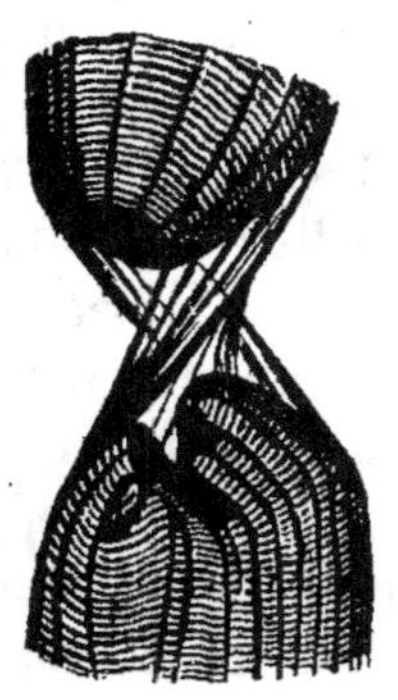

Fig. 7. Myolemme rendu visible par la rupture du contenu.
(Todd et Bowman)

comme formée par une série de disques alternativement foncés et clairs disposés comme une pile de monnaie.

A la surface, et même dans la profondeur de la fibre, se remarquent, de distance en distance, des *noyaux* ovalaires renfermant eux-mêmes un ou deux nucléoles, et destinés à jouer un rôle important dans la formation des muscles striés.

En faisant macérer la fibre musculaire dans l'alcool ou dans l'eau, on la décompose en fibrilles parallèles, larges de un millième de millimètre, séparées les unes des autres

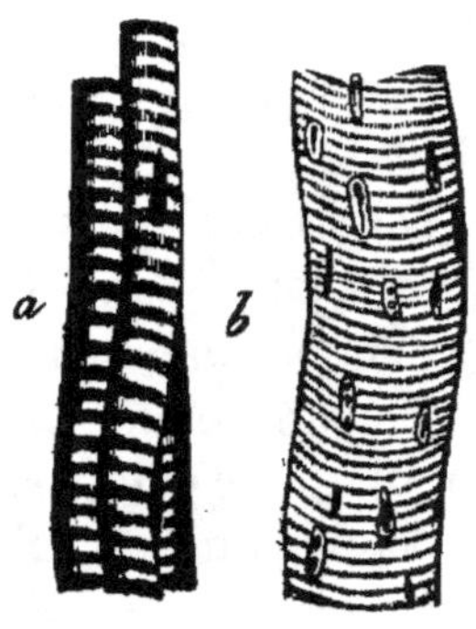

Fig. 8. Fibres musculaires striées
*a* Striation ransversale bien accentuée
*b.* Noyaux rendus visibles par l'action d'un acide dilué.

par une gaîne extrêmement mince, et composées d'une

série de petites masses rappelant la forme d'un cube, les unes obscures, les autres claires, alternant entre elles. Au milieu de l'espace clair se voit une strie noire transversale.

La fibre musculaire striée se compose donc de fibrilles constituées elles-mêmes de segments obscurs et clairs superposés et séparés par des plans de segmentation transversaux. De là, le double aspect longitudinal et transversal de la striation.

D'une longueur qui ne paraît pas excéder, en général, quatre centimètres, les fibres musculaires, dans les muscles qui dépassent ces dimensions, s'accolent par leurs extrémités, en se juxtaposant sur une certaine étendue de leurs bords latéraux.

Les fibres musculaires se groupent en faisceaux. Ce sont les faisceaux dits *primitifs*.

Ces faisceaux primitifs se groupent à leur tour en faisceaux dits *secondaires* bien visibles à l'œil nu. De même, ceux-ci forment par leur assemblage les masses musculaires, le *corps* du muscle proprement dit.

Tous ces faisceaux sont recouverts d'une gaîne qui, enveloppant la masse musculaire dans son ensemble, enveloppe également chacun des faisceaux secondaires et chacun des faisceaux primitifs, en se décomposant en autant de compartiments.

Cette gaîne est d'un tissu désigné sous le nom de *lamineux*, parce qu'il est composé de lamelles, comme feutrées. Très répandu dans l'organisme, le tissu lamineux s'y rencontre partout où il y a une connexité à établir entre les parties constitutives d'un même organe, ou entre deux organes séparés.

*Vaisseaux et nerfs.* — Nous avons dit que dans les

interstices existant entre les muscles, couraient les gros troncs vasculaires et nerveux.

Les ramifications vasculaires pénétrent les muscles, et, rampant le long du myolemme, s'y déploient en un réseau aussi riche que délié.

Une seule fibre musculaire reçoit souvent quatre et cinq rameaux capillaires.

Les artérioles qui alimentent les muscles, se distinguent par la contractilité de leurs parois : disposition anatomique en rapport avec l'activité fonctionnelle de l'organe à desservir.

Les nerfs se divisent et se subdivisent en rameaux qui pénètrent le muscle, en cheminant dans son épaisseur perpendiculairement à l'axe des faisceaux musculaires, et se terminent au niveau de la fibre même.

Le mode de terminaison du filet nerveux dans la fibre musculaire est des plus curieux. Il semble s'y épanouir, sous l'aspect d'un petit renflement de forme conique ; mais, en réalité, sa partie essentielle (*le cylinder axis*) persiste au milieu de ce renflement et s'épanouit en un pinceau de fibrilles.

*Composition chimique.* — Débarrassée de sa gaîne élastique, et soumise aux opérations appropriées, la fibre musculaire se résout en un liquide sirupeux, jaunâtre, alcalin, qui ne tarde pas à se coaguler de la même façon que du sang, c'est-à-dire, en se séparant en une partie liquide : le *sérum musculaire*, et en une partie semi-solide : la *myosine*.

La *myosine* se dissout dans une solution, au dixième, de sel marin. Elle est précipitée par les acides et les bases. Elle est essentiellement nutritive et assimilable. Traitée par l'acide chlorhydrique très étendu, puis par l'acide carbonique, elle se transforme en une substance blanche, gélatineuse, la *syntonine*, insoluble dans les dissolutions de sel marin, et analogue aux matières albuminoïdes.

Le *sérum musculaire* contient des *albumines*, de la *caséine*, de la *créatine* de l'*urée*, ainsi que plusieurs autres produits d'une importance moins capitale (xanthine, taurine, acide lactique, etc.)

Ses cendres décèlent la présence de phosphates et de lactates de potasse, ainsi que des traces de fer.

*Développement de la fibre musculaire striée.* — Le développement de la fibre musculaire se prête à des considérations du plus vif intérêt.

Pour ne pas nous perdre dans des détails de micrographie qui ne sauraient trouver place ici, bornons-nous à en donner, d'après la description qu'en a tracée le docteur Mathias Duval (1), une idée générale. C'est aux dépens des *noyaux* que nous avons signalés dans le contenu de la fibre, que la fibre et la fibrille paraissent se former.

On voit, en effet, la multiplication de ces noyaux constituer une sorte de cordon, d'abord variqueux, puis cylindrique. L'aspect strié commence à s'apercevoir. Les noyaux sont superposés. Alors, seulement, apparaît le myolemme, sous forme d'une pellicule extrèmement mince qui va graduellement en augmentant d'épaisseur ; mais qui, dès son origine, (Ch. Robin) résiste à l'action de l'eau et de l'acide acétique.

« Du moment que le myolemme est apparu, dit M. Mathias Duval, la fibre musculaire est constituée. Les noyaux sont ensuite chassés vers sa périphérie,

----

(1) MATHIAS DUVAL, *Nouveau Dictionnaire de médecine et de chirurgie pratiques*. Art. *muscle*, p. 218. Paris, 1877.

chez les animaux supérieurs et chez l'homme en particulier. »

PHYSIOLOGIE. — Au point de vue physiologique, le muscle demande à être considéré à l'état d'*activité*, et à l'état de *repos*.

L'activité du muscle se manifeste par le fait de la *contraction*. Il convient donc, avant tout, de se rendre compte de ce fait : la *contraction musculaire*.

Résistance caractéristique à la pression, raccourcissement du diamètre longitudinal, accroissement corrélatif du diamètre transversal, tels sont les phénomènes qui accompagnent la contraction du corps charnu d'un muscle.

Le raccourcissement, dans le sens longitudinal, peut aller jusqu'aux quatre cinquièmes de la longueur primitive. Le gonflement, dans le sens transversal, est équivalent. Pendant la durée de la contraction, le volume de la masse musculaire ne change pas.

Ces phénomènes sont d'une constatation vulgaire. Ils ne sont que la résultante de phénomènes autrement déliés, et à la connaissance desquels on est parvenu par voie expérimentale. « Ceux-ci en se fusionnant, dit M. Mathias Duval (1) produisent la contraction, *comme les vibrations simples produisent par leur succession rapide telle ou telle note de la gamme.* »

Et il y a, ici, plus qu'une comparaison. En entrant en contraction, le muscle produira un *son* dont la *tonalité* sera en raison directe de la rapidité avec laquelle se succèderont, dans l'unité de temps, les éléments de la contraction. Ces éléments de la contrac-

_______________

(1) MATHIAS DUVAL, *Loco citato*, p. 223.

tion sont ce que le professeur Marey a appelé les *secousses musculaires*.

La notion de la *secousse musculaire* est, sans contredit, une des plus belles conquêtes que la physiologie expérimentale ait faites de nos jours.

A l'aide d'un appareil extrêmement ingénieux imaginé par M. Marey, sous l'excitation d'une simple décharge électrique, et au moyen de la méthode dite *graphique* (1) on prend la secousse musculaire sur le fait. Elle se trahit sous l'aspect d'une ligne d'abord horizontale répondant à une période d'excitation latente de la durée de $1/60^e$ à $1/100^e$ de seconde; puis ascendante, marquant la période de raccourcissement du muscle et durant $1/6^e$ de seconde; puis, enfin, descendante, indiquant le retour de l'état de repos, et mettant également un sixième de seconde à se prononcer.

La fatigue du muscle, son refroidissement, l'arrêt de sa circulation atténuent l'amplitude et la rapidité de la secousse dans des proportions que les modifications du tracé graphique permettent de relever avec précision.

En substituant à des excitations brusques mais isolées, une série rapide d'excitations, on assistera au phénomène graphique très intéressant que voici: La

---

(1) La *Méthode graphique* a pour but de faire appel à l'exactitude mécanique dans les recherches soit cliniques, soit physiologiques, et de permettre aux phénomènes de s'inscrire en quelque sorte eux-mêmes. Les tracés fournis par des instruments qui n'obéissent qu'à l'impulsion même des organes sont une preuve irrécusable des faits. La perfection de ces tracés défie toute comparaison avec l'habileté des observateurs même les plus exercés.

Les tracés graphiques restent : *Scripta manent*. L'expérience de la sorte, devient, pour ainsi dire, permanente.

ligne de descente C E de la première secousse sera rompue par la ligne d'ascension E C' de la seconde secousse, et ainsi de suite en C' E', C" E'" C'" E'" jusqu'à ce que la puissance de réaction du muscle

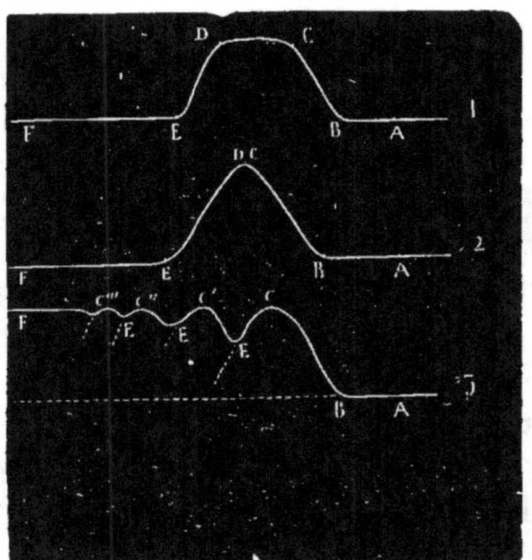

Fig. 9. Tracés graphiques de la contraction musculaire

1. Analyse d'un tracé de la contraction musculaire; A B, excitation latente; B C, ligne d ascension; C D, ligne tracée pendant que dure la forme dite active, D E, ligne de descente et retour à la forme de repos E F.

2. Forme ordinaire d'une secousse; A B, excitation latente; de B en C D, ascension ou passage de la forme de repos à la forme active; celle-ci ne se maintient qu'un instant en C D, et aussitôt se produit la ligne de descente D E ou retour à la forme de repos E F.

3. Tétanos physiologique; A B, excitation latente; B C, ascension; E D, descente interrompue par une nouvelle ascension, les secousses ainsi produites successivement (c c' c" c'") se succèdent ensuite assez rapidement pour se fusionner, de sorte que le muscle se maintient sous la forme active et trace la ligne F. Les lignes ponctuées indiquent les descentes ou retour à la forme de repos, qui se seraient reproduites, si de nouvelles excitations n'avaient forcé le muscle à tracer une nouvelle ligne d'ascension avant même d'avoir achevé la ligne de descente de la secousse précédente.

étant momentanément réduite à zéro, la *fatigue* l'emporte sur l'*excitabilité*.

Cette série de secousses fusionnées compose la contraction, et le tracé graphique qui en résulte met sur la voie du mécanisme physiologique du fait.

Quant au *son* musculaire dont il vient d'être fait mention, il est la manifestation acoustique de la série de secousses dont la fusion est nécessaire pour amener l'état de contraction.

M. Marey a donné le nom d'*onde musculaire* à cette série de secousses qui, se propageant dans le muscle, en déterminent le raccourcissement longitudinal et le gonflement transversal.

Le mot rend avec bonheur la chose. C'est bien à la manière d'un flot, que l'effet de l'excitation portée sur l'extrémité du muscle, progresse de fibre en fibre, de faisceau en faisceau, jusqu'à l'autre extrémité. Que, maintenant, l'excitation porte à la fois sur les deux extrémités du muscle ; alors les secousses musculaires étant simultanées, la totalité du corps charnu entrera à la fois en contraction.

L'expérience a prononcé sur ces particularités.

Il s'en présente une autre encore, qui n'est pas moins digne d'intérèt.

Que l'on place, sous la lentille d'un microscope, un ou deux faisceaux musculaires pris sur un animal immédiatement après la mort, et l'on parviendra à reconnaître que, si la striation transversale existe dans toutes les phases physiologiques que peut traverser le muscle, les stries sont plus serrées pendant la contraction.

Les vues du docteur Rouget sur la disposition en forme de spire qu'affecteraient les fibrilles musculaires pourraient servir, on le comprend sans peine, à l'interprétation de ce fait.

Que la *durée* de la contraction soit essentiellement temporaire, cela va de soi.

Selon le docteur Gaillard (de Poitiers), il est impossible au sujet le plus vigoureux de maintenir les membres supérieurs horizontalement tendus plus de dix-neuf minutes, comme de se tenir debout plus de trente à trente-trois minutes, élevé sur la pointe des pieds.

Pendant le repos, il ne faut pas croire que le muscle tombe dans un état de complet relâchement. Si, en effet, le bras et l'avant-bras étant au repos, on coupe le tendon du biceps, on voit immédiatement ce muscle se raccourcir d'une petite quantité.

L'élasticité propre au tissu y est assurément pour quelque chose ; mais le phénomène ne se réduit pas à une question d'élasticité.

Cet état de tension dans lequel, en dehors de toute contraction, restent les muscles, pendant la vie, a reçu le nom de *tonicité*.

Dans la permanence de la tonicité musculaire, la plus large part revient au système nerveux. C'est un effet d'innervation qui prend sa source dans le centre gris de la moelle. Et ce n'est pas seulement à l'action de la substance grise de la moelle; c'est aussi à l'intervention de la sensibilité qu'il faut en attribuer l'origine.

La *tonicité* représente un léger degré de contraction.

La contradiction apparente qu'une semblable assertion semble impliquer s'évanouit en présence de l'ingénieuse interprétation qu'en donne le docteur Onimus. L'activité permanente révélée par l'état de tonicité s'expliquerait, à ses yeux, par cette circonstance que les contractions fibrillaires atteignent successivement, et non simultanément, les divers faisceaux des muscles; les uns se reposeraient complètement, tandis que les autres se contracteraient faiblement. Telle serait, sans doute, l'origine du frémissement continu que l'on entend, lorsqu'on ausculte les muscles en l'absence de toute contraction permanente.

PROPRIÉTÉS GÉNÉRALES DU MUSCLE. — D'après M. Math. Duval, le muscle est doué de diverses propriétés générales qui lui sont communes avec d'autres tissus, mais qui empruntent à son mode spécial de fonctionnalité des caractères particuliers.

Nous allons les passer en revue brièvement.

*L'élasticité* — cette qualité précieuse, entre toutes, du muscle — lui vient en grande partie du myolemme; mais la substance musculaire proprement dite n'y reste pas étrangère. *Parfaite*, pendant le repos, c'est-à-dire, allant jusqu'à permettre le retour absolu vers la forme primitive, elle persiste pendant la contraction.

Si paradoxal que semble le fait, le muscle contracté est aussi mou, aussi extensible, plus extensible même, qu'à l'état de relâchement. Les expériences de Weber reprises par Hermann et plus récemment par G. Blix, en ont donné une preuve sans réplique. Un muscle en repos que l'on charge d'un poids et que l'on fait entrer en contraction ensuite, au lieu de se raccourcir, s'allonge au contraire sensiblement. C'est simplement que, dans l'état de contraction, le muscle est moins résistant à l'élongation qu'à l'état de repos.

L'élasticité du tissu musculaire n'est pas une propriété physique. Elle dépend de sa composition chimique, laquelle dépend elle-même de sa nutrition.

L'importance de cette propriété est capitale. Les expériences de M. Marey en donnent la raison. « Lorsqu'en effet, une force vive agit sur un levier par l'intermédiaire d'un corps non élastique, une grande partie de cette force est perdue en un choc. Si l'intermédiaire est un corps élastique, celui-ci, par le fait de son élasticité, emmagasine, et puis restitue, sous forme de travail mécanique, la force qui se serait dépensée en choc, de telle sorte que l'effet utile est, en définitive, bien plus considérable. » Le travail utile que peut fournir le muscle est donc en raison directe de son élasticité.

Les remarquables recherches de Nobili, de Matteucci, de du Bois-Reymond ont démontré qu'à l'état de repos, les muscles sont parcourus par des *courants électriques* propres. Le professeur Jaccoud (1) les désigne sous la dénomination distinctive de *courant naturel du muscle en repos.*

Sans entrer dans l'exposé des théories émises pour en expliquer la genèse, notons que le courant naturel du muscle en repos affecte une direction constante. Cette direction est telle que la section longitudinale du muscle est positive relativement à la section transversale qui est négative (Jaccoud).

La durée du courant est celle de la vie dont il subit les fluctuations.

Au moment de la contraction, son intensité s'abaisse. On appelle *variation* ou *oscillation négative*, le changement qui se manifeste dans l'état électrique du

---

(1) JACCOUD, *Nouveau Dictionnaire de médecine et de chirurgie pratiques.* Art. Électricité, p. 485.

muscle contracté. L'oscillation négative paraît la conséquence des modifications d'ordre chimique que la contraction ne peut manquer de provoquer dans le tissu musculaire.

Les phénomènes *d'ordres chimique* et *nutritif* dont le muscle est le siège présentent un intérêt tout particulier. A l'état de repos, comme en contraction, il vit et se nourrit. En d'autres termes, la composition chimique du liquide dont il est imprégné se modifie incessamment.

En un mot, (Cl. Bernard, P. Bert, etc., etc.) *le muscle respire.*

En repos, tant qu'il vit, il absorbe de l'oxygène et dégage de l'acide carbonique.

La contraction rend le dégagement de l'acide carbonique plus considérable et la combustion respiratoire plus active encore ; de telle sorte que, d'alcalines qu'elles étaient pour le muscle au repos, les réactions deviennent acides pour le muscle contracté.

Ajoutons qu'entre l'état de paralysie et celui de contraction, qui sont les deux extrèmes, l'état de *tonicité*, sous le rapport de l'intensité des phénomènes respiratoires, occupe le juste milieu.

La *sensibilité* des muscles est obtuse. Dans les amputations, leur section ne cause que peu de douleur. Mais Ch. Bell, puis Gerdy, ont appelé l'attention sur un mode de sensibilité tout spécial au muscle et qu'ils ont appelé, celui-ci : *sentiment d'activité*, celui-là, *sens musculaire.*

Les vivisections auxquelles Cl. Bernard s'est livré, en vue de vérifier l'assertion subjectivement émise par Ch. Bell, puis par Gerdy, en ont démontré l'exactitude.

Le muscle jouit, en effet, d'une sensibilité particulière qui mérite le nom de *sens musculaire*. Grâce à ce sens musculaire, l'encéphale est en mesure de juger de la force et de l'étendue des mouvements, en d'autres termes, de l'intensité des contractions que ces mouvements nécessitent.

Weber a constaté qu'entre deux poids soulevés successivement, la distinction est possible, à la condition que l'écart entre les deux poids ne soit pas inférieur à un dix-septième du poids total.

Quant au siège précis de ce sens musculaire, quel est-il?

Cette question est enveloppée, encore, d'une profonde obscurité.

Wundt place ce siège dans la substance grise de la moelle, c'est-à-dire, dans les cellules nerveuses préposées à la locomotion.

J. Muller, Ludwig, Bernstein, Bernhart penchent vers la même opinion. Celle du professeur Trousseau (1) ne s'en éloigne pas sensiblement.

« Un travail récent de Carl Sachs, dit M. Mathias Duval (2), nous paraît mettre aujourd'hui hors de doute la sensibilité propre du muscle. Étudiant au microscope la terminaison des nerfs dans les muscles de la grenouille, Carl Sacks a été amené à reconnaître des extrémités nerveuses qu'il considère comme sensitives et qui seraient caractérisées par ce fait qu'elles n'arriveraient pas, comme terminaisons motrices, jusque dans l'intérieur de la fibre musculaire, mais formeraient un réseau délicat en dehors du myo-

---

(1) TROUSSEAU, *Nouveau Dictionnaire de Médecine et de Chirurgie pratiques*. Art. Ataxie, p. 777.

(2) MATHIAS DUVAL, *Loco citato*, p. 242.

lemme et décriraient des spires, comme le fait le lierre autour d'un tronc d'arbre ; de telle sorte que la sensation de la contraction musculaire résulterait de la pression mécanique que la fibre musculaire, au moment de son raccourcissement, exerce sur ce réseau nerveux périphérique. »

Indépendamment des propriétés générales : électricité, pouvoir électro-moteur, activité nutritive, sensibilité qui viennent d'être décrites, le muscle possède une propriété qui lui est propre et le distingue de tous les autres tissus.

Cette propriété, c'est la *contractilité* ou *irritabilité musculaire*.

Glisson est le premier qui ait vaguement appelé sur elle l'attention. Haller l'étudia ensuite par voie expérimentale et en détermina les caractères avec une précision irréprochable.

De nos jours, les expériences de Longet, de Claude Bernard, de Kolliker, Waller, Krause, Vulpian, ont établi d'une manière inattaquable que, par eux-mêmes, les muscles jouissent de la propriété d'entrer en contraction, sous l'influence d'un excitant, et que l'irritabilité dite *Hallérienne* leur appartient incontestablement en propre.

Les *excitants* de la contractilité sont d'ordre : 1° *physique*, tels que le choc, la piqûre, le tiraillement, la chaleur, le froid, l'électricité ; 2° *chimique*, et le nombre en est, pour ainsi dire, indéfini ; 3° *physiologique*, et consistant spécialement dans l'action nerveuse : excitant naturel du système locomoteur.

Les circonstances de nature à modifier l'irritabilité musculaire sont très nombreuses. Leur influence perturbatrice s'exerce sur la nutrition et la constitution chimique du tissu, directement ; puis, par contre-coup, sur sa propriété caractéristique.

L'excès de repos exagère l'alcalinité de ses réactions.

L'excès d'activité y produit accumulation de principes acides.

L'anémie réduit à néant la contractilité musculaire.

L'hyperhémie en accroît la puissance.

Il en est de même de l'électricité sous forme de *courants continus*.

Des expériences très remarquables de G.-V. Poore, il résulte qu'un sujet tenant son bras écarté du corps à angle droit, supporte un poids beaucoup plus longtemps, quand le courant passe, que quand il ne passe pas. Si l'on fait supporter le poids sans faire passer le courant pendant un temps assez long, il arrive un moment où la fatigue est telle que le sujet sent qu'il va lâcher le poids ; on établit alors le courant et l'on constate que la sensation d'impuissance diminue aussitôt. « Cet effet du courant semble durer quelque temps après sa cessation. Les sujets en expérience affirment conserver un sentiment de force pendant près d'une heure. »

Certains alcaloïdes végétaux, enfin, impressionnent très violemment, soit pour l'exagérer, soit pour l'abolir, l'irritabilité musculaire.

En tête des premiers, il faut placer la *vératrine*. Elle exagère à tel point — les recherches de Prévost (de Genève) en font foi — l'irritabilité des muscles, que toute excitation les fait entrer ensuite dans un état de contraction voisin de l'état tétanique.

L'*ésérine*, d'après les expériences des docteurs Leven et Laborde, peut venir après.

Au premier rang des agents destructeurs de l'irritabilité, se place la *digitaline* dont l'action sur le cœur paraît bien distincte (Vulpian) de celle qu'elle exerce sur le sytème nerveux.

Différents poisons, dont les peuplades du Gabon font usage pour empoisonner leurs flèches, méritent (Polaillon et Carville) d'être classés dans le même groupe.

Pour suivre M. Mathias Duval jusque dans les dernières subdivisions de son remarquable exposé, disons un mot de la *fatigue musculaire,* ainsi que de la *raideur cadavérique,* et donnons sur le *travail musculaire,* envisagé au point de vue physiologique quelques documents précis.

Par cette expression : *fatigue musculaire,* ce n'est pas *sentiment de lassitude générale* qu'il faut entendre. Sous son acception scientifique, la désignation de fatigue musculaire s'applique à un état du muscle expérimentalement déterminé. Dans cet état, l'accumulation des produits acides des combustions lui fait perdre l'aptitude à se contracter.

L'apport d'une dose nouvelle de liquide sanguin suffit pour triompher de cette inertie. Le sang agit ici, d'abord en vertu de l'alcalinité de son sérum; ensuite, — les expériences de H. Kronecker l'ont prouvé — en vertu des propriétés réparatrices de son oxygène.

Résultat de la coagulation de la substance albumineuse du muscle (myosine) par les acides qui s'y sont développés, la *rigidité cadavérique* se manifeste de dix minutes à sept ou huit heures après la mort. Sa durée est d'autant plus longue que son apparition est plus lente. Un grand déploiement d'activité, dans les derniers moments de la vie, a pour effet de la rendre presque immédiate.

C'est ce qui se remarque sur le champ de bataille, où les cadavres conservent l'attitude même du combat.

L'explication du fait est facile : au moment où la mort a surpris le soldat, ses muscles recélaient, en abondance, des produits acides de combustion, et la coagulation de la myosine a commencé, sans désemparer.

*Du travail musculaire.* — Un muscle en contraction est le siège de combustions actives. Si ce muscle, en se contractant, ne rencontre pas de résistance, les combustions dont il est le siège se transforment en chaleur.

Mais, s'il rencontre une résistance, un certain nombre d'entre les unités de chaleur qui se sont développées se transforment en équivalents mécaniques. La somme de chaleur produite par les combustions que la contraction musculaire a engendrées se traduit donc, alors, partie en *travail*, partie en chaleur.

Le muscle en *travail* est, par conséquent, comparable à une machine. Il transforme de la chaleur en travail mécanique. Mais, où il l'emporte sur la meilleure machine, c'est en ce qu'il transforme en travail utile une quantité double de chaleur.

Les hydro-carbures sont, par excellence, la source qui alimente la puissance du travail musculaire. Aussi, les animaux herbivores, qui se nourrissent surtout de matières hydro-carburées, sont-ils aptes à à fournir une somme de travail incomparablement supérieure aux carnivores qui se nourissent de matières albuminoïdes. Aussi, l'entretien de la capacité pour le travail mécanique est-il, pour l'homme qui est omnivore, au prix de l'assimilation quotidienne d'une quantité suffisante d'hydro-carbures.

Un anglais, Harting, s'est livré, sur lui-même, à une expérience décisive à cet égard. Après s'être mis au régime de 1,500 grammes de viande par jour, presque sans hydro-carbures, il est arrivé à un degré extrême de faiblesse musculaire.

Dans les exercices de force qui lui sont habituels, l'homme parvient encore assez aisément à fournir la somme de travail utile dont il est besoin; mais, à défaut d'une éducation préalable appropriée, à défaut de savoir s'y prendre pour accomplir l'effort, lorsque cet effort est d'un genre auquel il n'est pas accoutumé, que lui arrive-t-il? Sans profit aucun, il fait entrer en contraction une foule de muscles qui ne lui peuvent prêter nul concours effectif et qui ne demanderaient qu'à être laissés en repos ; il détermine de la sorte, comme suite de l'inutile surcroît de contraction qu'il provoque, des combustions surabondantes, il développe de la chaleur en excès et ne tarde pas à être couvert de sueur.

Quant au travail qu'il a entrepris, c'est péniblement qu'il s'en acquitte.

Sous le couvert des autorités les mieux accréditées, tel est, ramenée à une expression élémentaire, l'état de la Science sur le sujet.

# CHAPITRE III

## EFFETS GÉNÉRAUX DES EXERCICES GYMNASTIQUES SUR LES FONCTIONS LOCOMOTRICES

**Phénomènes mécaniques,** synergie musculaire, le *moment* du muscle. — **Phénomènes physiologiques,** conséquences de la contraction : compression vasculaire, suspension momentanée de la circulation, suractivité circulatoire, état congestif du muscle, travail, entraînement. — L'École militaire de gymnastique de Joinville-le-Pont. — Recherches sur le développement en volume du muscle, mensurations. — Recherches sur le développement en puissance du muscle. — Dynamométries. Résultats numériques. — Production probable de fibres musculaires de nouvelle formation. — Résumé.

« Il faut bien le reconnaître, on n'est pas entré jusqu'à ce jour dans l'analyse rigoureuse des effets physiologiques que l'on est en droit d'attendre de la pratique régulière des exercices corporels. L'instinct et l'expérience ont plus fait pour leur propagation que la science de l'hygiéniste. » Telle est la lacune ; et telles sont les propres expressions qu'emploie le docteur Proust pour la signaler. (1)

« C'est, ajoute-t-il, en faisant sortir la théorie de la Gymnastique du vague dans lequel elle s'est tenue jusqu'à présent que l'on en hâtera les progrès. » (2)

Un certain nombre d'observateurs contemporains, parmi lesquels il faut citer, à des titres divers,

______

(1) PROUST, *Traité d'hygiène.* 2ᵉ édition, p. 541, Paris, 1881.
(2) PROUST, *Loco citato*, p. 541.

MM. Duchenne de Boulogne (1), Marey (2), Carlet (3), Chassagne et Dally (4), Boudet (5), François Franck et sous sa direction, Rouhet (6), sont entrés dans cette voie résolument.

Nous ne nous ferons pas faute de mettre ces auteurs à contribution. C'est, à nos yeux, rendre hommage à la féconde initiative dont le mérite leur revient.

Dans l'étude des modifications toutes particulières que des exercices rationnellement institués et systématiquement réitérés peuvent apporter aux fonctions locomotrices, nous procèderons du simple au composé.

Nous suivrons pas à pas les phénomènes, en choisissant, pour point de départ, le plus élémentaire d'entre tous. Puis, nous irons de déduction en déduction en prenant pour guide les notions d'anatomie et de physiologie que nous possédons sur le système locomoteur.

Un muscle quelconque entre en contraction... Sa contraction entraîne l'élongation du muscle antagoniste.

Si l'on contracte un muscle fléchisseur (le biceps huméral, par exemple) il faut, pour que le mouve-

---

(1) Duchenne de Boulogne, *Physiologie des mouvements.* Paris, 1867.

(2) Marey, *Du mouvement dans les fonctions de la vie*, 1868. — *La machine animale*, 1873.

(3) Carlet, *Annales des sciences naturelles.*

(4) Chassagne et Dally, *Influence précise de la Gymnastique sur le développement de la poitrine, des muscles et de la force chez l'homme*, (*Ann. d'hygiène*, Paris, 1881, 3e série, t. V, p. 520.)

(5) Boudet, *Des actes musculaires dans la marche de l'homme.* Publications du *Progrès Médical*. 1880.

(6) Rouhet, *Recherches expérimentales sur les effets physiologiques de la Gymnastique et sur l'entraînement*, Paris, 1880.

ment de flexion s'exécute que le muscle extenseur (le triceps dans l'exemple choisi) s'allonge.

Si l'on contracte un muscle extenseur, il est indispensable que le muscle fléchisseur cède.

Cette résistance que s'opposent réciproquement les muscles antagonistes tend à annihiler leur effort respectif, et nécessite l'intervention de muscles auxiliaires. Cette concordance, ce concours d'action est ce qu'on appelle la *synergie* (1) musculaire.

Il s'ensuit que pour l'exécution d'un mouvement, si simple soit-il, la contraction se répartit sur l'ensemble des muscles de la région.

Un autre point à déterminer, est celui de savoir à quel *moment*, correspond le maximum de travail musculaire, dans l'accomplissement d'un mouvement donné. Une semblable notion, on le comprend sans peine, ne peut manquer de rencontrer, dans l'enseignement de la Gymnastique, dans le choix des procédés notamment, de très utiles applications.

Eh bien, le professeur Schlagdenhauffen (2), de Strasbourg, qui s'est livré à cette recherche, a géométriquement et algébriquement démontré que le maximum d'effort musculaire correspond au moment où le muscle agit perpendiculairement au levier qu'il s'évertue à soulever.

Pour le bras, par exemple, soulevant la main chargée d'un poids, c'est lorsque l'avant-bras devient horizontal que le biceps huméral et ses auxiliaires travaillent le plus.

---

(1) *Synergie*, Étymol. : σύν, avec, ensemble ; ἔργον, travail.
(2) SCHLAGDENHAUFFEN, *Considérations mécaniques sur les muscles*. Journal de l'Anatomie (Ch. Robin), 1872-1873.

Afin de mieux faire saisir le fait, M. Schlagden-hauffen l'a exprimé par la formule que voici : *C'est*, a-t-il dit, *le moment du muscle* (1).

L'importance de ces constatations est de premier ordre.

En effet, puisque la mise en activité d'un muscle entraine l'intervention des muscles auxiliaires, ces muscles auxiliaires participeront aux modifications que des exercices appropriés pourront apporter à la constitution anatomique et au fonctionnement du muscle dont l'activité a été intentionnellement sollicitée.

Constater sur un muscle déterminé ces modifications, c'est donc les constater sur un ensemble.

Ainsi, pour l'accomplissement d'un mouvement quel qu'il soit, (la flexion de l'avant-bras sur le bras, par exemple), l'action du muscle qui y est préposé (le biceps) ne saurait en réalité, être envisagée isolément. Et si, par voie d'expérience, on reconnaît que des manœuvres méthodiques ont eu la puissance de modifier anatomiquement et physiologiquement le biceps, on est implicitement obligé de reconnaître que les mêmes manœuvres ont exercé une influence analogue sur d'autres muscles que le biceps.

Pour apprécier avec quelque justesse la portée des considérations qui vont suivre, et par contre-coup les avantages de la Gymnastique, voila ce dont, avant tout, il importait de se pénétrer.

---

(1) Dans une seconde étude publiée en 1873, dans le *Journal de l'Anatomie*, le professeur Schlagdenhauffen a étudié avec une égale précision mathématique les conditions mécaniques de l'antagonisme entre les muscles fléchisseurs et les muscles extenseurs.

Lorsqu'un muscle se contracte, que se passe-t-il ? — Le raccourcissement longitudinal et le gonflement transversal du corps charnu déterminent dans la circulation artérielle et veineuse des phénomènes qui demandent à être analysés minutieusement.

Ces phénomènes ont pour siège les grosses branches des artères et des veines, ainsi que les radicules vasculaires qui se répandent dans la fibre musculaire même ; mais c'est surtout dans les radicules vasculaires, qu'il y a intérêt à les observer de près.

Ces phénomènes, ainsi que le fait remarquer M. Rouhet (1) varient selon que le muscle est : 1° en état de contraction soutenue et violente ; 2° animé de contractions intermittentes et rapides ; 3° dans le repos consécutif à l'état de contraction.

Des recherches de Ludwig et Schmidt, de Claude Bernard, de Stalder, il résulte que la contraction musculaire a pour effet d'exercer sur les vaisseaux, une compression telle que la circulation y est momentanément interrompue. Une disposition anatomique signalée par le docteur Ranvier permet, toutefois, à la fibre de conserver, même pendant la durée de la contraction la plus violente, une certaine quantité de sang en réserve. Cette disposition consiste en une foule de petits renflements en forme d'ampoule que présentent les radicules vasculaires répandues dans les interstices inter-fibrillaires.

Au moment de la contraction, ces renflements en ampoule se trouvent gorgés de sang.

---

(1) ROUHET, *Loco citato*, p. 26 et suiv.

La contractilité y puise l'aliment, la condition de persistance et d'énergie qui lui sont indispensables. Anémiée, en effet, la fibre musculaire s'affaisse. Entretenue d'oxygène, elle conserve son éréthisme.

Nous disons que c'est grâce à l'oxygène du sang que la contraction se produit, et que c'est aux dépens de l'oxygène emmagasiné dans les ampoules vasculaires qu'elle persiste. Aussi, sa durée est-elle essentiellement limitée, et cesse-t-elle aussitôt que l'oxygène en réserve est dépensé. Aussi, encore, le sang quitte-t-il le muscle à l'issue de la contraction, extrêmement noir, c'est-à-dire surchargé d'acide carbonique.

En un mot, on peut distinguer trois périodes :

*Première période : Circulation pendant l'état de contraction soutenue.* — Les phénomènes nutritifs s'accomplissent aux dépens de la provision de sang conservée dans le muscle grâce à la compression des vaisseaux.

*Deuxième période : Circulation dans le muscle pendant une série de contractions intermittentes.* — Rien d'aisé à saisir, comme le phénomène qui se produit.

Dès que le relâchement du muscle succède à sa contraction, le sang accumulé dans les radicules vasculaires reprend son cours par les veines.

En même temps, le sang artériel afflue dans le tissu musculaire et vivifie le muscle à nouveau.

Que l'on suppose maintenant le muscle animé de contractions intermittentes et rapides, quel pourra être le résultat définitif de cette suractivité de fonctionnement, sinon une suractivité de la circulation intramusculaire même ?

*Troisième période : Circulation dans le muscle pen-*

*dant le repos prolongé qui fait suite aux contractions.*
— Il est un fait d'observation. Après un exercice de force, les muscles présentent un volume plus considérable. Ce gonflement s'observe dès les premières séances de gymnastique. Les séances, les exercices viennent-ils à être suspendus, cette accentuation de volume, cette résistance au palper s'évanouissent et l'état antérieur reparaît.

En somme, la suractivité fonctionnelle détermine dans le muscle, comme premier effet physiologique, une suractivité circulatoire. Et cette suractivité circulatoire aboutit à un état congestif habituel qui contribue à expliquer l'accroissement graduel du volume de l'organe.

Quand nous avançons que cet état congestif habituel a une certaine part dans le développement progressif du muscle, il ne faut pas prendre le change. Cette part n'est que secondaire, et la preuve la voici : que, par des mouvements systématiquement répétés, on provoque la contraction fréquente d'une série quelconque de muscles, l'excitation qui en résulte n'est pas, par elle-même, suffisante à déterminer, dans leur volume, un accroissement appréciable. Il faut d'autres conditions. Il faut la résistance, le *travail*.

C'est le *travail musculaire* qui est le véritable facteur du développement de l'organe. En matière de gymnastique, cette règle domine tout.

Or, il ne s'agit pas d'interprétation ici. Il s'agit de la constatation pure et simple d'un fait.

*Travail* implique *résistance*. A défaut de *travail,* il n'y a ni pour le volume, ni pour la puissance du muscle, aucune chance sérieuse de développement.

En réalité, en quoi consiste ce surcroît de puissance

musculaire qui est la suite d'exercices réglés? — Chez le sujet qui s'y soumet, en même temps que le volume des muscles augmente, l'embonpoint diminue. La couche de graisse qui s'étend sous la peau, et aussi bien celle qui occupe les intertices des faisceaux musculaires, disparaît.

Est-il advenu, dans l'élasticité, dans l'extensibilité naturelles du muscle, une amplification? C'est une question sur laquelle, dans l'état actuel de la science, nous ne sommes pas fixés.

Ce qui paraît certain, c'est que la force contractile s'est modifiée avec avantage. Ce qui l'est, c'est que le sujet est devenu plus maître de ses mouvements; c'est qu'ayant appris à se servir de ses muscles, « il exerce (Rouhet) une influence directrice beaucoup plus intelligente sur ses instruments de travail. »

Le bénéfice que peut produire la suractivité circulatoire — fruit elle-même de contractions réitérées, — est donc au prix d'exercices rationnellement institués.

A défaut d'un *entraînement* méthodique, ce bénéfice ne se réalisera point.

Le moment n'est pas venu, encore, d'aborder de front cette question, si digne d'intérêt, de l'entraînement.

Nous lui consacrerons plus tard toute l'attention qu'elle mérite.

Quant à présent bornons-nous à rappeler seulement ceci : en 1819, il a été fondé une *École militaire de Gymnastique*. Située à Grenelle, dans le principe, cette École a été transférée, plus tard, à la redoute de la Faisanderie, près Joinville-le-Pont.

Sous le titre de *maître en gymnastique*, on s'est proposé d'y former des moniteurs capables d'enseigner les principes qui régissent les exercices du corps.

Actuellement, l'École de gymnastique de Joinville-le-Pont, comprend, indépendamment du personnel administratif et enseignant, 900 hommes environ détachés des régiments de l'armée et des corps de la marine pour, après six mois de séjour à l'École, être renvoyés à leurs corps comme moniteurs de gymnastique.

Ces hommes suivent un régime uniforme et spécial. Ils sont quotidiennement et méthodiquement exercés.

L'homogénéité des conditions dans lesquelles ils se trouvent se prète à des observations d'une rigoureuse précision.

Le sujet a tenté les docteurs Chassagne et Dally (1). Ces observateurs ont soumis les soldats-élèves de l'École de Joinville à 16,330 pesées, dynamométries et mensurations. Poursuivies, ainsi qu'on va le voir, avec un soin minutieux, ces opérations fournissent sur la plus-value en volume et en puissance que la Gymnastique confère aux organes, des données sur lesquelles il est permis de faire fond.

Pour nous limiter aux considérations concernant spécialement l'influence de l'entraînement gymnastique sur le développement des muscles en volume et en force, voici, sur ce point, les conclusions auxquelles MM. Chassagne et Dally sont parvenus.

Un mot d'abord sur les procédés qu'ils ont cru devoir adopter. On y trouvera une garantie pour l'exactitude des déductions.

---

(1) CHASSAGNE et DALLY, *Influence précise de la Gymnastique sur le développement de la poitrine, d s muscles et de la force de l'homme* (*Ann. d'hygiène publique,* Paris, 1881. 3ᵉ série, t. V, p. 520.)

Les constatations du développement musculaire en volume ont été faites à l'aide d'un même ruban métrique en cuir inextensible.

Les constatations du développement musculaire en puissance l'ont été à l'aide du dynamomètre ovalaire de Mathieu. « Toutes les mensurations, pesées, dynamométries, disent MM. Chassagne et Dally, ont été pratiquées par nous, *par la même main,* au début et à la fin du cours, de sorte que s'il y a eu erreur d'application et de tour de main, elle porte également sur les deux termes comparatifs et s'annule en moyenne.

« Nous tenons, ajoutent-ils, à bien marquer le côté entièrement personnel de nos recherches. »

Quant à l'instrument propre à fournir l'appréciation de la puissance contractile, ou ce qui revient au même, du rendement comme travail du muscle, cet instrument a été l'objet d'un choix motivé.

C'est le dynamomètre ovalaire de Mathieu qui a eu la préférence. Il l'a méritée en raison de sa simplicité qui éloigne les probabilités de déperdition de force, par suite des frottements.

Celui qui a été mis en usage a été, « avant toute expérience, *étalonné, essayé et taré* ».

Afin de se mettre en garde contre le coefficient de dilatation du métal et d'expérimenter à des températures sensiblement égales, les opérations se passaient « dans les souterrains casematés du fort de la Faisanderie qu'on ramenait à 15° en hiver par un chauffage énergique, et qui, en juillet, avaient à peu près cette température.

« En outre, quand, après quelques tractions vives, l'instrument transformait une partie de l'effort en calorique, on le laissait, par un repos de quelques minutes, se remettre en équilibre de température ».

On le voit, toutes précautions ont été prises pour assurer aux relevés numériques l'exactitude, pour ainsi dire, mathématique qui en fait la valeur.

Ces dispositions préalables étaient bonnes à noter, car c'est la première fois que l'on s'adonne sur une aussi vaste échelle, à ce genre d'observations. Pour le crédit des déductions qu'elles comportent, il convenait d'avoir acquis la certitude que cette base ne péchait pas par la solidité.

Eh bien, les expérimentations de MM. Chassagne et Dally, au point de vue du développement musculaire, tant en volume (périmétrie) qu'en puissance (dynamométrie), ont porté sur 401 élèves du cours de l'École de Joinville : années 1877-1878.

La durée du cours est de six mois ; mais la défalcation des jours de repos en ramène à cinq mois la durée effective.

Or, dans ce laps de cinq mois, le périmètre du bras a été trouvé augmenté de 1 cent. 28 sur 82 pour 100 d'entre les gymnastes.

Le périmètre de l'avant-bras a été trouvé augmenté de 0,57 millimètres sur 62 pour 100 ;

Celui de la cuisse, de 1 cent. 38 sur 64 pour 100 ;

Celui de la jambe (mensuration prise au niveau du mollet), a été de 0,82 millimètres, sur 56 pour 100.

Les résultats dynamométriques auxquels MM. Chassagne et Dally sont parvenus ne sont pas moins démonstratifs.

D'après les auteurs même, en voici le résumé.

La force de soulèvement, après les six mois de cours révolus, a été trouvée accrue de 28 kilogrammes sur 86 pour 100 d'entre les gymnastes.

La force de flexion de l'avant-bras sur le bras *droit* a été trouvée accrue de 3 kil. 26 sur 63 pour 100 et celle de flexion de l'avant-bras sur le bras *gauche*, 3 kil. 02, sur 63 pour 100.

La force de prise de serre de la main *droite* a été trouvée accrue de 5 kil. 62, sur 76 gymnastes pour 100. Celle de prise de serre de la main *gauche*, de 5 kil. 48 sur 68 pour 100 ; et celle de prise de serre des deux mains, de 9 kil. 75, sur 81 pour 100.

La force du bras tendu s'est accrue de 2 kil. 41, sur 74 pour 100 des gymnastes ;

Celle de port des fardeaux, de 11 kil. 52, sur 66 pour 100 ;

Celle de progression, ou de trait, de 9 kil. 81, sur 65 pour 100 ;

Celle, enfin, de détente du triceps, ou du coup de pied s'est accrue de 10 kil. 06, sur 75 gymnastes pour 100.

Tels sont les faits. Comment expliquer cet accroissement définitif de volume et cette plus-value de puissance fonctionnelle dont les muscles sont redevables aux pratiques gymnastiques, sinon par la formation de fibres musculaires nouvelles?

Dans l'état actuel de nos connaissances, la preuve directe, anatomique de la multiplication des fibres musculaires par l'exercice méthodique nous échappe. Mais, à raisonner par analogie, l'hypothèse, tout au moins, n'a rien que de parfaitement plausible.

En résumé, les phénomènes d'ordre mécanique qui se produisent dans le fonctionnement du système locomoteur aboutissent, à un concours d'action entre muscles auxiliaires, à une synergie à défaut de aquelle la fonction locomotrice, le mouvement que commande l'encéphale, ne se pourrait accomplir.

Le caractère obligatoire de cette synergie a pour effet de faire participer tout un ensemble de muscles aux modifications que peut entraîner dans la constitution anatomique et physiologique du tissu musculaire, la répétition intentionnelle d'un exercice de force déterminé.

Sous le rapport strictement physiologique, le premier effet de la contraction d'un muscle consiste en une compression des vaisseaux artériels et veineux, en une obstruction sinon en une suspension complète de la circulation intra-musculaire. Cette suspension circulatoire est momentanée. La disposition en ampoule des radicules vasculaires remédie aux inconvénients que sa prolongation ne tarderait pas à entraîner. Un afflux de sang artériel nouveau dans le tissu du muscle suit la décompression vasculaire qui se produit au moment que l'état de contraction fait place à l'état de relâchement.

La répétition du même effet a pour conséquence un surcroît d'activité dans la circulation du muscle.

Cette suractivité de la circulation intra-musculaire détermine très vite un état congestif habituel du muscle : état congestif qui se trahit par une augmentation du volume de l'organe.

Le surcroît de volume dû à l'état congestif n'a rien de définitif. Il disparaît pour peu que l'exercice de force qui l'a occasionné soit suspendu.

On n'est pas en droit de faire fond sur lui pour obtenir l'accroissement réel en volume et en puissance qui doit être l'objectif des manœuvres gymnastiques.

Le développement réel du muscle tant en puissance

qu'en volume est au prix du *travail*, c'est-à-dire, de la *résistance vaincue*.

Les règles qu'implique le triomphe de la résistance constituent l'entraînement.

L'application de ces règles méthodiques, qui constituent l'entraînement, a pour résultats positifs une plus-value en puissance des muscles et leur accroissement en volume.

Constatés expérimentalement, dans des conditions d'observation rigoureuse, et exprimés en chiffres comparatifs, ces résultats se traduisent en moyennes qui les élèvent au-dessus de tout conteste.

Leurs conséquences ultimes sont celles-ci : au point de vue anatomique, la formation très probable de fibres musculaires nouvelles qui viennent renforcer la valeur primitive, la valeur naturelle de l'organe; au point de vue physiologique, le perfectionnement de la synergie musculaire et une soumission plus parfaite de l'instrument de travail à la direction devenue plus intelligente du sujet.

Que l'on se reporte maintenant aux faits exposés dans le précédent chapitre, et les déductions ne manqueront point.

C'est ainsi que l'élasticité a été présentée comme une des propriétés les plus précieuses du tissu musculaire.

Elle semble, a-t-il été dit, résider dans l'enveloppe de la fibre primitive, dans le myolemme.

Or, nous venons de voir que l'entraînement gymnastique affermit la puissance, facilite l'aisance de direction des muscles, en même temps qu'il accroît la souplesse des mouvements.

Ne serait-ce point là, autant de conséquences d'un surcroît d'élasticité acquis, à la faveur des exercices, par le myolemme? Il n'y a rien d'invraisemblable, en tout cas, à admettre que la propriété fondamentale de cette membrane ait profité, elle **aussi**, de la suractivité fonctionnelle sollicitée dans l'organe avec lequel elle fait corps.

D'un autre côté, en jetant un coup d'œil sur les excitants de la contractilité, nous avons reconnu comme excitant naturel, le système nerveux.

Quoi de plus hygiénique, dès lors, quoi de plus nécessairement salutaire que des manœuvres qui, pour mettre en jeu la contractilité — propriété fondamentale du système organique dont il s'agit — font appel à son excitant physiologique?

A propos de la *fatigue* et du *travail* musculaire, enfin, nous avons constaté, d'une part, que l'afflux du sang artériel était le moyen par excellence de triompher de la fatigue du muscle surchargé de principes acides, grâce à la bienfaisante action du serum qui lui refait un milieu alcalin ; d'autre part, que dans le *travail*, la résistance transformait en équivalents mécaniques une partie des équivalents de chaleur développés par la contraction. Eh bien, l'état congestif habituel que déterminent dans le muscle les pratiques gymnastiques, n'intervient-il pas à son tour pour éloigner, retarder, atténuer la fatigue, et ne contribue-t-il pas, en dernière analyse, à l'entretien de la vigueur?

Et les résistances à vaincre ne méritent-elles pas d'être recherchées, comme une source nouvelle de **puissance et de ressort**?

# CHAPITRE IV

## FONCTIONS RESPIRATOIRES, ANATOMIE

Organes concourant à la respiration : Fosses nasales, membrane pituitaire. — Pharynx. — Larynx, glotte. — Trachée, bronches proprement dites, ramifications bronchiques. — Poumons : forme et aspect extérieurs, division en lobes, capacité, poids, couleur, consistance, élasticité. — Lobules pulmonaires, formes, aspect et dimensions. — Le *lobule, siège précis des fonctions respiratoires*, terminaison dans le corps du lobule de la ramification bronchique et du rameau final de l'artère pulmonaire. — Origine des veines pulmonaires, leur réseau. — Enveloppes du poumon. — Plèvres. — Thorax: squelette, parties molles intrinsèques et extrinsèques, musculature, conformation.

Lavoisier est le premier dans l'esprit de qui ait germé une conception positive de la respiration.

S'inspirant des travaux de ses devanciers, de ceux en particulier de Mayow (1674), de Black (1757), de Priestley, il parvint à mettre en évidence un fait, c'est que la respiration produit les effets d'une *combustion* ; c'est que, dans cette combustion, l'air atmosphérique fournit l'oxygène et que le sang fournit le carbone.

Sur le siège précis de la combustion, Lavoisier ne se prononça pas.

Etait-ce le poumon ; était-ce la profondeur même des tissus ? Il semble qu'il penchât vers la seconde hypothèse. Laplace adopta la première.

Il ne fallut pas moins des travaux de Spallanzani et de William Edwards pour battre en brèche la théorie que le renom de Laplace avait fait, de toutes parts, accepter.

Les recherches de Magnus (1) et celles de Fernet (2) lui portèrent le dernier coup.

Leurs conclusions, à savoir que c'est dans la profondeur de l'organisme, au contact des éléments anatomiques des tissus que se font les combustions dont le résultat consiste en une absorption d'oxygène et un dégagement d'acide carbonique, ces conclusions ont été corroborées par tous les observateurs modernes, par les expériences si démontratives de M. Paul Bert notamment.

Dès lors, le sang pouvant être considéré comme l'intermédiaire entre l'air extérieur et les tissus, et l'authenticité des phénomènes respiratoires dont ceux-ci sont le siège étant acquise, la définition scientifique de la respiration devint facile.

La respiration, en effet, est la série des actes par lesquels les éléments anatomiques vivants empruntent d'une manière plus ou moins indirecte de l'oxygène au milieu ambiant et y rejettent de l'acide carbonique.

Ces échanges entre l'air et les tissus ont pour siège essentiel le poumon ; ou, si l'on aime mieux, le poumon est l'organe essentiel des fonctions respiratoires. D'autres y coopèrent plus ou moins directement.

Un coup d'œil rapide sur les dispositions anatomiques de ces organes, permettra de se rendre un

---

(1) MAGNUS, *Ueber die im Blute Enthaltenen Gase* (Poggendorff's Annal., 1837). Trad. fr. in Annal. des sciences nat. zool., 2ᵉ série, t. VIII, p 79. 1837.

(2) FERNET, *Note sur la solub. du gaz dans les dissolut salines, pour servir à la théorie de la respiration.* (Comptes rendus, Acad. des sciences 1855) Du rôle des principaux éléments du sang dans l'absorption ou le dégagement du gaz de la respiration (Annales des sc. nat. zool., 4ᵉ série, t. VIII, p. 125 1857.)

compte plus exact du mécanisme fonctionnel auquel ils sont préposés.

Les organes qui concourent directement à l'accomplissement des fonctions respiratoires sont les fosses nasales, le pharynx, le larynx, la trachée et les bronches, et en dernier lieu le poumon. Le rôle dévolu au poumon lui est facilité par le jeu des muscles de la poitrine.

Sans entrer dans des détails descriptifs qui ne sauraient prendre place ici et pour lesquels, d'ailleurs, il n'y a qu'à renvoyer aux traités spéciaux, un mot sur chacun de ces organes en particulier.

Les *fosses nasales* présentent une série d'anfractuosités (*cornets et méats, cellules ethmoïdales et sinus divers*) qui en décuplent l'étendue.

De l'orifice des narines au pharynx, elles sont tapissées d'une membrane muqueuse épaisse, riche en vaisseaux et recevant les extrémités terminales du nerf de l'olfaction.

La muqueuse nasale (*membrane pituitaire, membrane de Schneider*) est incessamment lubréfiée par des mucosités dont l'abondance est en rapport avec celle des glandes qu'elle recèle. Ces mucosités font monter le degré hygrométrique de l'air extérieur en même temps que celui de sa température.

Sorte d'infundibulum servant de vestibule aux voies digestives et respiratoires proprement dites, le *pharynx* ne fait que livrer passage à l'air extérieur ramené à un degré convenable de chaleur et d'humidité.

Le *larynx* est l'organe essentiel de la phonation.

Il a son squelette, l'os hyoïde. Il a sa charpente composée de cartilages merveilleusement agencés en vue de la souplesse extrême et de la mobilité infinie que réclament ses fonctions. Il a son système musculaire très compliqué.

Sa partie fondamentale, la *glotte*, est une fente limitée par les cordes vocales inférieures *(vraies cordes*

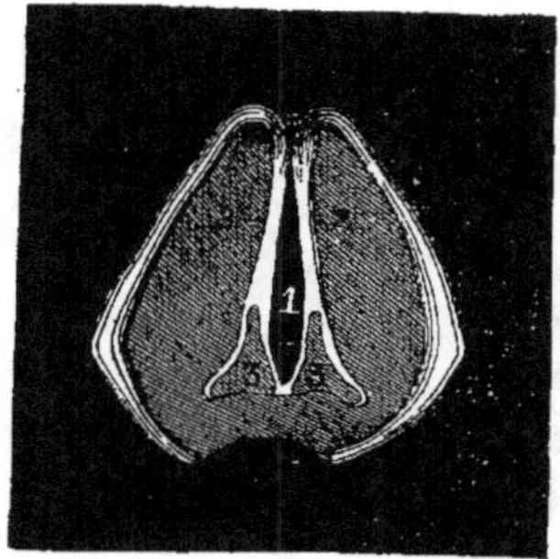

Fig. 10. Larynx vu par en haut avec la glotte rétrécie.

(DALTON)

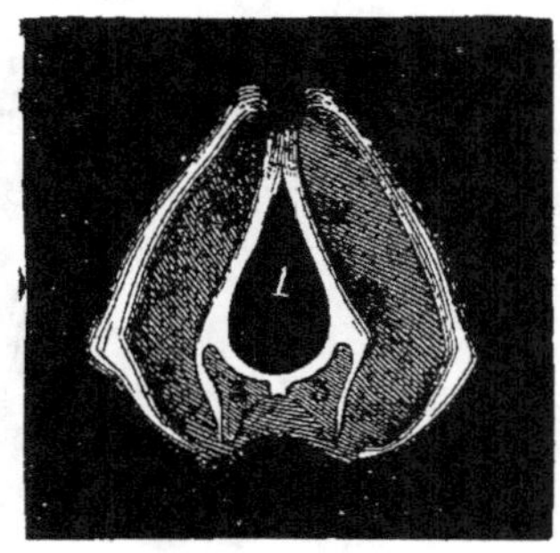

Fig. 11. Même vue avec la glotte ouverte : 1, orifice de la glotte ; 2,2, cordes vocales ; 3,3, cartilages arytenoïdes.     (DALTON)

*vocales).* Celles-ci circonscrivent un triangle isocèle dont l'aire serait horizontale, la base située en arrière, et le sommet en avant.

Une cavité, dite : *cavité sus-glottique,* surmonte la glotte. Une autre cavité, dite : *cavité sous-glottique,* établit la continuité avec la trachée.

Nous ne faisons qu'indiquer ces points d'anatomie descriptive. A propos de la Gymnastique de la voix nous aurons à y revenir (1).

Toujours est-il que le larynx prend une part active à divers phénomènes de la respiration.

Il y concourt par des mouvements généraux et partiels.

---

(1) Voir, troisième partie, chap. V, LA PHONATION.

Dans la respiration calme et ordinaire, il exécute des mouvements d'ascension et de descente si légers qu'ils passent inaperçus.

Dans la respiration forcée, ou simplement énergique, il s'abaisse visiblement pendant l'inspiration pour reprendre sa place dès que l'expiration commence.

Ses mouvements partiels consistent à se dilater

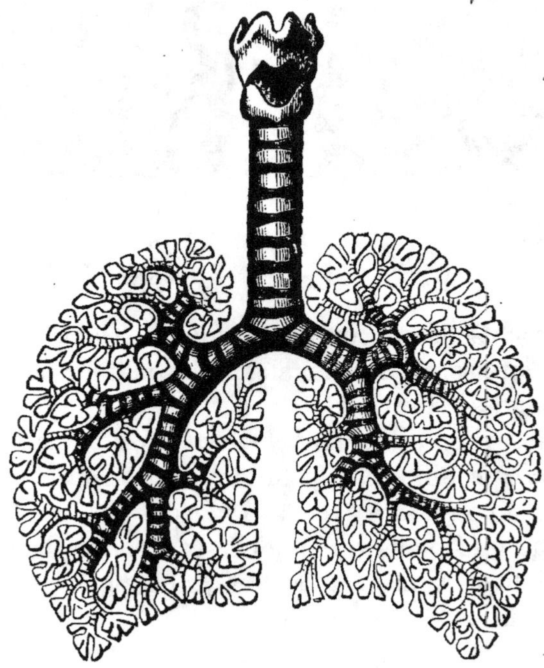

Fig. 12. Larynx de l'homme, trachée, bronches et poumons avec la ramification des bronches et la division des poumons en lobules.

(DALTON)

concurremment à l'inspiration, pour livrer passage à l'air ; et à se rétrécir pendant l'expiration, par la contraction simultanée de ses muscles constricteurs.

Le degré de cette constriction varie selon que l'expiration est simple ou forcée.

Il s'ensuit, dans la vitesse de l'air expulsé de la poitrine, autant de variantes corrélatives.

La *trachée* — tronc commun des conduits aériens — est un canal en forme de cylindre, à parois fibro-cartilagineuses, situé derrière le sternum et en avant de l'œsophage, faisant, en haut, suite au larynx et se divisant, en bas, c'est-à-dire au niveau de la deuxième ou troisième vertèbre dorsale, en deux branches — les *bronches* — lesquelles se divisent et se subdivisent dans les poumons.

La trachée est composée d'une vingtaine d'arceaux cartilagineux, placés les uns au-dessus des autres, unis par une membrane fibreuse et tapissés intérieurement par une membrane muqueuse qui règne dans toute l'étendue du conduit aérien.

Au nombre de deux, et de constitution anatomique semblable à la trachée, les *bronches proprement dites* se dirigent l'une vers le poumon gauche, l'autre vers le poumon droit.

Elles pénètrent, par sa face interne, dans la profondeur de l'organe.

Les bronches droites présentent, relativement aux bronches gauches une différence de longueur et de volume que Husché a rigoureusement mesurée. Il résulte des observations comparatives très sévères auxquelles il s'est livré que les bronches droites auraient, en moyenne, une longueur de 11 à 15 lignes et une largeur de 8 lignes ; tandis que les bronches gauches seraient longues de 18 à 21 lignes et larges de 7 seulement.

En pénétrant dans le parenchyme (1) pulmonaire, les bronches se divisent en autant de branches que les poumons présentent de lobes (2), c'est-à-dire, deux pour le poumon gauche et trois pour le droit. Elles vont ensuite en se ramifiant à l'infini.

Les *ramifications bronchiques* se subdivisent en une série de bifurcations successives.

Leur forme devient exactement cylindrique en même temps que leur diamètre se restreint graduellement.

Grâce à la saillie anguleuse à laquelle donne lieu chaque bifurcation, la colonne d'air qui pénètre dans la poitrine se trouve aisément divisée et la circulation du fluide aérien favorisée d'autant.

Si curieuse soit-elle dans son ensemble, ses détails, ses transformations, la structure intime des bronches n'a pas, au point de vue spécial où nous nous plaçons, à nous arrêter.

Des travaux sans nombre, des controverses parfois très vives que cette étude a suscitées, ce qu'il convient de retenir c'est ceci : la membrane muqueuse qui tapisse les grosses bronches a la même structure que celle de la trachée ; mais, peu à peu, elle s'amincit de telle sorte que les ramifications bronchiques d'un diamètre inférieur à un millimètre n'ont que des parois extrêmement délicates.

Les recherches de Rainey, en somme, et celles de Sömmering et Magendie concordent pour établir

---

(1) *Parenchyme*. On désigne sous le nom de parenchyme tout tissu composé de grains agglomérés et se déchirant avec une facilité plus ou moins grande.

(2) *Lobe*, partie arrondie et saillante d'un organe quelconque.

qu'au point où le contact entre l'air atmosphérique et le sang se produit, les conditions anatomiques font ce contact aussi parfait que possible.

C'est là le plus important.

Les *poumons* sont les organes essentiels de la respiration. C'est dans leur profondeur que s'accom-

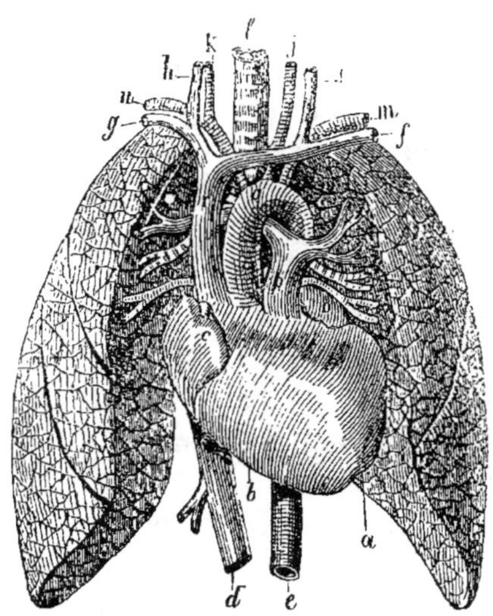


Fig. 13. Dispositions respectives des poumons et du cœur dans la cavité thoracique, les poumons sont un peu écartés pour découvrir le cœur et l'origine des gros vaisseaux.

1. *po*, poumon droit trilobé; *pg*, poumon gauche bilobé; *l*, trachée artère avant sa division en deux branches; *c*, oreillette droite du cœur; *b*, ventricule droit; *a*, ventricule gauche surmonté de l'oreillette; *o, f, g*, veines sous clavières; *h*, jugulaires qui viennent s'ouvrir dans la veine cave supérieure, *r*, laquelle se rend avec la veine cave inférieure, *d*, à la partie postérieure de l'oreillette droite; *c, h, f*, artères carotides; *m, n*, artères sous clavières, qui naissent de la crosse de l'aorte *q*; *e*, aorte descendante; au-dessous de la crosse de l'aorte, *q*; on voit a la partie supérieure du cœur l'artère pulmonaire, *p*, qui naît du ventricule droit et se divise près de la crosse pour aller se distribuer à chaque poumon.

plissent les échanges qui se font sans cesse, pendant la vie, entre l'air extérieur et le sang.

La portée des fonctions respiratoires est capitale. Pour en comprendre intégralement le mécanisme, il est indispensable d'en connaître à fond l'instrument.

La description anatomique des poumons doit donc, à tous égards, nous arrêter.

Au *nombre* de deux, les poumons reçoivent l'air par la trachée et les bronches, le sang par l'artère pulmonaire.

Par leur *forme*, ils représentent, chacun, la moitié d'un cône qui aurait été coupé suivant sa hauteur.

Le poumon gauche se divise en *deux lobes*, le poumon droit en *trois lobes* séparés par des scissures profondes. Du côté gauche comme du droit, le lobe inférieur est le plus volumineux.

Légèrement concave et moulée sur le cœur, la *face interne* des poumons livre passage aux divisions bronchiques, à celles de l'artère et des veines pulmonaires qui, par cet endroit dénommé *racine du poumon*, pénètrent l'organe.

La *base* du poumon, qui a la forme d'un fer à cheval, repose sur le diaphragme.

Le *sommet*, qui est arrondi, dépasse de 10 à 15 millimètres la première côte.

Des *deux bords*, le postérieur est large et arrondi, l'antérieur est mince et présente, à gauche et en bas, une scissure correspondant a la pointe du cœur.

La *capacité* des deux poumons est évaluée à 4,400 centimètres cubes. Leur *poids moyen* varie entre 1,200 grammes chez l'homme et 900 grammes chez la femme.

Inférieur, toujours, à celui de l'eau, leur poids spécifique est d'environ 0,340 chez l'adulte en bonne santé.

D'une teinte foncée comparable à celle du foie, chez l'enfant qui n'a pas respiré, le poumon prend, à l'issue de la pénétration de l'air, une *couleur* d'un bleu rosé qui devient ardoisé chez l'adulte et se tranche de lignes noires polygonales, avec les années.

Cette singulière infiltration de matière noire, très abondante chez certains sujets, avait été considérée par Laennec comme provenant de la fumée des lampes et des divers foyers de combustion au sein desquels la respiration s'accomplit.

Sur les entrefaites, les travaux des médecins anglais qui constatèrent l'abondance de cette matière noire chez les houilleurs, vinrent confirmer cette manière de voir. L'analyse chimique et microscopique leva enfin les derniers doutes : cette matière se compose de fines particules de charbon.

Chez un charbonnier, Traube (1) y a reconnu les cellules et les canalicules du *Pinus sylvestris*.

Comment ces matières étrangères se fraient-elles leur chemin à travers le parenchyme pulmonaire ? — Mécaniquement, répond M. Mathias Duval, grâce à leurs angles piquants et à leurs arêtes tranchantes, par une sorte d'*effraction*.

La *consistance* du poumon est molle, spongieuse et produit à l'oreille, sous la pression de la main, la sensation bien connue de crépitation.

Son *élasticité* notoire est une de ses propriétés anatomiques dont les conséquences, sous le rapport de la physiologie, auront le plus à nous occuper.

---

(1) TRAUBE, *On the Effects of Inhalation of carbonaccous Matter into the Lungs.* (Méd. Times and Gaz, 1861, t. I, p. 427)

La *division* du poumon *en lobes* paraît être un signe de supériorité dans l'échelle animale.

Ainsi, tandis que chez l'orang il ne se compose que d'un lobe unique, il offre les mêmes divisions que chez l'homme, chez le gorille et le chimpanzé.

Si le poumon de l'homme se compose de lobes, chaque lobe se décompose en *lobules*; et chaque lobule représente un organe complet. (Voir, fig. 14).

Les *lobules pulmonaires* affectent la forme de petites pyramides dont la base regarde la périphérie; et le sommet, le centre de l'organe.

Les dimensions du diamètre de la base sont, comme celles de la hauteur, d'un centimètre environ.

Chaque lobule est suspendu par son sommet à une des ramifications bronchiques de dernier ordre, de sorte qu'ils constituent par leur ensemble une véritable grappe dont chaque lobule serait un grain.

Ajoutons que, par les moyens de dissection appropriés, on constate, dans l'épaisseur même du lobe pulmonaire, des lobules enclavés et dont la base n'atteint pas la périphérie de l'organe. Ceux-ci ont une forme ovoïde irrégulièrement taillée à facettes.

Trois choses sont à étudier dans le lobule : 1° le *pédicule* muni d'une ramification bronchique, d'un rameau de l'artère pulmonaire, de nerfs, d'artères et de veines bronchiques ; 2° la *superficie* des lobules et le tissu qui règne dans l'interstice qui le sépare du lobule voisin ; 3° le *corps* même du *lobule* avec les subdivisions de la ramification bronchique qui le pénètre.

Deux tubes : subdivision de deux systèmes organiques qui, dans les voies respiratoires, s'accompagnent, toujours étroitement unis, se présentent au sommet du lobule. C'est, disons-nous, une ramification ultime des bronches, et un rameau également ultime de l'artère pulmonaire. L'un apporte l'air, l'autre le sang.

Il est, ici, un point à noter. On avait pensé que la capacité de l'arbre aérien allait en augmentant, depuis la trachée jusqu'aux dernières ramifications bronchiques.

Les voies respiratoires représenteraient alors un cône à sommet correspondant à la trachée, et à base correspondant aux dernières ramifications bronchiques. Il n'en est rien. Les calibres réunis de deux bronches primitives sont égaux au calibre de la trachée, et les calibres réunis des divisions bronchiques sont égaux à celui de la bronche qui leur a donné naissance. Les recherches du professeur Marc Sée (1) ont mis cette vérité hors de conteste : « L'ensemble des voies bronchiques représente un cylindre et non un cône ». (Mathias Duval.)

Le diamètre de la ramification bronchique qui aborde le lobule varie entre un millimètre et 0$^{mm}$5. Sa structure intime diffère des subdivisions dont elle procède en ce que l'élément cartigilagineux et l'élément glandulaire lui demeurent étrangers.

Le rameau de l'artère pulmonaire qui accompagne la ramification bronchique répand le réseau de ses ramuscules dans le lobule ; mais — fait à remarquer — n'en fournit aucun au tube aérien. Les moyens

---

(1) MARC SÉE, *Sur le calibre relatif de la trachée et des bronches.* Acad. de médecine, 23 avril 1878, (*Progrès médical,* avril 1878, p. 321).

de nutrition des bronches leur viennent d'une source qui n'a rien de commun avec celle-là.

Des filets nerveux intimement accolés aux divisions bronchiques les suivent jusque dans leurs subdivisions ultimes. Ils se perdent en un réseau terminal tellement délié que, dans l'intérieur même du lobule, on ne parvient pas à le distinguer.

L'espace compris entre deux lobules est occupé par une trame très fine de tissu lamineux connectif qui enveloppe chaque lobule à la manière d'une gaîne.

C'est dans ces interstices interlobulaires que cheminent les veines pulmonaires et les vaisseaux lymphatiques.

Nées des derniers ramuscules des artères pulmonaires répandus dans le lobule, les veines pulmonaires, en confluant les unes avec les autres, constituent les gros troncs veineux qui sortent du poumon pour se rendre à l'oreillette gauche du cœur.

Quant aux vaisseaux lymphatiques, formant autant de petits réseaux qu'il existe de lobules, ils vont converger, pour la plupart, vers la racine du poumon.

Le lobule est le lieu précis où les fonctions respiratoires s'accomplissent. L'étude de sa structure mérite la plus haute attention. Il représente le poumon en petit.

Nous ne saurions mieux faire que d'emprunter à M. Mathias Duval la description très nette et très concise qu'il en a tracée (1) : « Quand on examine, dit-il, un lobule pulmonaire coupé selon son axe, on voit que la bronche du pédicule du lobule (*bronche suslobaire*

---

(1) MATH. DUVAL, *Nouv. Dict. de méd. et de chirurg. prat.* Art. Poumons, p. 279.

BSL) pénètre dans le lobule (*bronche intralobulaire* BIL), et en parcourt l'axe en émettant de chaque côté un certain nombre de rameaux très courts (*a, b, d, e*) et en se bifurquant finalement en deux rameaux *(c* et *f)* également courts. Ces rameaux portent le nom de *bronchioles terminales*. Et, en effet, à peine ces bronchioles se sont-elles détachées de la bronche intralobulaire que leur structure et surtout leur configu-

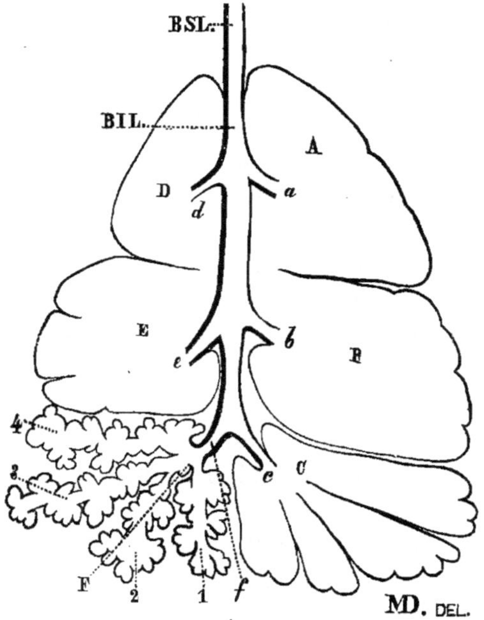


Fig. 14. Schéma du lobule pulmonaire; BSL bronche suslobulaire; BIL, bronche intralobulaire. A, B, C, D, E, *acini* avec leurs bronchioles (bronchioles terminales) *a, b, c, d, e*. F, un *acinus* avec sa subdivision en canaux alvéolaires (1, 2, 3, 4) composés d'alvéoles.

ration se modifient complètement. Tandis qu'elles offraient, comme la bronche intralobulaire, un calibre régulier et des parois formées de couches concentriques fort nettes, identiques à celles que nous avons indiquées pour la bronche suslobulaire, (sauf que l'épithélium cylindrique vibratile est remplacé graduellement par un épithélium à cellules cubiques, puis presque plates); presque aussitôt après leur origine, ces bronchioles s'épanouissent, pour ainsi dire, en un bouquet de conduits irréguliers, bosselés et à parois très minces (*conduits alvéolaires* 1, 2, 3 et 4).

« Mais, avant d'étudier ces conduits alvéolaires, remarquons qu'à la division de la bronche intralobulaire en *bronchioles terminales (a, b, c, d, e, f)* correspond une certaine subdivision du lobule en segments.... Ces *segments lobulaires*, ou *acini* (1) *pulmonaires*, ont le plus souvent, la forme d'une petite pyramide dont la base est à la périphérie du lobule (*e* et *f*), et mesurent de 2 à 3 millimètres en hauteur et en largeur. On en compte environ de 10 à 14 par lobule. (La figure représentant une coupe de lobule n'en montre que six). De même que le lobule est comme appendu à la bronche lobulaire qui lui forme pédicule, de même chaque segment lobulaire ou *acinus* est appendu à une bronchiole terminale correspondante.

« Étudier la composition de ces *segments lobulaires* ou *acini* se réduira donc à décrire le mode de terminaison de la bronchiole terminale qui, disons-nous, se divise presque immédiatement après son origine en un petit bouquet de canaux d'un aspect tout particulier. Ces conduits dits *conduits alvéolaires* s'écartent les uns des autres en rayonnant sous des angles très

---

(1) *Acinus*. Etym. : ακινος ; grain de raisin.

aigus (fig. 1, 2, 3, 4). Un contraste frappant existe entre les parois de ces conduits et celui de la bronchiole terminale qui leur a donné naissance, car, tandis que les parois de la bronchiole restent parfaitement lisses, celles des conduits en question sont parsemées d'une série de petits renflements qui font en quelque sorte hernie à leur surface et constituent autant de logettes ou *alvéoles pulmonaires*. »

Dans un poumon en santé, les alvéoles pulmonaires d'un lobule ne communiquent pas avec celles d'un lobule voisin.

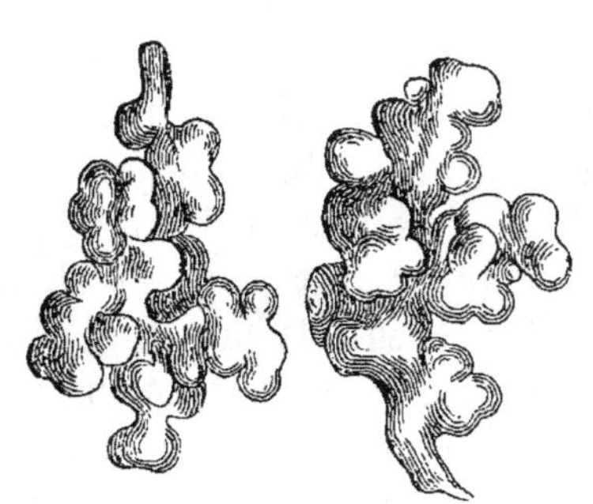

Fig. 15. Moule d'un conduit alvéolaire, avec les saillies infundibulaires.

(RINDFLEISCH)

Tel est, d'après les documents contemporains, le mode de terminaison des bronches.

On le voit: nous serrons le problème de plus en plus près.

Chaque lobule est, à proprement parler, un organe indépendant, une manière de petit poumon qui, au point de vue de l'accomplissement de la fonction respiratoire se suffit à lui-même, et remplit cette fonction intégralement.

C'est dans la paroi même de l'alvéole que l'échange se fait entre le sang et l'air extérieur.

La *paroi de l'alvéole pulmonaire* se compose d'une membrane de fibres lamineuses d'une extrême finesse et d'une transparence absolue. Des faisceaux de fibres élastiques la renforcent et en forment comme la coque.

Un *épithélium* (1) à éléments cubiques, puis pavimenteux tapisse sa face profonde.

Un *réseau vasculaire*, formé par les ramuscules du rameau de l'artère pulmonaire qui est particulier au lobule, se répand sur la surface de la paroi.

Voici comment se comporte le rameau de l'artère pulmonaire dans le lobule. Il y pénètre accolé à la ramification bronchique suslobulaire (BSL). Il se divise en autant de branches que le tube aérien, auquel il n'en fournit aucune d'ailleurs.

Au niveau de la bifurcation de la branche intralobulaire (BIL) en bronchioles terminales (c et f) le rameau vasculaire se divise en un grand nombre de ramuscules qui constituent un premier réseau à la surface des conduits alvéolaires.

De ce premier réseau émanent des artérioles beaucoup plus multipliées et plus ténues qui s'avancent du contour des parois alvéolaires vers leur partie centrale en se divisant et se subdivisant pour former un second réseau très serré.

Les ramuscules capillaires qui le composent sont extrêmement tenus. L'espace qu'ils laissent libre entre eux est extrêmement restreint. De telle sorte que, par leur ensemble, ils représentent une véritable nappe sanguine presque continue.

---

(1) Par *épithélium*, on entend une espèce d'éléments anatomiques consistant essentiellement en un assemblage de cellules, et répandu à la surface des membranes tégumentaires, muqueuses, séreuses, vasculaires, glandulaires, qu'elles communiquent avec l'intérieur ou non.

On distingue plusieurs variétés d'épithélium.

Il est dit *sphérique, cylindrique, cubique,* ou *pavimenteux,* selon la forme affectée par les cellules qui le composent.

Le contact, entre cette nappe sanguine et l'air contenu dans l'alvéole pulmonaire, est, on le voit, aussi direct que possible.

C'est de ce contact que dépend l'accomplissement régulier de la fonction. C'est la nappe sanguine répandue dans la paroi de l'alvéole qui est le siège précis du phénomène.

Quant aux veines pulmonaires, leurs radicules occupent les interstices interlobulaires. Le réseau enveloppant qu'elles composent relie entre ses mailles, non seulement les parties d'un même lobule, mais aussi les lobules entre eux.

L'innervation de l'appareil respiratoire se fait par l'action des deux *nerfs pneumo-gastriques* qui partent du bulbe rachydien pour se ramifier dans le tronc et envoyer leurs rameaux aux appareils respiratoire, cardiaque et digestif à la fois.

Sans entrer dans la description très complexe du pneumo-gastrique, disons qu'il recèle des fibres de deux ordres. Les unes, *motrices*, vont du bulbe au poumon ; les autres, *sensitives*, se dirigent du poumon au bulbe.

C'est grâce au nerf pneumo-gastrique que s'établit, entre les fonctions du poumon et celles du cœur l'étroite solidarité qui les enchaîne.

Les deux poumons, les bronches et la trachée occupent (ainsi, d'ailleurs, que le cœur et ses annexes) la cavité de la poitrine.

Une membrane séreuse, la *plèvre*, ayant, comme toutes les séreuses, la forme d'un sac sans ouverture, tapisse la surface externe, les bords antérieur et postérieur, le sommet et la base de chaque poumon.

Le glissement de ses deux parois l'une sur l'autre a pour effet d'assouplir l'effort dans les incessants mouvements d'ampliation et de retrait que la respiration implique.

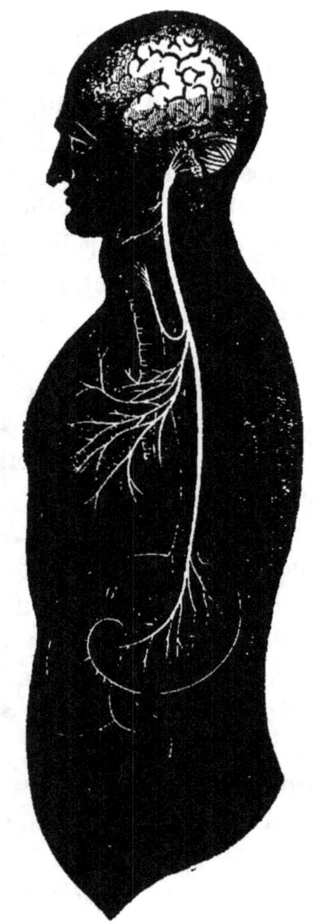

Fig. 16. Diagramme du nerf pneumo-gastrique avec ses branches principales.
1, branche pharyngienne ; 2, laryngée supérieure ; 3, laryngée inférieure ;
4, branches aux poumons ; 5, à l'estomac ; 6, au foie.     (DALTON)

La *poitrine, cavité, cage thoracique, thorax* est limitée en haut par le cou, en bas par l'abdomen dont la sépare, à la manière d'une cloison, un muscle puissant, le *diaphragme*.

Le thorax se compose d'un squelette revêtu de parties molles.

*Squelette*. — Le squelette du thorax — cage thoracique -- est constitué :

1° En arrière, par la colonne vertébrale : partie fixe soutenant les autres ;

2° En avant, par le sternum qui relie, par l'intermédiaire des cartilages centraux, les parties latérales prenant appui sur la colonne vertébrale ;

3° Sur les côtés, par des pièces osseuses disposées en éventail (Sappey) et se rapprochant pour s'éloigner, puis se rapprocher encore, alternativement : ce sont les côtes.

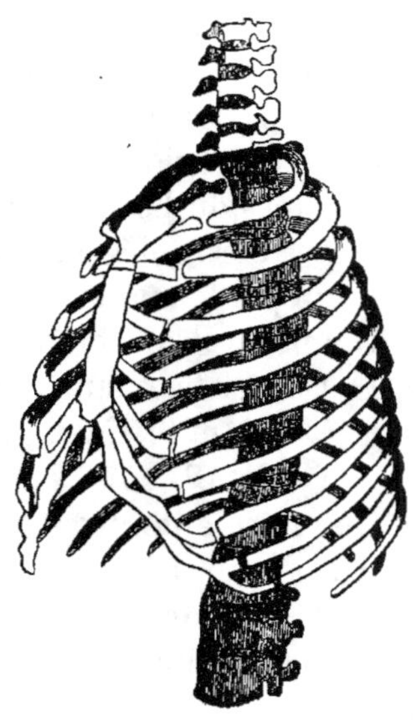

Fig. 17. Thorax.
(DALTON.)

Obliques de haut en bas, et à peu près parallèles, les côtes sont séparées par des espaces inégaux (espaces intercostaux) qui vont en diminuant du 1er au au 8e, et s'accroissent ensuite progressivement, à partir de ce dernier, de telle sorte que ceux de la partie moyenne qui sont les plus petits, ont environ 12 millimètres. L'obliquité des côtes est telle que leur extrémité antérieure s'abaisse, en moyenne, de trois vertèbres au-dessous de leur extrémité postérieure.

Le contour de la base du thorax osseux se trouve

interrompu au niveau des deux dernières côtes : côtes flottantes que ne relient pas au sternum les cartilages costaux.

Ramenées à des moyennes, les dimensions normales du thorax osseux sont, approximativement, les suivantes :

Paroi antérieure représentée par la longueur du sternum . . . . . . . . . . . . . . . . .   $0^m$ $16^{cm}$

Paroi postérieure formée par la colonne vertébrale (région dorsale). . . . . . . . .   $0^m$ $25^{cm}$

Distance du bord interne de la première côte au bord inférieur de la douzième en passant par le mamelon . . . . . . . . . .   $0^m$ $29^{cm}$

Diamètre transversal au niveau :
1° De l'orifice supérieur . . . . . . . .   $0^m$ $11^{cm}$
2° Des 8ᵉ et 9ᵉ côtes. . . . . . . . . . .   $0^m$ $26^{cm}$
3° De la 12ᵉ côte . . . . . . . . . . .   $0^m$ $22^{cm}$

Diamétre antéro-postérieur :
Au niveau du sommet . . . . . . . . .   $0^m$ $045^{mm}$
Au niveau de la base . . . . . . . . . .   $0^m$ $115^{mm}$

La prédominance du diamètre transversal est généralement en rapport avec la vigueur de la constitution et l'énergie fonctionnelle de l'appareil respiratoire.

Nous aurons à apprécier l'influence qu'exerce la Gymnastique sur son ampleur naturelle et son développement.

Quant au diamètre antéro-postérieur, il subit, par le fait des mouvements respiratoires, des variations moins étendues que les diamètres transverse et vertical.

*Parties molles.* — La surface profonde de la cage thoracique est tapissée par le feuillet correspondant de la *plèvre*, l'autre feuillet de la même membrane tapissant la surface du poumon.

Les espaces intercostaux sont comblés par deux plans musculaires : *muscles intercostaux externes et internes,* auxquels s'ajoutent, sur certains points, des faisceaux accessoires de médiocre intérêt *(sur-costaux, sous-costaux, triangulaires du sternum.)*

Enfin, sur tout le pourtour intérieur de la circonférence inférieure du thorax, s'insère une lame musculaire qui s'élève, à la manière d'une voûte, et forme, à la fois la paroi inférieure de la cavité thoracique et la paroi supérieure de l'abdomen. C'est le *diaphragme.*

Les muscles diaphragme, intercostaux et annexes constituent les *parties molles intrinsèques* des parois thoraciques. Ce sont les agents, par excellence, de la respiration.

Au nombre de deux pour chaque espace intercostal, les muscles *intercostaux* sont l'un interne, l'autre externe.

Ils représentent deux lames musculaires minces superposées dans la majeure partie de leur étendue, et occupant, sauf en certains points, l'étendue même des espaces intercostaux.

Insérées sur les bords opposés des deux côtes correspondantes, leurs fibres affectent une direction oblique mais croisée ; celles de l'intercostal externe se dirigeant en bas et en avant, celles de l'intercostal interne se dirigeant en bas et en arrière.

Les intercostaux doivent à cette disposition une grande puissance d'action.

Sous le rapport du fonctionnement des voies respiratoires, le rôle du *diaphragme* est plus important encore.

Entre la cavité thoracique et la cavité abdominale, ce muscle forme cloison.

Sa disposition est celle d'un dôme pour employer l'expression pittoresque du docteur Van Gelder (1).

Sa partie centrale est fibreuse. Les contours de cette partie fibreuse, désignée sous le nom de *centre phrénique* (2) rappellent ceux d'une feuille de trèfle.

De sa périphérie, partent des fibres musculaires épaisses, disposées comme des rayons et terminées par les faisceaux tendineux, qui servent d'attache au diaphragme.

Ces attaches sont prises sur l'extrémité inférieure du sternum, sur les cartilages des six dernières côtes et sur les côtes elles-mêmes.

En arrière, le diaphragme prend, sur la colonne vertébrale, une attache plus solide encore. Deux faisceaux charnus volumineux, en effet, partant du centre phrénique et se dirigeant vers la colonne vertébrale, s'insèrent très fortement aux deuxième, troisième et quatrième vertèbres lombaires.

Ajoutons que le diaphragme livre par des ouvertures ménagées à cet effet, passage aux organes, vaisseaux et nerfs qui vont de la poitrine dans l'abdomen; mais, par-dessus tout, notons que le diaphragme joue, dans l'inspiration, un rôle prépondérant; et que, s'abaissant pour permettre l'introduction de l'air dans la poitrine, il s'élève, en outre, pendant l'expiration, dans des proportions plus considérables qu'on ne serait porté à le supposer *a priori*.

---

(1) Van Gelder, *Notions élémentaires d'anatomie et de physiologie du corps humain appliquées à l'étude de la Gymnastique*, (p. 92). Paris, 1882.

(2) *Phrénique*, étymologie : φρένίς. Diaphragme; qui tient au diaphragme.

Afin de mettre en pleine évidence l'importance de premier ordre du diaphragme, en tant qu'agent de la respiration, disons que ce muscle, dont les formes anatomiques sont sans analogue, a son système nerveux exclusivement à lui réservé.

Deux nerfs, émanant des plexus (1) qui occupent à droite et à gauche la région du cou, s'engagent directement dans la poitrine.

Cheminant de chaque côté, entre le poumon et l'enveloppe du cœur, ils parviennent, en droite ligne, jusqu'au muscle qu'ils sont destinés à animer.

Parvenus au terme de leur trajet, ils se distribuent en une multitude de filets. En route, ils n'abandonnent pas un seul rameau.

Ce sont les *nerfs phréniques ou diaphragmatiques*.

Aux parties molles *intrinsèques* du thorax, viennent se surajouter les *parties molles extrinsèques*.

Celles-ci comprennent une longue série de muscles dont plusieurs, tels que le *pectoral,* le *splenius,* le *trapèze,* le *grand dorsal,* le *scalène,* etc., sont doués d'une puissance notoire. Ces muscles coopèrent à l'accomplissement des fonctions respiratoires. Les uns sont expirateurs, les autres inspirateurs. Selon même que, en entrant en contraction, ils prennent leur point fixe sur l'une ou l'autre de leurs insertions opposées, ils peuvent concourir aux actions les plus diverses.

Ils sont animés par les nerfs thoraciques et abdominaux.

Grâce à leur épaisseur, les muscles composant les

---

(1) *Plexus.* Entrelacement de plusieurs branches nerveuses ou vasculaires.

parties molles *extrinsèques* de la poitrine, sont, pour les organes contenus dans sa cavité, un précieux moyen de protection.

Grâce, encore, à leur volume, ils modifient fondamentalement la forme générale du thorax.

Tandis que le thorax osseux représente un cône à sommet supérieur, la poitrine, revètue de ses parties molles, présente en haut ses dimensions les plus vastes.

Nous venons de faire connaissance avec l'Ouvrier; nous allons, à présent, le voir à l'Œuvre.

# CHAPITRE V

## FONCTIONS RESPIRATOIRES, PHYSIOLOGIE

Définitions. — Divisions : I. **Actes pulmonaires.** — Élasticité du poumon. — Mécanisme de l'Inspiration : rôle passif du poumon; rôle actif des parois thoraciques; rôle du diaphragme. — Types respiratoires. — Mécanisme de l'Expiration, son caractère passif : rôle actif de l'élasticité pulmonaire, rôle actif des parois thoraciques. — Du rhythme respiratoire et des circonstances qui le modifient. — Pression comparée de l'air extérieur et de l'air contenu dans la poitrine. — Oscillations de la pression du sang dans les vaisseaux. — Du double rôle des voies aériennes dans la respiration. — De la capacité pulmonaire. — II. **Actes sanguins.** — Présence de gaz dans le sang et état de ces gaz. — De l'Hématose, échange de gaz entre l'air et le sang, nature chimique des phénomènes. — De la ventilation du poumon. — Dosage de l'air pur nécessaire à l'homme. — III. **Actes élémentaires.** — Rôle du sang dans la respiration. — Combustion respiratoire, son siège. — Fonctionnement respiratoire des éléments anatomiques des tissus. — Action prépondérante de l'oxygène dans les mutations et dédoublements effectués au contact du sang et des éléments anatomiques. — IV. **Conditions modificatrices de la respiration.** — Stature. — Travail musculaire. — Sommeil. — Régime alimentaire. — Age. — Sexe. — Température. — Atmosphères artificielles. — Pression atmosphérique. — Fonctions nerveuses, innervation.

Emprunt d'oxygène à l'air ambiant, rejet dans l'air ambiant d'acide carbonique, voilà le dernier mot de la respiration.

Cet échange est le produit d'une série d'actes dont le poumon, le sang et les éléments anatomiques sont les facteurs.

En conséquence, le docteur Mathias Duval (1), divise l'étude de la respiration en trois articles.

---

(1) MATHIAS DUVAL, *Nouv. Dict. de médecine et de chirurgie prat.* Art. respiration, p. 215, Paris 1882.

Le premier comprend les *actes pulmonaires* : phénomènes mécaniques et chimiques déterminant le contact du sang et de l'air dans le poumon et résultant de ce contact.

Les *actes sanguins* : — particularités en vertu desquelles le sang devient alternativement le véhicule de l'oxygène (sang artériel) et de l'acide carbonique (sang veineux) — composent le second.

Le troisième consiste dans l'étude des *actes élémentaires*, c'est-à-dire des échanges qui s'établissent entre le sang et les éléments anatomiques des tissus.

Les conditions qui se rattachent aux modifications que l'âge, le sexe, la pression atmosphérique, la pression extérieure, etc., peuvent apporter dans l'accomplissement des actes respiratoires proprement dits, font logiquement l'objet d'un article complémentaire.

Ce classement des faits va servir de guide à notre exposé.

I. ACTES PULMONAIRES. — Les actes qui concourent à produire, dans le poumon, le contact entre l'air et le sang, sont d'ordre *mécanique ;* ils ont trait à l'inspiration et à l'expiration.

Les actes qui résultent de ce contact sont d'ordre *physico-chimique.* Ils ont trait aux échanges de gaz qui s'établissent entre l'air et le sang. On les englobe sous la désignation générique d'*hématose* (1).

*Phénomènes mécaniques.* — Il est une propriété du poumon sur l'importance capitale de laquelle on ne saurait trop insister. C'est à elle que les phénomènes

---

(1) *Hématose,* étym. : Αἱμάτωσις, de αἷμα, sang (LITTRÉ).

d'ordre mécanique dont cet organe est le siège, doivent leur liberté et leur ampleur.

Cette propriété, c'est l'*élasticité*.

Personne n'ignore que si l'on ouvre le thorax d'un mammifère, le poumon se rétracte ; de même que si on l'insuffle, il se dilate dans des proportions considérables, à la manière d'un ballon en caoutchouc, pour se dégonfler ensuite peu à peu, lorsqu'on l'abandonne à lui-même.

Quelle est la mesure de cette force ?

Donders, en 1853, l'a évaluée avec une rigoureuse précision. La force de rétraction fait équilibre à une colonne d'eau de 5 à 8 centimètres. La force d'expansion fait équilibre à une colonne d'eau de 24 centimètres, le poumon étant extrait du thorax et convenablement insufflé.

Les recherches du docteur L. Oger (1) et celles du docteur d'Arsonval (2) ont montré que l'innervation du poumon, laquelle a pour agent intermédiaire la tonicité musculaire, entre pour une part dans la puissance d'élasticité de l'organe.

Dans l'*inspiration*, le rôle du poumon est purement passif.

En se contractant, les muscles qui dilatent la poitrine l'entraînent et le distendent en lui faisant violence, à proprement parler. L'air, alors, s'engouffre dans la trachée, et comble le vide qui vient de se former.

La dilatation de la cage thoracique se fait selon ses diamètres antéro-postérieur et transversal, par le jeu

---

(1) OGER LOUIS. Thèse de Strasbourg.

(2) D'ARSONVAL. *Recherches théoriques et expérimentales sur le rôle de l'élasticité du poumon*, Paris, 1877.

des côtes et du sternum; selon son diamètre vertical, par le jeu du diaphragme.

Pour faire saisir le mécanisme du déplacement du sternum, on a recours à une image très expressive.

On le compare au montant d'une échelle dont la colonne vertébrale serait l'autre montant et dont les barreaux obliques seraient les côtes. En revenant vers la ligne horizontale, les barreaux écarteraient l'un de l'autre les deux montants. Mais un seul de ces montants — le sternum — étant mobile, seul il obéit au mouvement de projection. De plus, la longueur des barreaux inférieurs, c'est-à-dire, celle des côtes inférieures dépassant la longueur des barreaux supérieurs, ce n'est pas seulement un mouvement d'écartement, c'est un mouvement de bascule qui s'effectue.

Il s'ensuit que le diamètre antéro-postérieur du thorax s'accroît dans l'inspiration et que cet accroissement porte surtout sur le plan qui correspond à la partie inférieure du sternum.

Quant aux côtes, en raison de leur courbure, elles cèdent, en s'élevant sous l'action des muscles dilatateurs de la poitrine, à un mouvement de rotation auquel se prêtent, en se tordant légèrement sur eux-mêmes, les cartilages costaux.

De la sorte, le diamètre transversal du thorax se trouve momentanément amplifié.

Les muscles qui concourent à l'accomplissement des mouvements d'inspiration sont dits *muscles inspirateurs*. Sous le rapport fonctionnel, ils méritent d'être classés en deux groupes : les uns entrant en activité, si modérée que soit l'amplitude de l'inspiration, les autres n'intervenant que dans le cas d'inspiration forcée.

Les premiers sont : les *surcostaux,* les *scalènes,* le *petit dentelé postérieur et supérieur*. Ils prennent tous leur insertion fixe sur la colonne vertébrale.

Au nombre de cinq de chaque côté, ceux du deuxième groupe sont le *sterno-cleido-mastoïdien,* le *grand dentelé,* le *grand pectoral,* le *petit pectoral* et le *grand dorsal*.

Ils prennent leur insertion, soit sur la nuque, soit sur la racine du membre supérieur, et, moteurs ordinaires de l'épaule ou de la tête, ne servent à l'inspiration qu'exceptionnellement.

La liste d'agents locomoteurs qui précède serait incomplète si l'on n'y ajoutait, en appelant sur eux l'attention, les muscles *intercostaux*.

En quoi consiste leur action ? Nulle question n'a plus exercé la sagacité des physiologistes. Il ne s'est pas produit dans la science, sur ce sujet, moins de six théories adverses signées, chacune, des noms les plus illustres. Il ne nous appartient pas d'en entreprendre la critique. Nous n'avons même pas à prendre parti. Avec M. Mathias Duval (1) nous dirons simplement que, par leur action prédominante, les muscles intercostaux internes et externes nous paraissent devoir être classés parmi les inspirateurs.

L'ampliation de la cavité thoracique, dans le sens vertical, est due à la contraction du *diaphragme*.

Sa forme rappelle celle d'une voûte. Cette voûte s'affaisse quand il se contracte ; or il se contracte à chaque inspiration.

Son rôle est celui d'un piston dont le corps de pompe serait le thorax.

---

(1) Mathias Duval, *loco citato*, p. 222.

Dans ses contractions, son centre voûté s'abaisse ; et, en même temps, sa périphérie s'élève. Mais, par sa périphérie, il prend insertion sur les côtes. Il est donc nécessairement *élévateur* de celles-ci.

Entrevue par Beau et Maissiat (1), cette vérité a été consacrée par les expériences graphiques de M. Paul Bert (2).

Dans le but de déterminer si les contractions du diaphragme sont simultanées à celles des moteurs des côtes, le professeur Marey et le docteur Carlet ont, chacun de leur côté, institué d'ingénieuses expériences ; mais ne sont pas parvenus à une concordance parfaite d'opinion.

M. Marey admet le *synchronisme* dans la presque universalité des cas. M. Carlet fait ses réserves pour certaines circonstances dont la réalisation exceptionnelle, à ses yeux, constituerait le type respiratoire *régulier*.

Ici se pose une question, au point de vue spécial qui nous occupe, pleine d'intérêt.

Des muscles qui concourent à l'inpiration, l'un, le diaphragme produit l'ampliation du diamètre vertical du thorax ; insérés sur la poitrine, les autres produisent l'ampliation des diamètres transversal et antéro-postérieurs. — Sous le rapport de l'intensité d'action, de quel côté est la prédominance ?

D'abord, à cet égard, il n'y a rien d'absolu. Haller avait distingué deux *types respiratoires* : le type

---

(1) Beau et Maissiat, *Recherches sur le mécanisme des mouvements respiratoires*, (Archives générales de médecine, 1842-43).

(2) Paul Bert, *Leçons sur la Physiologie composée de la Respiration*, Paris, 1870, 1 vol. in-8°, avec figures.

*pectoral*, dans lequel se fait sentir la prédominance d'action des muscles insérés sur le thorax et celle de la dilatation des diamètres transversal et antéro-supérieur ; le type *abdominal*, avec prépondérance d'action du diaphragme et de la dilatation du diamètre vertical.

D'après Beau et Maissiat qui en ont distingué trois : le premier, *type abdominal* de Haller, se rencontrerait chez l'enfant de l'un et l'autre sexe et chez l'homme ; le second, *costo-inférieur* caractérisé par l'ampleur du mouvement des côtes les moins élevées, serait propre à l'homme adulte ; le troisième, *costo-supérieur* caractérisé par l'ampleur du mouvement dont les côtes les plus hautes sont le siège serait propre à la femme.

La déduction est facile. Les exercices gymnastiques de nature à favoriser le développement de la poitrine, auront pour effet de solliciter, chez la femme, les mouvements respiratoires du type costo-supérieur qui lui est particulier, et, par suite, de mettre en jeu les muscles qui prennent leurs insertions sur la partie supérieure du thorax, les pectoraux notamment. La suractivité fonctionnelle imprimée aux pectoraux par la gymnastique aura pour conséquence d'en déve-lopper le volume et d'en accroître le relief.

Dans le mécanisme de l'*expiration*, la passivité domine.

L'effort d'expansion que viennent d'accomplir le thorax et le poumon fait place à un mouvement général de retrait. Tout à l'heure contractés, les muscles de la poitrine et le diaphragme se relâchent. Les parois thoraciques reviennent sur elles-mêmes.

Sollicitée, l'instant d'auparavant, dans le sens de l'expansion, l'élasticité pulmonaire, elle, persiste dans son rôle actif. Seulement, elle le remplit dans le sens inverse, dans celui de la rétraction.

Les parois thoraciques sont, à proprement parler, attirées par le poumon tendant à reprendre son volume naturel, et ne cédant qu'à une résistance supérieure.

Ce que nous disons là s'applique à l'expiration qui s'effectue dans le calme; quand l'expiration est forcée, les choses ne se passent plus ainsi. Les muscles, nombreux et puissants : — *Sous costaux* — *Triangulaire du sternum* — *petit dentelé postérieur et inférieur* — *grand dentelé* dans sa partie supérieure *obliques transverse* et *grand droit de l'abdomen* — disposés pour comprimer le thorax, interviennent. La compression des viscères contenus dans l'abdomen refoule le diaphragme en haut. L'air est brusquement expulsé de la poitrine.

Les circonstances de nature à nécessiter l'expiration forcée sont de tous les instants. L'effort, le cri, l'éternuement, la toux, l'émission de la parole y font un appel énergique et incessant.

Une inspiration et une expiration composent par leur ensemble un *mouvement respiratoire*. On entend par *rhythme respiratoire*, la vitesse avec laquelle, pour une unité de temps, les mouvements respiratoires se succèdent.

Dans des conditions de respiration calme, la durée de l'inspiration et celle de l'expiration sont inégales. L'inspiration est courte et s'effectue en un seul temps. L'expiration s'effectue en deux temps; le premier est brusque et rapide, le second plus doux, et progressivement plus lent.

Dans les circonstances habituelles de la vie, la longueur respective des deux actes qui composent un mouvement respiratoire subit, pour la commodité, une multitude de variations.

Dans le chant, par exemple, dans la lecture à haute voix, l'inspiration est, avec intention, rendue aussi courte et l'expiration aussi prolongée que possible. Ainsi, la durée de l'inspiration étant représentée par 1, celle de l'expiration peut être représentée par 7 dans la lecture ; et par 15 et même 16 dans le chant.

Chez l'homme adulte, le rhythme respiratoire, c'est-à-dire la vitesse avec laquelle se succèdent les mouvements de la respiration dans les circonstances ordinaires et dans l'unité de temps, en amène seize à dix-huit fois la répétition par minute.

Ces chiffres, naturellement, n'ont rien d'absolu. Loin de là, ils sont sujets à de nombreuses et profondes fluctuations.

D'après Quetelet, le rhythme respiratoire serait de 44 mouvements par minute chez le nouveau-né, de 26 chez l'enfant de cinq ans, de 20 chez l'adolescent, de 18 chez l'adulte.

La course l'accélère. Le sommeil le réduit à 13 ou 14. Enfin, l'attitude elle-même n'est pas sans influence sur sa célérité. « D'après les observations que Gay a faites sur sa propre personne, dit M. Mathias Duval, ce chiffre était de 13 quand il était couché, de 18 à 19 quand il était assis, de 22 quand il était debout. »

L'influence extrêmement importante, sous ce rapport, de la Gymnastique aura à nous arrêter.

Pendant que les mouvements de la respiration s'accomplissent, la surface extérieure du poumon est animée elle-même d'un mouvement de va-et-vient que facilite singulièrement le glissement réciproque des deux feuillets de la plèvre, et qui est surtout sensible à la base sur les points correspondants à la périphérie du diaphragme.

A chaque inspiration, un air plus ou moins riche d'oxygène s'engouffre jusque dans les alvéoles des lobules ; à chaque expiratiou, un air chargé d'acide carbonique est expulsé.

Une expérience de M. P. Bert prouve qu'il y a *défaut d'équilibre* entre la *pression* de l'air extérieur et celle de l'air contenu dans le poumon, Pendant l'inspiration et pendant l'expiration, la différence se produit en sens inverse. Pendant l'inspiration, il y a compression de l'air extérieur. Pendant l'expiration, il y a compression de l'air contenu dans la poitrine. En d'autres termes, pendant la durée de l'inspiration, sa pression est moindre dans la cavité pulmonaire qu'à l'extérieur. Pendant la durée de l'expiration, c'est le contraire.

Mais ce n'est pas tout. Dans les parois des alvéoles, se trouve un réseau très serré de vaisseaux formant une large nappe sanguine ; et c'est, nous l'avons dit, dans cette nappe sanguine que l'hématose se produit. Eh bien, l'ampliation du thorax, pendant l'inspiration, détermine dans la profondeur des lobules un vide relatif ; et, si imparfait soit-il, ce vide a pour effet d'abaisser la pression du liquide sanguin dans les vaisseaux et d'accroître la perméabilité du parenchyme pulmonaire, c'est-à-dire, d'y favoriser l'afflux du sang.

Sur les organes de la circulation, les effets des variations observées pendant l'inspiration et l'expiration dans les pressions intrathoraciques, ne sont pas moins dignes d'intérêt.

Ainsi, par suite du vide thoracique, les oreillettes du cœur se trouvent transformées en pompes aspirantes, et leur action se traduit à son tour par un abaissement de pression dans les veines.

Sur les artères, l'influence de la respiration varie selon que celle-ci affecte le type pectoral ou le type abdominal.

Dans le premier cas, il se produit un abaissement de pression dans les artères pendant l'inspiration, et une élévation de pression pendant l'expiration.

Dans le second cas, ce sont les phénomènes inverses qui se manifestent.

Quel est, maintenant, le rôle joué par les voies aériennes : narines et fosses nasales — pharynx — larynx — trachée dans la respiration ?

Ce rôle est double. Il est *physique* et il est *mécanique* à la fois.

Lubréfier l'air extérieur et en élever la température à son arrivée au poumon, voilà leur rôle physique.

Se dilater pendant l'inspiration pour livrer un large passage à l'air extérieur ; se retrécir pendant l'expiration pour activer l'expulsion de l'air qui a parcouru le poumon, voilà leur rôle mécanique.

Pour en finir avec l'étude des phénomènes mécaniques de la respiration, quelle est la quantité d'air que peuvent contenir les poumons, quelle est la *capacité* ?

La question est plus complexe qu'il ne semble au premier abord.

Il est une foule de circonstances individuelles : stature, âge, dimensions de la poitrine, souplesse de ses parois, etc. qui peuvent modifier les données du problème. Cependant, si nous tenons compte de la rigueur des méthodes adoptées aujourd'hui pour mesurer avec précision la capacité pulmonaire, nous sommes en droit de considérer les chiffres qu'on énonce comme très voisins de l'exactitude.

Voici d'ailleurs, en peu de mots, comment les observateurs contemporains ont procédé.

A chaque mouvement respiratoire, il est inspiré et expiré une certaine quantité d'air. On appelle *air courant* cette quantité.

Mais, par une inspiration exagérée au *maximum*, une masse d'air dépassant d'une certaine quantité celle de l'*air courant*, peut être introduite dans le poumon. On appelle *air complémentaire* cette nouvelle quantité qui peut être inspirée en plus de l'air courant.

D'un autre côté, par une expiration exagérée, au *maximum*, une masse d'air dépassant d'une certaine quantité celle de l'air courant peut être expulsée de la poitrine. On appelle *air de réserve* cette nouvelle quantité qui peut être expirée en plus de l'air courant.

Enfin, après cette expulsion de tout ce qu'il est possible de chasser d'air du poumon, il en reste encore une certaine quantité dans les profondeurs de son parenchyme. On appelle *air résidual* ou *de résidu* cette quantité qui, en dépit de l'effort expiratoire *maximum*, continue d'occuper le poumon.

En conséquence, l'étude de la capacité pulmonaire consiste à déterminer le volume de l'*air courant* (A), de l'*air complémentaire* (B), de l'*air de réserve* (C), de l'*air résidual* (D) et à faire la somme de ces volumes : A + B + C + D.

Eh bien, on peut représenter l'air courant comme égal à un demi-litre ; l'air complémentaire et l'air de réserve comme égaux chacun à un litre et demi ; et l'air résidual comme égal à un litre.

La somme totale, c'est-à-dire, la quantité d'air qui

## Capacité des Poumons

| INSPIRATION exagérée au MAXIMUM | RESPIRATION MODÉRÉE | EXPIRATION exagérée au MAXIMUM | D |
|---|---|---|---|
| | **A**<br><br>AIR COURANT<br><br>Inspiration.  Expiration. | | Air résidual continuant d'occuper les poumons en dépit de tout effort respiratoire. |
| **B**<br><br>Air complémentaire. | | **C**<br><br>Air de réserve. | |
| Un litre et demi. | Un demi litre. | Un litre et demi. | Un litre. |

### Quatre litres et demi.

distend le poumon, après l'inspiration la plus énergique, est donc en moyenne de quatre litres 350 ; soit, quatre litres et demi en chiffres ronds (Mathias Duval.) Chez la femme, selon le docteur Carlet, la capacité pulmonaire ne dépasserait pas trois litres.

II. ACTES SANGUINS. — Résultat immédiat des phénomènes mécaniques qui viennent d'être décrits, les actes sanguins ont trait aux échanges de gaz entre le sang et l'air extérieur. Ils constituent, avons-nous dit, l'hématose, et comprennent les phénomènes en vertu desquels le sang devient alternativement le véhicule de l'oxygène et celui de l'acide carbonique.

De même qu'un fait capital, l'élasticité du poumon, dominait les actes pulmonaires ; de même un fait capital, la présence de gaz dans le sang et l'état dans lequel ils s'y trouvent, dominent les actes sanguins.

La présence de gaz dans le sang a été reconnue par J. Mayow.

Davy, Nasse, Vogel en déterminèrent la nature. Ces gaz sont l'oxygène, l'acide carbonique, l'azote.

Dans le sang, ce n'est pas à l'état de dissolution, c'est à l'état de combinaison que l'oxygène se trouve. Mis en lumière par Magnus en 1837, ce fait a été confirmé, depuis, par Claude Bernard.

On désigne, en effet, sous le nom d'*hémoglobine* la matière colorante des globules sanguins. L'oxygène dans le sang est à l'état de combinaison avec elle, et en fait l'*oxy-hémoglobine*.

La combinaison entre l'hémoglobine et l'oxygène rentre dans la classe des combinaisons *faibles*. Le passage de gaz indifférents, l'action des diverses substances réductrices, le vide suffisent à isoler les deux corps.

C'est également à l'état de combinaison que l'acide carbonique se trouve dans le sang ; et c'est encore à Magnus que cette notion scientifique est due.

Il y a plus ; non seulement on rencontre, dans le sang, l'acide carbonique à l'état de combinaison ; mais on ne l'y rencontre qu'à cet état, et d'après les récentes recherches de M. Paul Bert, à l'état de carbonate alcalin.

Quant à l'azote, le liquide sanguin n'en charrie qu'une quantité très faible : 2 à 8 volumes seulement pour 100. Fernet (1) a constaté que l'azote se dissout dans des proportions à peu près identiques dans le sang complet, dans le sérum ou dans l'eau distillée. Il est donc simplement à l'état de dissolution. Aussi, de tous les gaz du sang, l'azote est-il celui qui se dégage avec le plus de facilité sous l'action du vide.

Ces questions préalablement exposées, abordons le problème capital de l'hématose.

On peut définir l'*hématose*, la transformation du sang veineux en sang artériel par son passage à travers le poumon.

Comme preuve, M. Mathias Duval (2) évoque les chiffres suivants résultant d'analyses comparatives de sang artériel et de sang veineux.

100 volumes de sang artériel, chez le chien, renferment :

Oxygène . . . . . . . . .    20,0
Acide carbonique . . .    34,4

---

(1) FERNET, *Comptes rendus de l'Académie des sciences*, 1855. — *Annales des sciences naturelles zoologiques*, 4e série, t. VIII, p. 425, 1857.

(2) MATHIAS DUVAL, *loco citato*, p. 250.

100 volumes de sang veineux, chez le chien, renferment :

Oxygène . . . . . . . . 12,

Acide carbonique . . . 47,

Il en ressort, en toute évidence, que le sang artériel, est plus riche d'oxygène que le sang veineux, et que le sang veineux est plus riche d'acide carbonique que le sang artériel.

L'abandon de l'acide carbonique qu'il contient en excès, et l'acquisition de l'oxygène qui lui manque se font, nous le répétons, par un échange entre le sang veineux et l'atmosphère. Pénétrer les conditions de cet échange, c'est connaître l'hématose.

Or, voici comment les choses se passent. L'oxygène de l'air introduit dans l'alvéole pulmonaire, traverse la membrane extrèmement ténue qui le sépare du liquide sanguin. Il demeure momentanément en dissolution dans le sérum. Presque aussitôt, en raison de son affinité notoire pour l'oxygène, l'hémoglobine entre avec lui en combinaison ; et la masse du sang se trouve oxygénée à nouveau.

Des phénomènes opposites se produisent à l'égard de l'acide carbonique. Mis en liberté par suite, peut-être, des modifications que l'arrivée de l'oxygène a apportées dans les combinaisons existantes, par suite surtout du vide (1) produit par le mouvement d'inspi-

---

(1) En tenant compte de la facilité avec laquelle les bicarbonates laissent dégager leur acide carbonique par la simple action du vide, on peut concevoir que le seul fait du vide inspiratoire suffit à produire l'exhalation de l'acide carbonique ; c'est la manière de voir vers laquelle penchent aujourd'hui beaucoup d'auteurs. Dans cette exhalation, il y aurait bien *dédoublement chimique*; mais

ration (G. Noel), il se trouve momentanément en dissolution dans le sérum. Presque aussitôt, en raison de sa volatilité, il traverse la membrane qui le sépare de la cavité de l'alvéole, se mêle à l'air et s'exhale.

Le phénomène fondamental pour l'entretien de la vie, en tout ceci, c'est l'action chimique. Le fait de la diffusion des gaz, si indéniable soit-il, compte pour peu. Essentiellement éphémère, en soi, il est secondaire, il n'est pas principal. Par conséquent, il ne saurait entrer en ligne de compte avec l'affinité extrême de l'hémoglobine pour l'oxygène : affinité telle qu'*elle suffit à dépouiller presque en totalité d'oxygène un espace clos* (Paul Bert).

En résumé, l'hématose n'est autre qu'un acte d'échanges gazeux.

Quant aux *modifications apportées à l'air expiré par les échanges gazeux* elles portent sur la *température*, sur la *teneur en vapeur d'eau* et sur la *composition*.

La *température* de l'air expiré tend, sans y parvenir, à se rapprocher de celle du corps. D'après les observations réitérées de W. Weyrich (1), elle atteint en moyenne 36° 35. Elle est d'autant plus basse que l'expiration a été plus accélérée.

L'air expiré (les expériences de Grehant en font foi) est *saturé de vapeur d'eau*. La quantité de vapeur d'eau exhalée par vingt-quatre heures, peut être évaluée à 500 grammes.

---

dédoublement produit par de simples *conditions mécani ues*. Telle est la conclusion à laquelle est arrivé M. G. Noel dans son *Etude générale sur les variations physiologiques du gaz et du sang*. (Thèse de Paris, 1876.)

(1) WEYRICH (W), *Beobachtungen über die unmerhliche Wasserausscheidung der Lungen*, 1865.

A propos de l'influence des exercices de force sur l'élévation de la température du corps, et des conditions physiologiques, grâce auxquelles, le niveau normal de la température corporelle n'est pas dépassé, nous aurons à revenir sur ces importantes considérations.

La *composition* de l'air expiré diffère sensiblement de celle de l'air qu'on inspire.

Nous n'avons pas à signaler, une fois de plus, les remarquables expériences instituées par MM. Andral et Gavarret en vue de doser l'air sortant des bronches. Ces travaux, depuis longtemps classiques, ont une notoriété trop générale pour qu'il soit besoin d'insister.

Rapprochons seulement les notions positives que voici : la composition de l'air atmosphérique comprenant 20,9 pour 100 d'oxygène et 79,1 pour 100 d'azote, plus des traces d'acide carbonique et une proportion variable de vapeur d'eau, la composition de l'air expiré comprend : 15,4 d'oxygène, 4,3 d'acide carbonique, 79,3 d'azote.

Comme on le voit, l'air expiré a perdu *une* partie pour *cent* de son volume.

Le poumon recevant de l'air pur, et expulsant de l'air vicié, *quel est, d'abord, le mode de distribution de l'air pur introduit dans le poumon par rapport à l'air vicié ; quelle est, ensuite, la proportion d'air pur que le poumon continue à contenir après un mouvement respiratoire complet?*

Le docteur Grehant (1) s'est chargé de la solution de ce double problème.

« Après deux mouvements, dit-il, l'un d'inspiration,

---

(1) GREHANT *Du renouvellement de l'air dans les poumons de l'homme.* (Compte rendu de l'Académie des sciences, 1862).

l'autre d'expiration égaux à un demi-litre, l'air introduit dans les poumons y est distribué d'une manière uniforme.

« Une respiration d'un demi-litre renouvelle mieux l'air dans les poumons, ajoute-t-il, que deux respirations de 300 centimètres cubes qui pourtant feraient ensemble 600 centimètres cubes. »

« Même en l'absence de tout mouvement respiratoire, fait remarquer de son côté M. Mathias Duval (1), il s'établit dans les ramifications des voies respiratoires une diffusion gazeuse telle que l'oxygène se dirige de haut en bas et l'acide carbonique de bas en haut. »

L'ensemble de ces phénomènes constitue la *ventilation du poumon*.

Pour que cette ventilation, cette aération du poumon se fasse d'une façon convenable, il faut 10 000 litres d'air pur aux poumons par 24 heures. Et l'homme jouissant d'une respiration normale consomme environ le quart de l'oxygène contenu dans l'air atmosphérique qui passe à travers sa poitrine.

En dernier lieu, *quelles sont les modifications subies par le sang qui vient de traverser le poumon ?*

Il est un fait d'observation : le sang qui n'a pas encore subi l'hématose est plus chaud que celui qui en a éprouvé les effets. En d'autres termes, la température du sang veineux est supérieure à celle du sang artériel.

Ce fait apporte une preuve de plus à l'appui de la doctrine qui ne voit dans les actes respiratoires qu'un simple échange de gaz entre l'air et le sang.

Si, en effet, le poumon était en réalité le siège d'une

---

(1) MATHIAS DUVAL, *loco citato*, p. 263.

combustion, la température du sang artériel, c'est-à-dire, de celui qui viendrait de passer par cette combustion, serait plus élevée que la température du sang veineux, lequel viendrait fournir à l'opération le combustible.

Quant à la *couleur rutilante* du sang artériel, elle est due à l'oxygénation de l'hémoglobine, de même que la coloration noire avec reflets verdâtres du sang veineux a pour cause la désoxygénation de l'oxyhémoglobine, ou, pour employer le terme technique, sa *réduction*.

Nous appelons, enfin, l'attention sur les quelques chiffres qui suivent et que M. Mathias Duval a rassemblés.

Constitué par les vésicules pulmonaires dont le nombre approximatif varie entre 1,700 à 1,800 millions, la surface respiratoire a une étendue d'environ 200 mètres carrés.

Les capillaires sanguins occupent les trois quarts de cette surface, soit 150 mètres carrés. Le poumon contient donc une nappe sanguine de 150 mètres carrés d'étendue et de huit millimètres (diamètre des vaisseaux capillaires) d'épaisseur. Cette nappe sanguine, en cette considération qu'elle se renouvelle incessamment, représente donc 20,000 litres de sang traversant le poumon par 24 heures. Dans le même laps de temps, il reçoit 10,000 litres d'air.

D'un autre côté, un homme exhale par heure au moins 16 litres d'acide carbonique, précisément de quoi vicier quatre mètres cubes d'air. Quatre mètres cubes d'air sont donc, au minimum, indispensables pour suffire aux besoins de la respiration. « Mais, tenant compte des diverses combustions et décompositions qui se produisent autour de nous, et qui contribuent à vicier l'air, les hygiénistes ont plus que doublé ce nombre, et il est généralement admis que, pour que toutes les conditions de l'hygiène soient remplies, *un homme doit disposer de 10 mètres cubes d'air pur par heure.* »

III. ACTES ÉLÉMENTAIRES. — Le sang est l'intermédiaire entre les tissus et l'air extérieur.

Il en pénètre les éléments anatomiques. Il y arrive chargé d'oxygène ; il en sort chargé d'acide carbonique.

Plus un animal est sanguin, plus il y a d'oxygène dans son organisme.

Plus il y a d'oxygène en provision dans l'organisme d'un animal, plus la résistance à la privation d'air est considérable chez celui-ci.

M. Paul Bert est parti de ces faits d'observation pour expliquer la résistance de certains animaux plongeurs à l'asphyxie. Cette résistance, en effet, est due à ce que la grande quantité de sang que possède l'animal lui constitue un *magasin d'air* à l'état de combinaison.

Toujours est-il que le sang apporte l'oxygène aux éléments anatomiques des tissus. Or, en dépit d'arguments plus spécieux que solides, c'est bien réellement en entrant en contact avec ces éléments anatomiques, que l'oxygène du sang provoque les phénomènes d'oxydation dont l'ensemble a été, à bon droit, assimilé à une combustion.

Cette assertion repose sur deux bases : l'observation et l'expérience.

Considérant le sang artériel à son arrivée dans un organe et le sang veineux au moment où il en sort ;

puis rapprochant les circonstances qui se présentent alors, de celles qui accompagnent le va-et-vient du sang dans le poumon, Claude Bernard (1) a été frappé du contraste.

Les actes physiologiques qui s'accomplissent sont, en effet, dans l'un et l'autre cas, diamétralement opposés. Le sang, dans le poumon, cède son acide carbonique et prend de l'oxygène. Dans l'organe, c'est son oxygène qu'il cède, et c'est de l'acide carbonique qu'il prend.

Ainsi que dans le poumon, l'échange s'établit dans l'organe ; mais il s'établit en sens inverse.

D'autre part, plus l'échange de gaz entre le sang artériel et les éléments anatomiques d'un organe est actif, plus la respiration du sang veineux sortant de cet organe est élevée.

Ce qui se passe dans les muscles en est un exemple. Observé à l'état d'inertie (en paralysie), à l'état de repos (en tonicité), à l'état d'activité (en contraction), le muscle fournit la preuve de ce fait, c'est que le mouvement (lequel entraîne une dépense d'oxygène en rapport avec sa propre intensité), élève la température du sang veineux.

Le phénomène qui s'est produit est donc de tout point comparable à une combustion.

Par analogie avec le mode respiratoire des invertébrés, Spallanzani, Liebig, Valentin s'étaient tour à tour demandé si, abandonnés à l'air libre, les éléments anatomiques des vertébrés — lesquels ne diffèrent pas essentiellement de ceux des animaux de classe infé-

---

(1) CLAUDE BERNARD, *Leçons sur la chaleur animale, sur les effets de la chaleur et sur la fièvre.*

rieure — ne se conduiraient pas de la même façon.

En d'autres termes, l'échange d'oxygène et d'acide carbonique ne saurait-il s'établir entre l'air atmosphérique et les éléments anatomiques de nos tissus, sans intermédiaire, et directement ?

Les expériences entreprises à ce sujet par M. Paul Bert ont tranché la question par l'affirmative.

On en peut résumer ainsi les conclusions :

1° Les divers tissus d'un même animal absorbent des quantités inégales d'oxygène ;

2° Le tissu musculaire est de tous celui qui montre la plus grande énergie respiratoire ;

3° L'absorption d'oxygène par les tissus augmente dans un milieu qui en contient une grande quantité.

Maintenant, veut-on le dernier mot de la science ? Deux questions se posent ; celles-ci :

D'abord, « en admettant une combustion, en peut-on localiser assez exactement le siège pour dire si elle se passe dans les éléments anatomiques eux-mêmes, ou dans les vaisseaux capillaires qui sont en rapport avec eux ? »

Ensuite, « les actes chimiques de la respiration consistent-ils en une combustion pure et simple, c'est-à-dire en une oxydation directe par l'oxygène du sang des matériaux assimilés par les tissus, ou plutôt ne se produit-il pas une série de dédoublements chimiques? »

Voici la réponse : « La plupart des physiologistes tendent aujourd'hui à abandonner la formule selon laquelle les actes intimes de la respiration des tissus se réduiraient à des oxydations directes, sources des forces vives (travail musculaire) et de la chaleur produite par l'organisme..... En présence des éléments anatomiques, les principes immédiats sont dissociés, abandonnent de l'acide carbonique et aussi d'autres composés qui empruntent de l'oxygène à l'hémoglobine pour se constituer, et cèdent leur énergie aux éléments musculaires.

« Ces dissociations, mutations ou dédoublements sont effectués avec le concours de l'oxygène et sont évidemment impossibles sans lui. » (1)

VI. CONDITIONS MODIFICATRICES DE LA RESPIRATION. — Les principales causes de variations dans les résultats généraux de la respiration sont : la stature, le travail musculaire, le sommeil, le régime alimentaire, l'âge, le sexe, la température, le caractère artificiel de l'atmosphère, et la pression atmosphérique dans ses fluctuations naturelles.

Un mot seulement sur chacun de ces points.

*Stature.* — Il est d'observation que la quantité d'oxygène absorbé et d'acide carbonique exhalé par un animal de petite taille est beaucoup plus considérable que par un animal de taille supérieure.

Il est d'observation aussi qu'entre la température du sang et la puissance locomotrice d'une part, et d'autre part, l'activité respiratoire, la relation est directe. C'est pourquoi la respiration des oiseaux, par exemple, est, par rapport à celle des mammifères, d'une énergie beaucoup plus grande.

*Travail musculaire.* — Pendant l'action, la quantité d'oxygène absorbée est, de même que la quantité d'acide carbonique exhalé, plus considérable que pendant le repos. Tous les observateurs,

---

(1) MATHIAS DUVAL, *loco citato* p. 271, 272, 273.

depuis Lavoisier et Seguin, jusqu'à Prout, Schmidt, Sczelknow, sont d'accord sur ce point.

*Sommeil.* — L'accord n'est pas moins grand entre les auteurs pour signaler, pendant le sommeil, une dimiuution dans l'exhalation de l'acide carbonique.

Les recherches récentes de Pellenkofer et Voit ont précisé ces rapports. Il en résulterait que, dans les circonstances ordinaires, pour 100 parties d'acide carbonique exhalées en 24 heures, 58 le sont pendant le jour et 42 pendant la nuit. De plus, si le travail musculaire a été énergique pendant le jour et, par suite, l'exhalation de l'acide carbonique considérable, elle tombe, la nuit notablement. Alors le rapport entre l'exhalation nocturne et l'exhalation diurne au lieu d'être celui de 7 à 10, devient celui de 4 à 10.

*Régime alimentaire.* — Il va de soi que l'influence modificatrice du régime sur la respiration ne peut manquer d'être considérable.

En substance, la voici : 1° La diète, l'inanition produisent une diminution notable dans l'exhalation d'acide carbonique; 2° le travail digestif provque une absorption d'oxygène et une exhalation d'acide carbonique plus considérables; 3° l'ingestion de principes hydrocarburés détermine une production plus abondante d'acide carbonique; 4° l'ingestion de matières albuminoïdes et de graisse favorise la production de l'oxygène.

*Age.* — Le sang de l'enfant et celui du vieillard renferment une quantité de globules moindre que celui de l'adulte.

Or, comme par son affinité pour l'oxygène, la matière colorante du globule — l'hémoglobine — est l'agent d'absorption de ce gaz, il s'ensuit que moins le sang contient de globules, plus l'absorption de l'oxygène est faible. C'est le cas de l'enfant et celui du vieillard.

D'après les professeurs Andral et Gavarret (1) l'exhalation de l'acide carbonique va en augmentant jusqu'à l'âge de trente à quarante ans ; puis elle commence à décliner.

*Sexe*. — Également étudié par Andral et Gavarret, l'influence du sexe sur l'activitée de la respiration est primordiale.

Chez la petite fille, comme chez le petit garçon, la quantité d'acide carbonique exhalé va en progressant en même temps que l'âge. Cette progression continue, chez l'homme, jusqu'à trente ou quarante ans. Chez la femme, elle s'arrète brusquement à l'âge de la puberté pour reprendre son cours à celui de la ménopause (2). Vers soixante ans, elle diminue d'une façon graduelle et définitive.

*Température*. — L'élévation de la température du corps est une condition de suractivité pour les combustions internes et par conséquent de surcroît pour l'exhalation d'acide carbonique.

A l'abaissement de la température corporelle correspond, au contraire, une diminution dans la quantité d'acide carbonique exhalé.

D'une manière générale, selon M. Mathias Duval (3),

---

(1) ANDRAL et GAVARRET, *Recherches sur la quantité d'acide carbonique exhalé par le poumon dans l'espèce humaine.* (Annales de chimie et de physique).

(2) *Ménopause.* Étym : μην mois ; et παυσις, cessation : Cessation des fonctions menstruelles. Age critique de la femme.

(3) MATHIAS DUVAL, *loco citato*, p. 279.

l'abaissement de la température extérieure nécessitant des combustions internes plus actives, augmente l'absorption de l'oxygène et l'élimination d'acide carbonique.

Aussi, Schmith a-t-il constaté que durant l'été la quantité d'acide carbonique exhalé en un temps donné est généralement de 20 0/0 moindre que dans l'hiver.

*Atmosphères artificielles.* — On entend par atmosphères artificielles, celles dont la composition en azote, acide carbonique, oxygène a été intentionnellement modifiée en vue d'expériences à instituer et à suivre.

Sur ce chapitre, notons seulement ceci :

1° Les 79 0/0 d'azote que contient l'air atmosphérique ne jouent, pour ainsi dire, aucun rôle dans la respiration ;

2° L'excès d'acide carbonique détermine les accidents de l'asphyxie ;

3° L'excès d'oxygène ne cause ni gêne ni inconvénient. L'homme éprouve même, dans une atmosphère d'oxygène pur, un sentiment de bien-être particulier et une aisance inattendue dans les mouvements.

*Pression atmosphérique.* — L'étude de l'influence de la pression atmosphérique sur la respiration comprend deux termes opposés, selon qu'il se produit dans sa pression une élévation ou un abaissement. Dans le premier cas, la quantité d'oxygène répandue dans l'atmosphère est plus forte ; dans le second, elle est plus faible.

A un degré suffisamment élevé de condensation, l'oxygène exerce sur l'économie une action toxique (P. Bert). Des convulsions analogues à celles que provoque la strychnine et, chose curieuse, une atténuation soudaine des actes physiologiques qui constituent la combustion respiratoire, caractérisent cette action.

Sequestré dans une atmosphère qui ne se renouvelle pas, tout animal succombe. Si l'on prend soin de purger intégralement cette atmosphère de l'acide carbonique que l'animal exhale, celui-ci ne meurt qu'après avoir épuisé la majeure partie de l'oxygène contenu dans le milieu confiné où il est plongé.

Dans les ascensions en ballon ou sur les hautes montagnes, les malaises particuliers auxquels les explorateurs sont sujets tiennent précisément à ce que, dans l'atmosphère raréfiée où ils respirent, la quantité d'oxygène se fait insuffisante pour la réparations de forces et l'entretien de la chaleur.

Le mode d'activité propre aux éléments nerveux qui animent l'appareil respiratoire serait un sujet d'étude du plus haut intérêt. Par malheur, les considérations sans nombre auxquelles semblable étude se prête nous conduirait fort loin du programme défini que, nous nous sommes imposé. Nous nous abstiendrons donc.

Nous répèterons seulement que les muscles qui effectuent les mouvements respiratoires sont animés : le diaphragme par le nerf phrénique, les muscles du tronc par les nerfs intercostaux thoraciques et abdominaux.

Nous rappellerons le rôle si remarquable que joue le nerf pneumo-gastrique dans la fonction respiratoire, en raison des fibres motrices (allant du bulbe au poumon) et des fibres sensitives (allant du poumon au bulbe) qu'il contient.

Et nous terminerons en signalant les actions réflexes (1), par lesquelles les nerfs sensibles de l'appareil respiratoire peuvent modifier les actes musculaires de l'appareil de la circulation. Ainsi, du moins, sera mise en évidence l'étroite solidarité qui règne entre les fonctions du poumon et celles du cœur.

———

(1) *Réflexe*, se dit de certains mouvements qui succèdent à des sensations ou à des phénomènes de sensibilité sans conscience.

# CHAPITRE VI

## FONCTIONS CIRCULATOIRES, ANATOMIE

Organes de la circulation. Division. — **Du cœur** : Situation. — Conformation extérieure, volume et poids, embouchures vasculaires. — Conformation intérieure, dualité de l'organe. — Ventricules, épaisseur respective des parois, capacité, colonnes charnues, orifices et valvules. — Oreillettes, forme, cloison, orifices. — Structure du cœur : Péricarde. Substance propre musculaire, agencement des fibres qui la composent. Endocarde. Vaisseaux et nerfs du cœur. — **Des artères** : Définition. — Troncs d'origine, divisions et subdivisions. Disposition rectiligne, flexuosités, anastomoses. — Structure, tuniques interne, moyenne, externe, gaine. — *Vasa vasorum*. — Nerfs vaso-moteurs. — Siège profond des artères. — Propriétés physiques et physiologiques. — **Des vaisseaux capillaires sanguins** : Définition. Rôle. Caractère typique. — Structure. — Calibre. — Disposition en réseau. — Caractères particuliers de la circulation capillaire. — **Des veines** : Définition. — Divisions. — Structure. — Valvules. — Disposition en réseau profond et en réseau superficiel. — Circulation collatérale. — Canaux de *sûreté*. Canaux de *dérivation*. — Système veineux secondaire. — Trajet du globule sanguin dans le torrent circulatoire.

La respiration et la circulation sont deux fonctions solidaires. A défaut de celle-ci, on ne conçoit plus la raison d'être de celle-là.

Les circonstances de nature à impressionner l'une, réagissent ostensiblement sur l'autre.

Dans l'intimité qui règne entre elles, c'est la première qui commande; c'est la seconde qui obéit.

Voilà pourquoi il eût été illogique de s'engager dans l'examen des effets de la Gymnastique sur la respiration, avant de s'être livré à l'étude des fonctions circulatoires.

Ce n'eût pas été scinder la question. C'eût été pis.

C'eût été envisager les considérations afférentes au sujet, sous un jour douteux, et par un côté étroit.

Ces considérations, au contraire, gagneront à être présentées en bloc. Les faits qui s'y rapportent seront appréciés d'une manière plus conforme à la réalité, s'ils sont analysés sous une forme qui en fasse nettement ressortir et la simultanéité et les contingences.

Jetons donc, avant tout, un coup d'œil sommaire sur les organes préposés à la circulation du sang.

Ces organes sont : Le cœur,
     Les artères,
     Les vaisseaux capillaires,
     Les veines.

Du Cœur. — Situé dans la poitrine, en arrière du sternum, en avant de la colonne vertébrale, entre les poumons qu'il contribue à tenir écartés, le cœur occupe un espace appelé *mediastin* (1), et repose par sa pointe sur la face supérieure du diaphragme. Par sa base qui regarde en haut, il communique avec les gros vaisseaux qui émanent de sa cavité ou qui s'y rendent.

Une membrane séreuse, le *péricarde*, enveloppe sa surface extérieure.

A. *Conformation extérieure.* Le cœur a la forme d'un cône légèrement aplati d'avant en arrière, et dont l'axe serait sensiblement incliné de droite à gauche et d'arrière en avant. Sa base regarde en haut, à droite et en arrière. Son sommet regarde en avant, à gauche,

---

(1) *Mediastin.* Étym. *mediastinum, medianum,* de *medianus :* médian, qui tient le milieu.

en bas, et correspond à l'espace qui sépare la cinquième et la sixième côte gauche, au niveau du mamelon.

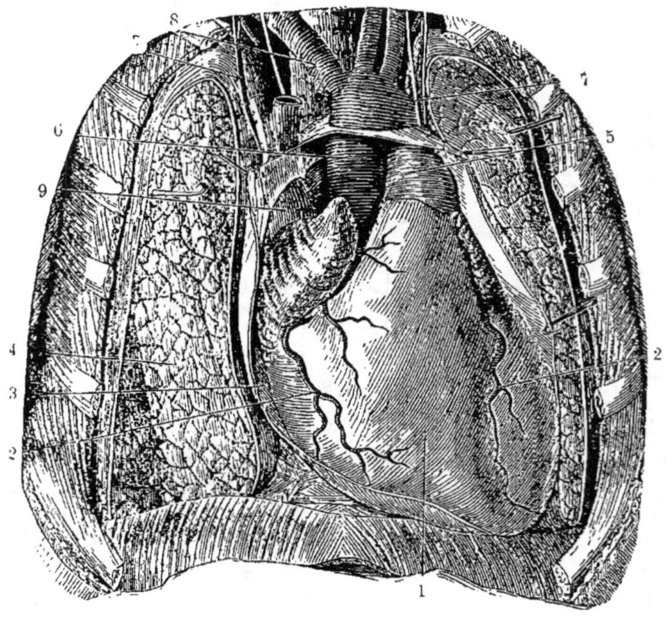

Fig. 18. Coupe montrant le cœur en position, la pointe reposant sur le diaphragme. 1, face antérieure du ventricule droit : 2, 2, branches des artères coronaires : 3, coupe du péricarde : 4, le poumon droit : 5, l'artère pulmonaire : 6, la crosse de l'aorte, 7, 7, les nerfs phréniques droit et gauche : 8, la carotide primitive droite : 9, la veine cave supérieure.

(Fig. extraite du *Dictionnaire de médecine, de chirurgie et de pharmacie*. — LITTRÉ. Édit. populaire.)

Le *volume* du cœur n'a rien de fixe. Laennec l'évaluait au volume du poing du sujet. Plus faible chez la femme, il paraît être en rapport avec la taille de l'individu ; il va en augmentant indéfiniment avec l'âge.

Cruveilhier estime que, chez l'adulte, son *poids* oscille entre 219 grammes et 250. Bouillaud le porte de 250 à

281 grammes; et Lobstein l'élève jusqu'à 312 grammes et demi.

Ces chiffres indiquent combien sont nombreuses les différences, selon les individus.

En arrière et en avant, se distingue un sillon vertical, qui correspond à la dualité de l'organe et détermine parfois, à la pointe, une sorte de rainure.

Un sillon horizontal se profile au niveau de la séparation des oreillettes et des ventricules et contourne le cœur circulairement.

En avant des oreillettes se trouvent, sur un premier plan, l'artère pulmonaire et, sur un second plan, l'aorte. Ces deux gros troncs vasculaires s'enlacent à la manière des deux branches d'un X.

En arrière et à droite se voit l'embouchure de la veine cave inférieure.

En haut et à droite se voit celle de la veine cave supérieure. Plus à gauche se trouvent les quatre veines pulmonaires venant, deux du poumon gauche, deux du poumon droit.

B. *Conformation intérieure.* Le cœur des mammifères est double. L'accolement de deux organes de même genre le constituent. Chacun de ces organes se compose d'un ventricule et d'une oreillette, celui de gauche est sur le cours du sang artériel, celui de droite est sur le cours du sang veineux.

Les parois du cœur gauche l'emportent en épaisseur sur celles du cœur droit. La différence est moins sensible pour l'oreillette que pour le ventricule.

D'après Bouillaud (1), *l'épaisseur* des parois du

---

(1) BOUILLAUD, *Traité clinique des maladies du Cœur,* 2ᵉ édition. T. I, p. 25 et suiv. — Paris, 1841.

ventricule gauche (mesure prise à la base), est de 15 à 16 millimètres. Mesurées au même niveau, celles du ventricule droit n'excèdent pas 6 millimètres. L'oreillette gauche a 3 millimètres, l'oreillette droite en a 2.

Bizot (1) n'évalue qu'à 10 ou 11 millimètres l'épaisseur du ventricule gauche, et à 4 ou 5 millimètres celle du droit. L'important est de constater la différence.

Moindre pour le cœur gauche que pour le cœur droit, la *capacité* est difficile à exprimer avec précision en ce qui concerne les oreillettes. En ce qui concerne les ventricules, la capacité du gauche (Bouillaud, Bizot) est beaucoup moins considérable.

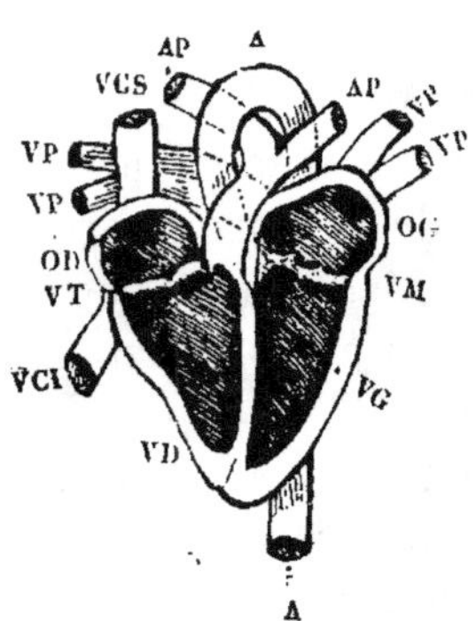


Fig. 19. Coupe théorique du cœur de l'homme.
**X.** A, aorte; AP, artère pulmonaire; VP, veines pulmonaires; OG, oreillette gauche; VM, valvule mitrale ou auriculo-ventriculaire gauche ou bicuspide; VG, ventricule gauche; VD, ventricule droit; VCI, veine cave inférieure; VT, valvule tricuspide ou auriculo-ventriculaire droite; OD, oreillette droite; VCS, veine cave supérieure.

D'un aspect luisant, la surface profonde de la *paroi des ventricules* est loin d'être lisse.

Elle est parcourue de filaments charnus à base épaisse et large, à sommet délié, se dirigeant en majorité, de haut en bas, et jouant le rôle d'une corde soustendant un arc. Ce sont les *colonnes charnues*. Elles coopèrent activement aux mouvements de contraction.

La base des ventricules regarde en arrière et en

---

(1) Bizot, *Recherches sur le cœur et le système artériel chez l'homme* (mém. de la Soc. méd. d'obs. de Paris, 1838. T. I, p. 262).

haut. Elle est surmontée des oreillettes. A leur base, les deux ventricules s'ouvrent par deux *orifices* qui les font communiquer, l'un avec l'oreillette correspondante, l'autre avec le tronc principal de l'arbre artériel dans lequel le ventricule **a** à projeter le sang.

Tous ces orifices sont **pourvus** de **valvules** remplissant les fonctions de soupapes en vue d'intercepter ou de permettre le cours du sang selon les exigences fonctionnelles.

Les orifices destinés à établir la communication entre les oreillettes et les ventricules : *orifices auriculo-ventriculaires*, sont constitués par un cercle fibreux presque inextensible, des bords duquel part une membrane : la *valvule*.

La valvule de l'orifice auriculo-ventriculaire droit : *valvule tricuspide* (1) forme trois festons. La valvule de l'orifice auriculo-ventriculaire gauche : *valvule bicuspide* ou *mitrale* n'en a que deux.

Au moment de la contraction des oreillettes, ces valvules s'abaissent et livrent entrée au sang qui s'engouffre dans le ventricule correspondant.

Les troncs artériels avec lesquels les ventricules communiquent sont, pour le ventricule gauche, l'aorte ; pour le droit, l'artère pulmonaire.

Les orifices artériels ont la forme d'un cercle parfait.

L'*orifice aortique* mesure, en moyenne, selon le professeur Bouillaud, 72 millimètres de circonférence ; l'*orifice pulmonaire* mesure 67 millimètres seulement.

Ces deux orifices sont munis chacun de trois val-

---

(1) *Tricuspide.* Etym. : *tres*, trois ; *cuspis*, pointe.

vules : *valvules sigmoïdes* (1) à parois minces, transparentes, très résistantes et affectant une disposition que Winslow a comparée à celle de nids de pigeons suspendus aux parois du vaisseau.

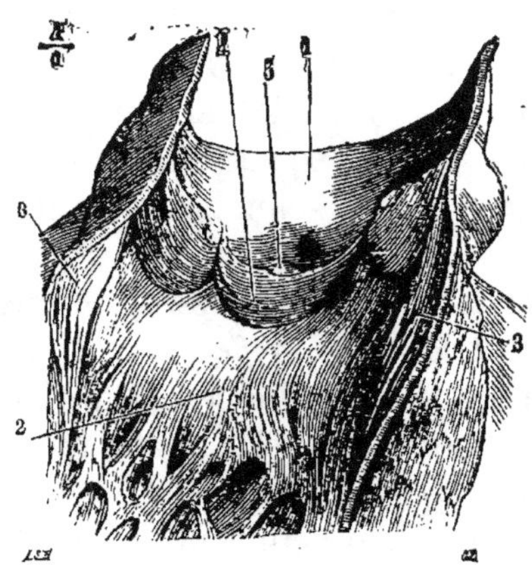

Fig. 20. Section de l'orifice aortique : 1, section de l'aorte à son origine; 2, section du ventricule muni de ses colonnes charnues; 3, 3, section de l'endocarde ; 4, bord libre de la valvule; 5, cavité de la valvule. (Réduction à 1/6).

Dans leur état de tension complète, les valvules sigmoïdes s'adossent par leur face convexe; mais jamais leur juxtaposition ne va jusqu'à obturer absolument la lumière du vaisseau.

Des deux *oreillettes*, la droite affecte la *forme* d'une sphère; la gauche celle d'un cube. La surface profonde de leur paroi est parcourue de colonnes charnues analogues à celles des ventricules, bien que plus faibles, et ayant la même destination.

La cloison qui les sépare présente, sous la forme d'une fossette appelée *fosse ovale*, les vestiges d'une ouverture de communication existant pendant la durée de la vie fœtale et décrite sous la désignation de *trou de*

(1) *Sigmoïde*, qui a la forme d'un sigma : lettre de l'alphabet grec.

*Botal,* du nom de l'anatomiste qui en a fait la découverte.

L'oreillette droite est percée de quatre *orifices* : 1° l'orifice auriculo-ventriculaire ; 2ᵉ celui de la veine cave supérieure ; 3° celui de la veine cave inférieure ; 4° celui de la grande veine coronaire préposée, avec l'artère du même nom, à la circulation propre du cœur.

Dans l'oreillette gauche, on compte cinq *orifices* : 1° l'orifice auriculo-ventriculaire gauche ; 2°, 3°, 4°, 5° les quatre orifices des veines pulmonaires.

Aucun de ces orifices n'est pourvu de valvules (1).

Trois tuniques emboîtées l'une dans l'autre concourent à la *structure du cœur.*

La première, la plus extérieure, est le *péricarde* : enveloppe séreuse à double feuillet, ayant pour objet de faciliter le fonctionnement de l'organe et d'en assouplir le jeu.

La seconde, moyenne, des trois la plus importante, est la tunique musculaire,

---

(1) Indépendamment des orifices sus-indiqués, au nombre de quatre pour l'oreillette droite et de cinq pour l'oreillette gauche, on observe encore à la surface profonde des parois des deux oreillettes, des orifices de calibre inférieur sur lesquels les travaux du docteur O. Lannelongue ont jeté, il y a quelques années, un jour nouveau.

Ces orifices secondaires sont ceux de canaux formant dans l'épaisseur du tissu musculaire qui compose la paroi de l'oreillette droite, un réseau serré dont les principales voies communiquent entre elles et constituent tout un système pour la circulation veineuse de l'oreillette droite.

La paroi de l'oreillette gauche présente une disposition analogue à un degré moindre de développement. (O. LANNELONGUE *Circulation veineuse des parois ventriculaires du cœur.* Paris, 1867.)

Elle constitue la *substance propre* du cœur. C'est son épaisseur qui détermine celle de la paroi cardiaque. Les fibres qui la composent sont de nature musculaire et appartiennent, comme celles qui sont affectées aux besoins de la vie volontaire, à l'ordre des fibres striées.

L'agencement des fibres musculaires du cœur est extrêmement curieux à étudier. Winslow en a, en quelques mots, tracé un tableau saisissant : « Le cœur, a-t-il dit, est composé de deux sacs musculeux renfermés dans un troisième, musculeux comme les deux premiers. »

Des bandes plus ou moins étroites de tissu fibreux circonscrivant les orifices décrits à la base des ventricules donnent insertion à ces fibres musculaires.

De ces sortes d'anneaux fibreux, ceux du cœur droit sont plus faibles ; ceux du cœur gauche plus résistants.

Les fibres musculaires qui composent la paroi des ventricules sont, les unes communes aux deux ventricules, les autres particulières à l'un ou à l'autre d'entre eux.

Les premières, désignées sous le nom de *fibres unitives* se dirigent sur la face antérieure du cœur, en sautoir, de haut en bas et de droite à gauche, jusqu'à la pointe de l'organe. Arrivées là, les unes se contournent en formant une *anse simple* et remontent sur la face postérieure du cœur. Les autres se tordent sur elles-mêmes en *pas de vis* et s'appliquent sur la face profonde du ventricule gauche dont elles renforcent puissamment la paroi.

Les fibres unitives qui partent de la face postérieure du cœur se dirigent en bas et à droite. Arrivées à la pointe, elles se contournent en anse et vont se répandre dans la paroi du ventricule droit.

Les *fibres propres* des ventricules forment par leur ensemble deux cylindres juxtaposés, comme les deux canons d'un fusil, et sont enveloppées par les fibres unitives.

La troisième tunique entrant dans la composition des ventricules, n'est autre que l'*endocarde* qui tapisse la surface profonde de leur cavité.

Les parois des ventricules sont donc constituées, ainsi que l'indique le docteur A. Luton (1) « par trois couches stratifiées : une couche superficielle qui appartient aux fibres unitives descendantes ; une couche profonde sous-jacente à l'endocarde et formée par la portion réfléchie ou ascendante de ces mêmes fibres unitives ; et, enfin, une couche intermédiaire qui est spéciale à chaque ventricule.... Quant à la cloison interventriculaire, elle est formée à la fois par des fibres appartenant à l'un et à l'autre ventricule, mais surtout par le ventricule gauche. »

Les fibres musculaires des oreillettes sont également de deux ordres.

Les unes, *communes* aux deux oreillettes ou unitives, se réduisent à une simple bande étendue transversalement, en avant et en arrière, d'une oreillette à l'autre. Les fibres *propres* consistent en autant de bandes en anneau qui circonscrivent les orifices.

La nutrition du cœur est assurée par la présence de deux troncs artériels qui se distribuent dans ses parois et ont leur système veineux satellite. Ce sont

---

(1) Luton, *Nouv. dict. de méd. et de chirurgie prat.* Art. cœur, p. 272.

les *veines et artères coronaires*, sur lesquelles nous n'avons pas à insister ici.

Le système nerveux grand sympathique et le nerf pneumo-gastrique pourvoient à son innervation.

DES ARTÈRES. — Le mot *artère* a pour origine une confusion.

Les anciens, trouvant, après la mort, les canaux qui partent du cœur béants et vides, avaient pensé que, pendant la vie, ces canaux étaient remplis d'air. D'où la dénomination d'artère (de ἀήρ, air ; τηρεῖν, garder) par eux assignée aux vaisseaux qui, en réalité, charrient le sang du centre aux extrémités.

Deux troncs principaux donnent naissance à toutes les artères.

L'un part du ventricule droit : c'est l'*artère pulmonaire*. L'artère pulmonaire se ramifie dans les poumons. Elle charrie du sang veineux ou noir.

L'autre part du ventricule gauche ; c'est l'*aorte*. L'aorte se ramifie dans tous les organes. Elle charrie du sang rouge ou artériel.

La division et subdivision des artères en branches, en rameaux, en ramuscules se fait sous un angle de moins en moins ouvert à mesure que le vaisseau s'éloigne du cœur.

Cette disposition de la nature est singulièrement ingénieuse. John Hunter (1) y insiste, elle a pour effet de faciliter le cours du sang dans les régions périphériques, et de venir en aide à la force d'impulsion reçue par le sang à sa sortie du cœur, à mesure que

---

(1) John HUNTER, *Œuvres complètes. Traduction française de G. Richelot*. T. III, p. 656 à 684. Paris, 1843.

s'éloignant du point de départ, cette force s'use et faiblit.

Sauf de rares inflexions destinées à les préserver des tiraillements au niveau des jointures, les artères principales sont généralement rectilignes et cylindriques.

Quelques-unes — la carotide interne, la vertébrale, par exemple — présentent des flexuosités qui ont pour but de modérer la force d'impulsion du sang.

Afin d'assurer l'afflux du sang dans toutes les parties des organes, afin de suppléer aux causes d'obstruction que des circonstances d'ordre divers peuvent faire surgir, les artères ont entre elles de nombreuses communications. Ces abouchements, ces *anastomoses* (1), pour employer le terme technique, sont d'autant plus fréquentes que le vaisseau s'éloigne du cœur ou bien que l'organe à alimenter est d'une importance plus haute. Les anastomoses, alors, forment à la surface de l'organe un réseau serré.

Quelle n'est pas la richesse du réseau anastomotique qui garantit la libre circulation du sang dans le cerveau !

Trois tuniques (2) superposées concourent à la *structure* des artères.

Les trois tuniques qui composent la paroi de l'artère sont de véritables cylindres emboîtés l'un dans l'autre.

La tunique la plus rapprochée de l'axe du vaisseau, celle à laquelle les deux autres sont superposées, est désignée sous le nom de *tunique interne*. La plus

---

(1) *Anastomose*, Étym ἀνά, avec ; στόμα, bouche, abouchement.

(2) *Tunique*. On désigne en anatomie sous le nom de *tunique* toute membrane concourant à former les parois d'un organe.

extérieure, celle qui est superposée aux deux autres, est la *tunique externe*. Interposée aux deux précédentes, la troisième est la *tunique moyenne*.

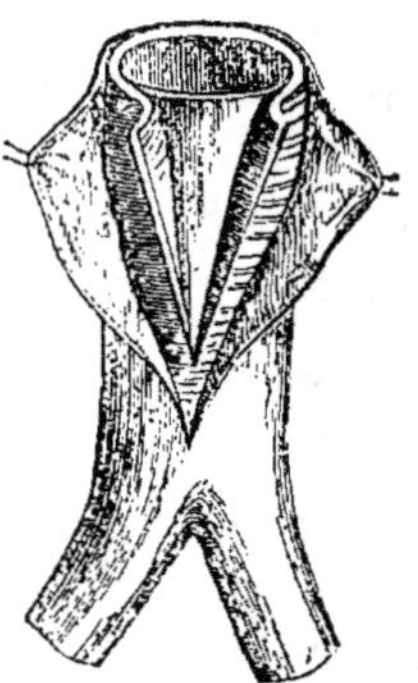

Fig. 21. Artère avec ses trois tuniques disséquées.

La tunique *interne* n'est autre qu'un prolongement de la membrane qui tapisse la cavité des ventricules : l'*endocarde*.

Elle est lisse, imperméable, et pourvue d'un épithélium pavimenteux. Elle présente des plis longitudinaux dus aux mouvements alternatifs de resserrement et de dilatation auxquels les parois des artères obéissent incessamment.

La tunique *moyenne*, épaisse et jaunâtre dans les artères volumineuses, devient plus mince et prend une coloration rougeâtre dans les petites.

Elle est élastique, c'est-à-dire, ferme et souple tout à la fois ; mais la cohésion des molécules qui la composent est faible. Étranglée par une ligature, elle se brise comme le ferait un tube de verre ; tiraillée, elle le déchire ; pressée, elle s'écrase ; et tout cela très facilement.

Le professeur Ch. Robin (1) a démontré que la tunique moyenne des artères se compose : 1° de fibres élastiques jaunâtres formant un réseau dont les mailles ont leur grand diamètre perpendiculaire à celui

---

(1) ROBIN, *Sur la structure des artères et leurs altérations séniles*. Comptes rendus des séances de la Société de biologie 1re année, p. 35 et suiv. Paris, 1849-1850.

des vaisseaux ; 2° de fibres élastiques se divisant aisément en lamelles perforées d'espace en espace; 3° de fibres musculaires non striées.

La tunique *externe*, blanche, souple, très extensible, résiste admirablement à toutes les causes de rupture, pour la précédente si redoutables. Les pressions, les tractions, les constrictions, à moins d'être portées à un degré de violence exagéré, n'y déterminent aucune solution de continuité.

Dans une foule de circonstances, elle constitue, de ce fait, pour la tunique moyenne un agent efficace de protection.

Des fibres celluleuses entremêlées de quelques fibres élastiques composent la tunique externe des artères.

Une gaîne celluleuse servant d'enveloppe aux vaisseaux, les isole des organes avoisinants et assure aux mouvements de constriction et de dilatation dont ils sont animés une liberté plus grande.

Les vaisseaux sanguins préposés à la nutrition des artères, et qu'on appelle en raison de leur destination même, *vasa vasorum*, (vaisseaux des vaisseaux) étendent à la surface et dans l'épaisseur même de la tunique externe, leur réseau extrêmement serré.

Artériels, ils proviennent des artères voisines ; veineux, ils se rendent aux troncs veineux que celles-ci ont pour satellites.

Les *nerfs* qui se distribuent aux artères ont reçu de Stilling la dénomination de *vaso-moteurs*, c'est-à-dire, moteurs des vaisseaux.

Le scalpel à la main, on les suit très nettement jusque dans l'épaisseur de la tunique externe ; mais on en perd la trace au-delà.

L'origine des nerfs qui animent les vaisseaux est

restée douteuse jusqu'à ces derniers temps. C'est à Cl. Bernard (1) et à Schiff (2) qu'en appartient la découverte.

Des recherches extrèmement curieuses entreprises sur ce sujet, il résulte que les nerfs vaso-moteurs partent de la moelle épinière. Leur véritable centre d'origine paraît, effectivement, être la moelle ; et la preuve c'est que si les fonctions des nerfs vaso-moteurs sont troublées par la blessure de leurs troncs, les lésions de la moelle leur portent un préjudice bien autrement fréquent et grave.

Dans les régions anatomiques qu'elles traversent, le *siège des artères* est, en général, profond.

Elles cheminent de conserve avec les veines et les nerfs à l'abri des violences extérieures. Artères, veines et nerfs sont, d'ordinaire, plongés dans une même atmosphère celluleuse et contenus, à la manière d'un faisceau, dans une *gaine aponévrotique* qui les isole des muscles et des autres organes.

Un dernier point dont il importe de faire mention est celui-ci : certaines artères sont situées sur un plan tellement profond qu'il suffit parfois, ainsi que l'a observé Bichat, de la flexion d'un membre pour déterminer un arrêt dans la circulation du sang.

Les propriétés physiques et physiologiques des artères sont :

1° L'*extensibilité*, qui a lieu de s'exercer dans le

---

(1) CL. BERNARD, *Leçons sur les propriétés physiologiques et les altérations pathologiques des liquides de l'organisme*. T. I Paris, 1859.

(2) SCHIFF, *Comptes rendus de l'Académie des Sciences* Septembre 1862.

sens transversal comme dans le sens longitudinal ;

2° L'*élasticité*, dont la tunique moyenne est le siège et qui permet au vaisseau de demeurer béant après avoir été vidé du sang qu'il contenait ;

3° La *rétractilité* : mode de l'élasticité en raison duquel l'artère sectionnée revient sur elle-même et oppose à l'écoulement du sang un obstacle temporaire qui fait parfois le salut du blessé ;

4° La *contractilité*, dont l'effet est de continuer l'impulsion du cœur ;

Et 5°, enfin, la *sensibilité*, variable suivant les régions.

La sensibilité des artères réside dans la tunique externe.

L'insensibilité de la tunique moyenne, soit aux acides, soit aux alcalis, soit au contact de l'instrument tranchant, est un fait sur lequel l'autorité de Bichat a prononcé.

DES VAISSEAUX CAPILLAIRES SANGUINS. — Ainsi nommés, en raison de leur ténuité même, les *vaisseaux capillaires* (1) *sanguins* mettent en communication les artères et les veines.

Entre le système artériel et le système veineux, le système capillaire est le trait d'union.

Pour la grande circulation, de même que pour la petite, il représente la partie périphérique de la circulation du sang.

La découverte des capillaires appartient à Malpighi (1661).

Les travaux ultérieurs de Windischmann, J. Muller,

---

(1) *Capillaire*. Étym : *capillus*, cheveu.

Valentin, Schultz, Schwann, Henlé, Ch. Robin, Kolliker, Virchow, la complétèrent. Ce n'est, par le fait, qu'à l'aide du microscope qu'une semblable étude pouvait être poursuivie avec fruit. Et c'est, armés du microscope que les anatomistes sont parvenus à isoler, dans les divers organes, des canaux à ce point ténus.

Le *caractère typique* du vaisseau capillaire sanguin réside dans l'abolition complète de la contractilité par laquelle le vaisseau artériel se distingue avec tant de netteté.

Sa *structure* est d'une simplicité extrême. Elle se réduit à une membrane en forme de tube, ayant la transparence du verre, et parsemée, çà et là, de ces corpuscules élémentaires décrits sous le nom de *noyaux*.

Ces noyaux mesurent de un millième à deux millièmes de millimètre.

Quant au *calibre* du capillaire lui-même, il varie entre deux centièmes et cinq millièmes de millimètre.

Ajoutons, afin de n'être pas par trop incomplet, que les recherches du docteur Chizonszszewsky (1) rendent incontestable la présence d'une couche d'*épithélium* régnant sur toute l'étendue de la paroi des vaisseaux capillaires sanguins.

De la sorte, ainsi que le fait remarquer le docteur Ranvier (2), l'épithélium ne manque sur aucun point du système circulatoire.

______

(1) CHIZONSZSZEWSKY, *Ueber die fienere structur der Blut-capillaren*. (Archiv für patholog. Anat. von R. Virchow, Januar 1866, p. 169).

(2) RANVIER, *Nouv. Dict. de méd. et de chir. prat.* Art. *Capillaire*, p. 276.

Les vaisseaux capillaires affectent une disposition en réseau qui leur est particulière. Cette disposition subit elle-même des modifications en rapport avec les fonctions propres de l'organe — foie — reins — poumons — dans lesquels les capillaires pénètrent, et en vue d'une accommodation propice à la liberté de ses fonctions.

Sans empiéter sur des considérations d'ordre physiologique qui trouveront place dans le chapitre suivant, signalons certains points fondamentaux relatifs au fonctionnement des capillaires.

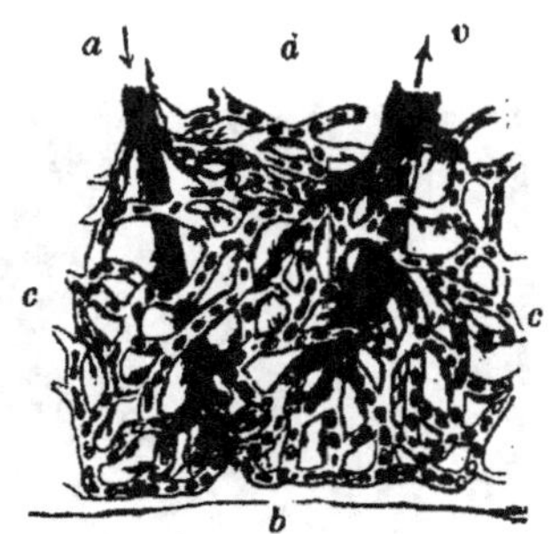

Fig. 22. *a*, artériole ; *v*, veinule ; *c, c, c*, réseau capillaire ; *b*, superficie des tissus.

Ce qui frappe avant tout, dans la circulation capillaire, ce sont, d'après le docteur Ranvier (1), ses oscillations irrégulières, d'autant plus saisissables qu'on peut suivre *de visu* chaque globule sanguin dans sa course vagabonde. A l'extrémité d'un vaisseau capillaire, juste assez large pour le contenir, un globule rouge peut s'engager dans l'une des deux ou trois branches qui se présentent. Rien ne semble le solliciter à entrer dans l'une plutôt que dans l'autre ; il s'arrète un instant, puis il s'échappe et parcourt rapidement é'une d'elles. Aussi, pendant quelques secondes, la circulation est-elle complètement interrompue dans le vaisseau pour reprendre ensuite avec énergie.

---

(1) **Ranvier**, *Loco citato : Physiologie générale des capillaires*, p. 280.

Dans ces deux conditions, on ne voit ce tube ni se dilater ni revenir sur lui-même. Son calibre reste constant.

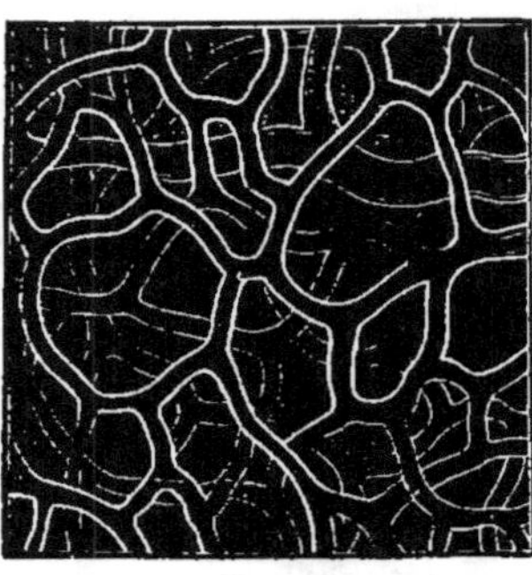

Fig. 23. Vue grossie du réseau capillaire, de la membrane de la patte de la grenouille. (DALTON).

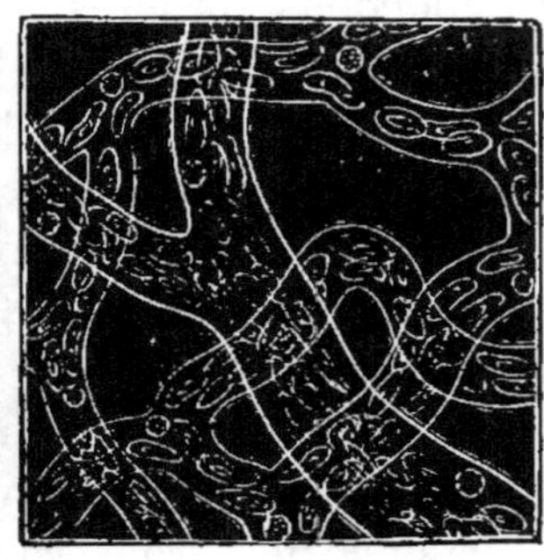

Fg. 24. Circulation capillaire dans la membrane de la patte de la grenouille. (DALTON).

Poiseuille (1) a remarqué que la rapidité de la circulation est beaucoup plus grande dans le centre des vaisseaux capillaires que dans les couches rapprochées de leurs parois. Ici, règne une immobilité presque complète. Elle tient à l'accumulation de globules blancs dont la surface légèrement rugueuse tend à s'accrocher aux surfaces contiguës et détermine, avec une grande facilité, la stagnation de ces globules blancs dans les vaisseaux.

Lisse, légèrement réductible, le globule rouge

---

(1) POISEUILLE, *Recherches sur la circulation capillaire* (journal universel et hebdomadaire de médecine. T. XII, 1883). — *Recherches sur les causes du mouvement du sang dans les vaisseaux capillaires* (Mémoires de l'Académie des sciences). 1835.

dépasse cette couche en se frayant un chemin rapide ayant pour direction l'axe du canal qu'il franchit.

Poiseuille a recherché si les lois qui régissent l'écoulement des liquides dans les tubes dont le diamètre réunit les conditions physiques de la capillarité étaient en application dans les vaisseaux capillaires.

Au nombre de deux, ces lois sont celles-ci ·

I. *Les quantités d'eau écoulées dans un même temps, sous une même pression, à une même température, à travers les tubes capillaires d'un même diamètre, diminuent proportionnellement à la longueur des tubes.*

II. *Les quantités d'eau écoulées dans un même temps, sous une même pression, à une même température, à travers des tubes capillaires d'une même longueur, sont entre elles comme les quatrièmes puissances des diamètres de ces tubes.*

Eh bien, si, en physiologie, l'application de ces lois doit nécessairement se plier à une foule de circonstances organiques exceptionnelles, l'exécution n'en reste pas moins invariable pour chaque capillaire pris en particulier.

Les propriétés de la membrane qui compose la paroi des capillaires, enfin, sont uniquement relatives aux transsudations de la partie liquide, de la partie séreuse du sang. Or, ces transsudations dépendent du degré de tension du sang dans le réseau capillaire, de la composition de ce sang et de celle des liquides contenus dans les tissus qui avoisinent les réseaux.

DES VEINES. — En communication avec les capillaires par voie d'anastomose, les radicules veineuses convergent entre elles et se résolvent en rameaux, en branches, puis en troncs en se dirigeant de la périphérie au centre, c'est-à-dire, des éléments anatomiques des organes vers les oreillettes du cœur.

Les troncs veineux qui déversent le sang dans le cœur le ramènent soit du poumon (petite circulation), soit des différents organes (grande circulation).

Au nombre de quatre, deux attachées au service du poumon droit, deux attachées à celui du gauche, les *veines pulmonaires* vont aboutir dans l'oreillette gauche. Elles y ramènent le sang *artérialisé*.

Quant à l'oreillette droite, elle reçoit deux gros troncs veineux. L'un représente le confluent des veines venant de toutes les parties du corps situées au-dessus d'un plan horizontal fictif qui passerait au niveau du diaphragme; l'autre représente celui des veines venant des parties du corps situées au-dessous de ce plan. Ce sont les deux *veines caves supérieure et inférieure*.

Elles déversent dans l'oreillette droite le sang *désartérialisé*.

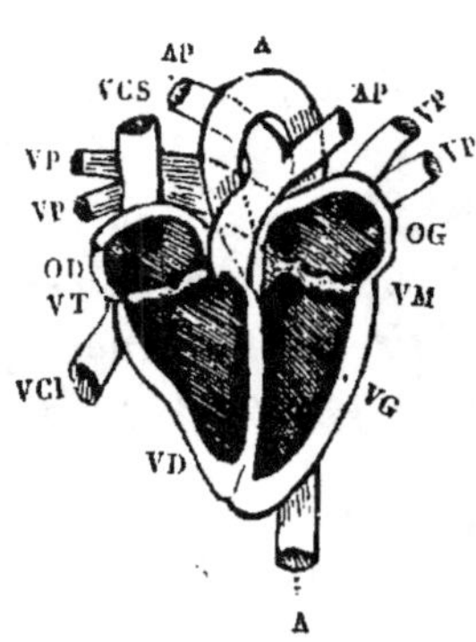


Fig. 25. Coupe théorique du cœur de l'homme.

X. A, aorte; AP, artère pulmonaire; VP, veines pulmonaires; OG, oreillette gauche; VM, valvule mitrale ou auriculo-ventriculaire gauche ou bicuspide; VG, ventricule gauche; VD, ventricule droit; VCI, veine cave inférieure; VT, valvule tricuspide ou auriculo-ventriculaire droite; OD, oreillette droite; VCS, veine cave supérieure.

Quatre tuniques (Robin et Littré, *Dict. de Médecine*, 15e édition, 1884) concourent à la *structure* des veines.

La *tunique interne*, semblable à celle des artères, est plus mince de moitié et difficile à isoler de la suivante.

La seconde tunique : *tunique à fibres longitudinales* est très mince, composée de fibres de tissu cellulaire et de tissu élastique, longitudinales, flexueuses, accompagnées de nombreux vaisseaux capillaires.

Avec la tunique interne, elle contribue à la formation des valvules et constitue, avec celle-ci, les éléments propres de structure des veines.

Une troisième tunique : *tunique à fibres circulaires*, épaisse, très vasculaire, formée de fibres disposées circulairement, enveloppe les deux premières, et est enveloppée elle-même par la *quatrième tunique composée de fibres lamineuses* et se confondant avec les tissus ambiants.

*Valvules.* Les veines sont pourvues d'un grand nombre de replis appelés *valvules*, dont le bord libre est dirigé du côté du cœur de manière que la colonne de sang qui parcourt les veines, pour se rendre à cet organe central, refoule les valvules contre les parois du vaisseau et continue son cours sans aucun empêchement. Mais, si une cause quelconque s'oppose à la marche de ce fluide et le repousse en sens contraire, les replis valvulaires qui se trouvent relevés se distendent, l'empêchent de rétrograder et fournissent même à la colonne sanguine un point d'appui qui facilite le rétablissement de la circulation.

Dans sa marche de la périphérie au centre, la colonne sanguine qui parcourt l'arbre veineux se heurte à une multitude d'obstacles : pesanteur; obstruction du conduit par contraction musculaire; compression momentanée du vaisseau consécutive à l'attitude prise ou au mouvement en exécution, etc. Indépendamment de la vitesse acquise, du *vis à tergo*, de la contractilité des parois veineuses, et de l'attraction respiratoire, il est une disposition anatomique particulièrement heureuse des veines, grâce à laquelle le flot sanguin finit par triompher des difficultés qu'il rencontre sur son chemin. Il n'est pas, en effet, de tronc veineux de quelque importance, qui ne soit pourvu de branches collatérales permettant le dégagement rapide du point temporairement obstrué.

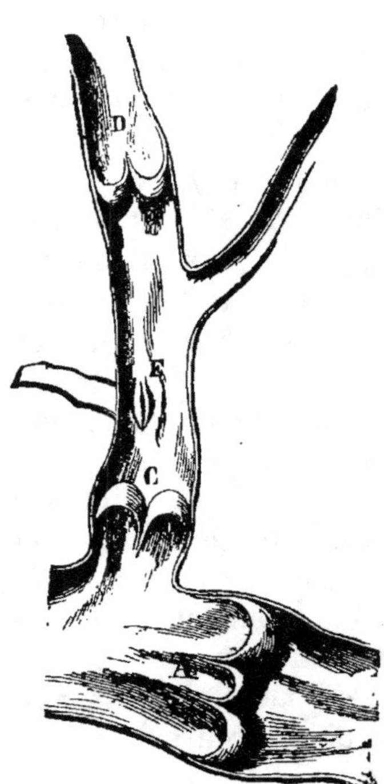

Fig. 26. Section longitudinale d'une veine.
A, C, D. Valvules.
F. Embouchure d'un rameau veineux.

Curieux de vérifier la justesse de cette idée, que dans l'agencement de la circulation veineuse collatérale, rien (pas plus qu'ailleurs) n'était laissé au hasard, et s'inspirant des travaux du professeur Verneuil ainsi que des recherches du docteur Ledentu (1) sur le sujet, le docteur Jarjavay (2) a exposé avec précision l'économie qui préside à ces particularités anatomiques. Suivant lui, la désignation de *voie collatérale*, de *canal collatéral* convient à certaines

---

(1) LEDENTU, *Thèses de Paris*, 1868.
(2) L. JARJAVAY, *Contribution à l'étude du système veineux. — Les canaux de sûreté.* Thèses de Paris, n° 99, 1883.

veines pouvant «jouer le rôle de voies supplémentaires lorsque la carrière veineuse est enrayée dans ses troncs ». C'est sur les vaisseaux de cet ordre que le professeur Verneuil a été le premier à appeler l'attention, et c'est pour ceux-là qu'en 1858, il a proposé la dénomination caractéristique de *canaux de sûreté.* Toute voie collatérale capable de favoriser la continuité du cours centripète du sang dans les veines, est un canal de sûreté. Le canal de sûreté se distingue du *canal de dérivation* décrit plus tard par M. Ledentu, en ce que celui-ci contribue à rétablir le courant momentanément interrompu, tandis que celui-là tend à en maintenir constante la régularité. Le canal de dérivation « enjambe, pour employer les propres expressions de M. Jarjavay (1), les obstacles physiologiques qui peuvent arrêter la circulation dans une veine ou un système de ramifications veineuses ; le canal de sûreté n'enjambe que les cloisons valvulaires qui fractionnent le tronc veineux en autant de compartiments distincts ».

Puis, décrivant les *canaux de sûreté*, il en donne le type le plus simple : une veine unique cloisonnée en un certain nombre de compartiments par des valvules échelonnées sur son trajet. « Dans notre veine, explique-t-il (p. 24), c'est, par exemple, le segment A qui vient de subir les effets d'un choc rétrograde. Les valvules inférieures sont adossées ; le cours centripète est suspendu dans les espaces

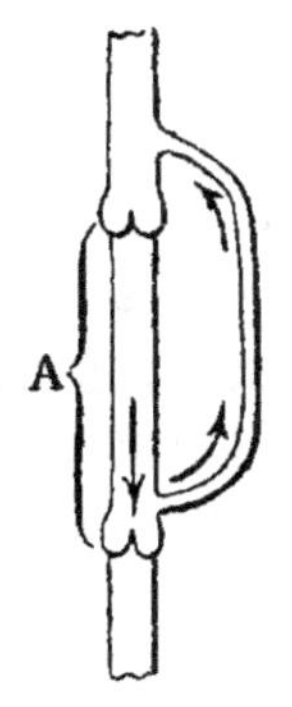


Fig. 27.

___

(1) L. **Jarjavay**, *loco citato*, p. 24.

veineux qui sont situés immédiatement **au-dessous de lui**. Pour qu'il se rétablisse, il faut nécessairement que la pression soit diminuée en A, et elle ne le sera qu'à la seule condition d'une dérivation suffisante qui conduise ce qui est en excès vers un débouché où l'écoulement sera plus facile. Ce point où la tension est moindre pourra se trouver sur *la même veine* dans les segments veineux situés au-dessus de celui où nous avons supposé le trop plein, ou sur une *veine différente* plus ou moins voisine de celle que nous envisageons.

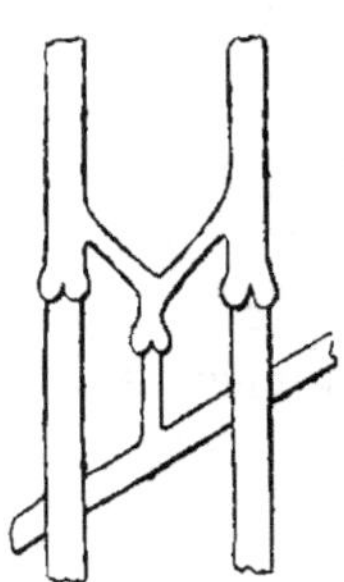

Fig. 28.

« Dans l'une et l'autre circonstance, une anastomose partant du tronçon A dérivera le courant rétrograde ; seulement, dans le premier cas, la dérivation se fera au profit du vaisseau même où le canal prend son insertion ; dans le second cas, elle se fera au bénéfice d'une veine voisine. Le canal qui dérive ainsi le courant sanguin lorsqu'il y a excès de pression dans un ou plusieurs tronçons veineux n'est autre chose qu'un *canal de sûreté*. »

Sans varier dans son principe, la conformation anatomique des canaux de sûreté présente des diversités en rapports avec les exigences fonctionnelles des organes. L'auteur les passe en revue. Nous n'avons pas à le suivre dans cet exposé. Notons seulement le fait général qui ressort de ses recherches. Au point de vue spécial qui nous occupe, il est d'un puissant intérêt. Les grands mouvements de la Gymnastique ne sont pas pour entraver, au moins d'une manière préjudiciable, la liberté de la circulation veineuse. Tout est prévu, dans la nature, pour en sauvegarder l'inté-

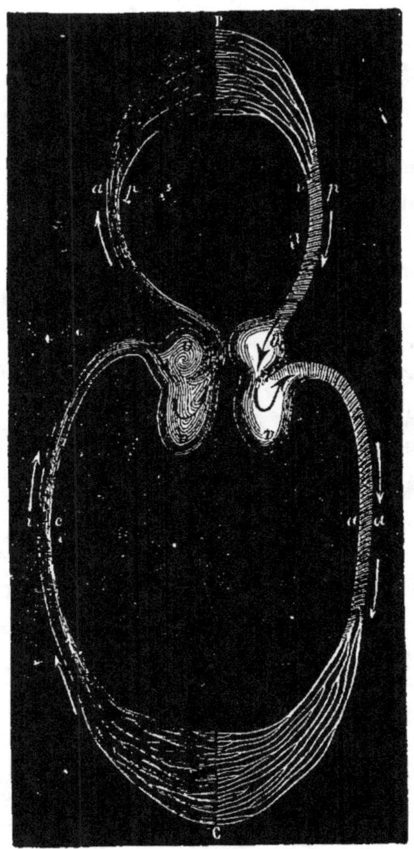

Fig. 29. Appareil de la (grande (générale) et de la petite (pulmonaire) circulation. *o o*, oreillettes ; *v v*, ventricules ; *a a*, système aortique. C, capillaires généraux ; *v c*, veines à sang noir (de la grande circulation) ; *a p*, artère pulmonaire ; *v p*, veines à sang rouge (pulmonaires).

grité. Veines satellites, circulation collatérale, canaux de sûreté, arcades veineuses, veines communiquantes y contribuent chacune dans la mesure de leur distribution.

En termes plus généraux encore, les veines forment deux plans : l'un, profond, accompagnant l'artère correspondante ; l'autre, superficiel, situé dans la peau.

En outre de ces dispositions, le système veineux se subdivise en un certain nombre de systèmes circulatoires secondaires que nous ne pouvons qu'indiquer ici.

Ces systèmes veineux secondaires ont pour fonction de porter directement le sang des capillaires d'un organe aux capillaires d'un autre organe déterminé, sans faire retour par le cœur. Celui de la *veine porte* en est le type le plus saillant.

En somme, le ventricule gauche — l'aorte — l'arbre artériel — le réseau capillaire — l'arbre veineux — l'une des veines caves — l'oreillette droite — le ventricule droit — l'artère pulmonaire — le réseau capillaire du poumon — l'une des veines pulmonaires — l'oreillette gauche : voilà (Fig. 29) les étapes que franchit le globule sanguin lancé dans le torrent de la circulation.

# CHAPITRE VII

## FONCTIONS CIRCULATOIRES, PHYSIOLOGIE

**Divisions.** — **Physiologie du cœur** : *Actes mécaniques* : Systole, Diastole. — Rhythme des mouvements du cœur. — Révolution cardiaque. — Bruits du cœur. — *Actes nerveux* : insensibilité, — contractilité, — excitabilité. — Influences modificatrices, poisons du cœur. — Innervation du cœur ; systèmes grand sympathique et cephalo-rachydien, leur rôle respectif. — Nerfs pneumo-gastriques ou nerfs d'arrêt. — *Circulation proprement dite* : Historique. — Divisions. — **De la circulation générale**. Vues d'ensemble. — Causes initiales du mouvement du sang. — Cours du sang dans les artères. Tension artérielle. Rôle de l'élasticité et de la contractilité artérielles. Marche du flot sanguin, causes de ralentissement et d'accélération. — Cours du sang dans les capillaires, ses caractères particuliers, son importance capitale, son moteur réel. — Cours du sang dans les veines. — Influence de l'action du cœur, de la conformation et de la structure des veines : capacité, dilatabilité, mode de confluence, contractilité, valvules des canaux veineux. — Influence de la pesanteur, influence de la contraction musculaire sur le cours du sang dans les veines. — Action aspirante du poumon. — Réplétion du cœur et clôture du cycle circulatoire. — **De la circulation pulmonaire** : son importance capitale. — Analogies entre la grande et la petite circulation. Caractères spéciaux à chacune. — Circonstances modificatrices de la circulation pulmonaire : sa rapidité, ses affinités avec les fonctions respiratoires. — De la vitesse générale de la circulation. — Résumé et conclusion. — **Du sang** : Propriétés physiques. — Composition chimique. — Du caillot. — Du serum. — Des altérations du sang.

L'histoire physiologique de la circulation comprend deux sujets distincts.

Le premier a trait aux actes qui ont le cœur pour siège. Le second embrasse ceux qui s'accomplissent dans les vaisseaux.

Physiologie du cœur. — Les actes physiologiques qui s'accomplissent dans le cœur sont de deux ordres : d'ordre *mécanique*, d'ordre *nerveux*.

L'étude des uns consiste dans l'analyse des mouvements de l'organe.

L'analyse de l'influence que le système nerveux exerce sur la production et sur la succession de ces mouvements constitue l'étude des autres.

A). *Actes mécaniques du cœur*. — Les battements du cœur ont pour cause la contraction subite et intermittente des fibres musculaires qui en composent les parois.

Cette contraction a pour effet l'effacement de la cavité de l'organe et l'expulsion brusque du sang qui y était contenu.

Du mot grec : συστέλλειν, *resserrer*, ce mouvement a reçu le nom de *systole*.

A la contraction musculaire, succède le relâchement. Le relâchement des parois du cœur a pour effet de restituer à sa cavité son amplitude initiale, et d'y permettre l'accès d'une nouvelle quantité de sang.

Du mot grec διαστέλλειν *dilater*, ce mouvement a reçu le nom de *diastole*.

Ces deux temps : *systole* et *diastole* des battements du cœur affectent un rhythme et donnent lieu à des bruits particuliers.

Le cœur, nous l'avons vu, est un organe double. Envisagé dans le cœur gauche ou dans le cœur droit, le mécanisme des mouvements qui l'animent ne varie point.

Pour plus de clarté, décrivons donc ce mécanisme comme si l'organe était simple c'est-à-dire composé d'une oreillette et d'un ventricule seulement.

*Systole*. — La systole de l'oreillette précède celle du ventricule.

En se contractant, les bandes musculaires transversales, de même que celles qui sont jetées en sautoir autour des orifices vasculaires réduisent la cavité de l'oreillette. Le sang qui y était contenu est chassé, sinon en totalité, du moins en partie, dans le ventricule. Il y pénètre par l'orifice auriculo-ventriculaire.

La systole du ventricule succède immédiatement à celle de l'oreillette.

C'est elle qui constitue l'acte fondamental du cœur.

En voici le mécanisme. Par suite de leur disposition en anse, et de leur insertion aux zones fibreuses qui occupent la base du ventricule, les fibres musculaires, en se contractant, tendent à amener toute la masse de celui-ci vers l'orifice artériel : seule issue offerte au liquide contenu dans sa cavité.

A ce moment, le cœur se durcit, tous ses diamètres se réduisent et sa cavité disparaît. Il se produit, en un mot, un retrait général des parois.

La systole ventriculaire se déclare brusquement, mais offre une certaine persistance. Les expériences du professeur Marey (1) ont démontré qu'elle est constituée par une secousse unique d'une durée relativement considérable.

La systole du ventricule fait subir au cœur certaines déformations et certains déplacements.

D'allongé qu'il était, il est devenu globuleux. Au lieu d'être elliptique comme à l'état de repos, la section de sa base, d'après MM. Chauveau et Faivre (2) serait circulaire.

---

(1) MAREY, *Des caractères de la systole du cœur.* (Revue des Cours scientifiques, 21 juillet 1866, p. 568.)

(2) CHAUVEAU ET FAIVRE, *Nouvelles recherches expérimentatales sur les mouvements et les bruits normaux du cœur.* (Gazette médicale de Paris 1856).

Sa pointe se trouve relevée légèrement.

On conçoit que de semblables modifications de forme entraînent dans les connexités du cœur avec les organes voisins des modifications corrélatives.

Mais, dans la systole, le cœur cède encore à d'autres mouvements. D'abord, dans cet instant, il subit une sorte de torsion autour de son axe et décrit un segment de spire en se portant en totalité de gauche à droite et d'arrière en avant. Ensuite, et c'est là le plus important des mouvements de cœur, l'organe est projeté en avant de manière à produire le *choc précordial*.

Chez l'individu vivant, fait remarquer avec justesse le docteur Luton (1) le choc précordial est l'acte le plus apparent de la révolution cardiaque. C'est lui qui, par l'impulsion communiquée à la main appliquée sur la paroi antérieure du thorax indique la véritable situation du cœur..... Il coïncide exactement avec la systole ventriculaire, et est produit par cette systole même, non moins que par le contact entre la face antérieure du cœur et la paroi thoracique.

En systole, le cœur est dans son état véritablement actif.

*Diastole*. Période de relâchement et de repos, la diastole succède à la période de resserrement et d'activité. Celle de l'oreillette précède celle du ventricule. A cet instant, l'oreillette se gonfle, prend une coloration plus foncée, et une sorte d'impulsion accompagne la replétion de la cavité.

Au moment même où la dilatation de l'oreillette se produit, la systole du ventricule cesse. En vertu de leur élasticité, ses parois reprennent leurs dimensions

---

(1) LUTON, *loco citato*, p. 288.

naturelles. Elles s'écartent les unes des autres et déterminent une sorte de vide virtuel dans lequel le sang est attiré. Cette action n'est pas sans une étroite analogie avec celle de la ventouse en caoutchouc. A ce moment encore, l'occlusion des orifices aortique et pulmonaire, par l'abaissement des valvules, s'oppose au reflux du sang dans les vaisseaux.

Mouvement plus passif qu'actif, la diastole du ventricule est sollicitée par des circonstances d'ordre différent (1); mais la contraction de l'oreillette sur la masse sanguine qui occupe sa cavité est l'influence la plus directe à laquelle obéisse le ventricule en se dilatant.

*Rhythme des mouvements du cœur.* Le retour périodique et régulier de la systole et de la diastole constitue le *rhythme* des mouvements du cœur.

L'ensemble des actions qui se passent en lui depuis que l'un quelconque de ses mouvements s'est accompli, jusqu'à ce que le même mouvement se représente, constitue une *révolution*.

La contraction des deux oreillettes est simultanée, celle des deux ventricules l'est également.

La systole des oreillettes et celle des ventricules, la diastole des oreillettes et celle des ventricules sont alternantes.

Le choc précordial coïncide avec la systole du ventricule.

---

(1) Le rôle de la rétractilité pulmonaire, à titre de puissance déductrice, est ici incontestable. — Voir à ce sujet les expériences et les tracés cardiographiques de M. Marey sur les pressions *actives* et *passives* dont le cœur du cheval est le siège.

La systole du ventricule est, nous le répétons, l'acte fondamental du cœur.

Ces faits sont dégagés désormais de tout nuage hypothétique.

Les procédés cardiographiques, si ingénieusement mis en usage par MM. Chauveau et Marey (1), non-seulement les mettent à l'abri de tout conteste ; mais rendent facile de prendre les phénomènes sur le fait, de les suivre pas à pas et d'en constater la suite, pour ainsi dire *de visu*.

De la sorte, on reconnaîtra ce qui suit :

1° La révolution du cœur dure une seconde.

2° La période d'activité et celle de repos durent chacune une demi-seconde.

3° Le *premier temps* (systole de l'oreillette, diastole du ventricule) dure un dixième de seconde.

4° Le *deuxième temps* (systole du ventricule) dure quatre dixièmes de seconde.

5° Enfin, le *troisième temps* (diastole passive du cœur) a une demi-seconde de durée.

C'est ce qu'exprime nettement le tableau suivant que nous empruntons au docteur Luton (2).

Les principales influences de nature à modifier le rhythme des battements du cœur sont de trois ordres.

Les unes tiennent aux rapports de subordination du cœur à la circulation proprement dite, les autres à

---

(1) CHAUVEAU et MAREY, *Appareils et expériences cardiographiques. Démonstration nouvelle du mécanisme des mouvements du cœur par l'emploi des instruments enregistreurs à indications continues.* (Mém. de l'acad. de méd. Paris, 1863, tome XXVI, p. 268).

(2) LUTON, *Loco citato*, p. 298.

la respiration, les dernières, enfin, à l'exercice musculaire.

<table>
<tr><td colspan="3" align="center">RÉVOLUTION DU CŒUR : UNE SECONDE</td></tr>
<tr><td colspan="2" align="center">Période d'activité $\dfrac{1}{2}$</td><td align="center">Période de repos $\dfrac{1}{2}$</td></tr>
<tr><td align="center">1<sup>er</sup> temps<br>$\dfrac{1}{10}$</td><td align="center">2<sup>e</sup> temps<br>$\dfrac{4}{10}$</td><td align="center">3<sup>e</sup> temps<br>$\dfrac{1}{2}$</td></tr>
<tr><td align="center">Systole de l'oreillette.<br>Diastole active du ventricule.</td><td align="center">Systole du ventricule.</td><td align="center">Diastole passive du cœur.</td></tr>
</table>

Toute entrave apportée à la circulation peut troubler, et, à coup sûr, ralentit le ryhthme des battements du cœur ; car, ainsi que M. Marey le dit sous forme d'aphorisme, le cœur bat d'autant plus fréquemment qu'il éprouve moins de peine à se vider.

Suspendu entre les deux poumons, il subit, par suite de la retractilité de ces organes, une sorte de succion permanente qui modifie incessamment les pressions intérieures exercées sur ses parois.

L'arrêt de la respiration en ralentit et affaiblit les battements.

Un effort énergique de la voix et une occlusion prolongée de la glotte les troublent dans des proportions notables.

L'exercice musculaire les modifie sensiblement. A propos des effets de la Gymnastique sur la circulation du sang, nous aurons à y insister.

*Bruits du cœur*. — Chaque révolution du cœur donne lieu à deux bruits. Un temps de silence leur succède.

Les deux bruits et le silence composent assez exactement une mesure à trois temps.

Le premier coïncide avec la systole du ventricule ; le second suit, sans pose, le premier. Il coïncide au début de la diastole.

Ils ont, l'un comme l'autre, pour cause, un claquement des valvules, mais non point le choc du flot sanguin contre celles-ci, car il n'y a jamais de vide réel dans les cavités du cœur ni des vaisseaux ; et, par conséquent, un choc bruyant, analogue à celui que produit le marteau d'eau, ne saurait se manifester. (Luton.)

Dans leur ensemble, les deux bruits du cœur et le silence composent, disons-nous, une mesure à trois temps. Dans cette mesure, chaque bruit a la valeur d'une *noire*, et le silence celle d'un *soupir*.

Lorsque la fréquence des battements tombe au-dessous de 40 par minute, la durée du silence s'allonge. Lorsqu'elle s'élève au-dessus de 120, le silence s'abrége au point de n'être plus perçu.

Voici du reste un tableau tracé par le docteur Luton qui rend plus intelligible que toute description l'ordre, la cause, les rapports et le caractère des phénomènes.

## TABLEAU DES BRUITS DU CŒUR

| Premier bruit | Deuxième bruit | Silence | |
|---|---|---|---|
| *Caractères.* — Sourd. — Maximum à la pointe et à gauche. | *Caractères.* — Clair. — Maximum à la pointe et à droite. | *Coïncidences* | |
| *Coïncidences.* — Systole ventriculaire, choc précordial. | *Coïncidences.* — Début de la diastole passive du cœur. | Suite et fin de la diastole passive du cœur. | Systole des oreillettes. Diastole active des ventricules. |
| *Cause.* — Claquement des valvules auriculo ventriculaires. | *Cause.* — Claquement des valvules sigmoïdes. | | |
| 2e temps. | 3e temps. | 1er temps | |

B. *Actes nerveux, innervation du cœur.* — Dans l'état de santé, la *sensibilité* du cœur est très obtuse.

Le fait a été constaté expérimentalement chez les animaux par Haller, et chez l'homme par Harvey (1).

En revanche, sa *contractilité* est très développée. La contractilité, même, est la propriété physiologique

---

(1) Le fils de Lord Montgomery avait reçu une blessure à la suite de laquelle le cœur était resté à découvert. C'est cette circonstance tout exceptionnelle qui permit à Harvey de vérifier le fait et d'affirmer en connaissance de cause que le cœur n'était doué que d'une sensibilité très limitée.

maîtresse de l'organe. Aussi, dans l'agonie, le cœur est-il de tous les muscles le dernier que frappe la mort. C'est l'*ultimum moriens* de Galien. Un certain temps après que le sujet a cessé de vivre, le cœur est animé de battements encore rhythmés.

Qu'on l'arrache du tronc, et il continue de battre ; qu'on le divise par morceaux, et les fragments se contractent en cadence ; qu'on l'irrite avec la pointe d'un scalpel, avec le doigt, avec quelques gouttes d'eau froide, et ses mouvements anéantis se réveillent aussitôt ; qu'on le mette en contact avec un autre muscle, et la vie qui paraissait définitivement éteinte se prend à renaître en lui.

Une circonstance exceptionnellement favorable pour se rendre compte, sur place, des différents modes d'*excitabilité* du cœur vient de se présenter à trois médecins allemands, MM. Ziemssen, Penzoldt et Filchne (1). A la suite d'une opération chirurgicale des plus graves, il était resté chez une femme, âgée de quarante-cinq ans, une perforation de la paroi gauche et antérieure de la poitrine mesurant 11 centimètres de long sur 9 centimètres de large et se prêtant à des expériences directes sur le cœur en action.

Sur ce sujet, les trois observateurs ont relevé les faits suivants : L'excitation mécanique du cœur avec le doigt avait pour effet de faire suivre chaque contraction normale d'une seconde contraction plus courte, portant sur les deux ventricules, alors qu'on se bornait à en exciter un seul.

La compression des gros vaisseaux n'avait d'autre

---

(1) *Gazette médicale de Paris, Revue des journaux allemands*, numéro 29, p. 359, 22 juillet 1882.

résultat qu'un ralentissement des contractions cardiaques. La faradisation se modifiait par leur fréquence. Le courant galvanique, au contraire, déterminait une contraction bien manifeste des deux ventricules. Sous l'influence d'un courant assez fort, naissait une sensation de tiraillement et d'arrachement en arrière du sternum. Mais cette sensation n'allait pas jusqu'à la douleur.

Si le cœur est le dernier organe à succomber, le cœur droit, et dans le cœur droit, l'oreillette est la dernière partie à mourir, l'*ultimum moriens* de l'*ultimum moriens* ; la règle est sans exception.

Le galvanisme est pour lui un stimulant énergique. Son excitant, par excellence, c'est le sang (1).

Certains agents sont doués de la puissance d'abolir, avec une rapidité variable, cette propriété si notoire du cœur.

Au premier rang, il faut placer l'opium ; puis viennent les sels de potasse, d'ammoniaque, de baryte, de

---

(1) Le summum de l'excitabilité du cœur correspond à la diastole ; et, dans l'état de systole, l'organe est réfractaire à toute excitabilité. Le fait a été démontré par M. Marey.

En outre, si l'on provoque par des excitations artificielles une contraction surnuméraire, cette systole provoquée est suivie d'un repos compensateur qui rétablit l'équilibre du rhythme. Le fait a été démontré par MM. Marey et Cyon.

Or, dans la dernière séance de juillet 1882 de l'académie des sciences de Paris, le docteur Dastre a fait communication d'une note intitulée : *Recherches sur les lois de l'activité du cœur*. L'auteur attribue au muscle le premier fait et au système nerveux le second.

A l'appui de son opinion, il donne les résultats de ses expérimentations personnelles et confirme, en les précisant, les notes qui ont autorisé à ériger en *lois* les deux faits sus-énoncés.

chaux, etc. Claude Bernard (1) a signalé l'action toute spéciale du sulfo-cyanure de potassium. La *digitale*, l'*ellébore vert*, l'*upas antiar* et autres substances végétales ont été étudiées à ce point de vue par Dybrowsky et Pelikan (2).

Désignés sous le nom de poisons du cœur, tous ces corps agissent de la même manière. Ils stupéfient et réduisent à néant l'irritabilité du tissu musculaire qui le compose.

Aux poisons du cœur déjà connus, il convient d'ajouter le principe actif du *convallaria maïalis*, (muguet).

Le professeur Germain Sée (3) a fait l'histoire et décrit les propriétés de ce produit.

Employé depuis longtemps par les médecins russes, et pouvant rendre, dans certaines circonstances cliniques, d'incontestables services, le principe actif du convallaria, la *convallaramine* aurait des propriétés physiologiques analogues aux précédents.

C'est un toxique au même titre que la digitaline, l'ellébore, etc.

Le *curare* s'en distingue (Claude Bernard) en ce qu'il laisse intacte la contractilité de l'organe et frappe de paralysie les nerfs qui s'y distribuent.

Le système nerveux *grand sympathique* joue, dans l'innervation du cœur, un rôle prépondérant. Les

---

(1) Claude BERNARD, *Leçons sur les substances toxiques*, p. 350.

(2) DYBROWSKY et PELIKAN, *Sur l'action des différents poisons du cœur*, (Comptes rendus de l'Académie des sciences, août 1861).

(3) *Union médicale* (nos du 3 et du 8 août 1882) et *Bulletin général de la thérapeutique médicale et chirurg.* (no du 30 juillet 1882).

recherches de Prochaska et de Lallemand, de Montpellier (1), ont étayé cette opinion sur des preuves ir-
récusables.

Le rôle des *nerfs pneumo-gastriques* est, de son
côté, indéniable.

La section des nerfs pneumo-gastriques trouble
irrémédiablement l'harmonie qui règne, à l'état normal,
entre les battements du cœur et les mouvements respiratoires. Ceux-ci se ralentissent ; ceux-là s'accélèrent.
Précisons encore plus ; ceux-ci diminuent de moitié,
ceux-là doublent. (Cl. Bernard).

La galvanisation des nerfs pneumo-gastriques provoque le cœur à se relâcher et le maintient à l'état de
diastole passive. Cette propriété singulière a valu aux
pneumo-gastriques, la désignation de *nerfs d'arrêt*.
Le fait a suscité des interprétations aussi nombreuses
que contradictoires. Toujours est-il qu'il est constant.

Legallois (2) a considéré la *moelle épinière* comme le
centre nerveux préposé aux actions du cœur. Le rôle
de la moelle dans la circonstance est incontestable ; il
n'est pas exclusif. La part qui revient au *bulbe rachydien* n'est pas moins évidente. L'action des pneumo-
gastriques qui y prennent leur origine en donne la
mesure.

Quant à l'*encéphale*, s'il est permis de lui accorder
une part quelconque d'action sur le cœur, il faut convenir, dit avec raison M. Luton (3), qu'elle est d'un

---

(1) LALLEMAND, de Montpellier, *Obs. pathol. propres à éclairer
plusieurs points de physiologie.* (Th. de Paris, 1818).

(2) LEGALLOIS, *Expériences sur le principe de la vie, notamment sur celui des mouvements du cœur et sur le siège de ce
principe.* Paris, 1812.

(3) LUTON, *loco citato*, p. 319.

ordre tout exceptionnel. La joie et le plaisir, la crainte et la douleur excitent tantôt les battements du cœur sous forme de palpitations, et tantôt les dépriment jusqu'à provoquer la syncope.

La volonté, enfin, est sans empire sur le cœur.

CIRCULATION PROPREMENT DITE. — La circulation consiste dans le mouvement progressif dont sont animés, dans leurs conduits naturels, les fluides faisant partie des êtres vivants ou nécessaires à leur existence.

La découverte de la circulation du sang appartient à Harvey.

Avant lui, la science ne possédait, sur le sujet, que des notions erronées, vagues ou éparses.

C'est en 1619 qu'il eut la conception exacte du mécanisme physiologique de cette grande fonction de l'organisme. En 1628, sa pensée trouva sa formule (1).

L'idée-mère de Harvey était celle-ci : Le cœur est de nature musculaire; en se contractant, il efface ses cavités et chasse son contenu qui est le sang dans une direction fixée d'une manière invariable par la disposition des valvules auriculo-ventriculaires et sigmoïdes. Le calibre proportionnel des vaisseaux afférents et efférents nécessite un afflux, en rapport avec la dépense et par conséquent le retour vers le cœur du sang qui en est sorti.

Le passage du sang des artères dans les veines, voilà, en réalité, le fait culminant.

L'idée de Harvey était juste et neuve. Elle eut le sort

---

(1) HARVEY, *Exercitatio anatomica de motu cordis et sanguinis inanimalibus*. Francofurti, 1628.

qui attend toute vérité nouvelle. Elle souleva des oppositions systématiques et passionnées.

Il fallut de longues années, il fallut l'intervention du microscope pour que, consacrée par les arguments sans réplique de l'expérience, elle apparût dans tout son éclat.

Malpighi d'abord, et après lui, Leeuwenhoeck, G. Cowper, Regnier de Graaf, Swammerdam, Borelli, de Gorter et tant d'autres furent les continuateurs de Harvey.

Par les compléments qu'ils ont apportés à sa découverte, les travaux contemporains, eux aussi, ont puissamment contribué à en immortaliser l'auteur.

On divise la circulation en *générale* et *locale*.

Au moyen de la première, le sang pénètre dans l'ensemble de l'organisme. On la désigne encore sous le nom de *grande circulation*.

Les circulations dites *locales* sont particulières à certains organes tels que le rein, le foie, le poumon.

Celle du poumon, la plus importante des circulations locales, est aussi désignée sous le nom de *circulation pulmonaire, petite circulation*.

I. Circulation générale. Du cours du sang dans les artères. — On doit considérer le sang comme servant alternativement de véhicule aux matériaux utiles et nuisibles à la nutrition.

L'étendue, les détours, les arrêts, les complications, en un mot, du trajet que parcourt le sang sont, chez les animaux supérieurs, en rapport avec la complexité même de l'organisme.

Un circuit complètement fermé composé d'un centre d'impulsion : le *cœur*, et de canaux efférents : les *artères ;* afférents ; les *veines ;* intermédiaires : les *capillaires,* en voilà le type fondamental.

La multiplicité des rouages de l'appareil ne change rien au principe de son fonctionnement.

Mis en jeu, l'appareil donne à observer deux phénomènes opposés : une contraction et une détente, un temps actif et un temps passif, la *systole* et la *diastole.*

L'effet produit sur le fluide contenu dans l'appareil par les constrictions et distensions successives consiste en une série indéfinie de propulsions en un sens déterminé.

Aussi l'ondée sanguine, à sa sortie du cœur, est-elle projetée par secousses et procède-t-elle dans les canaux efférents, c'est-à-dire dans les artères, par jets saccadés.

L'existence de valvules à l'embouchure des troncs vasculaires qui partent du cœur, s'oppose avec l'aide de la vitesse acquise à tout mouvement rétrograde du flot.

Il s'ensuit qu'une fois lancée dans le torrent circulatoire, l'ondée sanguine n'a qu'une issue : les branches, les rameaux, les ramuscules de l'artère, puis le réseau capillaire.

Mais l'exiguïté des canaux dont ce réseau se compose et les obstacles de toutes sortes que rencontre le cours du sang s'opposent, à leur tour, à ce que la dépense soit égale à l'afflux. Il en résulte qu'une certaine quantité de mouvement se trouve toujours en réserve. Or, cette quantité de mouvement en réserve exerce sur les parois des artères une pression qui force, dans une certaine mesure, ces parois à se distendre. Un état de tension permanente : *tension artérielle,* est la conséquence de ce fait.

La tension artérielle, maintenant, a pour effet d'atténuer la brusquerie de la saccade qui caractérise la marche du flot sanguin et, en dernière analyse, de transformer en courant continu le courant intermittent.

Dans les capillaires, le sang chemine donc d'un cours régulier. Il en est à peu près de même dans les veines.

Les valvules dont sont munies les veines empêchent le reflux de la colonne sanguine; et de plus, au voisinage de la poitrine, celle-ci est attirée, nous l'avons vu, dans la cavité du cœur par une aspiration véritable.

De la sorte, le cercle circulatoire est complet.

Pénétrons plus avant dans le détail des faits. — *A quelles causes initiales convient-il d'attribuer le mouvement du sang?*

La contraction, la systole du ventricule est le point de départ du cycle que parcourt le sang. Une replétion complète, excessive même, de la cavité ventriculaire précède la systole. Nous avons déjà dit cela. Mais, par quel mécanisme cette replétion, poussée à l'excès, a-t-elle bien pu se produire?

A cette question que se pose le docteur Luton (1), voici sa réponse : « C'est par l'afflux du sang contenu dans les veines caves, pendant le relâchement du ventricule, que cette replétion commence; c'est par la contraction faible mais réelle de l'oreillette qu'elle arrive à son comble. »

Pour être personnelle, cette manière de voir n'en

---

(1) Luton, *Nouveau dict. de méd. et de chirurg. prat.* Article Circulation, p. 654.

est pas moins plausible à nos yeux, et nous ne faisons aucune difficulté de l'accepter.

Quant à la systole en elle-même, son mécanisme, nous avons essayé de le faire comprendre déjà, n'est autre que celui d'une pompe foulante.

Pressé de toutes parts, le sang se précipite par le seul orifice qui soit libre : celui de l'artère aorte. Il ne s'y heurte à aucun obstacle et le ventricule s'y trouve, de la sorte, vidé tout d'un coup.

La capacité du ventricule, le degré de replétion de sa cavité, la fréquence des contractions sont autant de circonstances de nature à faire varier la quantité de sang chassée par chaque contraction du cœur. Senac (1), Burdach (2) Hering (3), Vierordt (4), qui se sont particulièrement occupés de la question, ont porté sur ses différents termes des appréciations fort disparates; mais il est un point sur lequel les auteurs sont d'accord. Ce point, c'est celui-ci : Si l'on accélère la fréquence des battements du cœur, chaque ondée devient plus petite, de sorte que la rapidité de la circulation

---

(1) Senac, *Traité de la structure du cœur*, 2e édit. t. II, p. 193. Paris, 1771.

(2) Burdach, *Traité de physiologie. Trad. de Jourdan*, t. VI, p. 194. Paris, 1837.

(3) Hering, *Recherches sur le rapport qui existe entre le nombre des pulsations et la nature du sang.* (Zeitschrift für Physiologie, t. V, 1832).

*Recherches sur quelques-unes des conditions qui ont de l'influence sur la vitesse de la circulation.* (Gaz. hebdomadaire de méd. Octobre 1853).

(4) Vierordt, *Recherches expérimentales sur les phénomènes et les lois de la vitesse de la circulation du sang.* Franckfurt, 1858.

est loin de s'accroître en proportion du nombre des pulsations cardiaques.

Sur la question d'évaluer le degré de force nécessaire pour mettre en branle la masse sanguine et lui imprimer l'impulsion dont elle a besoin, les auteurs varient à l'infini. Borelli (1), Keil (2), Hales (3), Poiseuille (4), ont fait chacun leur calcul et donné chacun des chiffres fort loin de s'accorder.

A l'aide de leurs ingénieuses recherches cardiographiques, MM. Chauveau et Marey (5) ont déterminé la mesure exacte de la force d'impulsion du ventricule gauche et du ventricule droit chez le cheval.

Ainsi que l'on pouvait s'y attendre, en raison de la faiblesse relative de la constitution musculaire du ventricule droit, il existe entre la force impulsive des deux ventricules un écart de un à deux, et même parfois de trois à cinq.

Bref, les nombreuses investigations poursuivies sur le sujet, amènent à conclure que, chez l'homme adulte, le ventricule pousse de seconde en seconde avec une force de 1,975 grammes et avec une vitesse de

---

(1) BORELLI, *De motu animalum*, 2ᵉ partie. Romæ, 1681.

(2) KEIL, *Tentamina physico-medica ad quasdam quæstiones quæ œconomiam animalem spectant*. Lugduni Batavorum. 1725.

(3) HALES, *L'Hæmostatique*. Trad. Sauvages, Genève, 1744.

(4) POISEUILLE, *Recherches sur la pression du cœur aortique*. Thèses de Paris. 1828.

(5) CHAUVEAU et MAREY, *Appareils et expériences cardiographiques. Démonstration nouvelle du mécanisme des mouvements du cœur par l'emploi des instruments enregistreurs à indications continues*. (Mémoires de l'Académie de médecine. T. XXVI, p. 268. Paris, 1863).

50 centimètres, une masse de sang pesant 50 grammes.

Conclusion : par 24 heures, le cœur met en mouvement 432 kilogrammes de sang.

Le *cours de l'ondée sanguine du cœur aux capillaires*, c'est-à-dire dans les artères, a pour caractère d'être intermittent et saccadé.

La période d'expansion correspond à la systole, celle d'affaissement à la diastole du ventricule. La constatation du fait constitue le phénomène du *pouls*, dont le rhythme alterne avec celui du cœur. De la sorte, les organes de la circulation sont le siège de deux rhythmes perpétuels et croisés dûs à la simultanéité des mouvements de nom contraire dans le cœur et dans les artères et à l'alternance des mouvements d'ordre semblable.

La cause de la continuation du jet, même pendant la période d'affaissement de l'artère, réside dans l'élasticité de ses parois. Grâce à cette élasticité, le vaisseau se dilate dans une mesure suffisante pour loger la totalité de la masse sanguine que le cœur a chassée en bloc. La colonne qui suit ne trouve par conséquent aucun obstacle devant elle et le rhythme cardiaque est garanti, de ce côté, contre toute variation. Quant à l'accroissement de capacité que présente périodiquement l'artère, cet accroissement se produit dans le sens transversal, par dilatation, et dans le sens longitudinal, par allongement. Une expérience extrèment curieuse, instituée par Poiseuille, donne la preuve de la dilatation. Le fait de l'allongement n'avait pas échappé à Bichat (1). A l'instant de la

---

(1) BICHAT, *Recherches entre la vie et la mort*, Paris, 1799. *Anatomie générale*. T. I, p. 509. Paris, 1801.

systole, en effet, les courbes existant naturellement sur le trajet des artères tendent à se transformer en courbes d'un plus grand rayon. Le segment correspondant du vaisseau acquiert, par suite, une longueur plus considérable.

En vertu de son élasticité, l'artère revient sur elle-même, l'instant d'après, et la force d'expansion à laquelle elle avait obéi se répercute de proche en proche à la maniére des ondulations à la surface de l'eau.

L'impulsion imprimée par le cœur est beaucoup plus forte que le cours du sang n'est rapide ; aussi, l'ensemble du système artériel, dans son entier, bat-il presqu'en même temps que le cœur. Nous disons : *presque*, car il existe, entre les battements des artères éloignées de l'aorte et ceux dont ce vaisseau est le siège, un certain écart.

Le mouvement ondulatoire ainsi engendré s'affaiblit naturellement, fait remarquer M. Luton, à mesure qu'il *s'éloigne* du point où il a été suscité, mais aussi, en raison des obstacles qu'il rencontre sur son passage.

L'éloignement du point d'origine est une cause d'affaiblissement. Les obstacles produisent un choc en retour comparable aux réflexions subies par l'onde sonore dans le phénomène de l'écho.

De la quantité de mouvement communiquée par la systole du ventricule à la colonne sanguine dans les artères, et des obstacles que celle-ci rencontre dans sa marche, résulte la *tension artérielle*. La pression exercée par le sang sur les vaisseaux exprime la différence entre la force qui pousse le sang vers la périphérie et celle qui se dépense réellement par la progression de ce fluide au travers de ses voies naturelles.

Les recherches expérimentales, sur la tension artérielle, ainsi que sur les conditions de nature à la modifier, ont mis en possession de documents qui sont utiles à mentionner.

Sous la formule de *lois*, en très peu de mots, les voici :

1° *La pression moyenne du sang dans les artères diminue à mesure qu'on la recherche sur un point plus éloigné du cœur.*

2° *La pression du sang dans les artères subit des variations qui sont en rapport avec la facilité de son écoulement au travers des vaisseaux capillaires.* — Ainsi, que par un motif quelconque, le système capillaire vienne à se relâcher, alors on constate dans la tension des artères, un abaissement proportionnel.

3° *La pression du sang dans les artères augmente ou diminue avec la quantité de ce fluide.* Hales avait, de longtemps, reconnu qu'une abondante saignée est suivie de l'abaissement de la tension artérielle. Les nombreuses expériences manométriques de Cl. Bernard sont venues confirmer le fait.

Les tracés graphiques suivants, empruntés à M. Marey, donnent l'indice de l'abaissement qu'en pareille circonstance, présente la tension.

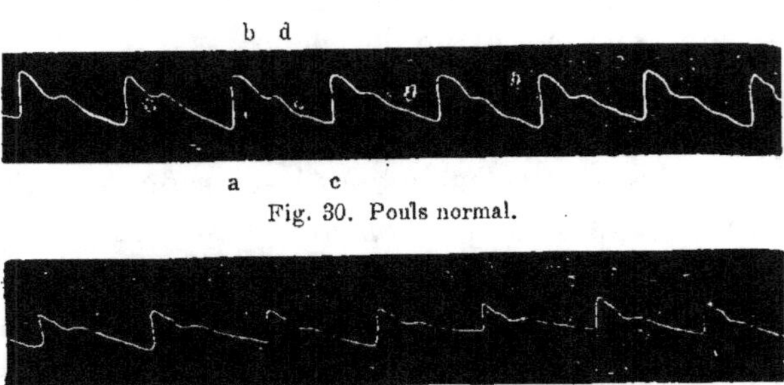


Fig. 30. Pouls normal.

Fig. 31. Tracé du pouls pris après la saignée,
(MAREY.

4° *Le rôle que joue le cœur dans les variations de la tension artérielle est important.* Pour comprendre qu'il n'en saurait être autrement, il suffit de se reporter à l'intensité de l'innervation du cœur et à la vigueur de sa tunique musculaire. M. Marey, du reste, a déterminé par voie d'expérience les rapports qui existent entre la tension artérielle et la fréquence des battements du cœur.

5° *La respiration a une part d'influence sur la tension artérielle.* Cette part, à la vérité, est encore mal définie et les auteurs sont loin d'être d'accord, non sur sa réalité, mais sur ses justes proportions. Il semble que quand la respiration est normale, les influences d'ordre divers qu'elle exerce sur le degré de la tension artérielle se font contrepoids.

6° *L'effort musculaire, la toux, le cri prolongé, agissent dans le même sens qu'une respiration difficile et, par conséquent font mouvoir la pression du sang dans les artères.*

7° Enfin, *à l'état normal, la tension artérielle est toujours positive.* L'importance du fait est grande. Parry(1) voyait dans les artères un ressort constamment tendu ; et il avait raison, en cela, contre Hunter. Dans aucune expérience manomètrique, en effet, on n'a vu la tension des artères tomber à zéro, *a fortiori* devenir *négative.*

Au moment de la syncope, que se passe-t-il? La pression du sang faiblit et s'abaisse. La plupart des actes organiques se ralentissent et se suspendent. Et c'est justement dans la durée de cette suspension que réside le danger.

---

(1) PARRY, *Inquery into the nature of the arterial pulse.* London, 1816.

Les artères, avons-nous dit, sont *élastiques* et *contractiles*.

Il convient de définir le rôle que jouent l'une et l'autre de ces propriétés : *élasticité* et *contractilité*, dans la circulation du sang.

Au passage de l'ondée sanguine, l'artère parvient, en raison de son *élasticité*, à son degré de tension *maximum*. Puis, peu à peu, cette tension s'abaisse et va diminuant jusqu'à ce que la systole suivante projette dans le torrent circulatoire une nouvelle colonne de sang ; alors la tension reparaît.

Ce mouvement alternatif débute avec la vie ; il ne s'arrête qu'à la mort.

En somme, l'état de tension constamment positive dans lequel est tenu le vaisseau, aidé de l'élasticité de ses parois, garantit pour le cours du sang la continuité.

Ces détails se lisent très facilement sur la figure ci-dessus, qui représente le tracé graphique du pouls obtenu dans des conditions de santé parfaite. (Fig. 30).

La ligne ascendante *a b* est presque verticale et indique que la diastole artérielle a opéré brusquement. La ligne de descente *b c* est, au contraire, oblique et plus allongée, ce qui montre que le mouvement inverse, la systole artérielle, se fait avec plus de lenteur. Le sommet de la courbe *b*, plus ou moins arrondi et quelquefois remplacé par un petit plateau horizontal, nous apprend que la tension *maximum* se maintient plus ou moins longtemps avant que s'effectue la descente.

La courbe, dans son entier, correspond à une révolution complète du cœur, et chacune de ses parties, à un temps de cette révolution.

La portion ascendante est tracée pendant l'instant

très court de la systole ventriculaire. La portion descendante, y compris le léger soubresaut indiqué en *d*, correspond au temps de repos apparent du cœur.

C'est surtout dans les gros troncs, dans l'aorte, notamment, que l'élasticité des parois artérielles est prononcée.

A mesure que le canal gagne en étroitesse, il perd en élasticité. A mesure qu'il perd en élasticité et qu'il gagne en étroitesse, le jet du sang artériel tend à devenir uniforme et continu.

Les parois des artères ne sont pas seulement élastiques, elles sont aussi contractiles. A l'inverse de l'élasticité, la *contractilité* artérielle se montre d'autant plus développée que le vaisseau est plus distant de l'aorte et que son calibre est plus exigu.

La découverte de cette propriété appartient à J. Hunter. Les recherches de Lacauchie l'ont confirmée. Par voie d'investigation microscopique, l'existence de fibres musculaires dans la texture de la paroi artérielle a été démontrée. Les assertions concordantes de Hunter, de Lacauchie, de Parry, de Ph. Bérard sur ce sujet, ont reçu ainsi leur consécration.

Lente à se produire, la contraction des artères est lente à disparaître. La raison anatomique de cette particularité se trouve dans la disposition exclusivement circulaire des fibres musculaires qui entrent dans la composition de la paroi du vaisseau. Des filets nerveux sans nombre mettent en jeu la contractilité des artères et en règlent l'énergie sur les besoins présents de l'organisme. Ce sont les nerfs *vaso-moteurs*, dont nous avons eu occasion déjà de parler. Ils proviennent, pour la plupart, du système grand sympathique, et, d'après Cl. Bernard, c'est au grand sympathique

que revient la plus grande part d'action dans cette propriété singulière que possèdent les artères de se contracter.

Quoi qu'il en soit de ces phénomènes sur lesquels, fait remarquer le docteur Luton (1), les idées sont fort loin encore d'être fixées, les artères ne sont le siège que de deux sortes de mouvements : l'un de contraction, l'autre d'expansion.

Le premier seul paraît actif. Il a les fibres musculaires pour agent.

Le second semble purement passif et être sous la dépendance de la cessation du premier et de la pression du sang.

Le résultat consiste dans les modifications successives que l'on observe dans le calibre des vaisseaux.

La *marche du flot sanguin* est plus rapide dans les artères de petit que de fort calibre; mais les obstacles qu'elle rencontre se multiplient à mesure que le calibre des canaux devient plus étroit. Au premier rang de ces obstacles sont les flexuosités du vaisseau, et la distribution de ses branches sous un angle rapproché de l'angle droit par rapport à l'axe du tronc principal. Par la faculté qu'elles donnent au courant de refluer et de se porter sur des issues complémentaires, les anastomoses en atténuent les inconvénients. Mais les circonstances desquelles dépend par dessus tout la rapidité ou la lenteur de la marche effective du sang dans l'arbre artériel sont : l'abondance et la force de la colonne sanguine, l'énergie contractile des vaisseaux et la rapidité plus ou

_______________

(1) LUTON, *loco citato*, p. 675.

moins grande avec laquelle la colonne qui précède s'écoule à travers le réseau capillaire sanguin.

En somme, l'effort du cœur et des vaisseaux efférents est proportionnel à l'effet qu'ils ont à produire, savoir : *mettre à chaque instant une quantité de sang voulue en circulation*. Nous avons suivi le cours du sang depuis la naissance de l'aorte jusqu'à ses ramifications, et nous avons exposé les motifs en vertu desquels, de saccadé et intermittent qu'il était dans les artères principales, le mouvement du flot devient, dans les artérioles, uniforme et continu.

Il nous reste à examiner ce qui se passe dans les voies intermédiaires à l'arbre artériel et à l'arbre veineux, c'est-à-dire dans le réseau capillaire. Nous suivrons ensuite le cours du sang dans les voies de retour, c'est-à-dire dans les veines. Alors nous aurons acquis sur la circulation générale des vues d'ensemble dont les développements ultérieurs nous faisaient un besoin.

Du cours du sang dans les capillaires. — Inutile de revenir sur ce qui a été dit touchant la ténuité, la résistance, l'élasticité, la transparence qui distinguent les parois des vaisseaux capillaires sanguins.

L'absence de toute structure qui les différencie des artérioles et des veinules les plus fines n'est pas à rappeler.

Quant à l'abolition de toute contractilité, c'est là un caractère assez tranché des capillaires, et le contraste qui en résulte entre les autres systèmes musculaires et celui-ci est assez frappant, pour que ce fait physiologique soit resté gravé dans l'esprit.

Trait d'union enfin entre le système artériel et le système veineux, le réseau capillaire, nous l'avons dit, communique avec les dernières ramifications des artères d'une part, de l'autre avec les premières radicules des veines. Élastiques et rétractiles, les capillaires peuvent ne livrer passage qu'à une très faible quantité de sang; par contre, une pression suffisamment forte du flot sanguin est capable de les distendre au point de permettre à deux globules de les parcourir de front. « Les phénomènes de la circulation capillaire ont ceci d'intéressant, dit le docteur Luton (1), qu'il est facile de les observer en action à l'aide du microscope et de les étudier à loisir dans leurs moindres détails..... »

Pour être rendu témoin de ce merveilleux spectacle, il suffit d'examiner au microscope des parties minces et transparentes d'animaux vivants, telles que la membrane interdigitale de la patte de la grenouille.

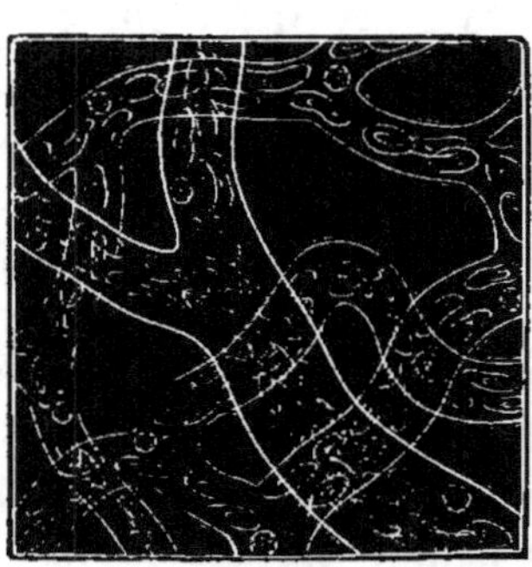

Fig. 32. Circulation capillaire dans la membrane de la patte de la grenouille.   (Dalton.)

Mais, ce qu'on ne saurait retracer, c'est le mouvement qui anime le tableau : des courants rapides indiqués par les globules qu'ils entraînent, se croisent dans tous les sens avec une vitesse qu'amplifie encore le microscope. Larges ou étroits, suivant le vaisseau qui les contient, les courants sont formés, tantôt par une

---

(1) Luton, *Loco citato*, p. 690 et suiv.

seule file de globules rouges qui se suivent un à un, tantôt par un véritable courant de ces corpuscules. Leur marche est assez régulièrement *continue ;* cependant, on voit parfois des hésitations, des arrêts, des saccades : des globules s'attirent, se repoussent, tournoient sur eux-mêmes et semblent posséder une sorte de vie propre, comme des infusoires (Dœllinger).

On finit toutefois par remarquer dans tous ces mouvements une direction constante qui montre où est l'artériole d'où provient le sang, et où est la veinule vers laquelle il se porte. Dans les capillaires les plus volumineux, on constate que la progression des globules est plus rapide dans l'axe du vaisseau que près de sa paroi.

Cette paroi est doublée par deux bandes transparentes et parallèles, le long desquelles tout mouvement semble aboli ; et cependant il ne s'agit pas là d'une paroi véritable, mais d'une couche liquide continue dans l'intérieur du vaisseau et résultant d'un phénomène de capillarité (Poiseuille).

Les globules sanguins ne la pénètrent point, car ils sont incessamment emportés par le courant central. Lorsque, par hasard, l'un d'eux s'y engage en partie, il ne tarde pas à redevenir libre sous l'impulsion de ceux qui le suivent. Mais, dès que la circulation languit, soit par défaut d'action du cœur, soit par obstacle à la circulation capillaire (comme dans l'inflammation), la couche liquide immobile est envahie, peu à peu, par les globules, et tout mouvement ne tarde pas à cesser.....

Dans les capillaires les plus étroits, qui admettent à peine un seul globule de front, on voit quelquefois le corpuscule se déformer et s'allonger comme pour passer par une filière...... Les globules blancs qui ont des dimensions un peu plus considérables que les rouges, cheminent plus difficilement et entravent plus souvent la circulation......

La disposition en réseaux, qui est si fréquente dans les capillaires, explique la diversité de direction qu'affectent les courants sanguins. Les anastomoses qui se font sans cesse à travers les vaisseaux, ont quelquefois pour effet d'amener en présence deux courants opposés dans la même voie de communication, ou bien d'empêcher un conduit afférent de se déverser dans le canal principal. Dans le premier cas, l'une des files de globules est obligée de rétrograder, et le courant s'établit pour un certain temps dans une même direction. Dans l'autre circonstance, l'affluent déverse son contenu d'une façon intermittente, et, globule par globule, pour ainsi dire, dans les interstices du torrent où il doit aboutir.

Il faut aller chercher dans Malpighi, dans Haller, dans Spallanzani, la description détaillée de ces phénomènes si curieux.

Pour nous, nous nous bornons à les signaler à l'attention.

On a beaucoup discuté sur la question de savoir quelle est la *cause du mouvement du sang dans les capillaires*. En dépit des arguments plus spécieux que solides qui ont été mis en avant, l'action du cœur, puissamment secondée par l'élasticité des artères, doit être considérée comme le *moteur véritable* de la colonne sanguine dans les voies intermédiaires au système artériel et au système veineux.

Quant à l'*importance de la circulation capillaire*, cette importance est capitale. N'est-ce pas grâce à elle que le sang entre en contact avec les éléments anatomiques des organes, et qu'il apporte jusqu'à eux les matériaux nécessaires à l'entretien des diverses fonctions de l'organisme?

Dans le poumon — pour prendre un exemple qui nous remette en mémoire des faits déjà énoncés — n'est-ce pas entre les mailles du réseau capillaire que s'accomplissent les phénomènes internes et de l'absorption de l'oxygène, et de l'exhalation de l'acide carbonique, et de l'artérialisation du sang?

Or, chose remarquable, si ces phénomènes peuvent avoir ce système pour siège, c'est précisément parce que les canaux qui le composent sont amorphes, c'est-à-dire dépourvus de structure propre.

DU COURS DU SANG DANS LES VEINES. — En quittant les capillaires pour passer dans les radicules des veines, le sang entre, sans rémission, dans les voies de retour vers le cœur.

Trois circonstances viennent exercer une action sur sa marche: 1° l'action du cœur; 2° la conformation et la structure propre des veines; 3° des forces additionnelles.

Envisageons chacune de ces circonstances en particulier.

L'*action du cœur* sur le cours du sang dans les veines est incontestable. Elle est d'ordre secondaire. A chaque systole, elle se manifeste et contribue, ceci est évident, à accélérer le mouvement qui pousse le flot en avant; mais, insuffisante par elle-même à en assurer la progression, la force impulsive qui vient du cœur a besoin d'auxiliaires. Elle en a un dans l'élasticité artérielle. La puissance de cet auxiliaire ne tarde pas, d'ailleurs, à dépasser la sienne.

N'est-ce pas à l'élasticité artérielle, en effet, qu'est due la transformation du jet saccadé en jet continu? Et cette continuité dans la marche de l'ondée sanguine n'est-elle pas elle-même une condition éminemment favorable à la liberté de son cours?

D'autre part, pour que l'action régularisatrice de l'élasticité artérielle sur le mode de progression du sang dans les veines puisse s'effectuer, il est une condition indispensable, celle-ci : le flot doit toujours trouver devant lui un espace libre dans lequel la pression qu'il subit soit inférieure à celle à laquelle il vient de céder. Or, la constitution anatomique de la paroi veineuse permet à cette condition de se réaliser.

*Les circonstances de conformation et de structure des veines* propres à favoriser le cours du sang tiennent à la capacité très grande du système veineux, à la dilatabilité presque indéfinie des parois des veines, à la faiblesse de la pression que le sang rencontre devant lui, à la multiplicité des anastomoses entre rameaux veineux, enfin, à la présence de valvules s'opposant à la regression du sang.

La *capacité* du système veineux est à celle du système artériel dans le rapport de 4 à 1, selon Borelli (1); de 9 à 4, selon Sauvages (2); de 2 1/4 à 1, selon Haller (3).

Quelle que soit la divergence d'appréciation dans les chiffres du rapport, l'écart entre la capacité des deux

---

(1) BORELLI, *De motu animalium*. Romæ, 1681.

(2) SAUVAGES, *Theoria pulsus et circulationis*. Montpellier, 1752.

(3) HALLER, *Elementa physiologiæ*. Lausannæ, 1757-1766.

systèmes n'en est pas moins considérable. En voici la raison anatomique. Il existe d'abord deux veines satellites pour une artère; ensuite un réseau veineux superficiel ne correspondant à aucun tronc artériel; en outre, dans la dure-mère (1), dans le diploé (2) des os circulent des canaux veineux spacieux ; enfin, les deux veines caves ont chacune un diamètre égal à celui que mesure l'aorte.

Eminemment *dilatables*, les veines peuvent acquérir un volume excessif pour revenir ensuite, sans difficulté, sur elles-mêmes et reprendre leurs dimensions dès que la cause de compression a cessé. Leur force de résistance l'emporte sur celle des artères.

C'est à cette aptitude à la dilatation qui caractérise les conduits veineux, que la colonne sanguine doit d'y rencontrer une pression toujours inférieure à celle qu'elle subit dans les artères. Il s'en suit qu'en passant des artères dans les veines, le sang se trouve entraîné comme par une chute.

Le mode de réunion des veines : *convergence des branches se jetant dans un même tronc et anastomoses,* tend à répartir sur la généralité du système, les conséquences de la *chute* dont il vient d'être fait mention.

La *disposition convergente des canaux* veineux a pour effet spécial d'accroître uniformément et progressivement la vitesse du courant sanguin. De leur côté, *les anastomoses, en raison de leur multiplicité même,* tendent à niveler les pressions subies, ici et là, par le sang.

---

(1) *Dure-mère*, membrane fibreuse constituant l'enveloppe la plus extérieure du cerveau et du canal rachydien.

(2) *Diploé*, substance spongieuse des os.

Quant aux *valvules*, étudiées tour à tour par Cannani (1), Piccolomini (2), Fabrice d'Aquapendente (3), leurs fonctions ne furent réellement comprises que par Harvey. Les valvules ont pour objet d'obturer la lumière de la veine dans les circonstances où il se produit une tendance au reflux du sang.

Les veines profondes, celles qui cheminent au milieu des muscles, sont particulièrement exposées à subir, du fait de la contraction réitérée de ces muscles, des compressions assez fortes pour suspendre le cours du sang. En revanche, ces veines profondes avoisinant des muscles puissants, sont pourvues, plus que les autres, de valvules résistantes. Conséquence : les exercices, même violents, du corps ne donnent pas à redouter de troubles notoires dans la circulation.

Les *forces additionnelles* qui viennent au secours des précédentes pour ramener jusqu'au cœur la colonne sanguine lancée dans le torrent de la circulation, sont d'ordre divers.

Avant tout, il en est une qui tient à la structure anatomique des veines et constitue une des propriétés les plus précieuses du tissu composant leurs parois : c'est la *contractilité*.

Contractiles, les veines sont, à l'instar des artères, animées d'un mouvement rhythmique. Ce fait, admis

---

(1) CANNANI, *Lettre à Amatus Lusitanus: Curationum medicinalium centuria prima*. Florence, 1551.

(2) PICCOLOMINI, *Anatomicæ prælectiones explicantes mirificam corporis humani fabricam*. Romæ, 1586.

(3) FABRICE D'AQUAPENDENTE, *Opera omnia*. Lugduni Batavorum, 1758.

sans réserves par Harvey, par Pecquet (1), par Walœus (2), par Glisson (3), contesté par Haller, soutenu à nouveau par Marx (4), et défendu avec surabondance de preuves, fut accepté d'une façon définitive par Ph. Bérard (5) et enfin, rendu par Gubler (6) très facile à constater. Le microscope, à son tour, en venant mettre sous les yeux des observateurs les fibres élastiques qui entrent dans la structure des veines, a élevé cette vérité au-dessus de tout conteste.

Indépendamment de la contractilité (cette propriété intrinsèque des veines) l'*action de la pesanteur* et la *contraction musculaire* viennent, en maintes circonstances, activer le retour du sang dans le cœur droit.

Que la contraction d'un muscle chasse de la veine située dans son contact, le sang contenu dans la cavité de celle-ci, le fait est d'une évidence à rendre superflue toute démonstration.

Quant à la pesanteur, son influence sur la circulation veineuse est sensiblement plus accusée que sur la circulation artérielle ; et ceci se comprend. Cette force ne peut manquer de reprendre son empire,

---

(1) PECQUET, *De circulatione sanguinis et chyli motu*. Parisiis, 1651.

(2) WALŒUS, *Opera omnia*. Lugduni Batavorum, 1641.

(3) GLISSON, *Tractatus de ventriculo et intestinis*. Amstelodami, 1677.

(4) MARX, *Diatriba anatomico-physiologica de structura atque vita venarum*. 1819, Carlsruhœ.

(5) BÉRARD (Ph.), *Mémoire sur un point d'anatomie et de physiologie du système nerveux*. (Archives gén. de méd., série I, t. XXIII, p. 169). 1830.

(6) GUBLER, *Sur la contractilité veineuse*. (Bulletin de la Société de biologie, p. 79). 1849.

à mesure que s'épuise celui de l'impulsion imprimée au flot sanguin par la contraction du ventricule gauche.

Suivant l'attitude du corps, l'action de la pesanteur favorise au contraire le cours du sang. Mais l'influence adverse qui peut se manifester est contrebalancée par un surcroît de vigueur dans la constitution anatomique des veines que leur situation topographique condamne à un surcroît d'effort.

Des différentes forces additionnelles que nous analysons, la plus puissante — la véritable cause accélératrice du cours du sang dans les veines — c'est l'*action aspirante du poumon.*

Avant tout, la réalité de cette action est indéniable. Valsalva (1) est le premier qui s'en soit rendu un compte précis.

Les travaux successifs de Walter, Barry, Ph. Bérard, Poiseuille ont fortement contribué à faire pénétrer cette notion dans la science. Des recherches de ces deux derniers auteurs, il résulte que l'étendue de la zone dans laquelle s'exerce le pouvoir d'aspiration de la poitrine sur le sang est limitée à un assez court rayon. Il n'en est pas moins à considérer, selon la judicieuse remarque de M. Luton, (2) que les abords du cœur étant périodiquement dégagés du sang qui engorgeait les veines caves et leurs affluents, le sang des veines plus éloignées trouve toujours devant lui un espace libre où il peut se précipiter, pour peu qu'il reçoive, d'arrière en avant, la moindre impulsion.

Il convient d'ajouter que ce rôle si actif, dévolu à

---

(1) VALSALVA, *Sur l'aspiration veineuse*, in Morgagni Epist. Venetiis, 1760, 19.
(2) LUTON, *Loco citato*, p. 707.

l'inspiration pulmonaire, n'est nullement contreba-
lancé par une action en sens inverse dont l'expiration
serait l'agent.

Cette action contradictoire n'est pas à redouter. Les
recherches sur ce sujet, de Barry (1) et de Poiseuille (2)
établissent que la prépondérance reste à la première,
invariablement.

De tout ce qui précède, ce qu'il importe par dessus
tout de retenir, c'est ceci : Bien que le sang ne se
meuve pas dans les veines par saccades régulières et
brusques, ainsi que dans les artères, son cours n'y
est pas non plus, à proprement parler, continu.

DE LA RÉPLÉTION DU CŒUR ET DE LA CLÔTURE DU
CYCLE CIRCULATOIRE. — Les mêmes influences qui ont
amené le sang jusqu'à l'embouchure de l'oreillette
droite — propulsion systolique, — contraction vasculaire, — aspiration thoracique — le poussent dans
sa cavité.

*A l'instant* où le ventricule est dans le relàchement
et où l'orifice auriculo-ventriculaire, béant, permet
l'afflux du sang qui était contenu dans l'oreillette, *à cet
instant*, où l'oreillette se vide, le sang veineux, arrivé
à l'embouchure des troncs vasculaires qui y aboutissent, se précipite dans sa cavité et comble le vide
virtuel qui vient de s'y faire.

Alors, s'opère la systole de l'oreillette en vue de

---

(1) BARRY, *Recherches expérimentales sur les causes du mouvement du sang dans les veines.* 1825.

(2) POISEUILLE, *Causes du mouvement du sang dans les veines*
(Journal univ. et hebdom. de médecine et de chirurgie, t. I et III
1831, et Archives gén. de méd. 1831.)

chasser le liquide qu'elle contient dans le ventricule. Mais la cavité de celui-ci est gorgée de sang, en ce moment.

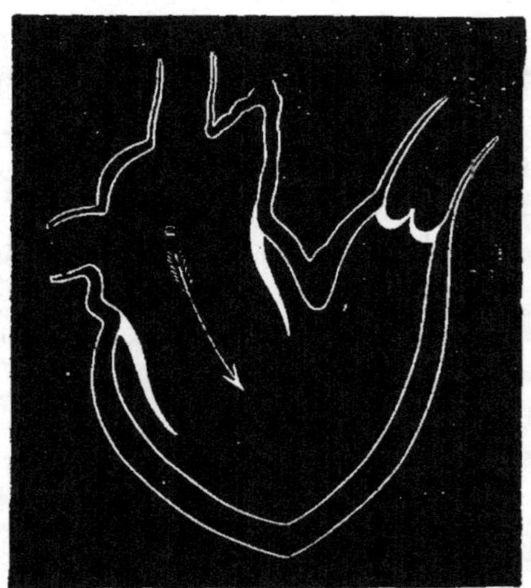

Fig. 33. Oreillette et ventricule droits. -- Valvules ventriculaires ouvertes. — Valvules sigmoïdes fermées.

(DALTON.)

Il s'ensuit que la systole de l'oreillette n'a guère d'autre résultat que de porter à son *summum* la distension du ventricule, lequel entre en systole à son tour.

Il s'ensuit encore que l'oreillette ne se vide qu'imparfaitement du sang qu'elle contenait.

En outre, pendant le temps que dure la systole ventriculaire, l'orifice qui le met en communication avec l'oreillette est fermé. Donc toute communication entre l'oreillette et le ventricule se trouve interrompue pendant ce temps.

Cette courte durée de la systole du ventricule est

mise à profit par l'oreillette pour préparer une nouvelle diastole, c'est-à-dire, une nouvelle distension *maximum* de celui-ci.

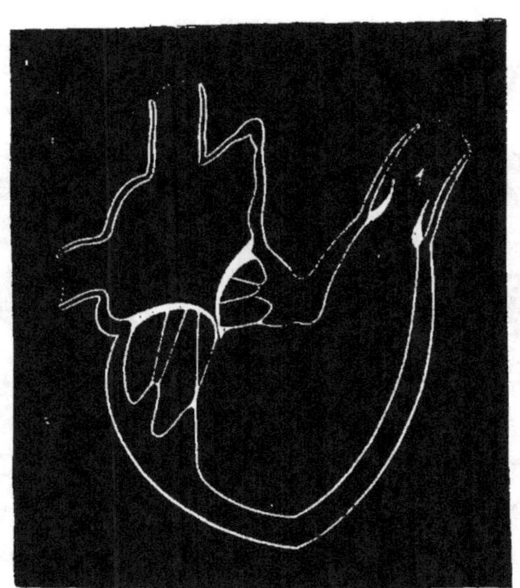

Fig. 34. Oreillette et ventricule droits. — Valvules ventriculaires fermées. — Valvules sigmoïdes ouvertes.

(DALTON.)

De la sorte, se trouve clos le cycle vasculaire et se complète l'itinéraire du sang.

Mais l'exposé de cet itinéraire resterait incomplet si l'on omettait de signaler, en y insistant, ce fait capital, c'est que le jeu des poumons favorise singulièrement le retour du sang vers le cœur.

Le jeu des poumons, en effet, place le cœur dans les conditions d'un soufflet semi-ouvert et le maintient constamment dans un état de vide relatif.

De la sorte apparaissent, dans toute leur clarté, les connexités intimes qui règnent entre la respiration et la circulation. De même, la subordination de la seconde de ces deux fonctions à la première acquiert une évidence qui ne laisse rien à désirer.

II. — CIRCULATION PULMONAIRE. — La circulation pulmonaire ou *petite circulation* est d'une importance capitale.

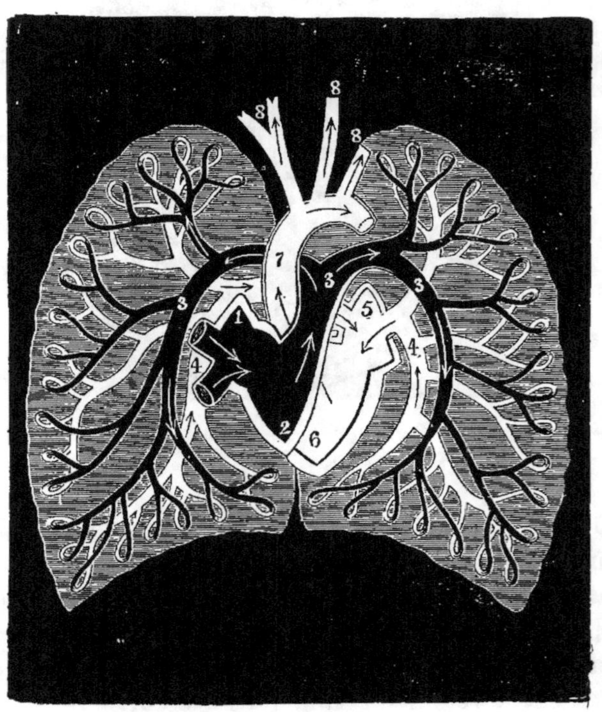

Fig. 35. Circulation à travers le cœur et les poumons. 1, oreillette droite; 2, ventricule droit; 3, artère pulmonaire et ses branches; 4, veines pulmonaires; 5, oreillette gauche; 6, ventricule gauche; 7, crosse de l'aorte; 8, branches de l'aorte.  (DALTON.)

Ce qui fait cette importance, c'est que la masse totale du sang de l'animal est, par elle, conduite dans l'organe où elle doit entrer en contact avec l'air atmosphérique ; c'est qu'après avoir fait échange de gaz avec l'air, la masse totale du sang est, par elle encore, ramenée au cœur.

Est-il besoin de rappeler que l'appareil de la circulation pulmonaire se compose : d'un ventricule, le *ventricule droit* ; d'une artère à ramifications divergentes, l'*artère pulmonaire* ; d'un système capillaire propre, le *système capillaire pulmonaire* ; de veines qui se réunissent en quatre troncs, les *veines pulmonaires* ; et enfin d'une oreillette, l'*oreillette gauche* dans laquelle les veines pulmonaires aboutissent, déversent le sang, à son retour du poumon, après qu'il a été artérialisé.

Les *conditions mécaniques de la marche du sang dans l'appareil de la circulation pulmonaire*, ne diffèrent pas sensiblement de celles qui régissent la circulation générale. Elles se subordonnent seulement à certaines exigences locales.

Ainsi, le trajet à parcourir étant plus court, les résistances moindres, l'organisation anatomique du ventricule droit plus faible que celle du gauche, le déploiement de force impulsive se trouve réduit en proportion.

Les auteurs varient sur la détermination du rapport à établir entre la force d'impulsion des deux ventricules.

Hering et Valentin, évaluant à *deux* le travail du ventricule gauche, portent à *un* celui du droit.

Pour MM. Chauveau et Faivre, l'écart, plus sensible, serait dans le rapport de *un* à *trois*. Mais les recherches manométriques de MM. Marey et Chauveau ont amené ces observateurs à élever encore le chiffre d'évaluation, l'*indice*, de la force déployée par le ventricule gauche par rapport à celui qui exprime la force que déploie le droit. Ils portent le premier à *quatre* et laissent le second à *un*.

Les circonstances de nature à favoriser ou à entraver la circulation pulmonaire, sont identiquement celles que peuvent exercer les influences de même ordre sur la respiration.

La respiration est-elle libre? la circulation pulmonaire l'est aussi.

La respiration est-elle gênée? la circulation pulmonaire participe aux mêmes entraves.

L'inspiration, a dit Wardrop (1), provoque un afflux rapide du sang dans le poumon, l'y retient et retarde, un instant, sa sortie par les veines. L'expiration, au contraire, expulse le sang vers les cavités gauches du cœur et accélère son passage dans l'aorte.

Le premier temps fait l'office d'une pompe aspirante, et le second celui d'une pompe foulante.

Le système circulatoire pulmonaire est dépourvu de valvules. Mais on aurait tort d'en conclure que le reflux du sang engagé dans les canaux qui constituent ce système soit à redouter.

La rapidité de la circulation pulmonaire, en effet, l'emporte sur celle de la grande circulation. La force qui pousse les unes derrière les autres les ondées sanguines qui s'y succèdent, le *vis à tergo*, pour employer l'expression technique, s'exerce, par conséquent, avec plus d'ampleur. Il existe, on le comprend, entre les

_______________

(1) WARDROP, *De l'influence des organes de la respiration comme régulateurs de la quantité de sang qui traverse le cœur.* (Philosophical transactions, 1835.)

deux phénomènes : puissance du *vis à tergo* et rapidité du cours du flot sanguin, un rapport de causalité.

Les docteurs Jolyet et Tauziac (1) ont montré que la vitesse du courant sanguin à travers le poumon est environ cinq fois plus considérable que celle du sang à travers les capillaires aortiques : différence qui est elle-même en rapport avec la capacité environ cinq fois moindre de l'appareil vasculaire du poumon.

Quant au rôle de l'oreillette gauche, dans la cavité de laquelle le cycle de la circulation pulmonaire vient se clore, il se borne à solliciter, par des systoles successives, la diastole du ventricule gauche et sa replétion.

*De la vitesse générale de la circulation.* — Suivre un globule sanguin du ventricule gauche à travers la circulation générale, dans le ventricule droit, à travers la circulation pulmonaire jusque dans l'oreillette gauche ; puis, apprécier, avec exactitude, la vitesse de sa course, était un problème fait pour piquer la curiosité. La liste serait longue des physiologistes qui se sont évertués à sa solution. Burdach, Wrisberg, Sénac, Bérard, Hiffelsheim, Gunther, Héring, Matteucci, Longet, Blake, Mayer, Hales, Monneret, Weber, Poiseuille, Magendie y figureraient au premier plan. Par malheur, cette solution, — laquelle consisterait à déterminer la vitesse moyenne pour chaque point, du parcours du sang — est, pour ainsi dire, impossible. Que l'on envisage, en effet, dans son ensemble, le système circulatoire et l'on reconnaîtra, sans peine, qu'il se produit presque autant de vitesses

---

(1) JOLYET ET TAUZIAC, *Vitesse de la circulation pulmonaire*, Bordeaux, 1880.

partielles, n'ayant aucun lien commun, qu'il existe de régions anatomiques ; et que les causes de ralentissement ou d'accélération varient, d'ailleurs, à l'infini.

A la vérité, des expériences entreprises à l'aide de simples solutions aqueuses s'écoulant dans des tubes inertes, puis ensuite réinstituées sur des animaux vivants, au moyen d'injections pratiquées dans les veines avec les mêmes liquides qui avaient servi aux expérimentations initiales, de telles expériences ont conduit Poiseuille (1) à des déductions fort séduisantes. Mais est-on en droit de se baser sur des conditions à ce point artificielles qui pourraient, en thérapeutique, n'être pas sans danger et encoureraient à coup sûr, en physiologie, le reproche de témérité ?

Est-on libre, dans des expérimentations faites sur des canaux organisés dans lesquels on introduit des substances étrangères à l'économie de faire abstraction des perturbations auxquelles, du fait précisément de ces substances, ne saurait échapper le système nerveux ?

Pour résumer d'un mot ce qui vient d'être exposé, tant à propos de la circulation proprement dite qu'à propos de la physiologie du cœur, inspirons-nous des mémorables recherches de Cl. Bernard sur les nerfs vaso-moteurs et posons cette conclusion : c'est que le cœur est le seul organe actif de la circulation et que par leur contractilité, les petites artères bornent leur action — circonstance qui permet aux capillaires

---

(1) POISEUILLE, *Recherches expérimentales sur l'écoulement des liquides considérés dans les capillaires vivants.* (Comptes rendus de l'Académie des Sciences de Paris, t. XVI, p. 60.) Paris, 1843.

et aux veines de remplir leur office — à la ralentir, voire même à la supprimer sur un point déterminé.

Bref, dans la circulation du sang, le cœur est, par excellence, l'organe d'impulsion ; les petites artères, par excellence, les organes régulateurs.

Du sang. — D'une couleur rouge tantôt claire et vermeille, tantôt foncée et noirâtre, d'une consistance assez épaisse, le sang remplit la totalité des systèmes artériel, capillaire et veineux.

Sa pesanteur spécifique est de 1,052 à 1,057.

La saveur en est salée et légèrement nauséeuse ; l'odeur en est particulière, *sui generis*, et connue sous le nom d'odeur cruorique (du mot latin *cruor : sang*, et plus proprement encore : *sang répandu*.)

Tiré des vaisseaux, le sang ne tarde pas à se prendre en une masse cohérente qui se resserre peu à peu sur elle-même en exprimant un liquide clair et jaunâtre. Ce liquide est appelé : *sérum*.

On donne le nom de *caillot* à la masse qui y surnage ; celle-ci est un composé de fibrine coagulée et de globules colorés emprisonnés par elle.

Dans les vaisseaux, le sang se compose d'éléments anatomiques en suspension et d'un plasma (1) distinct du sérum.

Les *éléments anatomiques* en suspension ne sont autres que les globules rouges et blancs et les globulins.

Ces éléments anatomiques se rencontrent dans la proportion de 141 pour 1,000 chez l'homme et 127 pour 1,000 seulement, chez la femme.

---

(1) *Plasma*. En physiologie, on entend par *plasma* la partie liquide du sang.

Le *plasma distinct du sérum* est d'une composition très complexe. Il renferme :

1° De l'*oxygène* rendu à l'état gazeux dans les proportions de 24 centimètres cubes pour 1000, dans le sang artériel et de 12 centimètres pour 1000 dans le sang veineux ;

2° Des traces d'*hydrogène* ;

3° De l'*azote* dans les proportions de 13 centimètres cubes pour 1000 dans le sang artériel et de 15 centimètres cubes pour 1000 dans le sang veineux ;

4° De l'*acide carbonique* : 64 centimètres cubes pour 1,000 dans le sang artériel, et seulement 55 centimètres cubes sur 1,000 dans le sang veineux ;

5° *De l'eau*, 779 en poids pour 1,000 chez l'homme, et 791 chez la femme ;

6° Du *chlorure de chaux* : 3 à 4 pour 1000 ;

7° Des traces de *phosphate de fer* ; puis des chlorures de sodium et de potassium ;

Des carbonates de soude, de potasse, de magnésie et de chaux ;

Des sulfates de potasse et de soude ;

Du chlorhydrate d'ammoniaque ;

Des lactates, des urates et autres sels de soude, de potasse, de chaux ;

De l'oléine, de la margarine, de la stéarine dans la proportion de 1,60 pour 1000 ;

Du glycose, etc.

Enfin, un tout autre ordre de principes, tels que : la fibrine, dans la proportion de 2,50 pour 1,000 ; l'albumine dans celle de 69 chez l'homme et 70 pour 1,000 chez la femme ; l'albuminose et la biliverdine : des traces.

Le sang veineux contient une plus grande quantité

d'eau que le sang artériel ; mais, qu'on ne s'y trompe pas, la composition du sang veineux subit une série de transformations telles qu'elle présente des variantes dans chaque veine en particulier.

Retiré du vaisseau, le sang se sépare spontanément en deux parties distinctes et désignées sous les noms de *caillot* et de *sérum*. Cette séparation est due à la coagulation de la fibrine.

En se coagulant, la fibrine entraîne avec elle, les globules sanguins qu'elle tenait en suspension. De là, la coloration rouge du caillot.

Le *caillot sanguin* se compose :

1° De la fibrine du sang ;

2° De ses globules.

Les globules qui, généralement, siègent à la partie déclive du caillot, se composent de globuline, de sels, de corps gras, d'hématosine, laquelle contient 7 pour 100 de fer, ainsi que de l'oxygène, de l'hydrogène, de l'azote et du carbone.

Le *sérum* est un plasma privé de la fibrine qui, en se coagulant, a entraîné les globules, mais non toutes les fines gouttelettes graisseuses qui le teintent parfois en blanc. Sa couleur ordinaire est jaunâtre. Il est transparent. Sa densité varie de 1,026 à 1,028.

Le sang est *alcalin*. C'est au carbonate de soude qu'il contient, qu'il doit son alcalinité.

Chez l'homme et les vertébrés supérieurs, sa température est de 38° centigrades environ et sa chaleur spécifique inférieure à celle de l'eau, selon John Davy, entre 0,83 et 0,95.

Sous la lentille du microscope, et avec un grossissement de 4 à 500 diamètres, une goutte de sang humain présente un aspect pointillé dû à la présence et à la multiplicité des globules. Au premier abord les globules ne paraissent pas différer entre eux. Un examen

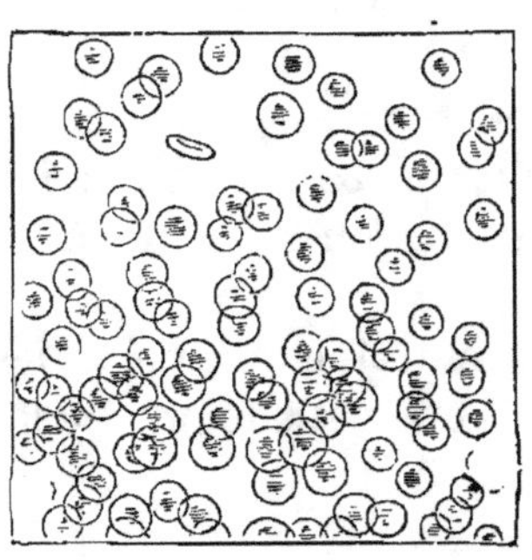

Fig. 36. Globules du sang fort grossis.
(DALTON.)

plus attentif permet d'établir entre eux des distinctions d'une parfaite netteté. Les uns affectent la forme de petits disques et sont de couleur jaunâtre. Ce sont les globules *rouges* ou *hématies*. Les autres blancs, arrondis, réguliers, plus volumineux et plus nombreux aussi que les globules rouges, sont les globules *blancs* ou *leucocytes*. On distingue, en outre, en suspension dans le liquide, des granulations sphériques ou de petits fragments anguleux; ce sont là les *hématoblastes* (1) ou granulations libres élémentaires des auteurs.

Le sang, enfin, est sujet à des *altérations* aussi graves que nombreuses. L'étude de ces altérations se prête à des considérations du plus haut intérêt; mais les problèmes que soulève cette étude sont du domaine exclusif de la médecine. Nous n'avons pas, ici, à les aborder.

----

(1) *Hématoblaste*, Etym. : Αἷμα, *sang*, et Βλαστός, germe.

# CHAPITRE VIII

## EFFETS GÉNÉRAUX DES EXERCICES GYMNASTIQUES SUR LES FONCTIONS RESPIRATOIRES ET CIRCULATOIRES

Solidarité entre la respiration et la circulation. — Suprématie de la respiration sur l'ensemble des actes organiques. — Respirations insuffisantes, leur fréquence, leurs conséquences. — Du type respiratoire normal : De l'inspiration méthodique. De l'expiration méthodique. Influence sur la vigueur corporelle de l'ampleur et de la vitesse du rhythme respiratoire. — Influence décisive de la Gymnastique sur l'ampleur de la respiration. — L'essoufflement, ses causes, ses effets. — De la puissance respiratoire de l'homme. — Action des exercices corporels sur la circulation. — Conséquences de l'effort. — Harmonie entre le rhythme de la circulation générale et celui de la circulation pulmonaire. — La respiration et la circulation chez le sujet rompu aux exercices gymnastiques et chez celui qui y est étranger : Parallèle. — Conséquences des pratiques gymnastiques sur la respiration et la circulation : — Mensurations de MM. Chassagne et Dally. — Expériences graphiques de MM. François-Franck et Rouhet. — Conclusions.

S'il est une vérité dont il faille se pénétrer, c'est celle-ci : Abandonné à lui-même, l'organisme humain n'atteint pas son développement intégral. A cet égard, son incapacité est radicale.

En tout et pour tout, il a besoin de culture, d'éducation. En revanche, rien n'égale la puissance d'éducabilité qu'il recèle.

Ce qui a été dit à propos des effets de la Gymnastique sur les fonctions locomotrices en est une preuve. L'étude des mèmes effets sur la respiration et la circulation va en fournir de nouvelles.

Nous ne saurions trop le répéter, ces deux fonctions sont unies par un lien indissoluble. Toute circonstance propre à impressionner, favorablement ou non, la première a, sur la seconde, un retentissement.

**La solidarité**, ici, est étroite. Elle a des conséquences considérables.

La liberté de la **circulation** dépend de l'ampleur que le poumon déploie dans son **fonctionnement**.

De la liberté de la circulation dépend à son tour, l'activité de la nutrition, et de celle-ci, l'équilibre de la santé.

Comme le fait remarquer le docteur Dally dès les premières lignes d'un mémoire auquel nous ferons plus d'un emprunt au cours de ce chapitre (1), « c'est autour de la respiration que gravitent en quelque sorte, tous les actes de la vie organique, et il est bien rare que la santé se maintienne ou que la vie se prolonge dans ses limites naturelles si la moindre lésion vient à en entamer l'intégrité. »

Eh bien, chose triste à dire : dans notre milieu social, les gens chez qui les fonctions respiratoires s'accomplissent d'une manière irrégulière, chez qui l'hématose est insuffisante, chez qui la nutrition languit, ces gens-là constituent la majorité.

Suite des exigences professionnelles, ou plutôt due à un vice rédhibitoire de notre système d'éducation, cette insuffisance si générale de l'hématose engendre des causes supplémentaires de mort. Les populations manufacturières et celles des grandes villes en sont les victimes désignées.

Préoccupé des ravages croissants de la phthisie

---

(1) DALLY, *De l'exercice méthodique de la respiration dans ses rapports avec la conformation thoracique et la santé générale.* Paris, 1831.

pulmonaire, le docteur Lagneau (1) en a recherché la véritable origine et a été conduit à la conclusion que voici : « Pour prévenir le développement de la phthisie chez l'homme, il faut **non** seulement un renouvellement constant de l'air ambiant chaud ou froid, sec ou humide, à une pression barométrique basse ou élevée : mais *il faut aussi que, par suite d'occupations actives, cet air, largement inspiré, pénètre profondément les vésicules pulmonaires.* »

M. Lagneau invoque, à l'appui de son opinion, l'autorité du docteur Barth d'après qui le principe de la maladie est dû à l'action imparfaite de la fonction respiratoire, et le témoignage du professeur Peter plaçant au premier rang des causes de la phthisie l'insuffisance habituelle de la respiration.

Se fondant de son côté sur ses observations personnelles et s'inspirant des travaux de Hirtz, de Woillez, de Gintrac, d'Alix, de Burq sur les relations existant entre les dimensions de la poitrine et la phthisie pulmonaire, M. Dally (2) appelle l'attention sur l'importance d'assurer le développement intégral des organes respiratoires. La pratique d'exercices corporels spécialement destinés à mettre en jeu les muscles de la respiration et les articulations de la cage thoracique lui paraissent le moyen d'atteindre le but. Les arguments sur lesquels repose cette manière de voir sont sans réplique. Les faits viennent en foule les corroborer.

Que l'on se reporte en effet aux conditions dans

---

(1) LAGNEAU, *Des mesures d'hygiène publique propres à diminuer la fréquence de la phthisie.* (Annales d'hygiène, 1878, 2ᵉ série, tome XLIX, p. 232).

(2) DALLY, *loco citato*, p. 4.

lesquelles la respiration s'accomplit. Ne voit-on pas, dans l'*inspiration*, la poitrine se dilater, et cette dilatation revêtir divers types qui varient avec l'âge, le sexe et, aussi, les individus? L'habitude n'est-elle pas, elle-même, pour beaucoup dans le mode défectueux ou non de respirer ; et si le mode respiratoire habituel

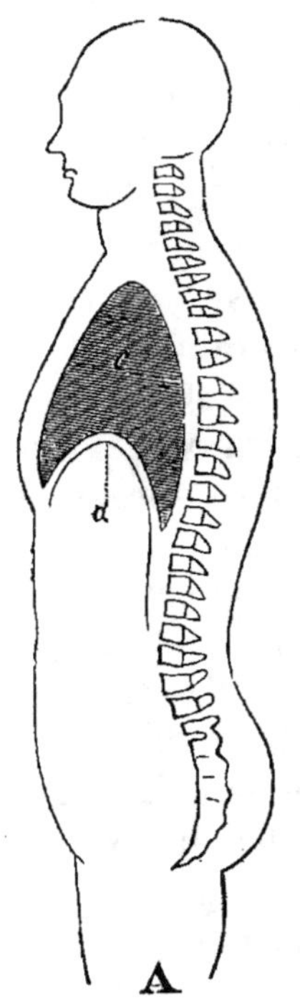


Fig. 37. Poitrine en repos.
a, cavité de la poitrine.
(DALTON.)

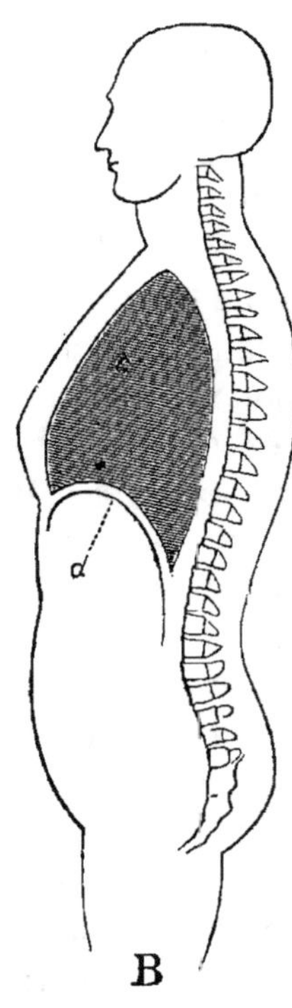


Fig. 38. Poitrine dilatée
d, diaphragme.
(DALTON.)

au sujet est défectueux, n'y a-t-il pas lieu de remédier à la défectuosité en réformant l'habitude ?

L'objectif, en tout état de cause, est celui-ci : faire que l'air extérieur pénètre aussi largement et profondément que possible dans le parenchyme du poumon; rendre l'inspiration *totale*, y faire participer toutes les cellules pulmonaires s'il se peut; ramener en un mot les types respiratoires costo-inférieur, costo-supérieur, diaphragmatique décrits dans la science, vers un type unique, — le seul désirable, le seul normal, — selon lequel tous les diamètres, sans exception, du thorax, se trouveraient dilatés.

Les moyens d'action ne manquent pas. Les muscles qui s'insèrent aux côtes sont puissants.
Il en est aussi qui sont doués d'une force prodigieuse.

L'un d'entre-eux, par exemple, le *sterno-cleido-mastoïdien* (ainsi nommé parce qu'il s'attache d'une part au sternum et à la clavicule, et d'autre part à une tuberosité : l'*apophyse mastoïde* située derrière l'oreille et faisant saillie sous la peau, a pu, chez un malade dont tous les autres muscles préposés à l'inspiration étaient paralysés, suffire à lui seul aux mouvements respiratoires nécessaires pour entretenir la vie, pendant plusieurs semaines consécutives (1).

Pour rendre le sommet des poumons perméables à l'air, voilà une force à utiliser.

L'introduction de l'air dans les voies bronchiques se fait par la bouche ou par le nez. Nous n'avons pas à revenir sur les avantages de l'inspiration par les fosses nasales ni sur les inconvénients de l'inspiration par la bouche; les uns et les autres ont été l'objet d'une appréciation motivée.

---

(1) DUCHENNE, de Boulogne, *Physiologie des mouvements* page 664.

Notons seulement, au passage, cette observation de M. Dally. L'orifice nasal est la voie d'entrée normale qui s'offre à l'air ; et la preuve que telle est bien la voie naturelle, c'est que chez les individus élevés dans des conditions où un grand déploiement de force musculaire est une nécessité, l'habitude de l'inspiration nasale se contracte instinctivement.

Chez ceux qui, au contraire, sont, par situation, voués, dès le jeune âge, à une existence sédentaire, les besoins de la respiration restent moindres. Rien d'analogue ne se remarque.

Les considérations auxquelles l'expiration se prête n'offrent pas un caractère moins démonstratif.

Le poumon, nous l'avons vu, ne se vide jamais en totalité de l'air qu'il contient. Même après un effort d'expulsion aussi énergique et aussi complet que possible, il en reste encore dans les profondeurs du parenchyme pulmonaire une certaine quantité. Cette quantité d'air qui demeure, en dépit de l'effort expiratoïre *maximum*, a été désignée sous le nom d'*air résidual* ou, si l'on aime mieux, de *résidu*.

Eh bien, à défaut d'expirations profondes qui, renouvelées de temps en temps, ne tolèrent dans les cellules bronchiques que la moindre quantité possible d'air de résidu, il s'en produit, peu à peu, dans le parenchyme pulmonaire une accumulation excessive ; et cette accumulation d'air de résidu dans le poumon n'est pas sans grave inconvénient. L'état de tension permanente qui en résulte, entraîne, à son tour, l'abolition progressive de l'élasticité et de la contractilité des tissus, et, en dernière analyse, l'alanguissement de la fonction.

Il y a donc un avantage incontestable à provoquer,

par des exercices institués à cet effet, et renouvelés dans une mesure convenable, des expirations forcées. C'est le moyen assuré de maintenir en activité les deux propriétés si précieuses (élasticité et contractilité), dont sont doués les tissus qui entrent dans la structure du poumon. C'est, au dire du docteur Burq (1), dont les persévérantes observations sur ce sujet embrassent une période de plus de vingt-six années, la plus sérieuse garantie contre le développement ultérieur de la phthisie.

C'est, enfin, comme le fait remarquer M. Dally (2), que ses recherches personnelles sur la matière mettent en parfait accord avec M. Burq, c'est en entretenant systématiquement l'activité de la fonction respiratoire que l'on prévient le développement, dans l'organe, de cet *état congestif passif* redouté des médecins et si notoirement funeste à la santé.

Autre point à considérer; s'il importe que la respiration soit large et profonde, la *fréquence* des mouvements respiratoires ne doit pas excéder une certaine limite.

Au-dessus de 25 à 30 par minute les mouvements respiratoires deviennent une cause de fatigue extrème pour les muscles en action.

Et pourtant, il est de toute évidence que la quantité d'air indispensable à l'hématose varie selon les conditions de repos, d'activité, d'effort énergique dans lesquelles l'hématose a à s'effectuer.

Le professeur Béclard (3) cite, d'après Edw. Smith,

---

(1) Burq, *De la Gymnastique pulmonaire.* Paris, 1875.
(2) Dally, *Loco citato*, p. 11 et 12.
(3) Béclard, *Traité de physiologie.*

des chiffres propres à fixer sur les exigences comparatives de l'hématose dans des conditions distinctes et déterminées. Ainsi, en exprimant par le chiffre 1 la quantité d'air nécessaire dans la position horizontale, cette quantité sera :

1,33 dans la position debout ;
1,90 dans la marche modérée ;
2,76 dans la marche rapide ;
2,20 à cheval au pas ;
3,16 à cheval au galop ;
4,5  à cheval au trot ;
4,31 dans la natation ;
7,00 pendant une course rapide.

Ici, encore, se manifeste, d'une manière frappante, l'influence avantageuse d'une éducation préalable des fonctions du poumon. Et, en effet, une respiration large et profonde suffit à l'introduction dans les voies respiratoires, de la quantité surabondante d'air extérieur que la circonstance du moment peut rendre nécessaire, sans que, pour cela, l'accélération du rhythme atteigne un degré exagéré. Avec Lehmann (1), avec Jourdanet (2), M. Dally (3) arrive à cette conclusion, grosse de conséquences pratiques, c'est que *l'amplitude des inspirations* permet d'en diminuer le nombre, tout en rendant la dépense mécanique moindre, en raison des *forces élastiques* que l'on développe pendant *l'expiration*.

La fréquence exagérée des mouvements respira-

---

(1) Lehmann, *Chimie physiologique.*
(2) Jourdanet, *Influence de la pression de l'air sur la vie de l'homme.*
(3) Dally, *Loco citato*, p. 14.

toires a pour conséquence inévitable l'*essoufflement*.

L'essoufflement consiste en un rhythme accéléré, irrégulier et involontaire de la respiration.

Chez les personnes qui n'ont pas coutume de respirer avec méthode, l'activité respiratoire est, nous venons de le voir, très insuffisante. Il en est de même de celles dont les tissus sont surchargés de matières hydrocarburées. Au moindre effort, elles fournissent une masse énorme d'acide carbonique aux poumons. Alors, pour que l'échange avec l'oxygène de l'air s'accomplisse, les organes préposés à l'hématose sont condamnés à un surcroît de travail écrasant. Mais, d'une manière générale, l'activité de la respiration, chez l'homme, tient, selon le docteur Proust (1), le milieu entre celle des oiseaux et des insectes et celle des reptiles et des poissons. Or, si, pour un poids donné, les reptiles et les poissons sont doués d'une activité musculaire fort restreinte, les oiseaux et les insectes sont, en raison de la grande quantité d'oxygène qu'ils absorbent, capables des efforts les plus inouïs. Ainsi, M. Plateau (2) a calculé qu'un lion qui déploierait une force égale à celle que dépensent, pour sauter, les grillons, les sauterelles et les puces, ferait des bonds d'*un* kilomètre.

Donc, l'homme n'a pas à se plaindre. Au point de vue en question, il occupe dans l'échelle animale, une place moyenne. Il est en possession d'une force réelle. C'est à lui d'en tirer parti. Nous le démon-

---

(1) Proust, *Traité d'hygiène* (ouvrage couronné par l'Institut et la Faculté de médecine) p. 540, 2ᵉ édit. Paris, 1881.

(2) Plateau, *Force musculaire des insectes*. Revue des Deux-Mondes, 1866.

trerons, la science lui en offre les moyens. S'il laisse
sommeiller cette force — ce qui lui arrive trop communément — c'est sa faute, et s'il en subit les conséquences désastreuses, c'est, dans nos civilisations
avancées, à sa déplorable incurie qu'il doit s'en prendre.

Sur l'expiration par la bouche, et l'avantage d'en
prendre l'habitude, un mot suffit : c'est le chemin le
plus court, et l'air est vicié.

Tout exercice de force a pour effet d'accélérer la
circulation. Cette suractivité circulatoire donne carrière à une série de phénomènes successifs, disons
mieux, simultanés.

Le moment d'en faire le dénombrement est venu.

Sous le coup de l'effort, les ramuscules vasculaires
(vaisseaux périphériques) se dilatent.

Aussitôt, la tension artérielle se prend à baisser et
le pouls à acquérir une amplitude nouvelle. L'interprétation du fait est facile ; il tient au relâchement des
parois des vaisseaux.

La même cause — dilatation des vaisseaux périphériques — entraîne une seconde conséquence : le
sang qui les parcourt, y passe avec une plus grande
rapidité. Cette accélération du cours du sang dans
les ramifications ultimes des artères détermine le
gonflement congestif des tissus, la rougeur des tégu-
ments et la turgescence des veines.

Enfin, les battements du cœur deviennent forcément plus fréquents ; sous peine de rupture dans
l'harmonie qui doit exister entre l'allure acquise par le
sang dans la circulation générale et celle qu'il a dans
la circulation pulmonaire, la vitesse de celle-ci est dans
la nécessité de se conformer à l'accélération de celle-là.

Dès lors, le sang afflue avec surabondance, dans le

poumon. Qu'en advient-il ? — Qu'à son tour, le rhythme respiratoire se précipite afin de hâter, dans une mesure suffisante, le passage du sang, car l'équilibre est à ce prix.

Or, pour l'obtention de cet équilibre, le procédé qu'emploie la nature chez l'individu rompu aux pratiques gymnastiques ou bien chez celui qui les ignore, est diamétralement opposé.

Le résultat n'est pas moins dissemblable. La respiration du premier se fait ample et profonde. La voie s'ouvre large au flot sanguin. Il la parcourt librement sans entraves ni obstacle. Le rhythme respiratoire a à peine besoin de se modifier. Ses agents locomoteurs ne sont chargés d'aucun travail qui les surmène. Ils fonctionnent activement; mais ne fatiguent point.

La respiration du second reste superficielle et incomplète. Pour suppléer à l'étroitesse des voies ouvertes au flot pressé du sang qui attend l'hématose pour se revivifier, le rhythme respiratoire se précipite, devient irrégulier, saccadé, involontaire, spasmodique presque. La fatigue outre-passe la puissance des muscles en jeu. Le sujet défaille essoufflé.

Chez celui-ci, les perturbations apportées dans l'équilibre de vitesse des circulations générale et pulmonaire vont croissant; chez celui-là, cet équilibre s'établit sans peine. Grâce aux inspirations larges et régulières qui se succèdent, la quantité d'air introduite dans le poumon suffit amplement aux exigences de l'hématose. L'engorgement de l'organe par le sang n'est pas à redouter. Au contraire, plus une masse de sang considérable est offerte à l'hématose, plus le sujet est en droit de compter sur un élément de résistance puissant.

Les recherches expérimentales entreprises par le docteur Rouhet (1) l'ont conduit à admettre que la pratique de la Gymnastique a pour effet : 1° d'accroître du double, environ, l'ampleur de chaque mouvement respiratoire correspondant à l'introduction dans le poumon d'une quantité d'air double, parfois triple, de la quantité normale ; 2° d'augmenter la capacité respiratoire par suite de l'affaissement des parois abdominales, de la fonte de la graisse, du surcroît de tonicité musculaire, et, en dernière analyse, de la liberté plus grande dont jouit le diaphragme dans son excursion.

Tout individu convenablement exercé, selon M. Proust (2), doit pouvoir régler la consommation du poumon et le travail du cœur. Et cette règlementation s'exécute spontanément quand l'encombrement des tissus par les détritus ne vient pas ajouter à la déperdition organique un excédent intolérable.

Eh bien, les développements qui suivent prouvent que la pratique assidue de la Gymnastique conduit droit au but que M. Proust engage à viser.

Dans un mémoire dont nous avons déjà fait mention à propos des effets physiologiques de la Gymnastique sur les fonctions locomotrices, MM. Chassagne et Dally (1) ont apporté sur la question un contingent d'observations dont la rigueur égale le nombre.

La sévérité qui a présidé à ces recherches et les

---

(1) Rouhet, *Recherches expérimentales sur les effets physiologiques de la Gymnastique et sur l'entraînement*, p. 21 et 24. Paris, 1881.

(2) Proust, *Loco citato*, p. 541.

(3) Chassagne et Dally, *Influence précise de la Gymnastique sur le développement de la poitrine et de la force de l'homme.* Paris, 1881.

conditions spéciales dans lesquelles se sont placés les observateurs ont été indiquées; il serait superflu d'y revenir. Si pratiques que puissent être les applications que comportent les faits qu'ils exposent, ces faits sont encore à peine connus. Il y a un intérêt réel à les vulgariser. Aussi bien, ils viennent corroborer tout ce qui précède.

Voici donc ce que disent MM. Chassagne et Dally (page 47 et suivantes).

« Les instructions sur le recrutement de l'armée (3 avril 1873) exigent pour l'aptitude militaire que la circonférence de la poitrine dépasse de 14 millimètres les proportions de la circonférence dite de la *demi-taille*. Or, les travaux d'Arnould (1), Vallin et autres médecins de l'armée ont établi que les jeunes élèves, à leur entrée à l'École militaire de Saint-Cyr étaient loin d'offrir ces proportions.

Ils ont mis en lumière le fait que nos propres recherches démontrent à nouveau, à savoir que les jeunes gens sont, sous ce rapport, très inférieurs aux recrues de l'armée. Il n'en serait pas ainsi si la jeunesse instruite avait pratiqué convenablement la Gymnastique scolaire.

« Nos mensurations montrent également qu'une aptitude respiratoire plus grande, telle que celle qui est acquise à l'École de Joinville répond à un périmètre thoracique plus considérable.

« Il va de soi d'ailleurs que si l'on utilise toute la surface pulmonaire, il faut bien que, par le jeu d'expansion et de retrait des vésicules, les articulations des côtes avec les vertèbres agrandissent leur champ

---

(1) Arnould, *Nouveaux Éléments d'Hygiène*, Paris, 1881.

d'excursion et donnent à la cage thoracique un volume plus considérable.

« Des expériences remarquables tout récemment publiées par le professeur Marey (1) sont très confirmatives de ces vues sur l'*aptitude respiratoire* plus grande qui s'acquiert par la Gymnastique. »

Entreprise en 1874 à l'École militaire de Joinville-le-Pont, avec le concours du docteur Hillairet, ces expériences ont été publiées le 19 juillet 1880 seulement, sous le titre de : *Recherches sur les modifications des mouvements respiratoires par l'exercice musculaire.*

Les conclusions en sont topiques. MM. Chassagne et Dally les invoquent à l'appui de leur propre opinion.

Nous ne saurions faire mieux que de les reproduire *in extenso.* Les voici : « Le type respiratoire acquis par la Gymnastique consiste en un accroissement énorme de l'ampliation de la poitrine et en un notable ralentissement des mouvements thoraciques.

« On jugera de l'importance de ces modifications par les tracés des courbes obtenues au moyen d'un instrument nommé *pneumographe* (2).

« Chacune d'elles exprime les phases d'une expiration et de l'inspiration suivante. La hauteur des courbes mesurant l'amplitude des mouvements est très sensiblement proportionnelle au volume d'air respiré.

---

(1) Compte rendu par H. DE PARVILLE. *Journal officiel* du 23 juillet 1880, p. 8614.

(2) Le *pneumographe* est un des divers appareils enregistreurs en usage dans la méthode générale d'investigation qui tend à prendre une place considérable dans la médecine contemporaine et qu'on désigne sous le nom de *Méthode graphique.*

« Après avoir constaté que les sujets soumis aux exercices depuis quelques mois, avaient, après la course, la respiration plus large et moins fréquente que ceux qui n'avaient pas encore fait de gymnastique, nous voulûmes voir comment se faisait cette transformation.

« A cet effet, nous avons choisi cinq jeunes hommes qui arrivaient au fort et n'avaient pas pris part aux exercices. Nous avons inscrit la respiration de chacun d'eux au repos, puis immédiatement après une course de 600 mètres faite au pas gymnastique ; la durée du trajet fut de quatre minutes environ.

« Cette première expérience avait été faite le 19 août. Un mois après, nous en fîmes une autre dans les mêmes conditions.

« Le 21 septembre, le tracé fut pris avant et après la course. Le type normal de la respiration s'était déjà modifié, l'ampleur des mouvements thoraciques au repos avait plus que doublé. On a suivi de même de mois en mois les changements de la respiration des jeunes gymnastes.

« A travers les petites irrégularités qui s'observent toujours dans les mouvements respiratoires, on voit nettement se dégager l'accroissement de l'amplitude et la diminution de la fréquence de ces mouvements.

« La comparaison des deux groupes de tracés montre que, dans les premiers temps, la respiration était notablement modifiée par la course ; mais, vers la fin des expériences, c'est-à-dire, après quatre ou cinq mois d'exercices, il était à peu près impossible de constater un changement de respiration sous l'influence de la course ; et pourtant celle-ci était devenue un peu plus rapide ; les 600 mètres étant parcourus en 3 minutes 50 secondes.

« On voit encore sur les tracés que la modification des mouvements est permanente, c'est-à-dire, qu'elle s'observe même sur l'homme au repos. Le nombre des respirations s'est réduit en moyenne de vingt à douze par minute, et leur amplitude a plus que quadruplé.

« On peut donc en conclure que les jeunes soldats, après avoir subi les effets de la Gymnastique, respiraient au moins deux fois plus d'air qu'après avoir été soumis à l'entraînement. »

Ces expériences ont une haute portée, assurément.

En résumé, des mensurations réitérées de MM. Chassagne et Dally, il résulte que cinq mois de pratiques gymnastiques ont pour effet d'élargir le périmètre thoracique dans la proportion de 2 centimètres 51, et ceci, 76 fois sur cent.

Suivant le même ordre d'idées, le docteur Rouhet s'est livré sous la direction de M. François Franck à des investigations qui, consignées dans un travail déjà cité (1), ont leur place marquée ici.

M. Rouhet a pris le rôle de sujet d'expérience.

Le docteur François Franck s'est chargé du maniement des appareils destinés à enregistrer les mouvements de la respiration ainsi que les battements du pouls et du cœur.

Les expériences ont été faites dans le laboratoire, suivant les méthodes et d'après les indications du professeur Marey.

---

(1) ROUHET, *Loco citato*, p. 62 à 69.

Voici les résultats de ces recherches, suivis de commentaires très brefs.

### Tracé A

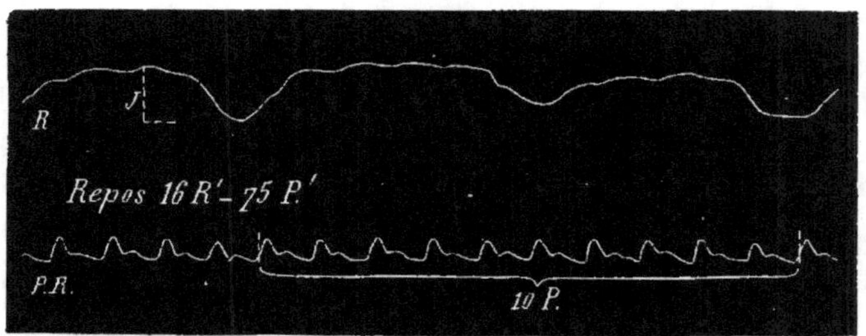



Fig. 39. On voit dans cette figure que le nombre des respirations R est de 16 par minute, celui des pulsations (P. R., pouls radial) de 75 par minute (état de repos).

Le tracé A correspond à l'état de repos du sujet, repos durant depuis une demi-heure par une température de 20 degrés.

Le nombre des respirations est de 16 par minute.

La ligne R en indique le rhythme.

Le nombre des battements du pouls radial est de 75 par minute.

La ligne P R en indique le rhythme.

L'accolade (10 P) indique l'étendue occupée sur le tracé graphique par dix pulsations.

Le tracé B correspond à un *exercice consistant à soulever deux poids de 20 kilos chacun, pendant quatre minutes, sur place, avec pauses très courtes entre deux soulèvements. Le soulèvement s'effectue à bras tendu, lentement, et le poids est élevé au-dessus de la tête.*

Le nombre des respirations est de 25 par minute. (Ligne R).

Le pouls radial bat 100 fois par minute. (Ligne P R).

### Tracé B

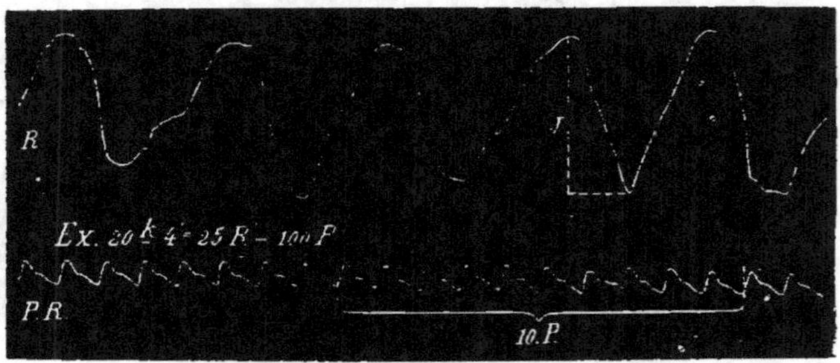

Fig. 40 Après l'exercice (poids 20 kilos), nombre des respirations (R) 25 par minute ; nombre des pulsations (P. R., pouls radial) 100 par minute. La différence de fréquence des pulsations est indiquée par la différence de l'étendue qu'occupent 10 pulsations dans cette figure comme dans la précédente.

L'accolade (10 P) indique l'étendue occupée sur le tracé graphique par dix pulsations.

Plus fréquents, les mouvements respiratoires ont acquis une amplitude plus considérable (R).

Très pressées, les pulsations de l'artère radiale (le pouls) ont pris une verticalité plus grande (P R).

### Tracé C

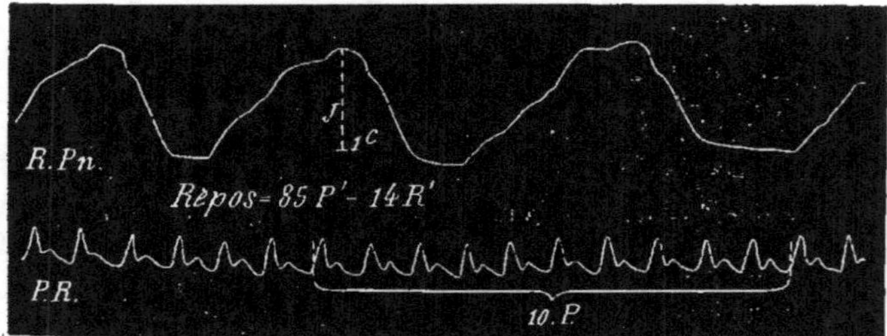

Fig. 41. Respiration (R. Pn), et (P. R ) Pouls radial au repos. On compte 14 respirations et 85 pulsations par minute.

Le tracé C correspond à l'état de repos du sujet immédiatement avant l'*exercice du pas gymnastique, sur place, pendant dix minutes sans temps d'arrêt, par une température de 21 degrés.*

Le nombre des respirations est de 14 par minute.

La ligne R en indique le rhythme.

Le nombre des pulsations du pouls radial est de 85 par minute.

La ligne P R en indique le rhythme.

L'accolade 10 P indique l'étendue occupée sur le tracé graphique par 10 pulsations.

La ligne J donne la mesure de l'amplitude d'une iuspiration. Elle a une étendue de 1 centimètre et quelques millimètres.

**Tracé D**

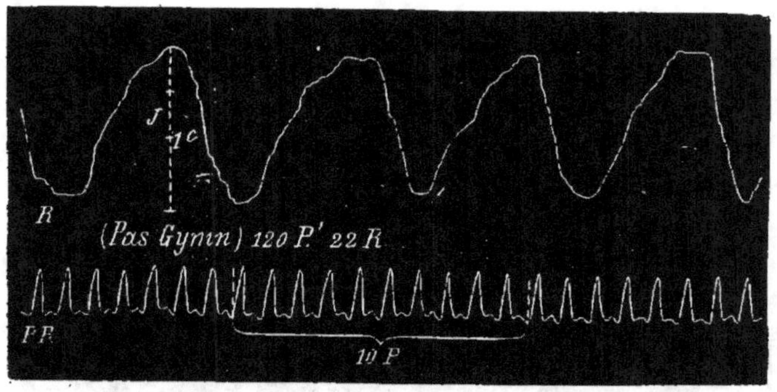


Fig. 42. Respiration (R) et pouls radial (P. R.), après 10 minutes de pas gymnastique sur place : 22 respirations, 120 pulsations.

Le tracé D correspond à l'exercice ci-dessus spécifié.

Au bout de dix minutes de cet exercice dans les conditions indiquées, l'amplitude de l'inspiration représentée par la ligne J atteint près de 2 centimètres.

L'amplitude et la fréquence du pouls représentées par la ligne P R ont considérablement augmenté.

## Tracé E

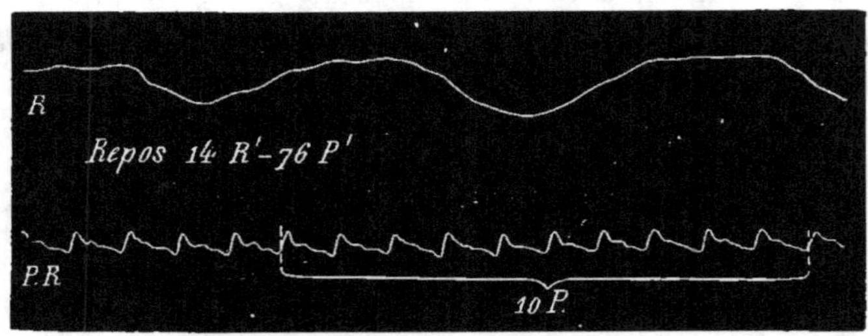



Fig. 43. (R) : Respiration. (R. P.), pouls radial au repos. 14 Respirations par minute, 76 pulsations.

Le tracé E correspond au repos immédiatement avant une *course en vitesse au pas gymnastique, sur un sol de sable pendant dix minutes, par une tempérarature de 27 degrés.*

Le nombre des respirations a été de 14 par minute ; celui des pulsations de l'artère radiale (pouls), a été de 76.

Les modifications produites par la course, dans les conditions sus-indiquées ont été très notables.

Comparé au tracé E le tracé F permet d'en juger.

## Tracé F

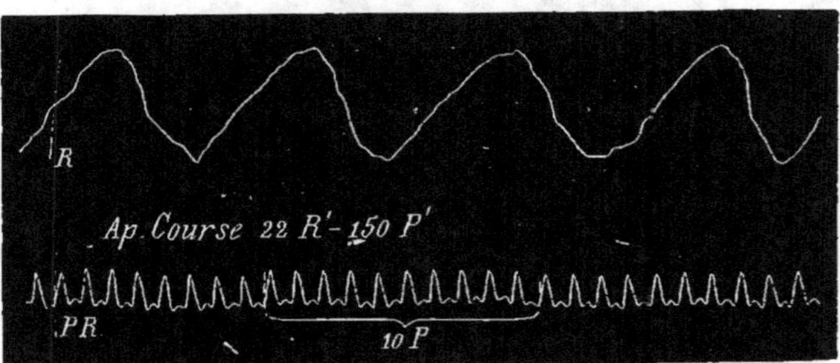



Fig. 44. (R) Respiration (22 par minute (P. R.) Pouls radial (150 pulsations) après une course en vitesse de 10 minutes.

Le tracé F a été pris immédiatement après la course dans les conditions spécifiées ci-dessus.

**Tracé G**

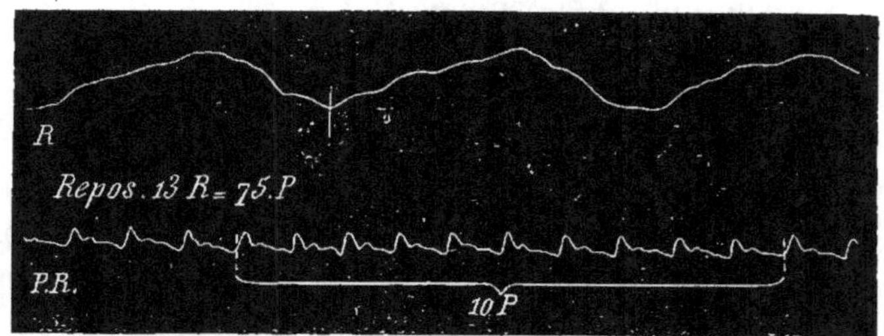


Fig. 45. (R) Respiration d'un autre sujet (13 par minute). (P. R.) Pouls radial (75 pulsations par minute), au repos.

Sur le tracé G, les modifications respiratoires et circulatoires sont encore plus accusées. Ce sujet était peu entraîné à la course en vitesse, bien que fort entraîné aux autres exercices du corps, à la natation, par exemple.

**Tracé H**

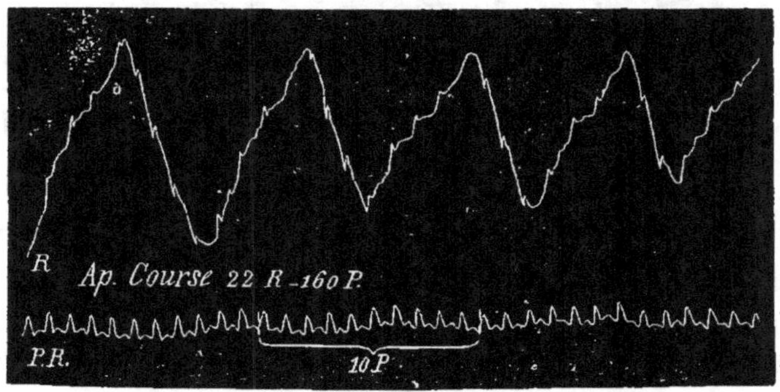


Fig. 46. (R) Respiration du même sujet (22 par minute) : (P. R.) Pouls radial (160 par minutes) après course en vitesse de 10 minutes).

Dans le tracé H, on peut constater, comme sur le précédent, l'accélération et l'augmentation d'amplitude de la respiration, mais surtout l'augmentation considérable de la fréquence du pouls qui passe de 75 par minute au chiffre énorme de 160.

On y peut noter en outre que l'amplitude respiratoire va décroissant après avoir présenté un *maximum* qui se voit au début du tracé.

Les quatre tracés suivants donnent l'indice des modifications présentées par *l'ascension trois fois répétée d'un escalier à hautes marches*, par deux sujets dont l'un était rompu aux exercices gymnastiques et dont l'autre y était absolument étranger.

Tracé I

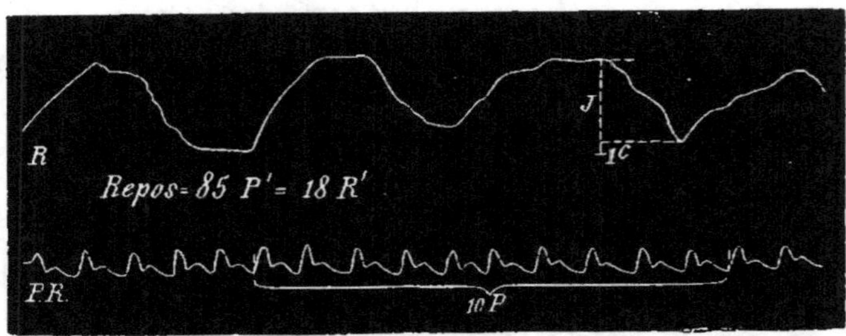


Fig. 47. (R) Respiration et pouls radial (P. R.) au repos 18 respirations, 85 pulsations).

Le tracé I donne l'indice de l'état de la respiration et des battements du pouls (18 respirations, 85 pulsations artérielles par minute) chez le sujet familiarisé avec les exercices violents, observé au repos immédiatement avant l'ascension.

**Tracé J**

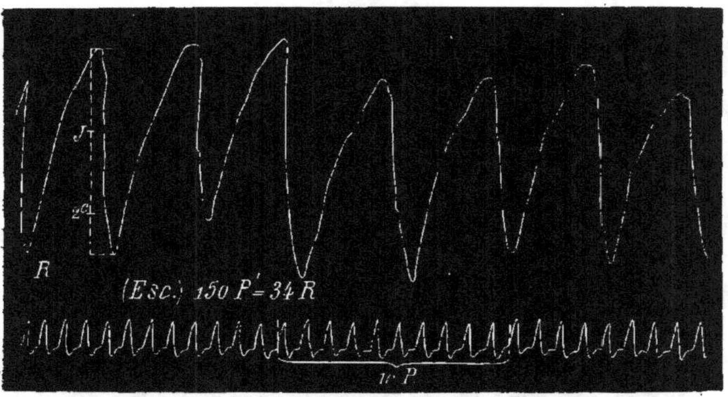

Fig. 48. (R) Respiration (34 par minute) et pulsations (150) chez le même sujet que la figure précédente, après ascension trois fois répétée de 3 étages (sujet entraîné aux exercices gymnastiques).

Le tracé J donne l'indice des modifications apportées par l'exercice ci-dessus spécifié, dans la respiration et la circulation du même sujet :

La respiration a acquis une vitesse de 34 par minute. Les battements du pouls, dans le même laps de temps, se sont renouvelés 150 fois.

Déterminée par la ligne J, l'amplitude des inspirations a atteint environ deux centimètres et demi.

**Tracé K**

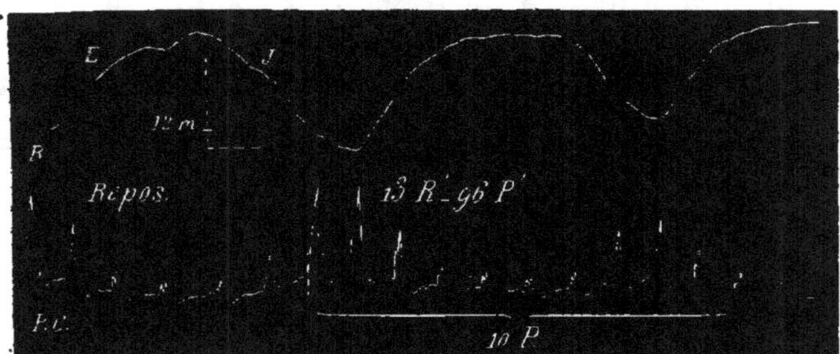

Fig. 49. Respiration (R) et pulsations du cœur (P. C.) chez un sujet non entraîné, au repos (13 respirations, 96 pulsations par minute).

Le tracé K donne l'indice de l'état accoutumé de la respiration et des battements du cœur (13 respirations 96 pulsations par minute) chez le sujet étranger aux exercices du corps.

Au retour de son ascension renouvelée seulement deux fois, celui-ci était pâle, haletant à tel point qu'il fallut lui laisser quelques instants pour se remettre avant de procéder à l'expérience à laquelle correspond le tracé L.

**Tracé L**

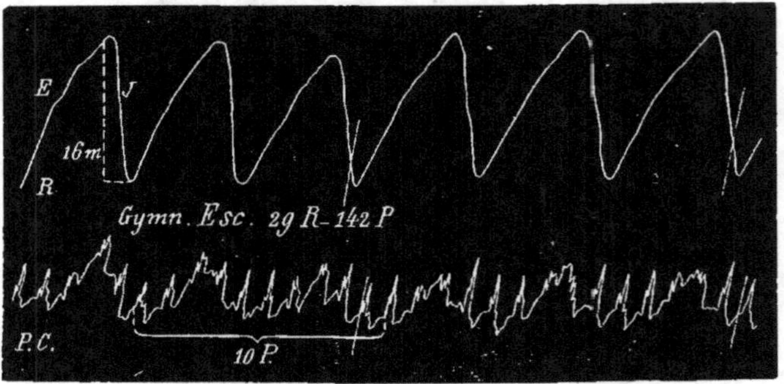


Fig. 50. Respiration (R). 29 par minute. Pulsations du cœur (P. C.) 142 par minute, *plusieurs minutes* après ascension de deux étages (sujet non entrainé).

La respiration avait atteint le chiffre de 29 par minute. Les battements du cœur étaient de 142 pour le même laps de temps, et ceci *après plusieurs minutes de repos* et *deux* ascensions de *deux* étages seulement.

L'irrégularité du rhythme respiratoire, et, surtout celle du rhythme cardiaque étaient considérables.

Par ces exemples, M. Rouhet s'est proposé de montrer la série croissante des modifications imprimées à la respiration et à la circulation par la Gymnastique.

En les reproduisant, nous nous sommes proposé le mêmebut.

Ces expériences prouvent qu'à l'accélération du cours du sang correspond une augmentation de fréquence et d'amplitude du rhythme respiratoire, et que la même cause produit, sur le rhythme cardiaque, le même effet.

Elles prouvent, encore, que les modifications apportées dans le jeu de la respiration et de la circulation par les exercices gymnastiques varient selon la nature de ceux-ci.

Elles prouvent, enfin, que ces modifications sont d'autant plus sensibles que le sujet est moins accoutumé à l'exercice auquel il est soumis.

# CHAPITRE IX

FONCTIONS CUTANÉES. — LA PEAU, ANATOMIE ET
PHYSIOLOGIE. — EFFETS GÉNÉRAUX DES EXERCICES
GYMNASTIQUES SUR LES FONCTIONS DE LA PEAU.

**Notions anatomiques.** — Aspect extérieur de la peau : plis, sillons,
rides. — Du derme, corps réticulaire, corps papillaire. Vaisseaux
lymphatiques et sanguins. Nerfs. — De l'épiderme. Couche superficielle,
couche profonde. — Des organes accessoires de la peau ; ongles, poils,
glandes sebacées, glandes sudoripares. La sueur, sa composition. —
**Notions physiologiques.** Propriétés de la peau : résistance aux
agents physiques et chimiques. Fonctions excrétoires, leur importance.
Action réfrigérante. De l'horripilation, du frisson. — La sensibilité,
propriété fondamentale de la peau : aptitude à la douleur, ses causes
anatomiques. — Nutrition de la peau. Température normale. Influence
de la lumière solaire et de la lumière électrique. — **Effets généraux
des exercices gymnastiques sur la peau.** — Maintien et oscillations de la température du corps. Influence des exercices musculaires
sur son élévation. — Influence compensatrice de la transpiration cutanée. — Influence compensatrice de l'exhalation pulmonaire. — Expériences de MM. François-Franck et Rouhet. Parallèle entre l'exhalation pulmonaire et la sudation à la surface de la peau.

« Tous les animaux, a dit Bichat (1) se trouvent
enveloppés d'une membrane plus ou moins dense, proportionnée en général, par son épaisseur, au volume
de leur corps, destinée, et à garantir les parties subja-
centes, et à rejeter au dehors une portion considérable
de leur résidu nutritif et digestif, et le mettre en
rapport avec les corps extérieurs. »

Cette enveloppe, c'est la peau.

---

(1) BICHAT, *Anatomie générale.* T. IV, p. 611. Paris, 1812.

L'étendue exceptionnelle de cet organe donne à en pressentir l'importance.

Quelques développements sur ses dispositions et sa structure anatomique, quelques considérations sur l'activité de ses fonctions physiologiques, et l'on pourra saisir quelle large part lui revient dans l'impulsion nouvelle qu'impriment à la vie les exercices méthodiques du corps.

NOTIONS ANATOMIQUES. — La peau s'étale sur toute la surface du corps.

Au niveau des orifices naturels : bouche, narines, conjonctives (etc.), elle se continue avec la membrane muqueuse qui tapisse la cavité des viscères.

Sa construction anatomique est très simple, et la même chez tous les animaux supérieurs.

Elle a pour organes accessoires, les glandes, les poils et les ongles.

Chez l'homme, sa surface libre présente des plis, des rides et des sillons.

Les *plis* sont dus, soit à la contraction des muscles, soit au jeu des articulations.

Rangés dans l'ordre parfaitement régulier dont l'extrémité des doigts offre un spécimen, les *sillons* tiennent à la saillie que font les papilles du derme.

Les *rides*, apanage de la décrépitude, sont consécutives (Bichat) à la fonte du tissu adipeux (1) sous-cutané.

La face profonde de la peau est doublée d'une

---

(1) *Adipeux*. Etym. *adeps*, graisse. Tissu composé de vésicules contenant la graisse et dont la juxtaposition constitue une membrane étendue sous la peau.

couche de tissu cellulaire qu'il ne faut pas confondre avec la couche adipeuse et qui, en l'unissant aux tissus subjacents, lui fournit les vaisseaux qui la nourrissent.

Deux couches superposées constituent fondamentalement la peau. C'est à Malpighi qu'est due cette distinction.

La plus profonde, la plus épaisse, la plus essentielle est le *derme*. Elle est munie de nerfs et de vaisseaux.

La plus superficielle, l'*épiderme*, recouvre la précédente à la manière d'un vernis protecteur.

I. *Derme.* — L'épaisseur du derme est de un millimètre environ. Un tissu lamineux le compose. Il constitue la charpente de la peau. Sa face profonde se continue avec le tissu cellulaire. Le tissu lamineux y domine, y forme un lacis serré résistant, interceptant des aréoles dont la cavité est comblée par de la graisse. Sa couche

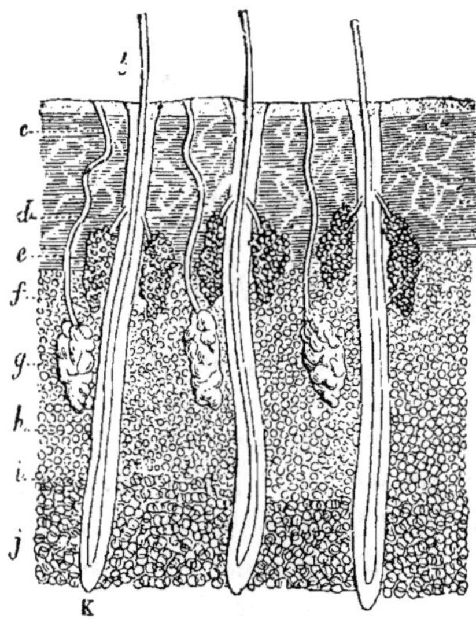

Fig. 51. Schema général de la peau. Coupe du cuir chevelu (d'après Gurlt). *a*, épiderme; *b*, tige d'un poil, *c f g*, glande sudoripare; *e d*, glande sebacée et son conduit excréteur; *h i*, tissu adipeux; *j*, bulbe du poil.

superficielle est hérissée de petites élévations régulières : les papilles, représentant la terminaison dès ramuscules vasculaires ou des filets nerveux.

L'épaisseur du derme se trouve, de la sorte, divisée en deux couches. La plus profonde, caractérisée par la présence de l'élément lamineux, a reçu le nom de *corps réticulaire*. C'est celle-là qui se prête si admirablement aux opérations de tannage. La plus superficielle, caractérisée par la présence des papilles, a reçu le nom de *corps papillaire*. C'est celle-ci qui est par excellence l'organe de la sensibilité.

Les *papilles* répondent, selon Albinus, à deux types nettement tranchés. Les unes, *simples*, sont petites, remarquables par leur forme allongée et leur nombre. Les autres, *composées*, le sont par leur volume et la largeur de leur base. Elles semblent dues à la réunion de plusieurs papilles simples, et sont moins nombreuses que les premières.

Quant au nombre des papilles simples ou composées répandues sur la superficie du derme, chez l'homme, il a été évalué par le professeur Sappey (1) et porté au chiffre approximatif de CENT CINQUANTE MILLIONS.

Leur rôle consiste, en multipliant les surfaces, à rendre plus exquise et plus déliée encore la sensibilité de la peau, de même qu'à accroître la richesse du réseau vasculaire qui l'irrigue.

Les papilles recèlent les terminaisons des vaisseaux et des nerfs. On compte quatre papilles vasculaires pour une papille nerveuse, d'après les calculs de Meissner.

Le derme est, en effet, un organe essentiellement vasculaire. Soit qu'ils se contractent ou qu'ils se reclâhent, les vaisseaux sanguins qui le parcourent,

---

(1) SAPPEY, *Traité d'anatomie descriptive*. T. III, p. 444 et suiv.

peuvent apporter dans la tension artérielle des modifications soudaines avec lesquelles il faut compter.

Il est également parcouru par un réseau lymphatique extrêmement riche et dont la première description exacte, remontant à 1852 seulement, appartient au professeur Sappey.

La description des nerfs de la peau est encore enveloppée d'obscurités.

Corpuscules de Paccini, corpuscules de Meissner, corpuscules de Krause, les éléments sur lesquels cette description repose, sont encore imparfaitement connus. Constitués par de petits renflements en mamelon, ils semblent composés par des filaments nerveux extrêmement ténus, épaissis en bouton, à leur extrémité.

Ces corpuscules ne sont, d'ailleurs, qu'un des modes de terminaison offerts par les nerfs de la peau.

La plupart vont se mettre en contact avec les follicules pileux à la base desquels ils se subdivisent et forment un lacis plus ou moins serré. Disposition heureuse entre toutes, car il suffit que le poil soit touché pour que la sensibilité s'éveille.

II. *Épiderme.* — L'épiderme peut être considéré comme un enduit recouvrant la surface entière du derme.

Composé de cellules épithéliales, il se régénère indéfiniment.

On y distingue deux couches : l'une, superficielle, morte pour ainsi dire, constituée par des séries de cellules stratifiées d'une manière régulière (1), remar-

---

(1) Ainsi que l'indique la figure 52 il existe dans l'économie trois variétés d'epithelium. Celui qui constitne l'épiderme appartient à troisième variété (C) ; c'est un *epithelium stratifié*.

quables par leur résistance à l'action des acides et formant un enduit transparent qui est un véritable agent de protection; l'autre, profonde, vivante et jeune, décrite par les auteurs sous le nom de *couche de Malpighi*. Les cellules qui composent cette couche profonde, se distinguent par les aspérités de leurs contours, la présence d'un noyau central baignant dans un liquide qui tient en suspension le pigment auquel la peau du nègre doit sa coloration.

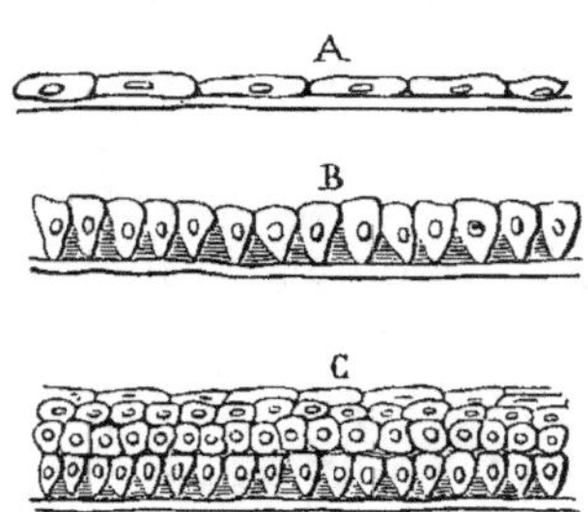

Fig. 52. Diverses formes d'épithéliums. A, épithéliums pavimenteux; B, épithélium cylindrique; C, épithélium stratifié.

Les cellules les plus profondes sont celles qui contiennent la plus forte proportion de pigment.

Existe-t-il une couche intermédiaire à l'épiderme et au derme? Sur ce point on rencontre les plus grandes divergences d'opinion. Ce qui paraît certain, c'est que, dépourvu de vaisseaux, l'épiderme se nourrit par une sorte d'imbibition, et que c'est à la circulation du derme qu'il emprunte les matériaux nécessaires à une réparation suffisante.

III. *Organes accessoires de la peau.* — Des organes accessoires de la peau (*ongles, poils, glandes sébacées, glandes sudoripares*), les glandes sudoripares et sébacées ont seules à nous occuper. Pour l'étude, très intéressante d'ailleurs, du système pileux et des ongles, nous renvoyons aux traités spéciaux; les exercices du corps sont sans influence sur eux.

Mentionnées pour la première fois, en 1683, par Sténon, les *glandes sudoripares* se présentent, dit

M. Sappey (1), sous l'aspect d'un grain de sable suspendu à la face profonde du derme par un filament extrêmement ténu.

Ce *grain de sable* est constitué par un tube irrégulièrement pelotonné.

Ce tube se redresse vers la partie supérieure du corps de la glande et s'élève ensuite verticalement.

Parvenu au derme, il s'engage dans l'interstice de ses mailles et monte perpendiculairement vers sa surface libre.

Au sortir du derme, il se contourne en spirale, pour venir s'ouvrir obliquement à la surface de l'épiderme.

Telle est la disposition commune à toutes les glandes qui sécrètent la sueur.

La partie sécrétoire ou *corps* de la glande est la portion renflée. Le conduit excréteur est toujours unique. La couleur en est jaunâtre. Le diamètre du tube est variable ; mais, en général, de *un cinquième de millimètre*.

Le nombre des glandes sudoripares est extrêmement considérable. Diversement évalué par les auteurs, leur nombre total serait, selon M. Sappey, de six cent a sept cent mille.

Le liquide que secrètent les glandes sudoripares, *la sueur*, a été l'objet d'analyses réitérées.

M. Favre a repris plus en grand, les recherches de Thénard, Chevreul, Berzelius, sur ce sujet. Voici les résultats auxquels il est parvenu. Fluide et limpide comme l'eau, d'une odeur *sui generis*, d'une saveur acide devenant promptement alcaline, la sueur contient

---

(1) Sappey, *Loco citato*, p. 165.

une forte proportion de sel marin, une certaine quantité de chlorure de potassium, de l'urée, et deux acides combinés avec la soude et la potasse. De ces deux acides, le premier est l'acide lactique; le second, ne se rapprochant d'aucun autre acide connu, a été désigné sous le nom d'acide *sudorique*. Enfin, la sueur contient une très forte proportion d'eau.

Notons, pour finir, que les glandes sudoripares ne sont pas seulement destinées à secréter la sueur. Leur rôle est double; le fait du moins ne paraît pas contestable à M. Sappey (1). A ses yeux, elles sont, à la fois, le point de départ de la sueur et de la transpiration insensible.

Les *glandes sébacées*, ont comme les glandes sudoripares, un *corps* ou portion secrétoire et un canal excréteur. Elles ont pour fonction de répandre sur la surface de la peau la matière grasse qui la rend onctueuse au toucher. Elles sont superposées aux précédentes, et, chose curieuse, c'est constamment dans leur voisinage, parfois même de leur intérieur qu'on voit émerger les bulbes pileux. On les rencontre en général, par groupes de deux ou trois ensemble.

Munie de ses sept cent mille glandes sudoripares, et de ses cent-cinquante millions de papilles, la peau mesure une superficie moyenne de *un mètre et demi carré*, d'après les calculs du professeur Sappey (2).

On peut juger, par là, de l'importance de son fonctionnement physiologique.

---

(1) Sappey, *Loco citato*, p. 473, et suiv.
(2) Sappey, *Loco citato*, p. 447.

NOTIONS PHYSIOLOGIQUES. — Bon nombre de questions, parmi celles qui ont trait à la physiologie de la peau sont pendantes. Dans ce litige, nous n'avons pas à prendre parti.

Quelques documents précis doivent, au demeurant, suffire à l'intelligence des considérations relatives à l'influence de la Gymnastique sur les fonctions cutanées. Là, et non autre part, est notre objectif, nous n'avons pas à le perdre de vue.

Afin d'arriver plus vite aux déductions qui sont, pour nous d'un intérêt fondamental, nous serons bref. Forcément nous serons fort incomplet.

L'enveloppe cutanée est douée d'une *résistance* remarquable. *Résistance aux agents physiques*, (chocs, blessures par instrument contondant, etc.), lesquels déterminent sur les tissus sous-jacents des lésions très graves (fractures, contusions profondes, etc.) en laissant indemne la surface de la peau qui pourtant a subi directement la violence ; *résistance aux agents chimiques* (toxiques, virus, caustiques), lesquels ne sont absorbés ou ne détruisent l'épiderme qu'avec une extrême lenteur.

La puissance d'absorption de la peau est extrêmement restreinte. Il serait plus rationnel, fait remarquer avec justesse le docteur Ch. Richet (1) de parler de la *résistance* de la peau *à l'absorption* que de sa *propriété d'absorption* même.

Sèche et couverte de poils, la peau est un très mauvais conducteur de la chaleur et de l'électricité.

______

(1) CH. RICHET, *Nouv. dict. de médecine et de chirurg. prat.* Article PEAU, p. 366.

Un observateur allemand du nom de Klug (1) a découvert — en 1874 — que plus le tissu cellulaire sous-cutané est chargé de graisse, plus la conductibilité de la peau à la chaleur est faible. Ceci, en France, est de la science courante depuis longtemps.

Les fonctions excrétoires de la peau sont d'une activité extrême. Leur suppression est de nature à engendrer dans l'économie des troubles mortels. En raison de l'innombrable quantité de glandes qui s'ouvrent à sa surface, il est permis de la considérer elle-même comme un organe de même genre exceptionnellement volumineux.

On s'est demandé si les gaz de l'air la trouvaient impénétrable, ou bien si, au contraire, par leur contact direct avec elle, ils n'exerçaient pas une influence modificatrice sur la composition du sang. Certains faits d'observation militent en faveur de la dernière conjecture. On est en droit d'admettre, par conséquent, d'abord que la peau agit sur le sang à la manière d'une glande ; ensuite, que l'air extérieur modifie, dans une certaine mesure, les qualités chimiques du sang qui traverse la peau.

Une autre action mieux connue de l'enveloppe cutanée sur le sang qui la parcourt est celle-ci : le sang veineux qui en revient est plus froid que le sang artériel qui s'y rend. C'est le contraire de ce qui se passe dans la profondeur des organes. Il résulte de là, une action compensatrice dont il est facile de saisir l'utilité. Il va de soi que le refroidissement du sang à

---

(1) KLUG, *Untersuchungen üeber die Warmeleitung der Haut* (*Zeitsch. Biolog. Band.* X, p. 73. 1874.)

la surface de la peau est corrélatif au degré de température du milieu.

A l'état normal, cette influence réfrigérante de l'air extérieur est, ainsi que M. Richet (1) le fait remarquer, réglée par l'admirable action des nerfs vaso-moteurs. « Si le froid est très intense, les vaisseaux se contractent et la quantité du liquide sanguin qui vient se refroidir à la périphérie est très faible. »

D'un autre côté, sous l'influence du chaud ou du froid, on voit les muscles peauciers entrer en contraction, les bulbes pileux se hérisser, et le phénomène soudain de l'*horripilation* se produire.

Le *frisson* n'est autre chose qu'une horripilation généralisée. Des impressions d'ordre très divers, parfois même opposite, le provoquent, comme chacun sait. Il n'y a pas à le confondre avec le frisson des muscles qui, souvent, lui succède et va jusqu'à faire grelotter.

Mais la propriété fondamentale de la peau est la *sensibilité*.

Dans la peau, la sensibilité revêt ses modalités les plus diverses et se manifeste à son plus haut degré de finesse et d'acuité.

Sans nous arrêter à des considérations hors de propos sur la sensibilité tactile et l'organe du toucher qui est la main, jetons un coup d'œil sur les principaux caractères par lesquels la sensibilité générale de la peau se trahit.

Nul organe ne ressent aussi cruellement la *douleur*.

La présence d'un réseau nerveux très serré et

---

( ) Ch. Richet, *Loco citato*, p. 370.

l'activité de la circulation capillaire en sont la cause.

Survienne l'anémie, et la sensibilité de la peau s'abaisse, ainsi qu'on l'observe chez les hystériques, jusqu'à disparaître complètement.

Certains agents chimiques et physiques la paralysent. Répandu sur elle, l'éther agit, en ce sens, comme caustique et aussi comme réfrigérant par son évaporation rapide.

Grâce à la sensibilité dont elle est douée, la peau constitue pour l'organisme un précieux appareil de protection. Le moindre contact avec les objets du dehors suscite dans le système nerveux des actions reflexes et provoque des mouvements de défense à la fois instinctifs et coordonnés.

Dans l'ordre purement végétatif, involontaires, inconscients, les mouvements de ce genre, mettent l'organisme en état de résister aux influences perturbatrices du dehors.

Il existe, enfin, entre les viscères et la peau qui les recouvre, une sympathie en vertu de laquelle la sensibilité de celle-ci se modèle sur l'état physiologique de ceux-là ; cet état vient-il à être troublé, la sensibilité cutanée s'exaspère.

Le réseau vasculaire qui, irrigue si largement la peau en entretient la *nutrition*. Les nerfs *vaso-moteurs* sont les organes excitants ou modérateurs de la circulation cutanée. Ils l'activent ou la dépriment. Dans le premier cas, la peau rougit ; dans le second, elle prend une teinte cireuse, cadavérique.

La circulation de la peau est directement soumise à l'influence des centres nerveux encéphaliques ; mais elle subit également l'influence du milieu ambiant et réagit, par suite, sur le cerveau. On peut dire que, dans l'échange des rapports entre le cerveau et le milieu, elle sert d'agent intermédiaire.

La *température* normale de la peau oscille entre 37 degrés centigrades 2 dixièmes et 37 degrés centigrades 5 dixièmes.

Elle est d'un degré au-dessous de celle du cœur dans la profondeur de la poitrine.

L'influence qu'exerce, sur la nutrition de la peau, le réseau nerveux qui s'y distribue avec une profusion si grande, est incontestable.

En quoi consiste-t-elle, en réalité? Sur ce point, nonobstant des travaux récents du plus haut intérèt, plus d'une indécision subsiste.

Quant à l'*influence* de même ordre *de la lumière solaire*, les recherches de M. P. Bert (1), celles de M. Pouchet (2), celles de M. Bouchard ont puissamment contribué à en déterminer la portée.

Si l'on examine, ainsi que l'a fait M. P. Bert des larves d'Axolotl au moment où elles sortent de l'œuf, on s'aperçoit qu'elles sont pâles, presque incolores. Exposées à la lumière blanche, elles prennent couleur et le pigment s'accumule dans leur épiderme.

Un fait analogue se passe chez le négrillon. Au moment de sa naissance, il a la peau blanche. Ce n'est qu'au troisième jour qu'elle se charge de pigment.

La peau du mineur qui vit dans l'obscurité est décolorée. La lumière du jour lui rend son ton naturel.

---

(1) P. Bert, *Influence de la lumière sur les êtres vivants.* (Revue scientifique, 1878, n° 42).

(2) G. Pouchet, *Des changements de coloration sous l'influence des nerfs.* (Journal d'anatomie, 1876, p. 1 *et* 113.)

Chez le caméléon, dont la couleur change presque instantanément sous l'influence des rayons colorés, la substance pigmentée est, suivant M. Pouchet, traversée par des filets nerveux.

M. Bouchard, enfin, a montré que l'érythème de la peau, vulgairement connu sous le nom de *coup de soleil*, est dû, non à la chaleur, puisque les rayons rouges qui sont les plus chauds sont impuissants à la déterminer, mais aux rayons violets dont l'action chimique est manifeste.

Chez les individus qui travaillent à la lumière électrique, selon M. Richet, (1) l'intensité de cette lumière, riche en rayons violets, pauvre en rayons thermiques, provoque quelquefois un érythème analogue à celui dont nous venons de parler.

En tout état de cause, l'impressionnabilité de la peau aux différents agents extérieurs est en étroit rapport avec l'importance de ses fonctions physiologiques.

EFFETS GÉNÉRAUX DES EXERCICES GYMNASTIQUES SUR LA PEAU. — Tout exercice de force a pour effet d'activer la circulation périphérique, et la sécrétion des glandes.

La supersécrétion des glandes sudoripares couvre de sueur la surface de la peau.

L'évaporation rapide et le renouvellement incessant de la sueur est une cause de refroidissement pour les couches organiques sous-jacentes.

La sudation est donc un moyen puissant entre tous,

---

(1) CH. RICHET, *loco citato*, p. 386.

employé par la nature, pour maintenir en équilibre la température du corps.

Est-ce le seul ? Non ; ainsi que nous l'allons voir.

Mais, au préalable, une question : c'est, du moins, celle qu'a étudiée expérimentalement le docteur Rouhet sous la direction du docteur François-Franck (1).

*L'individu qui fait un exercice musculaire violent fabrique-t-il réellement plus de chalenr que celui qui est au repos ; et s'il en fabrique davantage, subit-il des déperditions compensatrices.*

Il résulte d'expériences instituées par MM. Franck et Rouhet, d'après les méthodes d'investigation inaugurées par le professeur Marey, que l'air expiré de la poitrine fait monter le thermomètre de 25 à 30 et 32 degrés, dans les conditions de repos ; tandis qu'après la course, la colonne de mercure atteint tout au plus le 27ᵉ ou le 28ᵉ degré. Ceci ne prouve nullement qu'il ne se produise pas, pendant la course ou tout autre exercice violent, une élévation de la température du corps. L'air que l'on expire, étant en repos, contient, en effet, une proportion de vapeur d'eau beaucoup plus faible que l'air expiré après la course. L'intensité de l'état hygrométrique, dans ce dernier cas, s'oppose à l'élévation de la température.

L'air expiré après un exercice de force est chargé d'humidité ; voilà déjà un point à noter. Mais ce n'est pas tout. Si l'on cherche à comparer la température superficielle avec la température profonde, et que, comme l'ont fait nos observateurs, on place un ther-

----

(1) ROUHET, *Recherches expérimentales sur les effets physiologiques de la Gymnastique et sur l'entraînement*, p. 36 et 45, Paris, 1881.

momètre sous la langue et un autre dans la paume de la main, voici alors ce que l'on constate.

En dépit des moyens dont dispose l'organisme pour maintenir la stabilité du niveau, après l'exercice de la course, la température profonde et celle de la super- ficie, *dans une région mouillée de sueur*, montent chacune de *un* degré.

Ceci est donc prouvé : *les exercices violents déter- minent une augmentation très notable de calorique dans l'économie, et la déperdition causée par la pro- duction de la sueur compense en grande partie cette augmentation.*

Non contents des notions positives qu'ils devaient à leurs expériences thermométriques, MM. Franck et Rouhet, ont eu recours à des appareils enregistreurs imaginés pour des recherches de même genre par M. Marey.

Ils ont pu, ainsi, saisir certains phénomènes qui sont du plus haut intérêt.

L'exploration a été instituée en partie double. Elle a été faite, d'abord, à l'état de repos. Puis, elle a été reprise ensuite, après une course de dix minutes par une température extérieure de 26 degrés.

La première expérience a montré la température de la bouche et celle de la main marchant parallèlement ; celle-ci conservant un écart notable par rapport à celle-là, et demeurant constamment inférieure.

La seconde expérience a fait assister à « l'ascension rapide de la courbe thermographique buccale qui a dépassé très vite le niveau normal. Celle de la main, au contraire, n'est arrivée que beaucoup plus lente- ment qu'à l'état de repos, à sa hauteur maxima. »

L'exploration démontre donc que, *sous l'influence*

*de la course, la température des parties profondes s'est élevée; et que, de plus, malgré l'activité très notablement augmentée de la circulation dans les régions périphériques, la température* à la surface de la peau *a baissé sensiblement.*

Comme agent de réfrigération, le rôle dévolu à la peau est prépondérant. La peau n'est pas l'unique agent de réfrigération dont dispose l'organisme.

L'évaporation de vapeur d'eau par le poumon contribue activement au cours des exercices de force, à la régulation de la température du corps. Dans quelles conditions et dans quelle mesure ? C'est ce que le docteur Franck a recherché.

M. Rouhet a inséré dans son travail (p. 43 et suiv. une communication orale que M. Franck lui a faite à ce sujet. Nous ne saurions mieux faire, à notre tour, que de reproduire *in extenso* ce curieux document. Passons la parole à M. Franck :

« L'exercice musculaire tend à produire et produit, en effet, une exagération de la température centrale. On comprend que les contractions énergiques et fréquemment répétées des muscles du corps tout entier s'accompagnent d'une fabrication considérable de chaleur. Le sang qui sort des muscles acquiert dans tous les points du corps une température élevée ; le sang véineux affluant de toutes les parties du corps dans les gros vaisseaux de l'abdomen et du thorax, contribue puissamment à augmenter la température profonde. Indépendamment de cette cause de réchauffement central bien évidente, il est certain que de la chaleur se forme en excès dans les organes profonds parcourus par des courants sanguins plus rapides, dans le foie, par exemple. Toutes ces causes réunies concourent donc à élever au-dessus du degré physiologique la température des parties centrales.

« Pour lutter contre cette élévation de température anormale, un certain nombre de mécanismes entrent en jeu. On voit le cœur s'accélérer considérablement et lancer à travers le poumon une quantité exagérée de sang veineux fortement échauffé. Cette augmentation de rapidité de la circulation pulmonaire a pour effet d'amener au contact médiat de l'air extérieur, introduit dans le poumon, une plus grande quantité de sang dans un même temps : de ce côté, il y a donc une cause de réfrigération. En même temps, les vaisseaux périphériques se dilatent et la quantité surabondante de sang qui se trouve ainsi portée vers la surface du corps est exposée aux déperditions de calorique, et abandonne à la peau une partie de sa chaleur: Le sang qui entre ensuite dans les régions profondes, se trouve donc avoir perdu, au niveau de la surface pulmonaire d'abord, au niveau de la surface cutanée ensuite, une partie du calorique en excès.

« Mais, les conditions adjuvantes de réfrigération interviennent au niveau du poumon, aussi bien qu'à la surface de la peau : non seulement, en effet, dans ces deux points de l'organisme, une masse sanguine plus considérable vient abandonner à l'air libre une part importante de chaleur ; mais il s'opère à travers les vaisseaux pulmonaires une exhalation énorme de vapeur d'eau, en même temps qu'une grande quantité de liquide est fournie par les glandes sudoripares.

« L'exhalation aqueuse surabondante dans l'intérieur même du poumon est rendue évidente par une simple expérience qui consiste à comparer la teneur en vapeur d'eau de l'air expiré à l'état de repos et à la suite d'un exercice un peu violent. Il n'y a pas de doute sur ce point. La différence entre la quantité d'eau contenue dans l'air expiré qui traverse un tube rempli de ponce sulfurique, dans les deux conditions qui précèdent, est considérable.

« Le rôle que joue cette exhalation aqueuse est facile à comprendre. L'eau qui traverse les parois des capillaires du poumon se vaporise à mesure qu'elle s'exhale, et il en résulte déjà une réfrigération manifeste. De plus, le courant d'air largement renouvelé dans le poumon, favorise cette évaporation, et rend ainsi la réfrigération plus active. Il faut donc considérer comme très importante, dans la régulation de la température après un exercice gymnastique qui tend à produire un échauffement central exagéré, l'exhalation aqueuse, la transformation de l'eau en vapeur et l'évaporation rapide de cette eau dans le poumon.

« Si l'on rapprochait ce qui se passe au niveau de la surface pulmonaire de ce qui se passe au niveau de la surface cutanée dans les mêmes conditions, on pourrait assimiler l'exhalation d'eau à la formation de la sueur, et dire, pour rappeler cette analogie, qu'il s'opère une *véritable sudation pulmonaire*.

« Du reste, le rôle considérable de l'exhalation aqueuse dans les poumons nous apparaît clairement, si nous considérons ce qui se passe chez les animaux qui ne suent pas, chez le chien, par exemple. Cet animal exsude par les bronches une quantité énorme de vapeur d'eau ; cette vapeur se condense en partie dans sa gueule, à la surface de la langue d'où on la voit s'écouler sous la forme de gouttes abondantes ; en même temps le chien tient la gueule largement ouverte, et développe la surface de la langue qui est le siège d'une évaporation abondante. De plus, il exécute de fréquents mouvements respiratoires, la gueule étant ouverte, et ventile ainsi énergiquement à la fois sa langue et son poumon.

« Pour pousser plus loin l'étude parallèle des effets de la sudation cutanée et de l'exhalation pulmonaire, il faut supprimer la première chez l'homme avec de petites doses d'atropine ou mieux de duboisine : nous verrons alors vraisemblablement s'exagérer l'exhalation pulmonaire par compensation ; mais il n'est pas vraisemblable que la suppression des effets réfrigérants de la sueur soit suffisamment compensée ; aussi pouvons-nous nous attendre à observer une élévation de la température profonde plus considérable et plus durable que dans le cas où la sueur est possible. »

Le ton réservé de ces dernières lignes le dénote assez, le dernier mot n'est pas dit.

Dans le laboratoire du professeur Marey et sous sa direction, il se poursuit, suivant le même ordre d'idées, des recherches qui doivent, paraît-il (1), servir d'assise aux études qu'il a entreprises sur la gymnastique et la locomotion. Un jour, sans doute, se trouveront ainsi confirmées celles dont les résultats sont consignés dans le travail de M. Rouhet, et qui en sont en quelque sorte, le prélude.

Précises, instructives, originales, celles-ci ont encore, à nos yeux, un mérite : elles donnent l'étiage de la science sur la question.

L'intérêt de ces recherches n'est pas, d'ailleurs, purement théorique.

---

(1) ROUHET. *Loco citato*, p. 42.

D'ores et déjà, en effet, ne sont-elles pas suffisamment étendues pour jeter sur les effets de la Gymnastique un jour nouveau?

Pour qui entend se rendre compte de la portée physiologique des exercices, les notions positives qui en découlent ne sont-elles pas un auxiliaire précieux ?

Afférentes, enfin, à notre sujet d'une façon aussi directe, n'en devions-nous pas répercuter l'écho?

# TROISIÈME PARTIE

## DES EXERCICES CORPORELS. — GÉNÉRALITÉS

Nous sommes au cœur de la question. Ces effets physiologiques généraux de la Gymnastique, dont nous venons de tracer l'esquisse, nous allons les voir, maintenant, se spécialiser.

Le genre, l'espèce, la variété des exercices corporels auxquels l'organisme sera méthodiquement soumis détermineront le sens de cette spécialisation. Ainsi se rapprochera l'objectif; ainsi deviendra scientifiquement accessible la solution de ce problème : *Étant donnés un individu, une génération, une race, comment amplifier la puissance de leur ressort?*

Plus que jamais, la précision va nous devenir indispensable. Il s'agit d'exposer, dans leur principe, des procédés pratiques et d'en apprécier la juste valeur.

Nous l'avons vu : ce qui, par dessus tout, manque à l'enseignement de la Gymnastique en France, c'est l'unité.

Précisément en vue d'unifier cet enseignement, il fut institué en 1880, suivant les instructions de M. Jules Ferry, ministre de l'instruction publique, une commission dite *Commission centrale de Gymnastique et des exercices militaires*, chargée d'élaborer un programme applicable dans les différents établissements scolaires du pays.

Composée, sous la présidence du ministre, de MM. Zévort, directeur de l'enseignement secondaire, *vice-président;* Gréard, vice-recteur de l'Académie de l'Académie de Paris, *vice-président;* Du Bodan, chef de bataillon au régiment des sapeurs-pompiers; Bonnal, capitaine-commandant de l'École de gymnastique de Joinville-le-Pont; Buisson, directeur de l'enseignement primaire; Dally, docteur en médecine, professeur à l'École d'anthropologie; Faure, député, président de l'Union fédérale des Sociétés de gymnastique de France; De Féraudy, lieutenant-colonel en retraite, inspecteur des exercices gymnastiques et militaires; Féry d'Esclands, avocat général à la Cour des comptes; George, sénateur; Hillairet, membre de l'Académie de médecine; Laisné, inspecteur de la Gymnastique de la Ville de Paris; Le Bourgeois, inspecteur général de l'instruction publique; Mourier, recteur et inspecteur général honoraire de l'instruction publique; Ramonski, lieutenant de vaisseau; Tézenas, député; de Galembert, chef de bureau, *secrétaire.* Cette commission a consacré ses soins à la rédaction d'un Manuel de Gymnastique (1) à l'usage des écoles primaires et secondaires de garçons et de filles et des Écoles normales primaires d'institutrices et d'instituteurs.

L'impulsion était donnée. En janvier 1880, en effet, sur la proposition de M. George, sénateur des Vosges, il avait été promulgué une loi en vertu de laquelle la

---

(1) *Manuel de Gymnastique et des exercices militaires* (Ministère de l'Instruction publique', Paris, 1880, 81, 82.

Gymnastique devait être rendue obligatoire dans tout établissement scolaire quelqu'en fût le degré. « Il ne s'agit plus seulement, ici, avait dit l'honorable promoteur de la loi, de la santé, de la vigueur corporelle, de l'éducation physique de la jeunesse, il s'agit aussi du bon fonctionnement de nos institutions militaires de la composition et de la force de notre armée »...

Une circulaire ministérielle, en date du 20 mai, avait informé MM. les recteurs des dispositions de la nouvelle loi, et appelé leur attention sur l'importance capitale de cet enseignement, à proprement parler, complémentaire, et dont un vote unanime au Sénat comme à la Chambre affirmait la nécessité.

Le 20 mars de l'année suivante, une seconde circulaire était venue confirmer la première : « Tous les enfants qui fréquentent nos écoles, y faisait observer le ministre, sont appelés à servir un jour leur pays comme soldats ; c'est une œuvre patriotique que nous poursuivons et nous rendons un vrai service à nos élèves eux-mêmes, en cherchant à leur donner des habitudes viriles, à les familiariser, dès l'enfance, avec le rôle qu'ils auront plus tard à remplir ; à les initier aux devoirs qui les attendent au régiment. Si dans toutes les écoles, l'instruction était donnée comme nous le désirons et comme nous le demandons instamment, les jeunes gens, en arrivant sous les drapeaux n'auraient plus qu'à compléter leur éducation militaire ; et, ainsi, se trouverait résolu le problème de la réduction du temps de service. » En même temps, le premier des trois fascicules qui composent le *Manuel* dont nous parlons, était adressé aux chefs d'institution (écoles primaires, collèges, lycées) et devenait, sur toute la superficie du territoire la base officielle des interrogations aux examens.

Nous nous garderons de jeter le trouble dans cet effort, si louable, d'unification. Loin de là, nous viendrons à la rescousse. Notre classement des procédés gymnastiques nous l'emprunterons au *Manuel* même publié sous les auspices des ministères de l'instruction publique et de la guerre et rédigé par la commission centrale instituée à cet effet. Pour les considérations par trop techniques, par trop didactiques, pour ces considérations qui, à proprement parler, ne sont pas de notre ressort, c'est à lui que nous renverrons généralement.

Sous le rapport des procédés, la Gymnastique comprend deux ordres tout à fait distincts de matières.

Le premier embrasse la réglementation des exercices auxquels chacun se livre *naturellement* et *spontanément*. Il répond à la *palestrique* des Grecs ; et reçoit la désignation de *Gymnastique sans appareils*.

Les matières du second ordre ont trait aux exercices qui s'exécutent à l'aide d'engins appropriés au développement spécial d'une région musculaire, d'une fonction locomotrice, d'un système organique en particulier. Leur ensemble constitue la Gymnastique dite *avec appareils* ou encore d'*application*.

Quelles que soient les conditions qui président à l'accomplissement de ces exercices, il est certaines dispositions préalables à prendre, certaines règles générales à observer. Les principales sont celles-ci :

I. L'heure propice pour se livrer à la gymnastique est celle qui précède le repas, soit du matin, soit du soir.

II. On doit, avant tout, se dépouiller de tout vêtement pouvant déterminer des compressions au niveau du ventre, de la poitrine ou du cou.

III. Pour les exercices aux agrès, la ceinture dite de *gymnastique* est de rigueur.

IV. Pour tout exercice en général, pour ceux de marche en particulier, les chaussures à hauts talons doivent être mises de côté.

V. Une fois commencés, les exercices doivent être, pour amener un résultat, continués avec fermeté et persévérance.

VI. Ils doivent être exécutés avec vigueur, dans la plénitude de force de tension des muscles ; mais sans hâte, avec lenteur.

VII. Si les mouvements respiratoires ou les battements du cœur s'en trouvent notablemement accélérés, il faut, avant de continuer, attendre le retour du calme.

VIII. La graduation des exercices doit être toujours progressive, bien pondérée, et l'extrème limite des forces respectée de loin.

IX. L'inconvénient toujours à éviter, sinon toujours inévitable dans les exercices de force, c'est l'essoufflement.

X. Les exercices peuvent être poussés jusqu'à occasionner une fatigue momentanée cédant au repos qui suit. Ils ne doivent pas aller jusqu'à causer des douleurs musculaires vives et persistantes.

A ces préceptes, sur la plupart desquels le docteur Schreber (1) a insisté avec un soin particulier, ajoutons que l'acrobatisme et la gymnastique physiologique

---

(1) SCHREBER, *Gymnastique de chambre médicale et hygiénique*, p. 46 et suiv., Paris, 1879.

n'ont rien de commun ; et que tout ce qui se confond avec les tours de force des équilibristes ou les prodiges de dislocation des clowns doit être prudemment proscrit.

La mesure qu'impose la Gymnastique pédagogique a frappé tous les bons esprits. A coup sûr, nous n'irions pas jusqu'à prétendre, avec M. Schenstrom (1), que les écrivains, les musiciens, les personnes qui travaillent à des ouvrages très fins doivent s'en interdire la pratique, en raison du surcroît de vigueur qu'acquèreraient par l'exercice les muscles de la main, du relâchement des articulations des doigts et des productions cornées qui pourraient se produire par suite du maniement exagéré des agrès. Nous estimons ces divers inconvénients peu à redouter, à moins que, délaissant la musique, l'écriture, les travaux délicats auxquels elles sont vouées, les personnes auxquelles M. Schenstrom fait allusion ne se fassent gymnastes de profession.

Où nous sommes, en revanche, en parfait accord avec lui, c'est lorsqu'il recommande de tenir scrupuleusement la dépense de force que réclament les exercices à la portée des ressources organiques de chaque sujet, de « respecter l'individualité » (2).

« Éviter les efforts violents qui sont, comme le dit, de son côté, l'auteur de la *Gymnastique vraie* (3), dangereux même pour les gymnastes », est à notre sens une règle absolue de laquelle il n'y a à se départir en aucun cas.

---

(1) SCHENSTROM, *Réflexions sur l'éducation physique et les mouvements corporels.* p. 41, Paris, 1880.
(2) SCHENSTROM, *Loco citato*, p. 25.
(3) *La Gymnastique vraie*, p. 6, Paris, 1883.

En ce qui concerne les jeunes enfants en particulier, M. Pradel (1) n'hésite pas devant la suppression de tout mouvement pouvant exiger un violent effort. Les exercices *dits* d'assouplissement lui semblent beaucoup plus utiles, en raison même, et de leur innocuité absolue, et de la facilité qu'il y a de les rendre progressifs et gradués. Rationnellement réglés, les exercices naturels sont, à son avis, ceux auxquels il convient d'accorder la préférence dans un gymnase sérieusement dirigé.

De toute façon, la dépense de force exigée du sujet doit être en rapport avec l'âge, le sexe et la vigueur de la personne. Et il est un signe certain qu'une sage mesure a été observée, c'est la conservation du sommeil ainsi que celle de l'appétit.

A propos de l'âge et du sexe, plusieurs questions se posent, qui méritent de nous arrêter :

1° *A partir de quel âge l'enfant peut-il être exercé à la gymnastique?*

2° *Au fur et à mesure de son développement physiologique, quelles modifications y a-t-il à apporter au genre d'exercices auxquels il se livre?*

3° *Quelles sont les distinctions à établir entre les procédés gymnastiques qui conviennent à la jeune fille et ceux qui conviennent au jeune garçon?*

Pour l'un comme pour l'autre sexe, avant l'âge de huit ans, les mouvements réglés et disciplinés manquent d'attrait. Leur répétition périodique a un danger : l'ennui, et, par suite de l'ennui, l'aversion. Des jeux improvisés leur sont substitués avec avan-

_______________

(1) PRADEL, *Communication verbale.*

tage. Pour accoutumer, sans qu'ils s'en doutent, les jeunes enfants à la discipline, on ne saurait faire mieux que d'avoir recours aux *petits jeux gymnastiques* mêlés de chants instructifs et amusants proposés par M^me Pape-Carpentier et adoptés dans les salles d'asile.

A partir de huit ans, ils peuvent être initiés aux mouvements préliminaires, aux exercices *dits* élémentaires ou d'assouplissement, puis aux applications directes telles que la course, le saut, etc., qui en découlent.

Jusqu'à neuf ans, il est prudent de prohiber encore la gymnastique aux machines et aux agrès.

De neuf à onze ans, les manœuvres d'assouplissement seront reprises avec une ponctualité plus stricte. Il sera donné plus d'ampleur à leurs applications et l'on pourra, sans inconvénient, autoriser le maniement des appareils les plus simples.

L'âge de onze à quinze ans est le plus favorable pour rompre la jeunesse à la marche, à la course, à la natation, à l'équitation, aux exercices d'équilibre, au maniement des agrès.

A partir de quinze ans, le jeune homme sera incité à la répétition des manœuvres avec lesquelles il a été familiarisé, afin qu'il s'y perfectionne. Les exercices de force : lutte de traction, perche, échelle, course en vitesse, natation, etc., lui seront enseignés. Les évolutions militaires et le maniement du fusil complèteront son éducation physique.

Les exercices qui demandent un grand déploiement de force ne sauraient être le fait de la jeune fille. Pour elle, au contraire, on insistera sur les mouvements qui exigent de la souplesse, de la grâce ou qui favorisent les attitudes régulières du corps. « La Gymnastique des jeunes filles doit, en effet, ainsi que le fait remarquer avec justesse M. Hillairet (1), avoir pour but un développement régulier de l'organisme, l'affermissement de la santé plutôt que l'accroissement des masses musculaires et de la force matérielle ».

Quant à la *gymnastique d'entraînement* proprement dite, elle convient seulement aux hommes faits ; aux sujets parvenus à l'âge auquel la musculation est achevée, les soudures osseuses accomplies et la vigueur de l'organisme dans sa plénitude, parvenue à son suprême degré.

---

(1) Hillairet, *Loco citato.*

# GYMNASTIQUE SANS APPAREILS

## CHAPITRE I<sup>er</sup>

### ATTITUDES — EXERCICES ÉLÉMENTAIRES
### OU D'ASSOUPLISSEMENT

I. **Attitudes**. — Définition. Caractères de régularité et d'irrégularité. — Station debout, rareté d'une attitude correcte, conséquences. — Station assise ou session, fréquence des attitudes vicieuses dans la session, conséquences. — Difformités : cyphose, lordose, scoliose. — Fréquence de la scoliose. — Causes prédisposantes et efficientes. — Scoliose vraie. — Fausse scoliose. — Influence des exercices d'écriture sur le développement de la scoliose. — Examen critique des moyens prophylactiques proposés. — Difficultés s'opposant à l'application de règles générales. — Attitude graphique, attitude forcée. — Moyens détournés de combattre les inconvénients inséparables de l'attitude graphique : Méthodes expéditives, Gymnastique.— II. **Exercices gymnastiques élémentaires.** — Formation de section. — Station régulière du corps. — Mouvements d'assouplissement de la tête, du tronc, des bras, des jambes, des jambes et des bras. — Résumé. — Conclusion : valeur des exercices d'assouplissement.

I. DES ATTITUDES. — L'attitude, selon Littré (1), est la *manière de tenir le corps*. C'est le maintien, dans l'action comme dans l'inaction.

L'attitude est régulière ou défectueuse, disgracieuse ou élégante. Irrégulière, elle est disgracieuse. Elle est élégante du moment qu'elle est régulière. Sa régularité dépend de l'emploi alternatif ou simultané des muscles symétriques des deux côtés du corps. Dans

---

(1) LITTRÉ, *Dict. de la langue française*. Art. Attitude.

les conditions habituelles de la vie, il est plus rare que l'on ne croit de voir cette fonction physiologique s'accomplir avec harmonie. « Des muscles dressés par la gymnastique, dit en effet M. Fonssagrives (1), ont seuls une précision et une liberté de mouvement convenables; sans cela, ils sont en quelque sorte, raides par *timidité*; ils font des efforts en disproportion avec le but à atteindre; ils sont gauches et se meuvent tout d'une pièce. »

Le fait est qu'en général, soit dans la station assise ou debout, soit dans la marche, soit dans le travail, nous mettons en jeu de préférence certains muscles et certaines jointures au lieu de répartir le mouvement ou l'effort sur tous les agents anatomiques qui sont aptes à y contribuer. « De là, selon le docteur Proust (2), de très fréquentes roideurs articulaires sur certains points, associées à des excès de mouvements sur d'autres. Si l'on commande à dix personnes prises au hasard de se baisser pour toucher le sol avec la main, on remarquera que ces personnes emploient des procédés fort divers pour arriver au but.... Le plus simple de tous les mouvements est la station debout. Eh bien, dans l'état actuel de l'éducation musculaire, bien peu de personnes mettent en jeu, pour se tenir debout, les muscles et les jointures affectés à une attitude normale. Tantôt, le dos est voûté et la tête trop renversée en arrière, tantôt, l'un des pieds repose sur son bord interne, tantôt, les genoux sont légèrement fléchis. »

----

(1) FONSSAGRIVES, *L'éducation physique des filles*, p. 125. Paris, 1881.

(2) PROUST, *Traité d'hygiène*, p. 536, 2ᵉ édit.

Dans l'accomplissement des travaux de force inhérents à leur profession, il en est de même des manœuvres et des laboureurs. A chaque effort, l'emploi communément illogique qu'ils font de leurs muscles met en contraction, non seulement ceux dont l'action serait indispensable, mais bon nombre d'autres qui, rigoureusement, devraient être laissés en repos; conséquences : surcroît de fatigue, déperdition de rendement.

Les professions à efforts pénibles n'ont pas le monopole de ces défectuosités dans l'emploi des organes d'équilibration. C'est plutôt aux professions sédentaires qu'en appartient le triste privilège. L'exhibition variée de bossus, de courbes, de cagneux, de boiteux dont, jadis, les processions de cordonniers et de tailleurs étaient l'occasion, a exercé la verve railleuse des auteurs de l'antiquité. C'est dans la station assise, particulièrement, que se prennent et passent en habitude, des attitudes *vicieuses* dans la rigoureuse acception du mot; et, pour en saisir l'origine, c'est, bien souvent, jusqu'aux premières années scolaires qu'on est obligé de remonter. Les conséquences en sont funestes, car, à l'époque de la vie où l'organisme se développe, elles sont le point de départ d'irrémédiables difformités. Plus fréquentes chez la jeune fille, ces difformités consistent dans la *voussure* du dos (*cyphose*), dans l'ensellure lombaire (*lordose*) et dans les déviations latérales de la taille (*scoliose*). Ici, le rôle, à titre de causes prédisposantes, de la débilité originelle, de la scrofule, de l'hérédité, est indiscutable; mais ces conditions primitives trouvent dans la défectuosité du mobilier et des méthodes scolaires des auxiliaires aussi malencontreux que puissants.

Les tables plates, ainsi que le fait remarquer le docteur Fonssagrives (1), obligent la colonne vertébrale à s'incliner en avant et concourent, avec les travaux manuels du genre de ceux auxquels les jeunes filles sont astreintes, à en exagérer la convexité posterieure. De là, les *dos ronds*, les *dos voûtés*.

Quant à l'*ensellure lombaire*, à la cambrure exagérée des reins, elle s'acquiert insensiblement par la mise en pratique de conseils inintelligents sur le maintien, que les convenances font à une jeune fille la prétendue obligation de garder. Il en résulte, dans la démarche, quelque chose de raide et d'éminemment disgracieux. Au point de vue de la maternité, il en peut encore résulter des inconvénients plus graves.

Moins inoffensives, mais non moins fréquentes à observer, sont les *déviations latérales de la taille*. C'est là, que la désastreuse influence des méthodes scolaires irrationnelles se trahit.

Le docteur Mathias Roth (2) est un des premiers à

---

(1) FONSSAGRIVES, *Éducation physique des filles*, p. 277. Paris, 1870.

La voussure de la colonne vertébrale n'est pas, aux yeux de M. Fonssagrives, le seul inconvénient auquel exposent les tables plates. La flexion de la tête qu'elles nécessitent disposent à la congestion de l'encéphale. L'appareil de la vision participe à cet état congestif. Par sa répétition quotidienne, cet état congestif serait à son tour une des causes efficientes de la myopie scolaire sur la fréquence de laquelle les travaux de VIRCHOW (*Hygiène des écoles, Annales d'hygiène*, T. XXXII, p. 343). — LIEBREICH (*School lise in its influence en light. London, 1872*). — E. TRÉLAT (*Bulletin de la Société de méd. publ. et d'hyg. prof.*, 1re année, p. 32). — DALLY (*Bulletin de la Société de méd. publ. et d'hyg. prof.*, 1re année, p. 223). — JAVAL (*Rapport de la Commission ministérielle, d'oculistique*, 1881). — GARIEL (*même Société*, séance du 23 juillet 1879), ont appelé l'attention.

(2) MATHIAS ROTH, *Des positions vicieuses à éviter*, 1862.

avoir appelé l'attention sur ce point. « On s'inquiète beaucoup, dit-il, d'enseigner aux enfants la manière de tenir le papier, la main, la plume quand on fait écrire les enfants ; mais on ne s'occupe pas de faire prendre à leur corps une position telle que l'une des épaules ne soit pas plus haute que l'autre. C'est une pratique détestable, car une incurvation spinale latérale est le résultat constant de cette négligence. »

La question a été reprise ensuite par nombre d'auteurs, et les doctrines les plus divergentes se sont fait jour. Le livre publié par le docteur Nicolas sous le titre de : *L'Attitude de l'homme au point de vue de l'équilibre, du travail et de l'expression* (1) en donne, avec, détails l'analyse et la critique. Dans une étude intitulée : *Des déformations du rachis causées par les attitudes scolaires vicieuses*, le docteur Dally (2) aborde, de front, la question. « Depuis l'adoption universelle, dit-il, de l'écriture anglaise, inclinée de gauche à droite, on a contracté l'habitude d'incliner le papier par rapport au corps. De cette façon, les lignes qu'on trace sont perpendiculaires à l'axe transversal du corps, et la main droite repose sur son bord externe en sorte que ses mouvements de flexion sont aussi des mouvements naturels d'adduction.

« Dans ces dix dernières années, quelques maîtres d'écriture, choqués sans doute de la très grande variété d'obliquité du papier sur le pupitre et désireux de réaliser cette grande uniformité qui est un de nos soucis nationaux et nous fait habiller nos enfants en

---

(1) Nicolas, *L'attitude de l'homme*. Paris, 1882.
(2) Dally, *Revue d'hygiène et de police sanitaire*. Année 1879. p. 833 à 849.

soldats galonnés, se sont avisés de rectifier la méthode usuelle, et puisqu'il faut que quelque chose soit de travers, d'y mettre le corps au lieu du papier. A cet effet, ils ont prescrit aux écoliers d'incliner le tronc à gauche, de poser le coude et l'avant-bras gauche transversalement sur la table, de se reposer sur la fesse gauche, en avançant le pied du même côté. Dans cette attitude, le tronc se trouve, en effet, par rapport à l'écriture, dans la même position que si le corps étant d'équerre, le papier était incliné, c'est-à-dire que les jambes sont perpendiculaires à l'axe transversal du corps ; mais le papier est d'équerre avec la table, l'ordre est sauvé !.... il est vrai que le corps est de travers, qu'il est dans un équilibre vicieux, que pour peu que cette attitude se prolonge, les vertèbres tournées sur leur axe en un sens opposé aux lombes et au dos, se déformeront, que le rachis s'incline et que le poids du corps, au lieu d'être supporté symétriquement par les ischions, les symphyses sacro-iliaques et la colonne vertébrale, portera désormais sur l'ischion et sur le coude ; qu'entre ces deux supports, le rachis s'inclinera comme une tige flexible offrant deux appuis et qu'il se formera un arc à convexité gauche.... Qu'importe, ne faut-il pas que le papier soit droit ?

« C'est évidemment là qu'est la grosse affaire. Aussi déforme-t-on les écoliers et surtout les écolières comme à plaisir. Les écoliers résistent et heureusement ; ils prennent mal la position assez gênante tout d'abord, puis ils en prennent d'autres qui contrebalancent les fâcheux effets des méthodes perfectionnées ; enfin ils sont moins dociles, moins sédentaires que les filles. Mais celles-ci échappent peu à l'attitude déformante que je signale ; presque toutes ont, de nos jours, l'épaule gauche plus haute et les côtes gauches plus

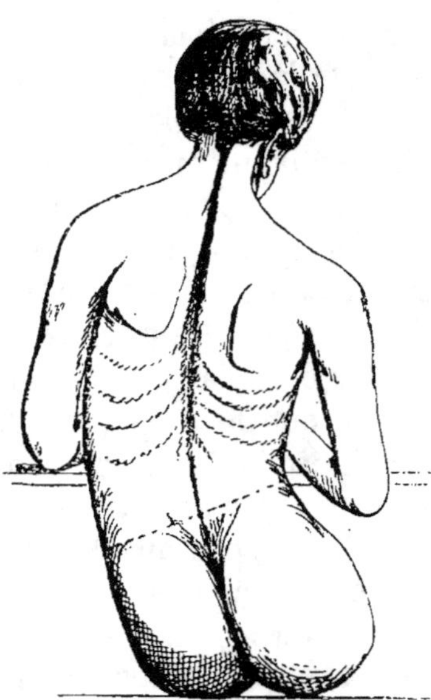

Fig. 53. Attitude graphique uni-latérale (Déformation de Dally). (*Bull. de la Soc. de Méd.*, publ. 1879, 111, et *Rev. d'Hyg.*, t. 1).

saillantes, plus volumineuses; je reconnais que le plus souvent cette mauvaise conformation ne constitue pas une déformation très grave, qu'elle est moins apparente et surtout plus curable que la vraie scoliose à triple ou quadruple courbure ; mais il n'en reste pas moins que souvent le mal prend des proportions sérieuses chez les enfants délicats. »

Le fait est qu'il ne faut rien exagérer. La scoliose (1) véritable, celle que l'on trouve décrite dans les auteurs comme conséquence d'une altération plus ou moins profonde du tissu osseux, celle que caractérisent les courbures multiples et en sens inverse de la colonne vertébrale, cette scoliose-là est beaucoup plus redoutable. L'hérédité joue un grand rôle dans son développement. Portal (2) l'a vue frapper sept membres de

(1) *Scoliose*, Etym. : σκολιός, tortueux, sinueux.

(2) PORTAL, *Observ. sur la nature et le traitement du rachitisme et des courbures de la colonne vertébrale et de celle des extrémités inférieures et supérieures.* Paris, 1797.

la même famille. Bouvier (1) relate des faits analogues.
D'autre part, les observations du docteur J. Guérin (2),
de Guersant (3), de Broca (4), des docteurs Stanski (5),
Beylard (6), Cornil et Ranvier (7) et de tant d'autres,
celles du professeur Parrot (8), notamment, montrent, jusqu'à l'évidence, combien est large la part qui
revient, dans les déformations du squelette, pendant
le jeune âge, à certaines diathèses (9) scrofuleuse,
syphilitique ou autre, à certaines prédispositions
constitutionnelles.

Dans le conflit de circonstances à ce degré adverses
au développement régulier de l'organisme, l'influence
propre à une attitude plus ou moins incorrecte, même
prolongée chaque jour durant plusieurs heures, doit
nécessairement rester sur le second plan. Dans les
progrès de la déviation, c'est tout au plus, à titre
d'adjuvant qu'elle intervient. Est-ce à dire qu'un sem-

---

(1) BOUVIER, *Leçons sur les maladies chroniques de l'appareil
locomoteur*. Paris, 1858.

(2) J. GUÉRIN, *Mémoire sur les caractères généraux du
rachitisme*. (*Gaz. méd. de Paris*, 1839.)

(3) GUERSANT, *Dict. de médecine en 30 vol*. Art. RACHITISME.
Paris, 1843.

(4) BROCA, *Bulletin de la Société anatomique*. 1852.

(5) STANSKI, *Des maladies des os désignées sous le nom
d'ostiomalacie*. Paris, 1852.

(6) BEYLARD, *Du rachitisme, de la fragilité des os, de l'ostéo-
maliacie*. Thèse de doctorat, Paris, 1852.

(7) CORNIL et RANVIER, *Manuel d'histologie normale et
pathologique*. 2e édit., Paris, 1880.

(8) PARROT, *Syphilis et rachitisme*. (*Progrès médical*, juillet
1880.)

(9) *Diathèse*, Etym. : διάθεσις, de διατίθημι, je dispose, je
constitue. (*Dict. de médecine*, Littré. Paris, 1884, 15e édition.

blable facteur soit à négliger? Non, assurément. Mais, est-ce en promulguant, ainsi qu'on le ferait d'un décret, que, pendant la durée des études consacrées à l'écriture, les élèves garderont telle position, observeront tel maintien, que l'on réduira à néant l'influence fâcheuse qu'on a à combattre, que l'on atteindra le but proposé? Nous en doutons.

M. Dally (1) pose un principe, sous le rapport physiologique, inattaquable.

« Il faut, dit-il, (quand il écrit) que l'enfant soit assis sur les deux fesses et qu'il ne prenne, pour aucune raison, l'habitude de faire porter à l'une d'elles une surcharge quelconque; puis, très légèrement fléchi, il *pose ses deux poignets sur la table, sans s'appuyer ni sur l'un ni sur l'autre.* Quant au papier, la diagonale du parallélogramme où il figure, doit être perpendiculaire à sa table. » Et dans la phrase qui suit, il formule, en ces termes, ce qu'on pourrait appeler son *ultimatum :* « Si vous voulez que le papier reste droit, adoptez la ronde bâtarde. »

Comment concilier ces vues théoriques avec les préceptes adoptés dans la pratique par les institutions scalaires qui jouissent du plus légitime renom? Professeur d'écriture à l'École Monge, M. Crapelet donne, en effet, à ses élèves les *conseils* que voici : Ils sont inscrits en toutes lettres en tête de sa *méthode* (2).

« L'élève sera bien assis, la tête légèrement inclinée en avant et un peu à gauche.

« Il placera son cahier à droite, et il avancera le coude gauche aur la table.

---

(1) DALLY, *loco citato*, p. 847.
(2) CRAPELET, *Méthode d'écriture.*

« Le cahier ne sera penché ni à droite ni à gauche,

« Le coude gauche avancé sur la table supportera le poids du corps.

« La jambe droite sera perpendiculaire au plancher ; et la jambe gauche mollement allongée sous la table.

« L'élève, assis, aura le coude à la hauteur de la table ; ses pieds seront appuyés sur une traverse ou un petit banc.

« La chaise doit être placée en face du pupitre à gauche et légèrement OUVERTE à droite.

« La longueur des porte-plumes n'excèdera pas 12 centimètres, et le diamètre 6 millimètres, » etc., etc.

Au premier·abord, l'opposition entre ces deux auteurs semble sans appel. Pourtant, la conciliation n'est pas impossible entre eux. Ils ont un point de contact ; l'un et l'autre, ils sont d'accord sur ceci : Quand on écrit, ce qu'on ne saurait éviter, c'est qu'il y ait quelque chose de travers : le papier, le torse ou siège ; le siège, le torse ou le papier. Eh bien, que ce ne soit pas le torse ; à nos yeux, c'est là l'important.

Quant à nourrir l'espoir qu'à l'âge... tendre où l'on apprend à écrire, on s'astreindra, scrupuleux observateur des préceptes de M. Dally, à séjourner durant l'heure consacrée au travail, très légèrement fléchi devant sa table, sans s'appuyer sur l'un ni sur l'autre poignet qui pourtant repose sur son bord ; ou bien que pénétré jusqu'à la moelle des conseils de M. Crapelet, on ne s'assiera pas plus sur le bord de sa chaise qu'on ne prendra contre le bord de la table un illicite point d'appui, c'est là une illusion que nous ne nous faisons pas. Une surveillance de tous les instants serait tout au moins indispensable. Or, une surveillance qui se concentrerait exclusivememement sur l'un ou sur l'autre des élèves composant une classe, ne serait pas seulement pour lui une source d'insupportable ennui ; c'est au détriment de celle dont ont besoin les autres élèves de la même division, qu'elle s'exercerait.

En vue d'obvier aux inconvénients qui résultent pour les élèves des fausses positions auxquelles ils sont enclins en s'exerçant à écrire, les docteurs S. et M. Morer ont proposé l'emploi d'un appareil mécanique dont leur père, M. Sauveur Morer, professeur au collége de Perpignan, est l'inventeur et qu'ils désignent sous le nom de *Porte-modèle* (1).

Le principe de cet appareil, qui doit être fixé sur le pupitre, consiste à tenir livre et cahier dans la position de la vision distincte, et cela, simultanément avec l'inclinaison requise pour l'écriture.

Conçue dans un but analogue, la table-chaise du docteur Fontaine-Atgier (2) se distingue par sa simplicité, sa légèreté et sa solidité. De plus, la différence des hauteurs et des dimensions porte exclusivement sur le siège et l'appui-pied.

D'autre part, il faut que M. Dally ait rencontré à l'application des doctrines qu'il promulguait en 1879, des difficultés insurmontables pour s'être fait, depuis, entrant dans un ordre d'idées tout à fait différent, le promoteur d'une proposition aussi radicale et originale que celle-ci : Constamment préoccupé, — et, d'ailleurs, à très juste titre, — de contrebalancer par tous les

---

(1) S. et M. Morer. *Note sur un appareil dit* porte-modèle *destiné à maintenir automatiquement la position normale des enfants pendant les heures de classe.* Paris, 1883.

(2) Fontaine-Atgier, *Le mobilier scolaire dans ses rapports avec l'hygiène de l'œil myope.* Paris, 1884.

moyens la détestable influence des attitudes *défor-mantes*, M. Dally (1) a proposé une réforme fonda-mentale. « Avec le meilleur mobilier, selon lui, l'enfant peut se mal tenir si les méthodes graphiques l'y contraignent ; or, c'est le cas de l'écriture penchée dite anglaise et même, de toutes les écritures si le cahier ou le papier n'offre pas une inclinaison proportionnelle à celle des pleins..... Dans toutes les écritures euro-péennes, fait-il remarquer, le point de départ est à la gauche du papier. Ce papier demeure fixe. La perfection serait que l'on commençât à la droite et que le papier glissât de gauche à droite, de façon à venir se placer sous la plume. C'est ainsi que s'écrivent presque toutes les langues orientales et que s'écrivaient, aux premiers temps, le grec et le latin. On assurerait, par là, la recti-tude de la tête et la continuité dans la direction du stylet. »

Tout au moins, à ses yeux, serait-il serait-il urgent de proscrire l'écriture anglaise : fait sur lequel trois corps savants, la *Société de médecine publique et d'hy-giène professionnelle*, la *Commission ministérielle de l'hygiène de la vue*, le *Congrès international d'hygiène* de Genève (1882) ont prononcé.

Une considération de laquelle on ne nous semble pas, en général, tenir un compte suffisamment sérieux est celle-ci : que l'on assemble au hasard vingt enfants du même âge ; qu'on les fasse asseoir sur le même banc, devant la même table ; puis, qu'on mesure la distance qui sépare le plan horizontal formé par la table d'un plan fictif également horizontal passant par

---

(1) DALLY, *Les sièges, les pupitres, les méthodes d'écriture.* (Extrait de la *Revue de l'enseignement secondaire de jeunes filles*), Paris, 1882.

les deux épaules de chacun d'eux, et l'on constatera, entre chaque mesure prise, un écart considérable. C'est que le développement en hauteur aussi bien qu'en largeur du torse n'a rien que de relatif et est essentiellement une question de personne. On conçoit, dès lors, quelles nombreuses exceptions sont appelées à souffrir les règles générales, quel qu'en soit l'esprit, concernant le maintien dans l'action d'écrire. Pour mieux dire, quoi qu'on fasse, l'attitude graphique ne cessera jamais d'être une *attitude forcée*, et c'est plutôt, en tournant la question qu'en l'attaquant de front, que l'on réussira, dans la pratique, à en contrebalancer les inévitables inconvénients.

Avant tout, quel est, dans les circonstances spéciales que nous analysons, le mécanisme physiologique des déviations latérales de la taille?

Il y a, sur ce point de science, divergence d'opinion.

Pour la plupart des auteurs, il en faudrait regarder, comme l'agent le plus actif, la contraction inégale des muscles congénères du côté gauche et du côté droit du corps. Pour M. Dally (1) les attitudes passives prolongées en seraient l'origine réelle; et l'inégale répartition de la pesanteur jouerait le rôle prépondérant.

« Si le centre de gravité, fait-il observer, au lieu de répartir le poids qu'il supporte sur les deux composantes du parallélogramme des forces, le fait porter tout entier sur l'une de ses composantes, il doit se déplacer selon la verticale de cette composante et tendre à tomber au centre du soutien désormais unique. » De la sorte, se perdent, à la longue, l'élasticité des tissus élastiques et la contractilité des muscles

----

(1) DALLY, *loco citato*, p. 876.

mécaniquement allongés. De la sorte, se produisent, dans les articulations des vertèbres entre elles, des pressions unilatérales dont la déformation est la suite. »

~ A notre sens, si le rôle principal revient, ici, à la pesanteur, celui des muscles, pour être secondaire, ne manque pas, non plus, d'importance.

Si les muscles avaient acquis une tonicité supérieure à celle dont ils sont naturellement et primitivement doués, l'élève, lorsqu'il prend l'attitude graphique, serait moins enclin à s'affaisser obliquement sur lui-même, à prendre, en un mot, un *mauvais pli.*

Si, entre l'élévation du siége sur lequel il est assis, la hauteur de la table sur laquelle il écrit et les dimensions auxquelles le diamètre vertical de son torse est parvenu, les rapports étaient constamment observés d'une manière rationnelle, l'attitude à laquelle il s'astreint n'en cesserait pas, pour cela, à la vérité d'être *forcée;* mais, *ipso facto,* spontanément, elle deviendrait moins irrégulière.

Si le temps des études consacrées à l'écriture, et pendant lesquelles l'enfant est condamné à la station assise, était abrégé dans toute la mesure du possible, si ces études étaient suivies d'exercices n'impliquant pas l'immobilité, et pouvant se poursuivre dans la station debout, les mouvements inhérents à l'attitude graphique trouveraient, là, du moins, leur correctif.

Appliquée au premier âge, — or, dans l'ordre d'idées où nous évoluons, c'est précisément des élèves les plus jeunes qu'il importe de se préoccuper — *la méthode phonomimique Grosselin* comblerait ce vœu. Se plaçant, en effet, en face de ses élèves, le maître leur montre, soit des images servant à l'étude des lettres, et offrant l'occasion d'un récit qui a pour conclusion l'émission du son ; soit des lettres placées isolément sur des cartons mobiles, puis servant par leur rapprochement à former des mots. Non seulement, à *tout* instant, les regards de *tous* les enfants doivent se diriger vers le maître et vers l'objet qu'il tient en main (et, de ce fait, l'organe de la vue trouve, pour s'exercer dans de bonnes conditions, des occasions sans cesse renaissantes) ; mais, dans la méthode phonomimique, les gestes dont le maître accompagne l'étude des lettres, exercent aussi les enfants à saisir avec promptitude les positions que prend successivement le bras, et à les traduire en valeurs phonétiques.

Le mode d'initiation à la syllabation qui consiste à indiquer la préparation de la consonne par le geste correspondant, et à faire retomber celle-ci sur la voyelle indiquée par un second geste succédant rapidement au premier, introduit le mouvement dans la classe. Les gestes que les enfants doivent répéter en énonçant les sons, mettent en jeu, tour à tour, un grand nombre de muscles du tronc et des membres.

La simultanéité avec laquelle doivent être faits, par tous, les mêmes gestes, à la vue d'une même lettre ou des lettres composant le même mot, leur donne des habitudes d'ensemble, de rhythme et de rectitude de nature à faire contre-poids aux habitudes en sens inverse auxquelles les exercices d'écriture portent insensiblement.

Il y a mieux. Grâce à la *méthode phonomimique*, la durée des exercices d'écriture peut être réduite dans la mesure que l'on juge convenable. Le maître, en effet, enseignant en même temps les deux formes typographique et cursive que revêtent les lettres, doit fréquemment tracer au tableau les lettres ou les mots faisant l'objet de la leçon, et ces caractères pourront ensuite y être reproduits par les élèves. Bref, « l'écriture n'étant pas la base de l'enseignement (dans la méthode phonomimique), mais n'en formant qu'une partie accessoire, elle n'aura plus les inconvénients qu'elle pourrait présenter si elle en était la partie essentielle. » (1)

Il se passera longtemps, bien longtemps encore, avant que, dans toute école, chaque élève ait son siège à lui, avec sa table-pupitre à lui : siége et table l'un comme l'autre mobiles et dont la hauteur puisse se graduer selon la taille de l'enfant. Plusieurs types de ce genre ont été proposés : Citons entre autres les modèles Bapterosses et Loreau, ainsi que le modèle Lecœur dont le docteur Riant donne la description et le dessin dans son traité d'*Hygiène scolaire* (2) ; et reconnaissons avec lui ceci : c'est que l'isolement par la table et par le banc est un idéal difficilement réalisable dans l'état d'insuffisance de nos bâtiments scolaires et avec le budget actuel..... Ajoutons qu'il y a une limite nécessaire aux dimensions des classes, indépendamment de la question d'argent, et signalons comme une garantie déjà sérieuse contre les déformations dont il s'agit de prévenir la genèse, le siége susceptible d'être mis au point.

D'un autre côté, par ses articles 90 et suivants, un règlement ministériel, en date du 17 juin 1880, a adopté, pour toutes les écoles communales où il n'existe pas de salles d'asile, cinq types de tables-bancs à une

---

(1) E. GROSSELIN, *Communication verbale.*
(2) RIANT, *Hygiène scolaire; influence de l'école sur la santé des enfants*, p. 148 à 169, Paris, 1875.

ou deux places dont le premier conviendrait aux enfants dont la taille varie de 1 mètre à 1ᵐ10 ; le second à ceux de 1ᵐ11 à 1ᵐ20 ; le troisième à ceux de 1ᵐ21 à 1ᵐ35 ; le quatrième à ceux de 1ᵐ36 à 1ᵐ50 ; et le cinquième aux enfants d'une taille au-dessus de 1ᵐ50.

Ces types de bancs-tables sont dus à M. Cardot, et les dimensions en ont été fixées d'après les proportions observées sur les différentes parties du corps de 4,000 élèves des écoles de Paris.

De cette statistique, il résulte que 21 p. 100 ont une taille de moins de 1ᵐ10 ;

22 p. 100, une taille comprise entre 1ᵐ10 et 1ᵐ20 ;

44 p. 100, une taille de 1ᵐ20 à 1ᵐ35 ;

11 p. 100, une taille de 1ᵐ35 à 1ᵐ50.

2 p. 100, seulement, une taille supérieure à 1ᵐ50.

Mais, ainsi que le fait observer M. Planat (1), ces chiffres sont l'expression des moyennes relevées sur la population parisienne ; ils peuvent varier suivant les départements. La question est loin d'être résolue, on le voit.

Un agent prophylactique (2) plus direct et plus actif de la scoliose scolaire est, sans contredit, la Gymnastique. Ses procédés, même élémentaires, auront un résultat assuré : celui d'assouplir le système locomoteur, tout en donnant au tissu propre du muscle, à la fibre et à la fibrille musculaires, un surcroît de

---

(1) Planat, *Cours de construction civile.* Deuxième partie : *Nouveau règlement pour la construction et l'ameublement des écoles primaires,* p. 72. Paris, 1881.

(2) *Prophylactique.* Étym. : προφυλακτικός de προφυλάσσειν, préserver. Terme de médecine synonyme de préservatif. (Littré, *Dict. de la langue française.*)

tonicité. Ils auront aussi cet inestimable avantage d'accoutumer l'Enfance à la régularité, à l'équilibre dans le maintien.

Voyons donc en quoi consistent spécialement ces procédés.

II. DES EXERCICES GYMNASTIQUES ÉLÉMENTAIRES.
Les exercices élémentaires comprennent :

*A)*. La formation de la section ;

*B)*. La station régulière du corps ;

*C)*. Les mouvements d'assouplissement : 1° De la tête ; 2° Du tronc; 3° Des bras ; 4° Des jambes ; 5° Des bras et des jambes.

*A)*. La *formation de la section*, aux termes du *Manuel de Gymnastique* publié sous les auspices des ministères de l'instruction publique et de la guerre, se fait « sur deux rangs, les files de 10 à 12 centimètres l'une de l'autre ; elle se compose de 10 à 15 files.

« La distance d'un rang à l'autre est de 40 centimètres mesurés de la poitrine des élèves du second rang au dos de l'élève qui les précède dans leur file.

« Le rang de taille est établi de manière que les élèves les plus grands forment successivement chaque file à partir de la droite. »

Ces principes sont applicables aussi bien aux filles qu'aux garçons.

*B)*. La *station régulière du corps* implique les règles que voici : Nous en extrayons la formule du texte même du *Manuel* que nous désignerons désormais, par abréviation, sous le titre de *Manuel officiel de Gymnastique* (1).

---

(1) *Manuel de Gymnastique et des exercices militaires*,

« L'instructeur commande :

Garde a vous.

« A ce commandement, l'élève fixe son attention et prend la position suivante :

« Les talons sur la même ligne et rapprochés autant que la conformation de l'élève le permettra, les pieds un peu moins ouverts que l'équerre et également tournés en dehors, les genoux tendus sans les raidir, le corps d'aplomb sur les hanches et légèrement penché en avant, les épaules effacées et également tombantes, les bras pendant naturellement, les coudes près du corps, la main un peu tournée en dehors, la tête droite sans être gênée, les yeux dirigés droit devant soi.

« Pour faire reposer, le professeur commande :

En place.

Repos.

« Au commandement de *Repos*, l'élève reste en place, sans être tenu de garder l'immobilité ou la position. »

Cette citation fournit un *spécimen* de la rigoureuse précision à laquelle se sont astreints les rédacteurs du *Manuel officiel de Gymnastique*. Pour les développements qui ont trait à la description technique des exercices et la décomposition didactique des mouvements, nous ne saurions mieux faire, on le voit, que d'y renvoyer.

En ce qui concerne en particulier les jeunes filles, insistons sur l'attention qu'elles doivent apporter, pour parvenir à une régularité parfaite, ou si elles

---

(Ministère de l'instruction publique) 1er fascicule, 1880, 2e fasc., 1881, 3e fasc. Paris, 1882.

préfèrent, à l'élégance dans la station debout, à ne pas exagérer le mouvement de projection en avant de l'estomac.

L'estomac doit au contraire être rentré et ne jamais dépasser le plan de la poitrine. Loin de rejeter la tête en arrière (attitude qui fait pointer le menton en avant), la tête doit être légèrement fléchie et le menton serré au cou ; le haut du corps, seul, doit saillir, ce qui s'obtient en rejetant les épaules, mais les épaules seulement, en arrière.

Après avoir familiarisé les élèves, pour les rompre à la discipline qu'il sera indispensable plus tard d'observer, aux évolutions ayant pour but d'apprendre à *s'aligner sur la droite ou sur la gauche,* à *marcher par le flanc, dédoubler et doubler les files, arrêter la section, changer de direction ;* à *ouvrir ou serrer les intervalles* (voir le *Manuel officiel de Gymnastique)* on arrive aux mouvements d'assouplissement proprement dits.

*C).* Les *mouvements d'assouplissement* comprennent les suivants :

*Mouvements de la tête.* — Ils consistent dans la rotation de la tête à droite et à gauche (1er exercice) ; la flexion de la tête en avant et en arrière (2e exercice) ; la flexion de la tête vers la droite et vers la gauche (3e et dernier exercice).

Pour donner une idée des règles qui doivent présider à chacun de ces exercices, exposons, d'après. le *Manuel officiel,* la théorie du premier.

« Le professeur commande :

1. *Attention ;*

2. *Rotation de la tête à droite et à gauche ; en quatre temps :*

3. Commencez :
4. Un, deux, trois, quatre ;
4. Cessez (1).

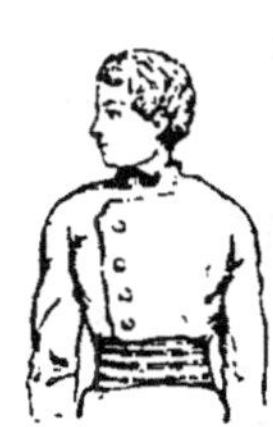
Fig. 54.

« Au commandement de *un*, tourner *lentement* la tête à droite en donnant à ce mouvement le plus de développement possible, sans exagération et sans que les épaules soient entraînées ; au commandement de *deux*, se remettre dans la position droite ; au commandement de *trois*, la tourner de la même manière à gauche ; au commandement de *quatre*, revenir face en tête, et continuer jusqu'à ce que le professeur commande : Cessez. »

Il est enjoint au professeur d'exécuter, de sa personne, chacun des mouvements qu'il commande, afin que les élèves puissent comprendre *de visu* ce qu'on leur commande.

*Mouvements du tronc.* — Ils se décomposent en cinq exercices, savoir :

1er *Exercice* : Flexion du corps (2) en avant,

---

(1) La plupart des figures qui suivent sont extraites du *Manuel de Gymnastique* publié par les soins de la Commission centrale de Gymnastique, sous les auspices des ministères de la guerre et de l'instruction publique.

Nous devons l'autorisation de cette reproduction à la bienveillance du ministère de l'instruction publique et à celle de M. Buisson, inspecteur général de l'instructon publique, directeur de l'enseignement primaire, en particulier. Nous saisissons l'occasion d'exprimer nos sentiments de gratitude à M. le ministre ainsi qu'à M. le directeur général de l'enseignement primaire.

Dr C.

(2) Dans tous les exercices du tronc, le mot *corps* est employé comme synonyme du mot *tronc*.

les mains portées vers le sol; en deux temps.

2ᵉ *Exercice:* Extension du corps en arrière, les bras

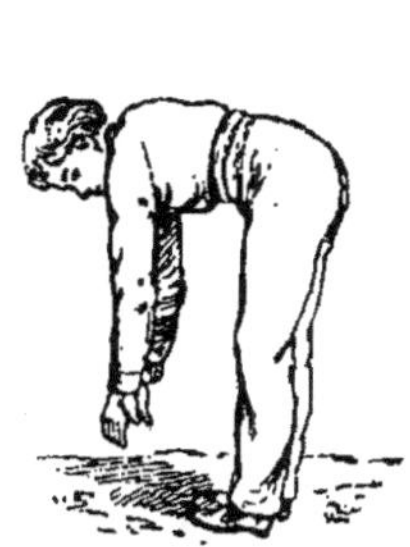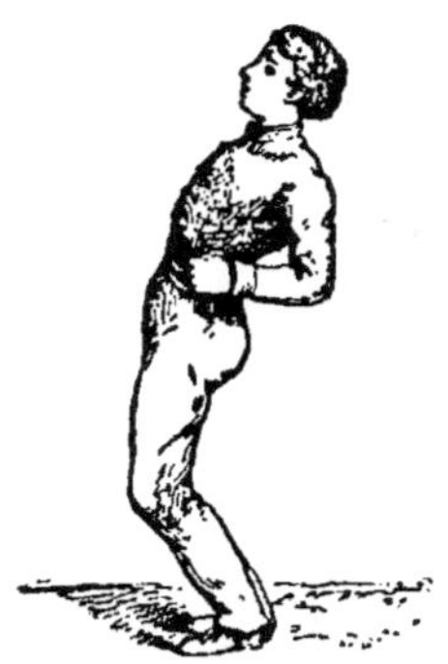

Fig. 55. 1ᵉʳ exercice.          Fig. 56. 2ᵉ exercice.

portés en arrière et éloignés du corps; en deux temps.

3ᵉ *Exercice:* Flexion latérale du corps à droite et à gauche les mains sur les hanches; en quatre temps.

4ᵉ *Exercice:* Rotation du corps à droite et à gauche *(à gauche et à droite)* en deux temps.

5ᵉ *Exercice :* Circumduction du tronc, les bras tendus verticalement au-dessus de la tète.

*Mouvements du bras.* — Ils ne comprennent par moins de treize exercices.

Voici, seulement, l'énoncé des principaux :

1ᵉʳ *Exercice:* Mouvement vertical des bras sans flexion; en deux temps.

2ᵉ *Exercice:* Mouvement alternatif et vertical des bras *(flexion et extension);* en quatre temps.

5ᵉ *Exercice :* Mouvement simultané des avant-bras *(flexion et extension);* en deux temps.

12ᵉ *Exercice :* Circumduction du bras droit et du

bras gauche alternativement, puis des deux bras simultanément.

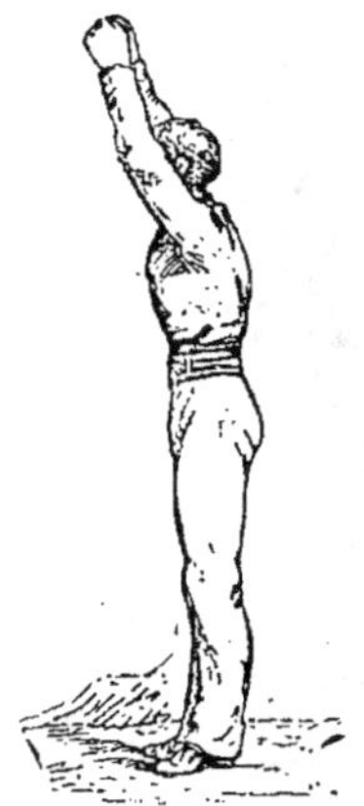
Fig. 57. 1er exercice.

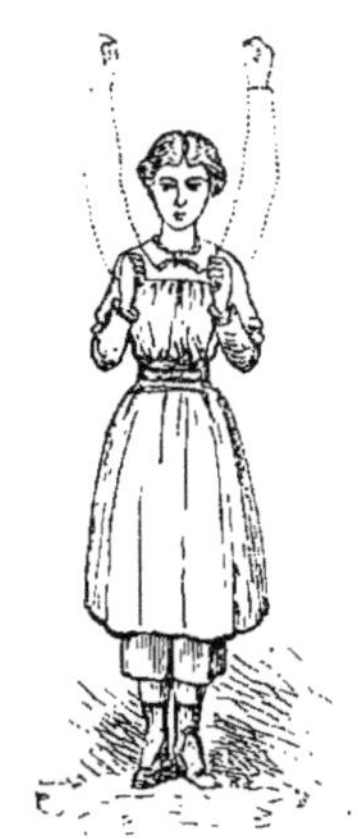
Fig. 58. 2e exercice.

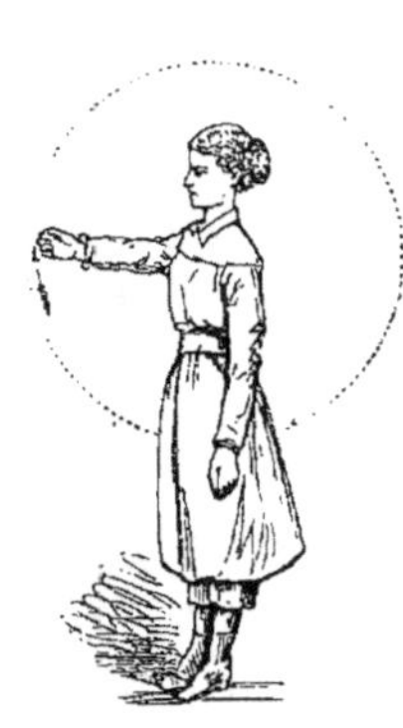
Fig. 59. 12e exercice.

*Mouvements des jambes.* — Ils comprennent sept exercices. Les suivants suffisent pour donner une idée des autres.

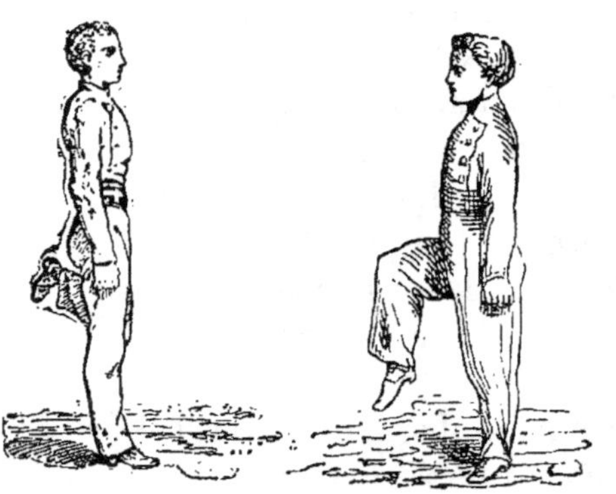
Fig. 60. 1er exercice.                Fig. 61. 2e exercice.

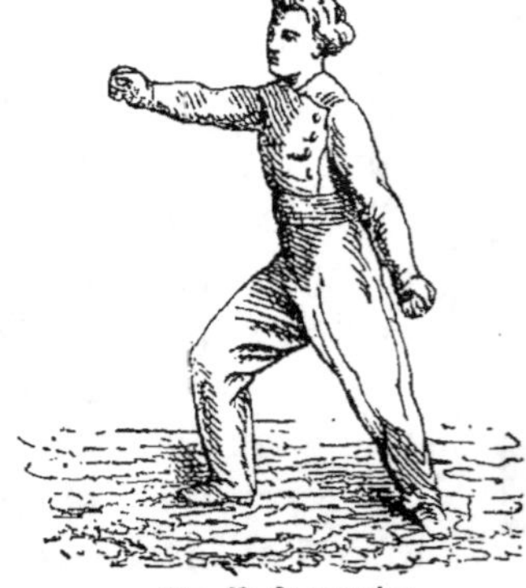
Fig. 62. 3e exercice.

1er *Exercice:* Flexion de la jambe sous la cuisse.
2e *Exercice:* Flexion et élévation de la cuisse sur

le bassin, la jambe en demi flexion. *(Cadence modérée, accélérée ou de course).*

3ᵉ *Exercice :* Mouvement simultané *(exercice pyrrhique)* des extrémités droites *(ou* gauches) en avant.

*Mouvements des bras et des jambes.* — Ils comprennent, à eux seuls, vingt-un exercices. Nous nous bornerons à indiquer et à transcrire la théorie que le *Manuel* donne du premier.

*Flexion du genou sur les extrémités inférieures, les bras placés horizontalement; en trois temps.*

« Le professeur commande :

    1. *Attention* ;

    2. *Flexion des genoux sur les extrémités inférieures, les bras placés horizontalement; en trois temps;*

    3. En position ;

    4. Commencez ;

    5. Cessez.

« Au commandement de : *En position,* rapprocher les pieds l'un contre l'autre et porter le haut du corps un peu en avant.

« Au commandement de : *Commencez,* abaisser le corps en pliant les jarrets, de manière que les cuisses touchent autant que possible les mollets en comptant *un,* les bras tombant naturellement, le poids du corps portant sur la pointe des pieds ; étendre parallèlement les bras en avant, les poings à hauteur des épaules, en comptant *deux* ; se

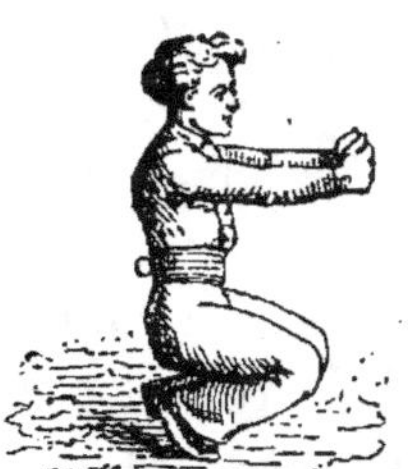

Fig. 63.

relever, le corps d'aplomb, et laisser tomber les bras à leur première position en comptant *trois.*

« Continuer ainsi jusqu'au commandement de *cessez*.

« A ce commandement reprendre la première position ».

Le vingt-sixième et dernier exercice auquel donnent lieu les mouvements combinés des bras et des jambes consiste dans la *flexion du tronc sur la cuisse en marchant en arrière, et dans un mouvement vertical* (flexion et extension) *des bras.*

Tous les mouvements doivent s'exécuter suivant un rhythme lent, mesuré et progressif, afin qu'ils puissent acquérir leur plus haut degré d'ampleur.

Les mouvements lents et continus, ont, nous ne saurions trop y insister, sur ceux qui seraient saccadés et brusques, un inestimable avantage. Ils permettent aux inspirations pulmonaires d'être larges et complètes et au cœur de fonctionner sans être assailli par une masse sanguine trop considérable pour être oxygénée en de courts instants. En un mot ils peuvent s'accomplir et se répéter sans provoquer l'essoufflement.

Ils sont applicables aux deux sexes.

Afin de prévenir la monotonie, il est loisible d'en diversifier l'ordre à l'infini.

Il suffit de se reporter aux considérations anatomiques et physiologiques concernant le système locomoteur, dans lesquelles nous sommes entrés, pour se convaincre de leur utilité.

Ils contribuent à accoutumer chaque série de muscles à fournir sa puissance dynamique dans son intégralité, et, par conséquent sont le point de départ obligé de tout enseignement pratique.

# CHAPITRE II

## LA MARCHE — LA COURSE

Rapports de similitude au point de vue physiologique entre la marche
et la course. *A)* **Marche.** — *Principes généraux* : Choix de l'itinéraire. — Constatation de l'état de santé des élèves. — Costume. —
Chaussure. —Attitude de marche. — Étendue progessive des marches,
appropriations à l'âge. — Haltes périodiques. — Rhythme du pas de
marche. — *Mécanisme physiologique* : Caractère, mécanisme de
l'acte : Propulsion, résistance, but. — Rôle des muscles. — Expériences de M. Boudet. — Rôle du membre inférieur, effets. — Expérimentations de MM. Carlet et Marey. — Permanence du point
d'appui. —Cadence de la marche. — Importance de la régularité de
rhythme du pas. — Aptitude de l'homme pour la marche. — Force
de résistance. — Réserves à observer, surmenage des jeunes sujets,
ostéite épiphysaire. — De l'exercice prématuré de la marche chez les
petits enfants, conséquences. — *Effets physiologiques* : Leur caractère de généralité — Leur degré d'intensité. — *B).* **Course.** — Goût
des peuples primitifs et des anciens pour la course. — Discrédit de
cet exercice en France. — Avantages particuliers de la course, Clias,
Proust, Fonssagrives. — Aptitude naturelle de l'homme pour la
course. — Utilité des intermèdes de course pendant la marche. —
Les coureurs anglais. — Regain de faveur de l'exercice de la course
en France, l'homme *rapide*, l'homme *vapeur*, etc. — *Principes
généraux* : Cadence de la course : ses degrés, course modérée,
rapide, de volonté. — Mesure de la longueur du pas selon les âges.
— Précipitation du rhythme, son importance capitale. — Attitude de
course. — Durée progressive des exercices de course. — Limites. —
Du pas *dit* gymnastique. — Principes fondamentaux à observer. —
Variétés des exercices de course. — *Mécanisme physiologique* :
Influence de la conformation individuelle et du degré de la fatigue
sur la manière de courir. — Type de course naturelle. — *Effets
physiologiques* : Action de l'exercice de la course sur le système locomoteur. — Action sur le système respiratoire. — Recherches contemporaines. (Expérimentations de la station physiologique du Parc-
aux-Princes, photographie du mouvement, etc.) sur le mécanisme de
la locomotion.


La marche et la course sont deux modalités distinctes d'un seul et même exercice. Le rhythme de la

progression varie ; le genre du mouvement, non.

Nul ne saurait être plus expressément recommandé.

« Pour peu, dit Clias (1), que l'on envisage les qualités physiques des jeunes gens que l'on destine à l'état militaire, où le succès des plus grandes entreprises dépend plus souvent de la rapidité avec laquelle elles sont exécutées que de la grandeur des forces qu'on y emploie, on sera convaincu que la marche et la course portées à un certain degré de perfection, doivent aplanir beaucoup d'obstacles dans les expéditions militaires et procurer également pour tous les états de la vie, un grand avantage à ceux qui se trouvent dans le cas d'en faire usage. »

*A* ). MARCHE. *Principes généraux.* — L'exercice de la *marche* implique certaines *règles* dont il est difficile de se départir sans s'exposer à de sérieux inconvénients.

D'abord, l'itinéraire doit, autant que possible, avoir de l'attrait; et la distance à parcourir, être toujours proportionnée à l'âge des sujets et à leur force de résistance. Ensuite, il convient de ne se mettre en route qu'après vérification minutieuse des points que voici :

Sont seuls admissibles à prendre part aux promenades gymnastiques, ceux dont l'état de santé, au moment du départ, ne laisse rien à désirer.

L'estomac est lesté d'un repas léger; on a endossé un vêtement commode, ni trop vague ni trop étroit; une ceinture assez large soutient la taille; le pied, récemment lavé, est contenu dans une chaussure bien faite. Le maître a, par ailleurs, à exercer, pendant le parcours, une surveillance active sur l'attitude correcte

---

(1) CLIAS, *Gymnastique élémentaire*, Ch. I, p. 43, Paris, 1819.

du torse et du pied. Il lui faut empêcher le marcheur, soit d'exagérer la projection de l'estomac en avant, ce qui prédispose à l'ensellure lombaire, soit de cheminer courbé en avant, ce qui détermine la voussure du dos. Il lui faut surtout veiller à ce que le pied de l'élève ne porte sur le sol, ni par le bord externe, ni par le bord interne, mais d'aplomb, et que la pointe n'en soit, ni tournée en dedans, ni déjetée trop en dehors. La chose n'est pas toujours sans difficultés. Un premier obstacle peut venir de la conformation même, plus ou moins mauvaise, du pied ou de l'articulation tibio-tarsienne (1). Un second obstacle tient aux défectuosités de la chaussure. C'est à celui-là que l'on a, le plus communément, à se heurter.

Cette question de la chaussure est, paraît-il, bien épineuse. En tout état de cause, elle n'est résolue, ni au point de vue pédagogique, ni au point de vue militaire, ni à celui de l'hygiène proprement dite. Autant d'hommes spéciaux consultés là-dessus, autant d'avis divergents. Au soulier recouvert d'une guêtre, préconisé, pour la marche, par celui-ci, celui-là oppose la botte. Au soulier et à la botte, un troisième voit avantage à substituer le brodequin lacé. Ne serait-ce pas aux exagérations ridicules de la mode, ainsi qu'à la qualité inférieure des cuirs employés pour la fabrication, plutôt qu'au genre de chaussures lui-même, qu'il conviendrait de s'en prendre pour expliquer maintes tortures énervantes et maintes déformations du pied ?

« Les philosophes ont déclamé contre l'emprisonne-

---

(1) *Articulation tibio-tarsienne* : Articulation de la jambe avec le pied.

ment du maillot, ils auraient beau jeu, dit M. Fonssagrives (1), s'ils exerçaient leur verve indignée sur la
façon dont nous chaussons nos enfants. Là aussi, il
faut non pas *être*, mais *paraître*. Il faut un pied bien
serré dans sa prison de vernis; il faut des talons
hauts, des bouts pointus »... Combien de cors, de
durillons, d'ongles incarnés en sont l'inévitable suite,
et quelle incapacité, quelle aversion instinctives pour
la marche dans des conditions à ce point désavantageuses!

Pour les filles, c'est pis encore que pour les garçons,
Leurs chaussures, selon les propres expressions de
M. Fonssagrives (2), transforment presque invariablement le pied en une sorte de moignon immobile,
compriment les orteils les uns contre les autres,
entravent la circulation et produisent ce froid habituel
qui, la plupart du temps, prend la proportion d'un
supplice réel et est la cause de congestions vers la
poitrine et le cerveau. « La mode des talons hauts et
pointus, ajoute-t-il, est dangereuse; d'abord l'équilibre
sur ces sommets de pyramide tronquée est fort
instable, et des chutes, des entorses peuvent survenir;
en second lieu, quelques auteurs ont fait remarquer
que cette mode de talons hauts, modifiant le centre
de gravité, peut altérer la taille. »

La forme irrationnelle de la chaussure engendre —
le fait est indéniable — une foule d'incommodités. La
mauvaise qualité des cuirs rend encore celles-ci plus

---

(1) Fonssagrives, *L'Éducation physique des garçons*, p. 80,
Paris, 1870.
(2) Fonssagrives, *L'Éducation physique des filles*, p. 213,
Paris, 1881.

sensibles. Le mode de tannage en est, communément, défectueux. On ne les laisse plus séjourner *en fosse*, le temps suffisant pour obtenir la désagrégation des matières organiques qui occupent, à l'état frais, les interstices du tissu lamineux, et permettre la combinaison intime entre ce dernier tissu et le tannin. Il en résulte que les cuirs journellement employés dans l industrie se laissent pénétrer par l'eau comme une éponge et perdent toute souplesse en séchant. De là, les promptes déformations de la chaussure qui cesse de se mouler uniformément sur le pied ; de là, pour l'organe de la marche, de douloureuses compressions.

Signalons encore une regrettable coutume : L'usage de la chaussure de pacotille tend à supplanter celui de la chaussure faite sur mesure. Il en résulte que presque personne n'est chaussé selon son besoin.

Quel que soit le genre de chaussure que l'on adopte, — et pour les longues marches, la botte ou le brodequin lacé seraient ceux que nous préférerions — la semelle doit en être assez large pour que les parties latérales du pied ne la débordent pas, et assez épaisse pour préserver contre la sensation pénible des aspérités du chemin ; le talon doit en être peu élevé et plat ; la pointe assez large pour ne pas provoquer le chevauchement des orteils ; l'empeigne assez haute pour emboîter et soutenir le cou-de-pied sans déterminer pourtant de compression, sur aucun point.

Les mouvements partiels du pied doivent être libres sans qu'il se puisse produire, cependant, ni ballottage, ni frottement. Le contre-fort du talon demande, en particulier, à être très exactement modelé sur les parties correspondantes de l'organe, afin de prémunir contre la formation, par suite de frottements réitérés, d'ampoules qui rendraient presque impraticable la continuation de la route. Son bord supérieur ne saurait atteindre le niveau des malléoles, sans risquer de provoquer, en ce point précis, d'insupportables contacts. Le contre-fort, en outre, se place, soit à l'intérieur de la tige, soit à l'extérieur. Placé à l'intérieur, il peut, par la saillie, difficile à éviter, de son bord supérieur déter-miner des érosions au niveau de l'insertion du tendon d'Achille sur le calcanéum. On échappe à ce danger en prenant soin de le placer non à l'intérieur de la tige, mais à l'extérieur.

Il y a avantage à ce que la sorte de gouttière, formée en arrière de la jambe et du talon par la tige de la botte ou du brodequin, soit d'un seul tenant et ne pré-sente, sur aucun point, de rugosités.

Les chaussures cousues sont de beaucoup préfé-rables, pour les longues marches, aux chaussures vissées, en ce que celles-ci, par leur défaut d'élasticité, enlèvent une partie de la souplesse que doivent con-server, sous peine de fatigue rapide, les mouvements partiels du pied.

Le cuir de vache doit être rejeté. Il est pauvre en *nourriture* (1). Il se déforme et se racornit très vite,

---

(1) Les substances grasses que les peaux absorbent en même temps que le tan, et qui sont de nature à en entretenir l'imper-méabilité et la souplesse en constituent, en terme de mégisserie, la *nourriture*.

On rend au cuir de la nourriture, lorsqu'il est desséché à l'excès, en l'impreignant de certains corps gras.

Tous les corps gras ne peuvent pas être indifféremment em-ployés à cet usage. Ainsi le suif, au lieu d'assouplir le cuir, le rend plus coriace encore qu'il n'était au préalable.

après qu'il a été mouillé. Le cuir de veau lui est supérieur sous tous les rapports.

Il n'est pas, enfin, jusqu'à la manière dont la mesure est prise qui n'exige de la méthode. Les bottiers qui *prennent mesure*, le client étant assis, prouvent une chose, c'est qu'ils connaissent mal leur métier.

Par leur agencement réciproque, en effet, les os nombreux qui contribuent à former le squelette du pied, composent une voûte mobile dont la convexité s'affaisse lorsqu'elle supporte, comme dans la station debout, le poids du corps. Les rapports anatomiques se modifient ; le cou-de-pied s'abaisse ; les diamètres antéro-postérieur et transversal acquièrent une nouvelle ampleur. C'est donc debout et non assis que *mesure doit être prise*, et elle doit l'être pour chaque pied en particulier.

Pour les promenades gymnastiques, le brodequin lacé est, selon nous, la chaussure qui convient à l'adolescent ; la botte, dont la tige s'arrête à deux centimètres environ au-dessous du genou et offre un soutien aux muscles de la jambe qu'elle enveloppe, est celle qui convient à l'adulte. Pour les étapes et marches forcées, la botte *bien faite* est aussi la vraie chaussure du soldat.

En revanche, ce qui mériterait d'être proscrit comme irrationnel, comme inhumain, c'est l'affreux soulier en cuir de vache, sans contre-fort, semi-cousu, semi-vissé, qui se fabrique par *grosses*, sur trois pointures arrêtées *a priori*, et s'expédie, par ballots, aux magasins d'habillement des différentes divisions militaires. A la parade, la guêtre qui le recouvre en masque les défauts. En campagne, que, dans un effort violent, le sous-pied de la guêtre vienne à se déchirer ou à se découdre, voilà un homme obligé de traîner, après lui, son soulier comme il le ferait d'une savate.

Par les jours de pluie, c'est pitié que de voir cheminer la troupe dans ses souliers informes et, la plupart du temps, éculés, sur lesquels, à chaque pas, flaque, imprégné d'eau et de bouc, un pantalon trop long, cassé au niveau du cou-de-pied, et, du côté du talon, balayant le sol.

. Il y a là, pour le marcheur, un surcroît de fatigue et une condition d'insalubrité. Que le pantalon du fantassin soit de la couleur qu'on voudra; mais que, court et demi-ajusté à la jambe, il puisse entrer dans la botte, aisément, et sans goder.

Notons, pour finir, qu'à moins d'être neuves et de se mouler exactement sur le pied, les chaussettes de coton ne valent pas, pour la marche, les chaussettes de laine, lesquelles se déforment moins vite, ne font pas de *faux plis* (cause de compressions) et absorbent la sueur (cause d'irritation pour la peau) plus complètement.

Les marches ou promenades gymnastiques demandent, avons-nous dit, à être progressives et réglées sur l'âge et la force moyenne des élèves. La nature, également, plane ou montagneuse du pays permet d'en étendre ou oblige d'en restreindre les limites. Un parcours de huit à seize kilomètres est en général celui qui convient pour de jeunes sujets. Les promenades militaires, avec armes et sac demi-chargé au dos, sont de vingt-quatre.

Au bout de quarante minutes de marche, il doit être fait une première halte qui permette de rectifier quelque défectuosité de détail, de remédier à quelque cause de gêne dans la tenue. Il sera fait, comme dans l'armée, d'autres haltes de cinq minutes au bout de chaque heure qui suivra. Toutes les fois que le parcours excèdera dix kilomètres, la promenade sera coupée par un repos (grande halte) d'une demi-heure au moins.

« Le pas devra être réglé par le professeur ou l'instructeur de telle sorte que la marche s'effectue d'une manière uniforme, sans à-coup ni temps d'arrêt, que les premiers kilomètres soient parcourus en quatorze minutes, et qu'on arrive progressivement, au bout d'un certain nombre de promenades, à franchir les autres kilomètres en treize, puis en douze minutes.

« Au départ, les élèves étant formés sur deux rangs en une ou plusieurs sections alignées de vingt à trente files, le maître, assisté de l'instructeur, en passera l'inspection pour s'assurer que la tenue de chaque élève est correcte.....

« Les sections marcheront par le flanc, les rangs doubles ; elles pourront dédoubler et doubler les files pendant leur trajet en ville, et, parvenues sur la grande route, le second rang doublé à gauche (ou a droite) de la route, le second doublé à droite (ou à gauche), suivant que l'on marchera par le flanc droit ou par le flanc gauche, laissant ainsi le milieu de la route libre.

« L'instructeur commandera alors :
*Pas de route !*

« A ce commandement, les élèves ne seront plus tenus de marcher au pas cadencé, ni d'observer le silence.

« Pour rompre la monotonie, l'instructeur pourra parfois autoriser à marcher librement et sans ordre pendant un temps limité. » Telles sont, en substance, sur ce sujet, les prescriptions du *Manuel officiel* (1).

Pour les jeunes sujets, la longueur du pas accéléré varie entre 40 et 60 centimètres. Pour les adultes, elle est, d'après les recherches si ingénieuses des frères Weber sur les problèmes relatifs à la locomotion humaine, de 75 centimètres ; et, d'une manière générale, un homme doit pouvoir franchir, en marchant, 8 kilomètres 450 mètres en une heure.

En longueur, 75 centimètres ; en vitesse, 115 à la minute, telle est la mesure du pas accéléré d'infanterie.

Quant au pas *maximum*, il est de 153 pas, soit 6 kilomètres à l'heure, avec une charge de 70 kilos.

D'après Michel Lévy (2), un homme adulte et en bonne santé doit pouvoir parcourir 90 mètres par minute et soutenir cette allure pendant huit heures.

*Mécanisme physiologique de la marche.* — L'étude analytique du mécanisme physiologique de la marche comprend : 1° la détermination du rôle que joue le corps ; 2° celle de l'action des muscles qui interviennent ; 3° celle de la résistance du sol qui est le point d'appui ; 4° enfin, celle de la propulsion en avant qui en est le résultat : c'est-à-dire, comme dans toute machine, la force motrice, la résistance et le but.

Les travaux, déjà anciens des frères Weber (3), ont puissamment contribué à élucider le premier point. Dans la station verticale, le corps, ainsi que les auteurs

---

(1) *Manuel de Gymnastique et des exercices militaires* (ministère de l'instruction publique), t. I, p. 69, § 79.

(2) Michel Levy, *Traité d'hygiène*, 6° édit. Paris, 1879.

(3) E.-A.-W. Weber, *Mechanik d. menschlichen gehwerkzeuge*, 1836.

l'indiquent, est constamment sollicité par la pesanteur dont le point d'application correspond au niveau supérieur de la seconde vertèbre lombaire. Pour que le corps soit en équilibre, il est indispensable que la ligne verticale passant par le point d'application, tombe dans l'intérieur d'un polygone qui résulterait de la jonction des points d'appui les plus extérieurs des pieds. Alors la station verticale est fixe et le corps est en équilibre.

Que, maintenant, le corps entre en marche, l'état de station fixé cesse d'exister; il fait place à un autre état dans lequel, supporté par une seule jambe, le centre de gravité est projeté en avant, et dans lequel, également, la jambe opposée dont le mouvement d'oscillation touche à sa fin, intervient pour le supporter à son tour.

La manœuvre, selon les frères Weber, comprend quatre temps. Dans le premier, les deux jambes s'appuient sur le sol : l'une sert de support à la cuisse et pousse le corps en avant. A l'extension du genou succède l'extension de la jambe par rapport au pied ; puis le talon se soulève, se détache du sol. Les phalanges suivent.

Dans le second temps, détachée du sol, la jambe fléchit l'articulation du genou et commence son mouvement d'oscillation. Pendant ce temps-là, l'autre jambe imprime à la totalité du corps une impulsion en avant.

Au troisième temps, la jambe oscillante passe au devant de la jambe appuyée.

Au quatrième, son mouvement d'oscillation se termine, et elle est prête à toucher terre. A ce moment même, le mouvement d'extension de l'autre jambe se termine, et le rôle de celle-ci se substitue au rôle de celle-là.

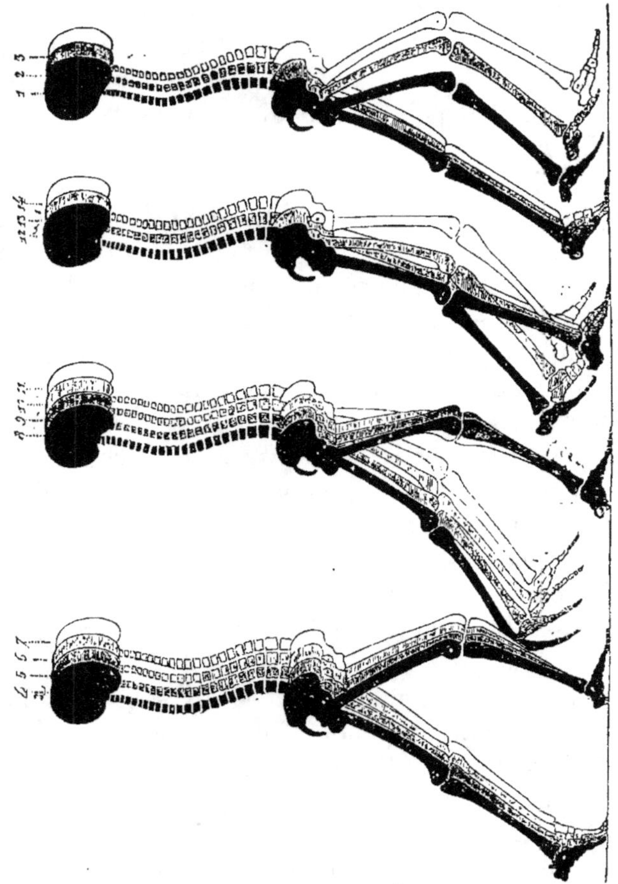

Fig. 64 Situation simultanée des deux jambes pour la durée d'un pas. (MULLER.)

Admise encore aujourd'hui par un grand nombre d'auteurs, la théorie des frères Weber n'est pas à l'abri de toute critique. Pour classique qu'elle ait été

et soit encore, elle pèche par un point fondamental.
Les observateurs allemands tiennent pour une masse
inerte le membre qui accomplit son oscillation.
Absorbés dans des considérations de physique pure,
ils négligent, dans la solution du problème, l'action
des muscles, cependant si puissants, du membre
inférieur.

Armé des tambours explorateurs et inscripteurs de
MM. Carlet et Marey, le docteur Boudet (1) s'est
évertué à réparer cette omission grave. Voici, d'après
ses propres expressions, le résultat de ses recherches :

« Pendant la marche, la même jambe est tantôt
*portante,* tantôt *oscillante*, chacune de ces phases
ayant exactement la même durée, à l'état normal.

« La succession de la période d'oscillation à celle
de soutien se fait très rapidement, même lorsque la
marche est lente. Cependant, il est possible de
subdiviser chacune de ces deux périodes en plusieurs
temps ; cette subdivision, il est vrai, n'est surtout
intéressante que pour la période d'oscillation.

« Si, chez un individu qui marche, nous observons
le membre oscillant, nous voyons que ce membre,
situé d'abord en arrière du membre portant, arrive au
parallélisme avec lui à un certain moment de sa
course, puis le dépasse d'une quantité à peu près
égale, avant de retomber sur le sol et de devenir
portant lui-même. Par conséquent, nous aurions pu
prendre comme point de repère, pour notre subdivision, le moment où a lieu le parallélisme des deux
membres ; mais il nous a semblé plus logique de

---

(1) BOUDET, *Des actes musculaires dans la marche de l'homme.*
Paris, 1880.

graduer cette subdivision d'après la succession même des contractions des principaux groupes musculaires.

« Cette succession des contractions est très rapide... Le premier et le dernier temps de l'oscillation sont très courts ; mais comme ils correspondent au premier et dernier temps de soutien, également très brefs, il en résulte que l'harmonie des deux périodes de la marche n'est pas modifiée par cette inégalité apparente. »

Or, étant admise cette base d'opération, on peut expérimentalement se convaincre que les contractions essentielles, c'est-à-dire, celles qui engendrent la force destinée à soulever le tronc, à le pousser en avant et à faire en même temps progresser le membre oscillant, n'ont lieu que pendant la période d'oscillation, au premier temps, par l'entrée en action des muscles postérieurs de la jambe ; au troisième temps, par l'entrée en action des muscles fléchisseurs de la cuisse ; et au quatrième temps, par l'entrée en action des muscles extenseurs de la jambe et du pied. « Tous les autres actes (Boudet) n'ont qu'une importance secondaire ; en d'autres termes, la jambe oscillante est la plus active, puisque c'est elle qui soulève le tronc et projette le bassin ; en outre ses muscles se contractent pour effectuer la deuxième partie de son oscillation. Quant au membre portant, ses muscles ne servent qu'à en faire un tuteur inflexible, une sorte de béquille destinée à recevoir et à soutenir l'impulsion du tronc ; c'est donc à lui que l'on peut appliquer l'épithète de *passif* dont les frères Weber avaient injustement gratifié le membre oscillant. »

D'un autre côté, le professeur Marey (1) compare

---

(1) MAREY, *La machine animale*.

le membre inférieur à une colonne brisée dont tous les angles s'effacent par la contraction des muscles extérieurs de la cuisse, de la jambe et du pied. Ce redressement produit, quand le sol résiste, une élévation ou ascension verticale du corps. Si, comme le seraient du sable, de la vase, le sol qui doit servir de point d'appui est mobile ou non résistant, une partie de l'effet produit par la force motrice est perdue pour la progression en avant, et employée à lutter contre l'abaissement du corps. Si le sol eût résisté, le tronc aurait, par exemple, été soulevé de 3 centimètres; mais le sol s'étant affaissé de deux centimètres, le corps n'est plus élevé qu'à une hauteur de 1 centimètre; et, ainsi, se perdent les deux tiers du travail utile.

Au moyen de chaussures exploratrices dont la description se trouve dans son ouvrage, M. Marey a pu mesurer la pression sur le sol dans sa durée, ses phases et son intensité. Or, « il montre que la pression du pied commence au moment où celle de l'autre pied décroît, et qu'il y a alternance entre les appuis des deux pieds. Ces appuis ont même durée, et le poids du corps se fait également sentir sur l'un et l'autre pied. Le sol est pressé par le pied qui supporte le poids du corps, et par l'effort musculaire que nécessite le mouvement en haut et en avant. »

Le pubis, de son côté, choisi comme centre de gravité, subit, pendant la marche, des oscillations verticales et horizontales. Or, il résulte des recherches expérimentales de MM. Carlet et Marey (1) à ce sujet,

---

(1) CARLET et MAREY, *Etude sur la marche*. (Annales des sciences naturelles, 1872.)

que « le pubis s'élève pendant le milieu de l'appui de chacun des pieds, et s'abaisse à l'instant où le poids du corps passe d'un pied sur l'autre et que les oscillations dans le sens horizontal sont deux fois moindres que celles qui s'effectuent dans le sens vertical. »

En somme, pour emprunter à M. Carlet sa propre formule, « la trajectoire du pubis est inscrite dans un demi-cylindre creux, à concavité supérieure, au fond duquel se trouvent les minima et sur le bord duquel viennent se terminer tangentiellement les maxima. »

Il n'y a pas — c'est là le fait à constater — d'interruption dans l'appui ; et c'est à cette permanence du point d'appui que sont dus le rhythme, la cadence caractéristiques de l'allure. Pour amener cette allure à son plus haut degré de régularité, il est une condition indispensable, c'est que chaque pas soit d'égale longueur.

En conséquence, « l'instructeur doit s'attacher d'abord à habituer les élèves à faire des pas de la longueur voulue. Quand ils sont bien rompus à cette habitude, on accélère un peu l'allure de façon à arriver progressivement à la cadence de 115 pas à la minute.

« Afin de donner au mécanisme du pas toute la régularité et toute la précision désirables, l'instructeur veille à ce que le corps porte bien sur le pied qui est en avant, à ce que le talon de l'autre pied se lève à temps pour faciliter ce mouvement et à ce que la tête reste haute, le corps ne penchant ni à droite ni à gauche » (1).

La régularité du rhythme de la marche, ou si l'on

______

(1) *Manuel de Gymnastique et des exercices militaires*, T. I., p. 137 et suiv., § 31 et 32.

préfère, la parfaite égalité dans la distance parcourue à chaque pas, voilà une des conditions fondamentales qu'il est nécessaire de remplir pour fournir sans fatigue une étape.

Marcher en cadence, comme chanter en mesure, cela s'apprend. L'aptitude naturelle est plus ou moins prononcée; mais c'est tout. Et l'on ne se figurerait pas à quel degré de résistance l'homme est capable de parvenir à cet égard.

On en pourrait donner de nombreux exemples. Empruntons seulement à M. Fonssagrives (1), d'après G. Depping, le suivant : « Issu d'une famille dont tous les membres étaient renommés pour leur force athlétique, le capitaine Barclay peut compter parmi les marcheurs les plus extraordinaires. En 1800, n'ayant que vingt-deux ans, il s'en alla d'Uri, résidence de ses parents, jusqu'à Borough-Bridge (comté d'York), en cinq jours ; la distance était de trois cent milles (2) et le pari de cinq guinées (3). En juillet 1809, il paria trois mille livres sterling qu'il parcourrait en mille heures consécutives, un espace de 1,000 milles. Beaucoup d'autres avaient tenté l'entreprise, mais sans succès. Les paris engagés s'élevèrent jusqu'à cent mille livres sterling (4). Le capitaine se mit en route le 1er juin, à minuit, partant de New-Market, et le 12 juillet à 3 heures après-midi, il revenait sain et sauf. Dès qu'on l'aperçut, les cloches

---

(1) FONSSAGRIVES. *L'éducation physique des garçons*, p 282.

(2) Le *mille* anglais équivaut à 1,609 mètres.

(3) Ancienne monnaie anglaise la *guinée* équivalait à vingt et un schellings ou vingt-six francs cinquante centimes.

(4) La *livre sterling* vaut vingt-cinq francs.

sonnèrent à toute volée, et Barclay fit son entrée triomphale dans la ville. Sa tâche était d'autant plus pénible, qu'il avait à peine le temps de prendre quelque nourriture et ne pouvait, par conséquent, réparer ses forces. On était quelquefois obligé de le soulever après son sommeil tant il tombait de lassitude ; cependant, ses jambes n'enflèrent jamais et l'appétit ne lui manqua pas un seul jour. Cinq jours après cette glorieuse campagne, il était sur pied et vaquait aux devoirs de son service militaire. » L'Angleterre, où ce genre de prouesse est fort en faveur, a fourni, depuis, nombre de marcheurs, voire même de marcheuses émérites, et nous n'affirmerions pas que le capitaine Barclay n'ait été surpassé.

En Bretagne, rien de moins extraordinaire que de voir un paysan faire d'une traite, un trajet de 60 et 80 kilomètres. Le 12 mai 1884, M. V. Martin a entrepris de faire en cinquante jours à pied le voyage, aller et retour, de Paris à Rome.

Atteindre à ces degrés extrêmes de puissance, n'est pas l'objectif auquel il soit nécessaire de tendre.

L'exercice de la marche, surtout si c'est de jeunes sujets que l'on y soumet, implique certaines réserves qu'il y aurait imprudence grave à enfreindre. Il ne faut pas perdre de vue que jusqu'à l'âge de vingt à vingt-cinq ans l'ossification des extrémités articulaires des os est encore imparfaite, que l'afflux sanguin y est, en raison même de ce travail d'ossification qui suit son cours, surabondant, et que, indépendamment de toute fatigue poussée à l'excès, les jeunes gens sont enclins à une affection — l'*ostéite épiphysaire* — caractérisée, en première ligne, par l'état congestif des extrémités des os. Pour les sujets débiles ou simplement lymphatiques et délicats, les complications possibles de l'ostéite épiphysaire sont, ajoutons-le, tout ce qu'il y a de plus à redouter.

D'un autre côté, surmener des jeunes gens, dont la constitution est encore incomplètement formée, par des marches d'un parcours au-dessus de leurs forces, serait, de gaîté de cœur, mettre leur santé, leur vie même, en danger. Les conséquences de ce surmenage sont funestes. Elles se traduisent par des troubles d'ordre typhique promptement suivis de mort et dont, personnellement, nous pourrions citer plus d'un cas.

Non ; il convient de s'en tenir approximativement aux règles que, nous en référant aux meilleurs auteurs, nous avons tracées : 8 kilomètres pour les enfants au-dessous de douze ans, 16 kilomètres pour les jeunes gens de douze à dix-huit ans ; 20 à 24 kilomètres pour les adultes, voilà, périodiquement réitérés, des parcours trop restreints pour occasionner un excès de fatigue et très suffisants pour s'exercer à marcher.

Une autre règle, enfin à ne pas transgresser, afin de prévenir le surmenage des uns, sans entraver l'ardeur des autres, consiste à composer les sections d'élèves de même âge et de même taille environ, et à faire marcher chaque section indépendamment.

Une vitesse de 4 kilomètres à l'heure pour les enfants au-dessous de douze ans, est, aux yeux de M. Fonssagrives, tout ce qu'on est en droit de demander. Ajouterons-nous avec Hufeland, qu'à l'égard des jeunes filles en particulier : « partout où la nature se pare de fleurs, là aussi est leur véritable élément, celui qui contribue, par excellence, à les maintenir en santé. »

En Allemagne, le goût des excursions à pied est très développé. On choisit pour trajet des sites pittoresques; pour but, un lieu illustré par quelque grand souvenir. Des luttes, des jeux, des chants agrémentent la halte. Se soustraire sans motif sérieux, à la fatigue qui en est inséparable serait s'exposer à la risée des condisciples et du directeur. « L'épreuve de la *fussfarth* ou excursion pédestre, dit M. Michel Bréal (1), sert à juger les qualités physiques et morales du professeur, et à voir l'action qu'il exerce sur la jeunesse. Nous nous représentons habituellement le maître comme un conseiller de prudence et comme un modérateur. Dans les expéditions *des écoliers allemands*, le maître marche en tête de la colonne, passe par les chemins les plus escarpés. C'est lui qui propose les jeux qui exigent le plus d'initiative et de force. Il apprend, en ces occasions, à connaître certains côtés de ses élèves que la classe ne révèle pas ; tel qu'il regardait comme un lourdaud, déploie des ressources de caractère qu'on ne lui soupçonnait point.

« En fidèle rapporteur, je dois ajouter que comme toute chose au monde, celle-ci a ses mauvais côtés. Il est rare qu'il n'y ait pas des écloppés, quelquefois même on rapporte des blessés. Une autre ombre au tableau, c'est le goût de la boisson dont beaucoup de ces jeunes gens, préludant déjà à la vie d'étudiants et, pour imiter toujours les ancêtres, donnent des preuves en ces grands jours. »

Faisons une dernière remarque ; elle concerne les tout petits enfants. Dans le chapitre qui précède, nous avons insisté sur les déformations de la taille tenant soit aux exigences professionnelles, soit d'une manière plus générale, aux attitudes vicieuses prises

---

(1) Michel Bréal, *Excursions pédagogiques*, p. 132, Paris, 1882

en écrivant. Signalons, dans celui-ci, deux sortes d'infirmités contre lesquelles il est aussi important que facile de garantir les petits enfants à l'âge où ils s'essaient à faire leurs premiers pas. En premier lieu, bon nombre de familles ont le travers de faire marcher prématurément les enfants. On en tire une sotte gloriole. Qu'en résulte-t-il? L'ossification des os de la jambe ainsi que de celui de la cuisse est encore peu avancée : il s'ensuit que, cédant sous le poids du corps, les membres inférieurs s'incurvent en dehors et se déforment en *arceau.*

En second lieu, et en admettant que le premier danger ait été conjuré, il en est un autre qui commence à menacer, quelques mois plus tard, l'enfant qui sait marcher. On lui fait faire alors de courtes promenades. On a raison; mais on lui donne la main.... Qu'on y prenne garde. L'attitude de l'enfant à qui l'on donne la main est nécessairement vicieuse.

L'épaule correspondante se trouve élevée outre mesure; les muscles qui s'y insèrent sont tiraillés; et si, au lieu d'avoir soin de changer de main plusieurs fois dans le cours de la même promenade, on prend l'habitude de lui faire donner toujours la même, on l'expose à *l'exhaussement définitif de l'épaule* du même côté.

*Effets physiologiques de la marche.*—En quoi, spécialement consistent les *effets physiologiques de la marche?* Voilà ce qui nous reste à examiner.

« Le premier effet de la marche, dit Rostan (1), est d'augmenter la contractilité musculaire et consécutivement la circulation, d'accélérer la respiration, d'im-

---

(1) Rostan, *Dictionnaire de médecine.* Art. *Gymnastique*, 1824.

primer à tous les viscères de légères secousses favorables à leur action. Elle exerce surtout les extrémités inférieures. Si l'on monte, les muscles antérieurs du tronc et surtout des cuisses se trouvent principalement en action ; si l'on descend, ce sont les muscles des régions postérieures. »

Déjà Tissot (1) avait fait, à propos de la *Promenade* des réflexions analogues.

« Elle anime la circulation et redouble, par là, la somme des forces ; elle excite la transpiration, et contribue au délassement nécessaire après les grands exercices..... Chaque pas que l'on fait, transporte dans un air différent qui répand dans le corps une nouvelle vie : les poumons rafraîchis par cet air varié, broyent le sang et assimilent les humeurs avec plus de facilité, les sécrétions sont plus promptes..... La promenade rappelle la sérénité, la fraîcheur et la force, ranime l'action des nerfs, par la tension des fibres nerveuses, à la vue des objets différents qui se présentent..... Enfin, elle est d'autant plus salutaire qu'elle est propre à tout âge, à tout sexe et à toute sorte de tempéraments. »

En réalité, la marche favorise la plupart des fonctions physiologiques, et le mouvement général qu'elle imprime semble s'étendre à la presqu'universalité des phénomènes organiques. Elle provoque l'appétit, aide aux digestions et contribue à la facilité des excrétions alvines ; elle active la circulation générale, et elle exerce le même genre d'influence sur la respiration.

---

(1) J.-C. Tissot, *Gymnastique médicinale et chirurgicale ou essai sur l'utilité du mouvement ou des différents exercices du corps et du repos dans la cure des maladies*, p. 69, Paris, 1782.

La marche, encore, pousse d'une manière indirecte, il est vrai, mais sûre, les fluides à la peau, et active ainsi l'exhalation cutanée ; elle prévient le refroidissement du corps, augmente la calorification et nous réchauffant efficacement, elle nous rend capables de résister à l'action du froid le plus rigoureux. En un mot, elle contribue à maintenir en équilibre la nutrition de tous les organes.

Elle est, à tous égards, pour la jeunesse comme dans l'âge adulte, un exercice de première utilité.

*B.)* Course. — La *course* est l'exercice gymnastique par excellence. Les peuples primitifs s'y livrent, nous l'avons vu, avec une instinctive ardeur. En quel honneur la tenaient les Anciens, nous l'avons dit. Aux Jeux Olympiques, l'épreuve suprême, l'épreuve décisive n'était autre que la course à pied.

Dans les temps modernes, à quel mobile ont bien pu obéir les nombreux auteurs qui en ont passé sous silence les incomparables avantages ?

Ne nous attardons pas à le chercher.

Mieux vaut, pour réagir contre la funeste tendance qui, en France, surtout, il faut bien le dire, s'est manifestée, faire appel aux voix autorisées qui se sont élevées tour à tour.

Donc, au sens de Clias (1) « les avantages de la course sont incalculables ; ses effets salutaires influent d'une manière très visible sur l'individu qui s'y livre, et se reproduisent dans toutes les circonstances de la vie. Cet exercice favorise les développements de la poitrine, dilate les poumons, et préserve cet organe

_______________

(1) Clias, *loco citato*, p. 64 et 65.

précieux des maladies les plus dangereuses et les plus redoutables.

« En contribuant beaucoup à nous rendre sains et vigoureux, il peut encore servir à nous soustraire à une infinité de dangers..... Souvent des circonstances imprévues nous exposent à fournir une carrière rapide ou de longue haleine ; nos intérêts les plus chers nous y forcent ; le salut même des personnes que nous chérissons le plus, notre propre conservation peuvent dépendre de la célérité avec laquelle nous franchissons un espace quelconque.

« Qu'arrive-t-il, ajoute judicieusement Clias, à la suite d'un exercice aussi violent, quand on n'y a jamais été préparé ? Quelquefois les maladies les plus graves, le chagrin de voir manquer une entreprise de laquelle notre bien dépend, ou, ce qui est plus cruel encore, de voir périr sous nos yeux, des personnes qui nous étaient chères, et que nous aurions pu sauver, si nous fussions arrivés quelques secondes plus tôt. Sans craindre de trop hasarder, on peut dire hardiment qu'il en est de la course comme de la marche. Si on ne voit que très peu de personnes courir avec grâce et légèreté, on en voit encore bien moins courir vite et longtemps. Beaucoup de gens peuvent à peine parcourir l'espace de quelques cents pas, sans être hors d'haleine et dans l'impossibilité d'aller plus loin, parce qu'ils exécutent ce mouvement avec un désavantage réel. »

« La course, dit de son côté le docteur Proust (1), est un véritable exercice gymnastique trop abandonné en France. A lire les traités modernes, il semblerait qu'il

---

(1) Proust, *Traité d'hygiène*, p. 542, Paris, 1881.

n'en est plus question et, cependant, cet exercice est en quelque sorte fondamental..... La course n'est pas une allure aussi étrangère à l'homme que l'on pourrait le supposer d'après nos lourdes habitudes.... Pour celui qui sait courir, la marche n'est qu'un jeu, et il est d'ailleurs à noter que la course au milieu d'une marche, c'est-à dire, un changement d'allures, repose le marcheur et lui permet de reprendre aisément un pas accéléré. »

Le docteur Fonssagrives (1) tient un langage analogue : « L'agilité proverbiale des Basques, fait-il remarquer, tient certainement à leur éducation physique dans laquelle les exercices de course jouent traditionnellement un rôle considérable, autant qu'aux nécessités que leur impose la configuration montagneuse du pays qu'ils habitent. »

Nous peinons en courant.... parce que nous ne savons pas courir. Et c'est chose étonnante que la facilité avec laquelle l'homme s'habitue à cette allure, pour peu qu'il y ait été convenablement dressé. Il y acquiert même, parfois, un degré de perfection fait pour surprendre ; mais dont l'analyse des effets physiologiques de la course donne l'explication.

Certains coureurs anglais sont parvenus à parcourir 30 lieues en 15 heures et à répéter cette *performance* après une nuit de repos. En 1858, Hospool a parcouru un mille (1609 mètres) en 4 minutes, 25 secondes ; 10 milles ont été courus par Levelt en 53 minutes, soit plus de 4 lieues en une heure. Les coureurs arabes, les *Rekas*, qui ont maintenant disparu, couraient 20 heures par jour, plusieurs jours de suite. Les *saïs* actuels du Caire courent devant les voitures aussi

----

(1) Fonssagrives, *Loco citato*, p. 283.

longtemps que les chevaux eux-mêmes et sans fatigue.
(Proust.)

Actuellement que, chez nous, les exercices du corps semblent plus que jamais prendre faveur, qui n'a entendu parler des prouesses de Gilbert l'*homme rapide* et de l'*homme express*, Ernest Moret ?

Le 23 décembre 1882, Gilbert entreprenait de franchir, à la course, la distance de Saint-Germain-en-Laye à Mantes en 150 minutes. Le trajet mesure 34 kilomètres. La vitesse à obtenir était donc de 14 kilomètres à l'heure, soit 230 mètres à la minute, ou 3 mètres 85 centimètres à la seconde.

Le 25 février 1883, en passant par les rues Saint-Antoine, de Rivoli, Cambon et Duphot, il a franchi en 15 minutes le trajet de la Bastille à la Madeleine.

A peine âgé de seize ans, Ernest Moret a parcouru, à la course, 48 kilomètres en trois heures.

Le 11 mars suivant, il entreprenait de faire également, en trois heures, l'immense trajet du Louvre à Versailles, aller et retour.

*Principes généraux de la course..* — Indépendamment de l'influence vivifiante qu'elle exerce, dans le jeune âge, sur le jeu des organes respiratoires, indépendamment de la ressource qu'elle constitue contre la fatigue au cours des marches prolongées, la course contribue, plus qu'aucun exercice gymnastique, à développer les aptitudes viriles de la jeunesse. C'est ce que les auteurs du *Manuel officiel de Gymnastique* ont fort bien compris ; et c'est pourquoi ils ont posé (1) les principes régissant les exercices

---

(1) *Manuel de Gymnastique*, (Ministère de l'instruction publique). T. I, p. 71 et t. III, p. 90.

de course avec une précision qui ne laisse rien à désirer.

A leurs yeux, la cadence de la course présente trois degrés : elle est *modérée*, impliquant 140 mouvements par minute ; *rapide*, impliquant 200 mouvements par minute ; dite de *vélocité* ou de *vitesse*, et n'impliquant pas moins de 240 mouvements dans le même laps de temps.

Pour les enfants de neuf à treize ans, la longueur du pas peut varier de 65 à 80 centimètres. D'une manière générale, il n'est pas besoin d'allonger le pas au delà de cette limite, par la raison que c'est bien plutôt en précipitant le rhythme qu'en exagérant l'étendue des pas qu'on obtient un surcroit de rapidité.

Pendant la course, le corps doit être légèrement penché en avant de telle sorte que la propulsion des pieds s'effectue obliquement et non verticalement, les coudes dans la demi-flexion, dégagés du corps, les mains fermées, les bras oscillant naturellement.

« La durée de la course, ajoute textuellement le *Manuel*, sera progressivement accrue, selon les lieux et les saisons ; dans les endroits clos, sur le sable, sur la sciure de bois ou sur le plancher, on ne devra jamais la prolonger au delà de cinq ou dix minutes, à cause des poussières soulevées par les coureurs ; mais sur un sol sans poussière et en plein air, sur un terrain plat, on arrivera graduellement, en commençant par une course de quatre minutes au plus avec reprise, à faire exécuter *de 1 à 3 kilomètres* au pas de course, selon l'âge : 1 kilomètre jusqu'à onze ans ; 2 kilomètres jusqu'à quatorze ans ; 3 kilomètres au-delà ; ce chiffre ne sera jamais dépassé.

« Dans les promenades gymnastiques, on entremêlera toujours la marche aux différents pas avec les courses ; jamais la course ne cessera brusquement ; elle sera toujours précédée et suivie d'une marche au pas accéléré (115 mouvements par minute) d'au moins trois minutes. »

Inutile d'ajouter que l'attention scrupuleuse que le maître doit à l'état de santé des élèves et à la manière dont ils sont chaussés avant de prendre part aux exercices de marche est, dans les exercices de course, d'une urgence plus grande encore, s'il se peut. Notons seulement que tout enfant présentant une inaptitude notoire à la course doit être soumis à l'observation d'un médecin.

On apprend à courir comme on apprend à marcher ; le procédé lé plus méthodique pour rompre les élèves au mécanisme de la course consiste à les exercer sur place au *pas* dit *gymnastique*. En voici, en peu de mots, les règles précises : dans le pas gymnastique, le pied est : 1° détaché du sol et élevé d'une hauteur de 10 centimètres ; 2° porté en avant ; 3° réappliqué sur le sol sur lequel il s'appuie par son tiers antérieur seulement. Ce mouvement doit s'effectuer selon le plan antéro-postérieur du corps et non obliquement, afin que le pied vienne poser sur le sol non obliquement, mais d'aplomb.

L'application la plus élémentaire des règles du pas gymnastique et celle, en même temps, sur laquelle il est le plus aisé d'exercer une surveillance effective, est la *course sinueuse dans les chaînes gymnastiques*.

Un premier élève parcourt successivement toutes les sinuosités des chaînes sans s'arrêter ; les autres le suivent en conservant leur distance.

Lorsque les élèves se rencontrent aux intersections

des cercles, ils raccourcissent ou allongent le pas,
afin de ne pas se heurter et pour éviter que deux
élèves ne passent dans le même intervalle.

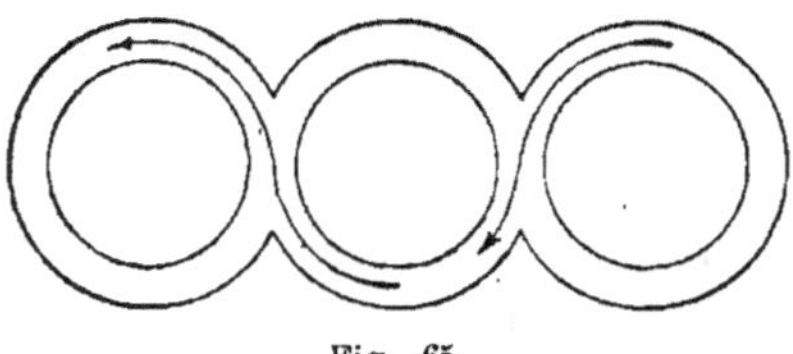

Fig. 65.

Le professeur se place de façon à surveiller cet
exercice dans tous ses détails, et arrête le peloton
lorsqu'il le juge convenable.

La vitesse du pas de course cadencée est de
200 mouvements par minute.

Nous avons eu déjà l'occasion de le constater :
l'influence de la course sur les fonctions respiratoires
est considérable. Sans revenir sur les considérations
dans lesquelles nous sommes entré à ce sujet,
rappelons-en la conclusion : pour que la respiration
s'effectue avec méthode, l'*inspiration* doit se faire par
le nez et l'*expiration* par la bouche. Nous en avons
déduit, plus haut, les raisons.

Pour enseigner l'art de courir, il y a une condition
qu'il n'est pas toujours commode de remplir et sur
laquelle ie docteur Proust (1) appelle l'attention : « Il
faudrait que les maîtres de gymnastique fussent eux-
mêmes de bons coureurs ; il faudrait qu'ils pussent
suivre les élèves et les corriger quand ils prennent de
mauvaises attitudes. » Ne serait-ce point là le secret
de la préférence attribuée, sur la course, par bon

---

(1) Proust, *Loco citato*, p. 543.

nombre d'entre eux, aux mouvements dits de *pied ferme* ?

Toujours est-il que, dans les exercices de course, on doit veiller avec un soin scrupuleux à ce que la durée, la distance, l'allure soient appropriées à la force de résistance et au degré d'entraînement des élèves, et à ce que les principes fondamentaux consistant à ne pas lever le genou trop haut, — à raser le sol sans y poser le talon, — à allonger franchement la jambe active, — à tenir les coudes au corps, — à pencher légèrement le tronc en avant et à ne pas renverser trop fortement la tête en arrière, — soient rigoureusement observés.

Les préceptes généraux qui régissent la *course* sont communs aux deux sexes. Les exercices spéciaux, indifféremment applicables aux filles et aux garçons, sont : 1° *la course dans les chaînes gymnastiques* ; 2° *la course sinueuse* ; 3° *la course en spirale* ; pour la théorie desquelles nous renvoyons au *Manuel officiel*, et dont l'utilité est d'accoutumer les élèves à accomplir avec ensemble et rapidité des évolutions plus ou moins complexes, dans un espace restreint.

Deux autres exercices sont propres aux garçons : la *course en arrière* toujours de courte étendue (30 à 40 pas seulement) et particulièrement destinée à développer la vigueur des muscles de la jambe et de la cuisse ; et, enfin, la *course de vélocité*.

Dans la course de *vélocité* ou de *vitesse*, au commandement de : *Marche*, l'élève s'élance vivement vers le but indiqué en donnant à la course la plus grande rapidité possible.

La longueur du pas, dans cette course est indéterminée ; mais on ne saurait trop expressément recommander, comme le plus sûr moyen de courir vite, de précipiter le pas et non de l'allonger, ainsi que de ménager ses forces au départ.

*Mécanisme physiologique de la course.* — En l'absence de toute culture, le *mécanisme de la course*, chez l'homme, présente trois variétés répondant à des dispositions personnelles de l'organisme.

Y a-t-il étroitesse de la poitrine; par une cause ou par une autre l'accomplissement des fonctions respiratoires ou circulatoires manque-t-il d'ampleur? alors on court en projetant en avant les membres inférieurs, et en rasant le sol, de la plante des pieds, sans imprimer au thorax d'autres déplacements que ceux qui sont inévitables. C'est ce que l'on appelle : *courir en fauchant..*

La fatigue est-elle parvenue à l'extrème? la course n'est plus qu'une succession de sauts et de bonds à la faveur desquels le sujet, dont les organes respiratoires sont épuisés, fait appel, par un effort suprème de la volonté, aux réserves de contractilité dont sont pourvus encore ses muscles.

L'individu jouissant, dans leur plénitude, des aptitudes à la course que la nature lui a dévolues, procède d'intinct tout autrement.

Le tronc infléchi en avant, il fait des pas dont la longueur n'excède pas celle qu'il leur donne habituellement dans la marche ; le pied reste, par rapport à la jambe, dans un état d'extension relative ; la base de sustentation, au lieu de mesurer l'étendue même de la plante du pied, est reportée sur la portion antérieure correspondant aux phalanges. Par une suite de mouvements accélérés, il semble plutôt repousser le sol qu'y prendre un point d'appui effectif. C'est cette combinaison de mouvements qui, par sa répétition, mérite, en réalité, la désignation de *course*. Pour qui la met en pratique, elle n'a qu'un inconvénient : en raison de l'étroitesse de la base de sustentation, elle expose à des chutes contre lesquelles, d'ailleurs, le coureur se met en garde en scrutant par avance la conformation de la surface sur laquelle il va poser la pointe du pied.

*Effets physiologiques de la course.* — De même que pour la marche, quels sont maintenant les effets physiologiques spécialement exercés par la course sur l'économie?

Tissot, à qui n'a pas échappé la notion très nette de l'identité de nature de ces deux exercices, reste très bref sur ce point : « l'action de courir, dit-il (1), ne diffère de la promenade qu'en ce que les mouvements du corps sont plus dégagés, plus rapides ; les effets sont à peu près les mêmes sur la circulation qu'elle anime davantage et la transpiration qu'elle rend plus prompte et plus sensible. »

Rostan se montre à la fois plus explicite et plus précis. « De toutes les fonctions organiques, fait-il remarquer (2), aucune, dans la course, n'est influencée à un plus haut point que la respiration. Pendant une course rapide, le thorax prend son plus grand développement, pour recevoir la plus grande quantité d'air possible. Après une course violente, la respiration est anhéleuse, le cœur bat avec force ; enfin, toutes les fonctions se trouvent singulièrement activées. »

Ces paroles sont d'une grande justesse, et l'on ne

---

(1) Tissot, *Loco citato*, p. 73.
(2) Rostan, *Loco citato*, p. 481.

saurait trop se pénétrer de cette vérité, c'est que l'effet physiologique spécial à cet exercice se fait sentir d'une manière beaucoup plus directe sur les fonctions respiratoires que sur celles de la locomotion. Pour le coureur consommé, la fatigue musculaire n'est guère plus grande que dans la marche. Ce qui fait sa résistance, c'est l'ampleur qu'a acquise le jeu des poumons, et la placidité relative que conservent les battements du cœur.

Fort étudiées en ces dernières années, par le professeur Marey, par MM. Chassagne et Dally, par MM. François-Franck et Rouhet, les considérations relatives à l'influence particulièrement exercée par la course sur la respiration et la circulation ont fait entrer la question dans une phase nouvelle.

Ces considérations ont été, de notre part, l'objet d'une analyse à laquelle les détails n'ont pas manqué.

Y revenir, serait superflu.

Signalons plutôt des faits d'un autre ordre.

Pour l'observation exacte des phénomènes de la vie, la *méthode graphique* a été un moyen d'action, entre tous, puissant. Eh bien, à peine installé dans la science, ce procédé si ingénieux d'investigation a à compter avec un émule qui le surpasse en élégance et en simplicité.

Parlant au figuré, on a pu dire des tracés graphiques qu'ils donnaient la photoscopie des mouvements qui s'effectuent dans les organes ; au sens littéral du mot, M. Muybridge en a, photographiquement, surpris le mécanisme.

La découverte remonte à l'année 1878. Le journal *la Nature* (1) est le premier peut-être en France, à en avoir parlé. L'auteur était parvenu à fixer l'image des

_____________

(1) *La Nature*, numéro du 14 décembre 1878

attitudes successives du cheval au pas, au trot et au galop. L'emploi de plaques d'une impressionnabilité extrêmement rapide était indispensable. Or, c'est précisément en 1878, qu'on commença à faire usage, en photographie, des plaques fortement bromurées, douées, comme on sait, d'une excessive sensibilité. M. Cailletet, de son côté, était parvenu à saisir les différentes phases du vol de l'oiseau ; et dès 1876, M. Baussen (1) avait indiqué le moyen de résoudre, à l'aide de la photographie, les problèmes de mécanique physiologique relatifs à ce vol et à la marche des animaux.

Enregistrer, selon leur ordre chronologique, des phénomènes dont l'ensemble s'accomplit en une seconde, et apporter dans cette opération, une précision telle, que chaque temps d'un mouvement déterminé puisse être analysé tour à tour, n'est pas chose facile. C'est, en ce qui concerne le mode de locomotion de l'homme et des quadrupèdes (chevaux, bœufs, cerfs, chiens, etc.), ce résultat auquel M. Muybridge est parvenu.

Sur ce chapitre, sa méthode ne laisse rien à désirer. En revanche, elle s'applique mal aux recherches ayant trait à l'étude du vol des oiseaux.

Cette regrettable lacune, M. Marey s'est appliqué à la combler. Il a fait construire un fusil dit *fusil photographique*, et a eu recours, pour ses expériences, aux plaques Monckhoven au gélatino-bromure d'argent.

« Son appareil, dit le docteur Olivier (2), a l'aspect

---

(1) *Bulletin de la Société française de photographie*, avril 1876.
(2) Louis Olivier, *La photographie du mouvement* (*Revue scientifique*, numéro du 23 décembre 1882).

d'un fusil ordinaire à un coup, muni d'un très gros canon. Vers l'extrémité libre, ce tube contient l'objectif photographique : l'image se forme à l'autre extrémité, c'est-à-dire, du côté de la crosse, sur le bord d'un disque de verre dépoli. Le disque est perpendiculaire au grand axe du canon : le centre est situé beaucoup au-dessous. Dès qu'on détend la gâchette, un système d'horlogerie placé au voisinage de cette pièce, détermine la rotation intermittente de la plaque de verre et fait tourner, d'un mouvement continu, un obturateur circulaire à fente radiale, de telle sorte que, s'arrêtant douze fois en une seconde, la plaque reçoive douze fois l'impression de la lumière et chaque fois pendant *un sept cent vingtième de seconde*. Au verre dépoli on substitue une plaque sensible. Elle fait un tour complet en une seconde, et par conséquent, prend en ce temps douze photographies de l'objet visé. »

A l'aide de cet appareil dont le poids ne dépasse pas celui d'un fusil ordinaire et qui se porte en bandoulière fort aisément, on peut parcourir la campagne et prendre la photographie de tout animal que l'on rencontre en mouvement. Il suffit d'épauler, de viser juste et d'appuyer sur la gâchette.

Par la suite, divers perfectionnements ont été apportés au fusil photographique de M. Marey, soit par M. Francis Galton de la Société royale de Londres, soit par l'inventeur lui-même mettant à contribution les procédés imaginés par M. Plateau, de Bruxelles, pour fixer photographiquement la forme des objets en mouvement. De la sorte, il est devenu possible d'obtenir d'un cheval lancé à toute vitesse, d'un oiseau qui vole, aussi bien que d'un homme qui marche ou qui court, des images montrant les

différentes phases du déplacement des membres.
Sur ces clichés, faisons-le remarquer, toute pro-

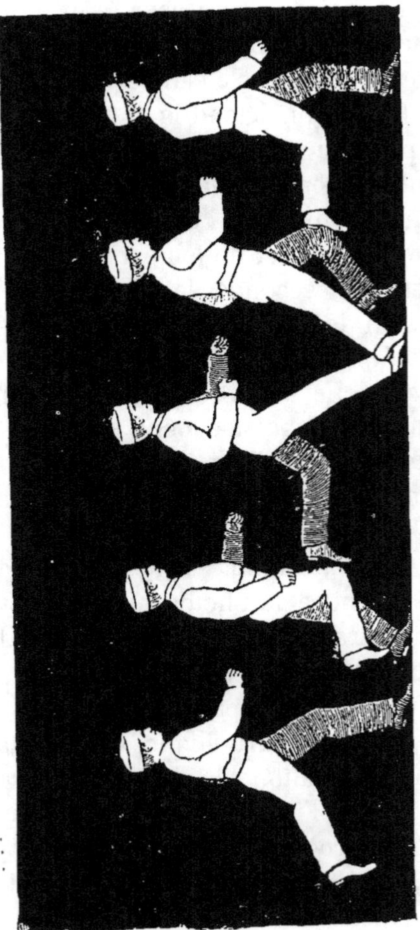

Fig. 66. Calque d'une photographie de la course de l'homme : On a teinté les membres gauches, afin de bien détacher leurs oscillations de celles des membres du côté droit. (CUYER.)

portion se trouve rigoureusement respectée.
Une semblable méthode d'investigation convient

donc à merveille à l'étude de la locomotion. La photoscopie du mouvement livre un nouvel instrument

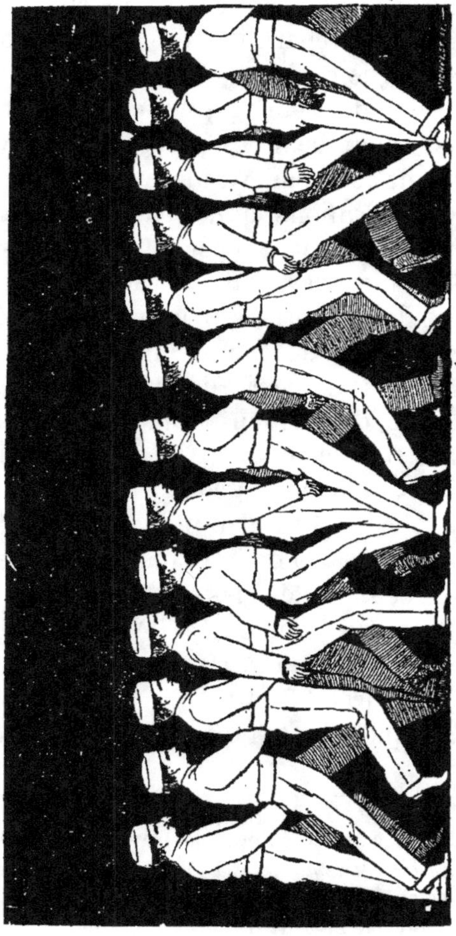

Fig. 67. Calque d'une photographie de la marche de l'homme. (CUYER.)

d'analyse à la mécanique générale, à l'art du sculpteur
et du peintre, à la physiologie de la locomotion, et, par

suite, à la médecine, à l'hygiène et à la gymnastique
elle-même (1). Non seulement elle met l'observateur sur
la piste de tous les éléments mathématiques du travail ;
mais elle lui enseigne, en ce qui touche la locomotion, la meilleure répartition du fardeau pour faire
épargne de fatigue.

En cet ordre de matières, en ce qui a trait aux
applications, notamment, les procédés employés dans
les expérimentations par M. Marey subissent tous les
jours des modifications qui, sous le rapport de la
précision, sont autant de perfectionnements. Ainsi,
au lieu d'habiller de blanc le sujet d'expérience,
comme dans les expériences initiales, M. Marey lui
fait revêtir un vêtement noir. Sur la couture du pantalon, est cousue une série de boutons d'argent fort
brillants. Cette disposition permet de photographier
les différents mouvements de la cuisse, de la jambe
et du pied sous une forme géométrique (2).

Non seulement le dernier mot n'est pas dit sur la
physiologie de la locomotion ; mais, dans le courant
de l'année 1883, toutes les notions acquises à la
science sur ce sujet ont été, à l'Académie de médecine, remises en question. Dans une discussion sou-
levée par M. Giraud-Teulon (3), la rigueur des conclusions auxquelles était parvenu M. Marey a été

---

(1) On consultera avec intérêt le travail de M. Ed. Cuyer,
*Les allures du cheval démontrées à l'aide d'une planche découpée,
articulée et coloriée.* Paris, 1882.

(2) Voir le journal *La Nature*, n° du 30 juin 1883.

(3) Voir *Gazette hebdomad. de méd. et de chirurg.*, n°ˢ des
19 octobre, 2 novembre, 9 novembre 1883 et n° du 18 janvier
1884.

contestée et considérée comme peu en rapport avec l'importance du sujet. Ces critiques ont fourni à M. Marey l'occasion de développer le vaste plan d'études expérimentales qu'il poursuit à la *station physiologique du Parc aux Princes*. Bon nombre de ces études sont actuellement encore en voie d'élaboration. Elles se prêteront, sans aucun doute, à des considérations théoriques et pratiques du plus haut intérêt.

Il convient de ne rien préjuger.

# CHAPITRE III

## LE SAUT — LA DANSE

Tant au point de vue du mécanisme qu'à celui des effets spéciaux sur l'économie, le *saut* et la *danse* ont d'étroits rapports. Analyser concurremment les circonstances qui y ont trait nous a, par conséquent, paru logique.

*A)*. Saut. — On peut définir le *saut*, l'action, soit de s'élever dans le sens vertical à une certaine distance du sol, soit de s'élancer d'un plan supérieur sur un plan moins élevé, soit de franchir d'arrière en avant ou encore d'avant en arrière un espace d'étendue variable en décrivant une sorte de parabole.

Dans l'action de sauter, le corps, entièrement détaché du sol, demeure un moment suspendu en l'air.

Indépendamment de l'occasion qui la détermine et du sens dans lequel elle s'exécute, cette action a un double caractère qui lui est particulier. Elle requiert instantanément un déploiement de force musculaire considérable; elle a à s'accomplir à l'improviste en une multitude de cas.

Cette puissance musculaire qui soulève au-dessus du sol la masse entière du corps doit nécessairement surpasser, pour la vaincre, la résistance que lui oppose la pesanteur. Elle acquiert chez certains individus un degré qui étonne. Eustache et Tzetzès assurent qu'un homme fit, un jour, un saut horizontal de cinquante-six pieds d'étendue. Si insolite que soit le fait, Monfalcon (1), qui le rapporte sans commentaires, semble en accepter, sans hésitation, l'authenticité. En l'absence de renseignements suffisamment détaillés et positifs,

---

(1) Monfalcon, *Dictionnaire des sciences médicales*. Art. *Saut*, Paris, 1820.

nous n'oserions, pour notre compte, nous en porter garant. Mais ce qui est au-dessus de tout conteste, c'est que l'exercice réitéré des muscles naturellement volumineux et forts que met en jeu l'action de sauter, en accroît l'énergie dans une mesure plus large qu'on ne le saurait supposer.

En pareille circonstance, un grand déploiement de force est indispensable ; mais la manière de s'y prendre joue un rôle prépondérant, et tel qui est doué d'aptitudes naturelles pour le saut, mais ne sait pas sauter, se trouve dépassé par tel autre dont les moyens naturels sont inférieurs, mais qui a appris à s'en servir avec avantage.

« Je vois souvent, fait remarquer à ce propos M. N. Laisné (1) des élèves assez gros et lourds de tournure l'emporter sur leurs camarades qui paraissent physiquement mieux disposés ; et je vois aussi des élèves élancés et pâles qu'on croirait faibles surpasser tous les autres par la souplesse et la force de leur jarret.

« Parmi les nombreux élèves, ajoute-t-il, que j'ai eu l'occasion d'observer depuis que je m'occupe d'enseignement gymnastique, ceux que j'ai trouvés les plus remarquables avaient des constitutions très différentes. L'un d'eux, M. Parès, âgé de dix-huit ans, élève du lycée Henri IV, bien élancé et pas très grand, sautait 5 mètres 75$^{cm}$ d'un talon à l'autre sur un terrain horizontal et bien sablé. Un autre, M. Robineau, du même âge, élève du lycée Louis-le-Grand, très gros et assez petit, franchissait 5$^m$80, d'un talon à l'autre, avec une légèreté surprenante.

« Lorsque j'étais au service militaire, je franchissais

---

(1) N. LAISNÉ, *Gymnastique pratique*, p. 237, 238, Paris, 1879.

une distance de 6 mètres d'un talon à l'autre, et je n'ai jamais eu qu'un seul élève qui pût approcher de cette distance, sans toutefois pouvoir l'atteindre; il était assez petit; c'était M. Verdier, lieutenant de chasseurs à pied. L'épreuve avait lieu devant une centaine de témoins, au gymnase du colonel Amoros, en 1836.

« Les Basques qui jouissent, à juste titre, de la réputation d'avoir d'excellents jarrets et d'être très bien disposés pour ces exercices n'ont jamais pu franchir une pareille distance; et je parle ici des plus forts que j'aie eu l'honneur de recevoir chez moi. Un seul, M. Larre, Basque d'origine, très petit et d'une force extraordinaire, et de plus très habile joueur à la balle, est arrivé à franchir 5$^m$65.

« En général, même quand on est peu disposé pour ce genre d'exercice, on peut parvenir à franchir une distance de 4 mètres; les élèves d'une force exceptionnelle atteignent 5$^m$50 à 5$^m$80.

« Comme tous les autres, ces exercices demandent beaucoup de pratique, et l'on y fait des progrès en raison de la persévérance qu'on y apporte. »

Voilà, du moins, des documents auxquels ne manquent ni la précision ni l'authenticité.

Autre considération. L'imprévu, qui ici domine, exige une prestesse et une prévision dont la manifestation simultanée constitue la meilleure sauvegarde contre le danger inséparable d'un déplacement brusque du corps en totalité. C'est dire l'importance qui s'attache aux règles desquelles il y aurait imprudence à se départir en sautant; c'est faire pressentir l'avantage d'en être pénétré à ce point que, dans l'exécution de l'acte, elles se présentent à l'esprit en quelque sorte d'instinct et sans effort, en toute spontanéité.

Le *Manuel officiel de Gymnastique* (1) en donne la formule précise.

Ces prescriptions sont au nombre de neuf. Il faut :

1° Juger rapidement, de l'œil, l'obstacle ainsi que le terrain en deçà et au-delà ;

2° Suspendre la respiration et n'expirer l'air contenu dans la poitrine qu'au moment de toucher terre ;

3° Dans les sauts en largeur et en hauteur, projeter brusquement les poings fermés dans la direction que doit suivre le corps, afin d'augmenter l'impulsion donnée par les jambes ;

4° Dans les sauts en profondeur, élever les bras verticalement dès que le corps commence à descendre ;

5° Conserver les bras, pendant toute la durée du saut, dans la position parallèle qu'ils avaient au départ ;

6° Dans les sauts en largeur, pencher le corps en avant ;

7° Tomber sur la pointe des pieds, les jambes réunies, en fléchissant toutes les articulations que présente le corps de haut en bas ;

8° Éviter un affaissement trop brusque du corps ; à cet effet, donner à toutes les articulations fléchies un mouvement général et souple de redressement, de manière à former un léger bond sur place ;

9° Enfin, en touchant terre, s'abstenir de tout mouvement, de toute position raide et gênée ou qui ne tendrait pas à rétablir l'équilibre.

Les différentes manières de sauter se rapportent à quatre types.

______

(1) *Manuel de Gymnastique* (Ministère de l'instruction publique). Fasc. I, p. 100 et fasc. III, p. 95 et suiv.

Le *saut continu en avant sur le pied gauche ou sur le pied droit* caractérise le premier.

Le second comprend les différents *sauts à pieds joints* se décomposant en onze exercices, savoir :

Saut en largeur en avant ; (Fig. 68 et 69.)

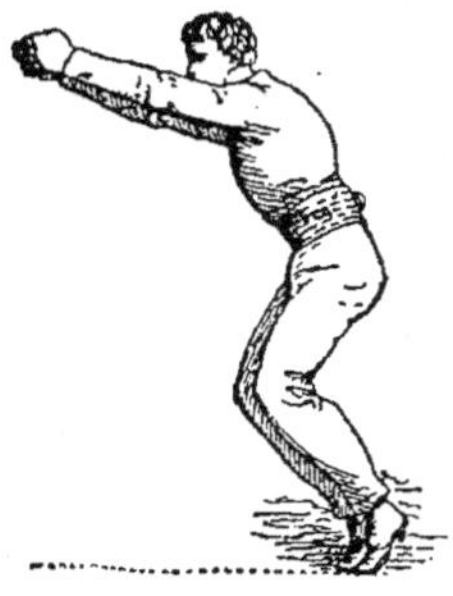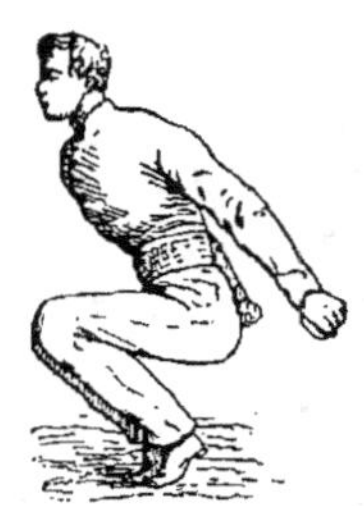

Fig. 68. Attitude d'arrivée.  Fig. 69. Attitude de départ.

Saut en hauteur ;
— en profondeur simple ;
— en largeur et profondeur en avant ; (Fig. 70.)

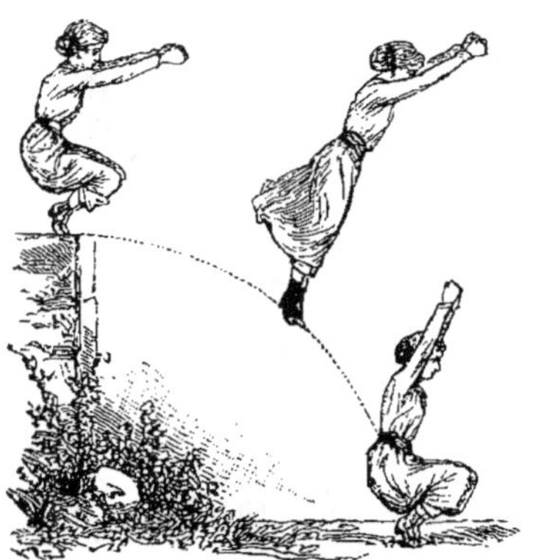

Fig. 70.

Saut en largeur et hauteur ; (Fig. 71.)
  — en hauteur et profondeur ;
  — en largeur, hauteur et profondeur ; (Fig. 72.)

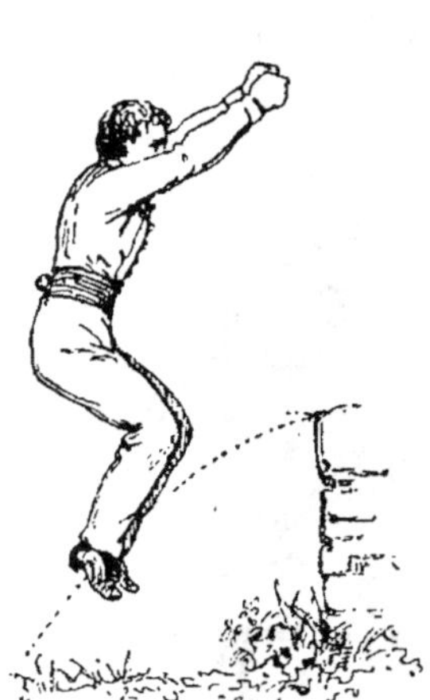

Fig. 71.                              Fig. 72.

Saut en largeur, vers la droite ou vers la gauche ;
  — en largeur en arrière ; (Fig. 73 et 74.)

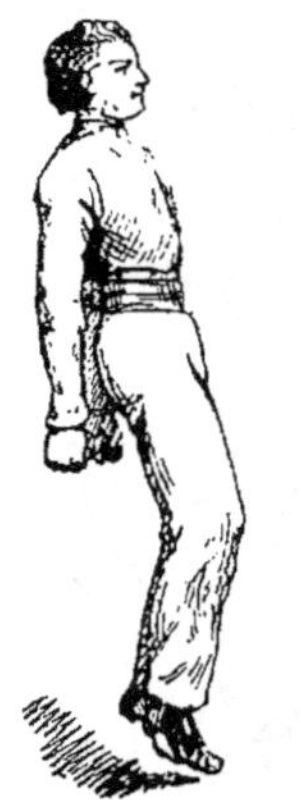
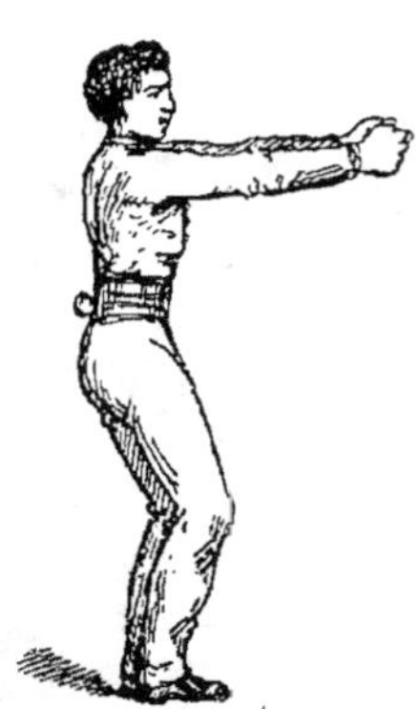

Fig. 73. Attitude d'arrivée.          Fig. 74. Attitude de départ.

Saut en profondeur simple en arrière ;

— en largeur et profondeur en arrière ;

— en profondeur en arrière, en prenant un point d'appui sur les mains. (Fig. 75).

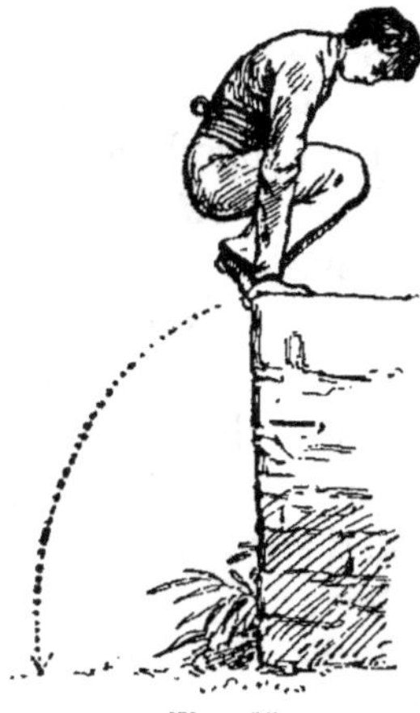

Fig. 75.

Le troisième type de sauts a trait aux *sauts continus à pieds joints*.

Les *sauts précédés d'une course* rentrent dans le quatrième.

Six exercices distincts en composent le groupe :

Le saut en largeur en avant ;

— en largeur et profondeur ;

— en largeur et hauteur ;

— en largeur, hauteur et profondeur ;

— en largeur avec élan, en prenant le point d'appui sur les deux pieds ;

— en hauteur avec élan, en prenant le point d'appui sur les deux pieds.

Pour la *théorie* de ces nombreux exercices, nous

renvoyons au *Manuel officiel* lui-même, en faisant remarquer que plusieurs d'entre eux ne s'adressent qu'au garçon, et qu'en ce qui concerne la jeune fille, la commission de gymnastique a jugé convenable de les réduire à cinq.

En somme, indépendamment du surcroît de puissance qui en résulte pour tout un ensemble de muscles, l'exercice du saut développe l'habitude de mesurer les distances et de proportionner exactement au but à atteindre l'effort à déployer.

Il donne hardiesse, coup d'œil et sang-froid.

« Il y a une espèce de saut, dit Tissot (1), dont les enfants s'amusent, et qu'ils appellent sauter à *cloche-pied (altero pede suspenso incidere)*. La moitié du corps du côté du pied sur lequel on saute éprouve une émotion considérable.

« Ce jeu nous paraît être d'un grand secours pour s'opposer à cette inégalité de force que produit souvent l'aveugle hasard dans l'enfance, ou qui peut provenir du rachitis ou de telle autre maladie. Les sauts que l'on fait sur les deux pieds doivent pareillement opérer une égale distribution de forces entre tous les muscles que la nature s'est plu à arranger avec tant de symmétrie (*sic*) sur les deux côtés de la machine ».

Rostan (2) reproche à l'exercice du saut de laisser inactifs les muscles des membres supérieurs. Dans les gymnases, on réduit à néant cette objection en

---

(1) Tissot, *Gymnastique médicinale et chirurgicale*, p. 67 et 68.

(2) Rostan, *Dictionnaire de médecine*. Art. Gymnastique, p. 480, Paris 1824.

mettant en pratique un procédé renouvelé des anciens
On s'exerce à sauter les bras chargés de poids ou de
haltères.

*Mécanisme physiologique du saut.* — Le *mécanisme*
du saut a prêté à des interprétations variées.

Borelli compare la force qui se manifeste dans
l'action de sauter à celle en vertu de laquelle un corps
élastique bondit après avoir été comprimé. A son sens,
les muscles extenseurs de toutes les articulations des
extrémités inférieures se contractant simultanément
avec énergie et rapidité, portent en haut le centre de
gravité d'abord abaissé par la flexion des articulations
qui a précédé le saut. Puissamment aidé par la
résistance du sol, ce mouvement d'élévation du centre
de gravité augmente progressivement, détache le
corps du sol et l'entraîne avec lui, à une hauteur plus
ou moins grande.

Cette manière de voir encourt, entre autres objections,
celle-ci : la force que les muscles extenseurs en jeu ont
à déployer pour fixer les extrémités inférieures contre
le sol équivaut à celle qui est nécessaire pour surélever
le centre de gravité. Comment, dès lors, s'explique-t-on
que le mouvement d'élévation l'emporte ?

Mayow fait une hypothèse qui n'est guère plus
plausible. Dans le saut, il considère les muscles
extenseurs des genoux comme imprimant aux fémurs
un mouvement accéléré, comparable à celui dont sont
animés les projectiles, et en vertu duquel les fémurs,
se mouvant circulairement autour de la tête des tibias,
lanceraient le corps en haut après l'avoir détaché du
sol.

D'autres explications aussi peu satisfaisantes ont
été proposées tour à tour par Hamberger et Haller.

Nulle, selon Monfalcon (1), ne paraît plus vraisemblable que celle de Barthez. Elle est fort ingénieuse, en effet, et dénote — nous allons le faire voir — une rare sagacité d'observation.

« Un homme, dit Barthez, qui presse la terre avec les pieds, soit dans l'effort qui prépare, soit dans celui qui précède immédiatement le saut, n'est séparé de la terre ni avant ni pendant cette pression. Cependant, cette répulsion reconnue, mais trop exagérée par Hamberger et Haller, paraît n'être point tout à fait une supposition. Un sol élastique, tel que celui qu'offre une corde tendue, accroît beaucoup l'étendue du saut. Si le sol naturel ne réagit point sur les pieds, il faut du moins qu'il leur oppose une certaine résistance. On ne peut sauter sur un sable mouvant.

« A mesure que les os des extrémités inférieures se relèvent dans le redressement qui précède le saut, les releveurs du talon continuent leur effort de projection du tibia autour et en arrière du centre du talon, et les extenseurs du genou continuent parallèlement leur effort de projection du tibia autour et en avant du centre de l'articulation du genou. L'effet du concours des impulsions fortes que reçoit en même temps le tibia (toujours incliné à l'horizon avant le saut) et qui tendait à le faire mouvoir en sens opposés autour des deux centres du genou et du talon, est de faire mouvoir les deux extrémités de cet os en sens contraire autour d'un centre de rotation variable pris sur la longeur de cet os. Cette rotation du tibia autour d'un centre variable lui permet d'obéir aux

---

(1) MONFALCON, *Loco citato*, p. 70 et 71.

mouvements de projection qui leur ont été imprimés, et si leur impulsion unie à celle des autres mouvements qui peuvent lui être communiqués par le jeu des articulations des parties supérieures du corps est assez forte, il peut se détacher du sol et entraîner tout le corps avec lui. »

A l'objection de Dumas, estimant que si les muscles extenseurs du genou font varier le centre de rotation dans le tibia et le fémur, en soulevant ce dernier os de bas en haut, ils doivent aussi faire varier le même centre de rotation de haut en bas, Barthez répond que les mouvements du tibia sur le fémur et réciproquement ne sont point opposés dans la direction de bas en haut, et que loin de se faire antagonisme, ils concourent à l'ascension du corps. Selon lui, c'est d'avant en arrière et d'arrière en avant qu'ils sont opposés, et c'est dans ce double sens, que leur force s'égalise. Entre cette remarque de Barthez : « On ne peut sauter sur un sable mouvant » et l'exposé tracé par M. Marey des difficultés qu'éprouve la marche sur un sol non résistant (1), la concordance n'est-elle pas parfaite? De même, dans les considérations anatomo-physiologiques sur lesquelles Barthez fonde sa doctrine, ne rencontre-t-on pas l'intuition des idées qui ont inspiré les recherches entreprises sur la marche et la course, par M. Marey?

De l'étude des attitudes *successives* que prend l'homme en courant, M. Marey est passé à celle des attitudes également *successives* que comporte le saut, soit par-dessus un obstacle, soit à cloche-pied. Ses puissants et rigoureux moyens d'investigation lui

---

(1) Voir : Troisième partie, chap. II, *La marche. La course.*

ont permis de reconnaître qu'au nombre de huit, dans le premier cas, elles sont au nombre de dix, dans le second (1).

Celles du cheval de course monté, sautant une haie, sont au nombre de quatre que le fusil photographique reproduit très distinctement.

D'une manière générale, chez les animaux, plus les extrémités qui appartiennent au train postérieur sont longues, plus étendu et facile est le saut. Cet conformation explique les bonds prodigieux et la célérité à la course de la gerboise, du lièvre et de l'écureuil. Swammerdamm assure que « la sauterelle s'élève d'un élan à une hauteur deux cents fois égale à la longueur de son corps. » Renversé sur le dos, le notopède saute et retombe sur ses pattes par un mécanisme non moins curieux que celui des énormes cétacés qui bondissent au-dessus des flots ou des légers quadrupèdes qui franchissent d'immenses distances avec la rapidité d'une flèche. (Monfalcon.)

En résumé, en ce qui concerne l'homme, essentiellement pratique le saut est un exercice gymnastique que, selon le docteur Proust (2), on ne saurait trop expressément recommander.

Chacun, en effet, est exposé à des circonstances qui en peuvent faire une pressante et inévitable nécessité, un soudain et parfois unique moyen de salut.

Quant aux principes qui régissent l'exécution du déplacement brusque du corps en totalité, insistons-y : ils doivent tendre à inculquer des habitudes de nature

---

(1) Louis OLIVIER, *La photographie du mouvement*. (*Revue scientifique*, n° 26, 23 décembre 1882, p. 807 et 808.)

(2) PROUST, *Traité d'hygiène*, 2ᵉ édit., p. 543.

à assurer le résultat effectif et, à la fois, l'innocuité
de l'exercice. Il consistent, par conséquent, à précipiter les derniers temps de la course qui précèdent le
bond, afin d'en accroître l'étendue ; à reconnaître d'un
coup d'œil le terrain, et en deçà de l'obstacle, afin de
ne pas glisser sur un sol trop lisse ou s'enliser dans
un sol trop mou, et au delà de l'obstacle, afin d'en
prévoir les inégalités ; à prendre et à conserver,
pendant la course, une attitude qui favorise le maintien de l'aplomb ; et enfin, au moment où l'on gagne
le sol, afin d'atténuer la secousse dont l'encéphale
subit le contre-coup, à tenir les jointures demi-fléchies,
et à se garder de laisser toucher le talon.

*B).* LA DANSE. — La danse, *saltatio,* est une des
expressions les plus étranges de la sentimentalité.

Cette manière de rendre les sentiments ne constitue
pas, pour l'humanité, un caractère d'espèce.

Sous le poids de la tristesse, l'animal, aussi bien
que l'homme cherche la solitude, et, dans l'immobilité, donne libre cours aux idées sombres qui le dépriment. Excité par la joie ou la passion, l'homme, aussi
bien que l'animal, est enclin à une expansive mobilité.

Chez l'animal, ce besoin d'expansion se borne, en
général, à une suite de bonds plus ou moins désordonnés. Il n'en est pas de même toujours. Sous
l'empire de la passion, divers animaux exécutent en
cadence une série de mouvements ayant pour but
d'en faire comprendre et partager le paroxysme.
Comme le fait remarquer le docteur Letourneau (1)

---

(1) LETOURNEAU, *La sociologie d'après l'ethnographie,* p. 88.
Bibliothèque des sciences contemporaines. Paris, 1880.

ce sont à de véritables danses que les oiseaux mâles de certaines espèces se livrent devant leurs femelles pour les charmer. « Les saluts cadencés de la tourterelle et du pigeon mâle quand le désir amoureux les point, sont de vrais exercices chorégraphiques ». Ce qui, chez l'animal, est l'exception est, chez l'homme, la règle comme moyen d'exprimer la passion qui l'agite ; la danse est d'un usage presque universellement répandu. Et, les suggestions passionnelles que la danse a à traduire peuvent être d'un ordre tout à fait disparate. Le plaisir, l'amour, la colère, la vénération sont les plus habituels mobiles des danses variées auxquelles les races primitives, en particulier, se livrent avec tant de naïve ardeur.

On a dit de la danse qu'elle était la poésie de la locomotion (1). Tissot (2) la regarde comme « l'expression naturelle de la gaieté et de la joie ». Ceci ne saurait tenir lieu d'une *définition* positive.

Cette définition, nombre d'auteurs l'ont cherchée ; nous citerons seulement celles que voici : pour Pariset et Villeneuve (3), la danse est un mouvement du corps qui se fait en cadence, à pas mesurés, et ordinairement au son des instruments ou de la voix.

Pour M. Eugène Véron (4), c'est un produit de l'action réflexe des nerfs de la sensibilité sur les muscles.

Dans l'art moderne, le rang qu'elle occupe est

----

(1) *Dictionnaire universel*, de Lachâtre, 1re édit. Art. *Danse*.

(2) Tissot, *Gymnastique médicinale et chirurgicale*, p. 64.

(3) Pariset et Villeneuve, *Dictionnaire des sciences médicales* Art. *Danse*. Paris, 1814.

(4) Eugène Véron, *L'Esthétique*, p. 346. Bibliothèque des sciences contemporaines. Paris, 1878.

infime. Elle implique moins d'intelligence que d'instinct et à ce titre est, ainsi que le dit M. Letourneau (1), « le plus inférieur et le plus sauvage des arts ».

Pourtant, cette détermination singulière du système nerveux, cette action reflexe de la sensibilité sur la locomotion, mérite, en raison de son universalité dans l'espèce humaine, de l'importance qu'elle a eue dans les sociétés antiques, et de celle qu'elle conserve dans les civilisations primitives, en raison aussi de ses effets physiologiques sur l'organisme, de ses avantages et de ses dangers d'être envisagée sous ses aspects variés.

*Point de vue historique.* — Suivant Louis de Cahusac (2), l'homme a exprimé les premières sensations qu'il a éprouvées, par les différents sons de sa voix, les mouvements de son visage et ceux de tout son corps. Ces sons inarticulés qui étaient une espèce de chant, une sorte de musique nationale, en se développant peu à peu, peignirent d'une manière non équivoque, quoique grossière, les diverses situations de l'âme et furent précédés et suivis de gestes relatifs à ces mêmes situations. Le corps fut paisible ou s'agita, les yeux s'enflammèrent ou s'éteignirent, le visage se colora ou pâlit, les bras s'ouvrirent ou se fermèrent, s'élevèrent au ciel ou tombèrent vers la terre, les pieds formèrent des pas lents ou rapides, tout le corps, enfin, répondit par des positions, des attitudes, des ébranlements aux sons dont l'oreille était affectée...... Aux yeux de Cahusac « le chant et la danse sont aussi naturels que le geste et la voix ».

_______________

(1) LETOURNEAU, *Loco citato*, p. 87.
(2) Louis DE CAHUSAC, *Histoire de la danse ancienne et moderne ou Traité historique de la danse*, La Haye, Paris, 1754.

Toujours est-il que l'antiquité de la danse est constatée par les traditions et mise en évidence par les monuments.

On dansait dans les cérémonies religieuses des Hébreux (1).

Les sculptures anciennes trouvées dans l'Égypte et dans l'Inde attestent aussi que de temps immémorial, la danse a été en usage dans ces contrées.

Chez les Grecs, à Athènes comme à Sparte, elle ne fut pas en moins grand honneur. Au dire de Meursius (2) le nombre de ses variétés appropriées aux cérémonies politiques, militaires et religieuses était de cent quate-vingt-neuf. La tragédie, fait remarquer M. Eugène Véron (3), est née des danses sacrées des Dionysiaques, dont la trace se maintient par la persistance du chœur.

Les Romains eurent leurs bacchanales, où la danse tenait une très large place ; mais ils n'y attachèrent jamais la même importance que les Grecs. Foncièrement militaire, la civilisation romaine donna la préférence aux exercices de nature à perfectionner non la grâce, mais la vigueur.

-----

(1) Les solennités politiques étaient aussi célébrées par la danse chez les Hébreux. Dans une *étude d'ethnographie ancienne et moderne* intitulée : *En Asie : Kachmir et Tibet*, publiée dans les *Bulletins de la Société d'anthropologie* (III<sup>e</sup> serie, t. V, année 18×2, p. 241 à 2×9), M. Olivier Beauregard cite un passage de l'*Exode* (ch. XV, p. 20 et suiv.), duquel il résulte que, pour célébrer l'heureuse délivrance des tribus sorties d'Égypte, Marie, sœur de Moïse, dansa en chantant devant Israël.

(2) MEURSIUS, *Orchestra, sive de saltationibus veterum liber singularis*, in-4°. Lugduni Batavorùm, 1618.

(3) Eugène VÉRON, *Loco citato*, p. 348.

Les premiers chrétiens ont, comme chacun sait, copié sur le paganisme bon nombre des rites et coutumes qui ont donné à leur dogme son corps. Entre autres emprunts, ils lui ont fait celui des *danses sacrées* et ont longtemps célébré sous cette forme leurs solennités. Cette coutume s'est répercutée jusqu'au XIIᵉ siècle et même, dans certaines contrées, jusqu'au XVIIᵉ, selon l'observation de M. Eugène Véron. A Limoges notamment, il y a deux cents ans à peine, on se livrait à des danses religieuses dans les églises et les cimetières, pour célébrer certains jours fériés. A la cour de Henri IV, enfin, on dansait avec entrain et à celle de Louis XIV avec majesté.

*Point de vue ethnographique.* — Dès le début, nous avons été appelé à en faire la remarque : chez les races inférieures, la danse accompagnée d'une musique plus ou moins expressive est une des manifestations les plus répandues d'un naïf sentiment de l'art. Le fait est que chez certains peuples, elle se mêle à tout et revêt, selon les circonstances, les caractères les plus diversifiés.

D'après M. Letourneau (1), ces innombrables variétés de la danse peuvent être ramenées à trois grandes catégories, suivant qu'elles sont inspirées par l'un ou l'autre de ces trois mobiles d'action : la chasse, la guerre ou l'amour.

A ses yeux, chez les populations misérables dont l'Australien, le Tasmanien, le Kamtschadale fournissent des types accomplis, et dont le principal souci, comme la suprême joie, consistent dans la capture du gibier, la *danse de chasse* se réduit à une grossière

----

(1) LETOURNEAU, *loco citato*, p. 88 et 89.

imitation des allures de l'animal : ours, kangourou, à la poursuite duquel on se prépare, ou duquel on a eu le bonheur de s'emparer.

Moins humble, la *danse de guerre* précède ou suit l'action. Depuis celle des Néo-Calédoniens qu'accompagnent des chants anthropophagiques, jusqu'à la pyrrhique des Grecs, elle est ou a été répandue presque partout.

Elle est, dit M. Letourneau, d'autant plus caractérisée, d'autant plus pratiquée que les mœurs sont plus sauvages.

C'est ainsi qu'au rapport de M. de Rochas (1) les Néo-Calédoniens, à la veille d'une expédition, dansaient en dialoguant, comme suit, avec leurs chefs : « Attaquerons-nous les ennemis? — Oui. — Sont-ils forts ? — Non. — Sont-ils vaillants ? — Non. — Nous les mangerons? — Oui. » Il en est de même, ajoute M. Letourneau, des danses variées des Peaux-Rouges; ce sont des occupations sérieuses qui caractérisent tous les actes de la vie : un traité, une réception d'étrangers, une guerre, une naissance, une mort, une cérémonie religieuse, etc., etc.

M. Abel Rémusat (2) rapporte qu'au Cambodge, à la huitième lune, la nation tout entière pratique le *yaïlan* : danse religieuse à laquelle le roi en personne s'adonne dans l'intérieur de son palais, montrant ainsi son culte pour la tradition.

L'apparition, dans la danse, de l'élément féminin en modifie sensiblement le caractère. Les idées prennent

---

(1) DE ROCHAS, *Nouvelle Calédonie.*

(2) ABEL RÉMUSAT, *Nouveaux mélanges asiatiques*, t. I, Cambodge, p. 124.

un cours nouveau : celui des relations amoureuses.

Chez les peuples primitifs, la *danse d'amour* devient bien vite érotique, lascive même. Chose curieuse ! en certains pays, dans l'Inde, par exemple, de lascive elle s'est transformée au point de s'élever — les bayadères aidant — à la hauteur d'un art religieux. Au rapport de Waitz (1), en Inde, chaque pagode a ses bayadères exercées, dès l'enfance, à leur métier par un entraînement savant et méthodique; et ces bayadères, les brahmanes les louent pour le plus grand profit de leur bourse, aux riches particuliers. D'après M. Beauregard (2), les bayadères de l'Inde se divisent en deux classes : les unes, attachées au service des temples, font partie du personnel religieux; les autres, indépendantes, font du chant, de la déclamation et de la danse une lucrative industrie. La désignation de bayadères vient du portugais *balhadeira* : « danseuse ». En sanscrit, on les appelle *deva-dasi :* « servante de la divinité. »

Dans toute l'Afrique noire, on danse avec fureur. « Dès que les nègres entendent le son du tam-tam, dit du Chaillu (3), ils perdent tout empire sur eux-mêmes »; et, au rapport de R. et J. Lander (4), s'abandonnent à une véritable furie chorégraphique qui, en un instant, fait tomber misères publiques et misères privées dans le plus parfait oubli.

Dans son livre : *les Races sauvages*, M. Bertillon (5)

---

(1) Waitz, *Anthropologie*, t. I, p. 102.

(2) Beauregard, *Bulletins de la Soc. d'anthrop.* Série M, t. V, p. 286, année 1882.

(3) Du Chaillu, *Voyage dans l'Afrique équatoriale*, p, 226.

(4) R. et J. Lander, *Histoire universelle des Voyages*, vol. XXX, p. 301.

(5) Alphonse Bertillon, *Les Races sauvages*, Paris, 1882

relate, chez les Javanais et chez les Fantis, des coutumes analogues.

Les nègres de Saint-Domingue ont la danse du Vaudou ; les sauvages de l'Océanie ne comptent pas de bonnes fêtes sans une chorégraphie échevelée ; et les femmes de Taïti ont la danse *Upa-Upa*, entraînante et voluptueuse.

Les *Almées,* chez les Arabes et les peuples musulmans, remplissent une fonction analogue à celle des *bayadères* chez les Indous. Moitié prêtresses, moitié courtisanes, elles dansent en public, en s'accompagnant de chants et en déclamant.

Le mot arabe *Almée* signifie : savante (Beauregard) (1).

*Point de vue gymnastique proprement dit.* — Le *mécanisme* de la danse est le même que celui de la marche et du saut. La mesure, le rhythme qui règlent la répétition du mouvement font toute la différence. Dans les déplacements successifs du corps en totalité, auxquels l'action de danser peut donner lieu, le maintien de l'équilibre est subordonné à une condition, c'est que la ligne de gravité soit toujours comprise dans l'espace occupé par la base de sustentation.

Quant aux *effets physiologiques* spécialement produits par la danse sur l'organisme, ils sont aussi notables que multiples et exigent une très sérieuse appréciation.

Pariset et Villeneuve (2) les classent en deux groupes. Le premier comprend les effets immédiats, le second les effets secondaires.

------

(1) BEAUREGARD, *loco citato*, p. 204.
(2) PARISET et VILLENEUVE, *Loco citato*, p. 4 et 5.

Sur-activité de la circulation et de la respiration,
production de sueur très abondante, surcroît d'intensité de l'exhalation pulmonaire, soif ardente, excitation
de l'appétit, tels sont les effets primitifs, immédiats,
communs à toute danse. Il en est qui engendrent des
malaises particuliers. Les tournoiements de la valse,
par exemple, provoquent parfois : éblouissements, vertiges, nausées, vomissements ; Mercuriali (1) a signalé
l'état de prostration temporaire qui en est inséparable.

Les effets secondaires sont d'ordre tout opposé.
L'exercice habituel de la danse imprime aisance et
grâce au maintien. Naturellement, « les épaules et les
bras se portent en arrière ; les membres inférieurs
acquièrent plus de force et de souplesse ; les masses
musculaires des cuisses et des jambes se dessinent
fortement » (Pariset et Villeneuve), le besoin, enfin,
de locomotion propre à la jeunesse trouve satisfaction.

Sur ces divers points, les auteurs sont unanimes.

« Ce qui distingue la danse de quelques autres
exercices, avait dit, déjà, Tissot (2), c'est que, sans
sortir du naturel et sans s'abandonner à cette véhémence d'action qui caractérise la plupart des espèces
de mouvements gymnastiques, elle fait distribuer une
agitation médiocre à toutes les parties du corps qu'elle
remue en cadence et avec mesure, en sorte qu'il n'y a
pas un muscle qui n'agisse et qui n'entre, pour sa part,
dans le jeu nécessaire à former les figures, les gestes
et les attitudes du danseur. Aussi, rien n'est-il plus
propre à rendre la taille libre et dégagée, à former un
corps bien proportionné, à lui donner de la vigueur, et

---

(1) Mercuriali de Verone, *De arte gymnasticâ*, lib. 5, cap. 3.
(2) Tissot, *Loco citato*, p. 64 et 65.

à toute la personne un air aisé; en un mot, un maintien naturel et des grâces. »

De son côté, le docteur Fonssagrives (1) y voit « un moyen utile d'activer la circulation dans les membres inférieurs, d'en développer les muscles, de favoriser le maintien, de donner de la grâce aux mouvements et de rectifier les attitudes ou gauches ou disgracieuses. «

Le capitaine Cook, enfin, regarde la danse comme un exercice des plus utiles en mer. Dans les temps de calme, il avait coutume de faire danser, au son du violon, ses matelots et ses soldats. Il attribue, en grande partie, à cette mesure, la bonne santé qui ne cessa de régner parmi ses équipages, durant des navigations qui se prolongeaient plusieurs années consécutives.

Si la danse offre tant d'avantages, n'engendre-t-elle pas, non plus, de graves inconvénients; et, dans quelle proportion ceux-ci sont-ils contrebalancés par ceux-là? — C'est à présent la question à examiner.

Et d'abord, la danse étant reconnue comme un exercice gymnastique puissant, quelles en peuvent bien être les contre-indications? En fait de contre-indications, il en est de formelles, les voici : si cet exercice est de nature à fournir au traitement de certaines maladies (chlorose, aménorrhée, névroses) un sérieux appoint, il en est une foule d'autres dans le cours desquelles il doit être rigoureusement proscrit.

Au premier rang se placent la phthisie, l'anévrisme, la diathèse hémorrhagique. En fait d'accidents, ceux auxquels il expose, lorsqu'on y déploie une ardeur immodérée, sont la rupture du tendon d'Achille, les entorses, les luxations du pied.

________

(1) FONSSAGRIVES, *L'éducation physique des filles*, p. 300.

En outre, la danse comporte toute une série d'inconvénients qui tiennent, non à l'exercice même ; mais aux conditions contraires à l'hygiène dans lesquelles on s'y adonne.

*Point de vue hygiénique.* — Mercuriali reproche à nos danses modernes d'être plutôt nuisibles que favorables à la santé, parce que, d'ordinaire, on s'y livre aussitôt après le repas, et qu'aux dépens du sommeil, le plaisir qu'on y trouve se prolonge fort avant dans la nuit. Cette judicieuse observation a été reproduite par nombre d'auteurs contemporains. Pariset et Villeneuve (1) la contre-signent. Rostan (2) y souscrit. « Si l'on se livrait, dit-il, à la danse dans des circonstances convenables, nul doute qu'elle ne fût suivie de bons effets ; il faudrait qu'on s'y livrât dans le jour, en plein air, avant le repas du soir. Nos bals qui ont lieu pendant la nuit (moment du repos), dans des appartements fermés, où circule peu d'air, où se dégagent une multitude d'exhalaisons méphitiques, sont loin d'être salutaires. »

Analysant l'influence de la mauvaise direction des exercices musculaires, le docteur Cerise (3) affirme qu'en général la surexcitation nerveuse est moins à craindre à la suite des excès, qu'à la suite de la privation des exercices musculaires. Quant à la danse, à son sens, elle trouve dans les circonstances compliquées d'un bal (atmosphère viciée, veille prolongée,

---

(1) Pariset et Villeneuve, *Loco citato*, p. 5.

(2) Rostan, *Dictionnaire de médecine*, art. *Gymnastique*, p. 481. Paris, 1824.

(3) Cerise, *Des fonctions et des maladies nerveuses*, p. 210, 214, 257. Paris, 1842.

exaltation, etc.) une source de surexcitation nerveuse à laquelle l'exercice, en soi, est étranger.

M. Fonssagrives (1) montre encore, s'il se peut, plus de sévérité. Pour une institution décidément nuisible, le bal, à son avis, en est une. Le portrait qu'il en trace n'est pas flatté. La vie des bals, conclut-il, est mauvaise. Vivre de cette vie est porter un défi à la santé.

M. Eugène Véron (2), enfin, résume, à l'égard de la danse, l'état actuel de la situation, dans des termes qui ne laissent aucune prise à l'équivoque. « Quant à la danse des salons, dit-il, nous n'en parlerons pas, car nous ne voyons pas comment il serait possible de rattacher à l'art ces promenades à peine cadencées, qui ressemblent à des danses nationales comme nos processions à des danses religieuses.

« On peut le regretter...... mais comment danser, depuis qu'il est de règle d'inviter trois mille personnes là où il n'en peut tenir que cinq cents à l'aise ? Il n'y a pas à s'y tromper, la tendance générale est de se soustraire à cet ensemble de prétendus devoirs qui se résolvent en corvées et en cérémonies, en formalités et en salamalecs. Les cercles et les clubs remplacent les bals, et partout il est difficile de trouver des danseurs. La danse reviendra peut-être un jour dans les habitudes du monde occidental, mais pas avant que ces habitudes aient subi de profondes modifications, qui lui permettent de redevenir ce qu'elle a été longtemps : un art. »

Maintenant, se pose — délicate entre toutes — une question : convient-il d'enseigner la danse à la

---

(1) Fonssagrives, *Loco citato*, p. 300 à 304.
(2) Eugène Véron, *Loco citato*, p. 347.

jeunesse? Avant de l'aborder, et afin d'avoir, au préalable, envisagé le problème sous toutes ses faces, un mot de la danse en tant que phénomène morbide confirmé. C'est, à ce point de vue, à proprement parler, pathologique et thérapeutique que nous allons nous placer un moment.

*Point de vue médical.* — La danse, ce plaisir dont ne peuvent se passer même les tribus sauvages, montre, — le docteur Lacassagne (1) le fait remarquer, — qu'à toutes les latitudes, le jeu des fonctions musculaires est un besoin. D'instinct, l'homme cherche à le satisfaire.

Eh bien, sous certains ciels, chez certaines races, au sein de certaines civilisations, à la faveur de certains préjugés, ce besoin peut dégénérer en névrose véritable. Le *tanzwuth* (fureur dansante) des Allemands ; le *tarentisme* de la Pouille, au xiv^e et au xv^e siècles, en ont été des exemples.

Surchauffés par le charlatanisme sacerdotal, la superstition et le mysticisme sont les agents accoutumés de ces étranges délires collectifs. Voici, empruntés au docteur Bordier (2) quelques curieux documents sur ce point. « En 1021, en Allemagne, il passe par la tête de douze paysans de troubler l'office de Noël par leurs cris et leurs danses ; le prieur du couvent a la malencontreuse idée de les maudire, en leur souhaitant de danser ainsi pendant un an ; les malheureux, terrifiés, ne s'arrêtent plus, et

---

(1) LACASSAGNE, *Précis d'hygiène privée et sociale*, p. 220. Paris, 1876.

(2) BORDIER, *La géographie médicale*, p. 422. Bibliothèque des sciences contemporaines. Paris, 1884.

toute la population se met à gambader ! Au XIII<sup>e</sup> siècle, Vincent de Beauvais raconte absolument la même histoire : des personnes se mettent à danser dans un cimetière ; le curé de la paroisse, dans un mouvement d'indignation, les voue à l'anathème, et voilà toute une population prise de la fureur de la danse, sans qu'il lui soit possible de s'arrêter.

« Mais c'est au XIV<sup>e</sup> siècle que ces épidémies de choréomanie prennent, en Europe, leur plus grande extension ; en 1373, une grande épidémie de choréomanie sévit en Hollande ; les gens se dépouillent de leurs habits, se couvrent de fleurs et se mettent à danser, à sauter dans les rues, jusqu'à épuisement complet ; c'est le *mal de saint Jean*. Déjà, au XIV<sup>e</sup> siècle, en Italie, des bandes d'hallucinés parcouraient les rues, à moitié nus, en s'appliquant réciproquement le fouet sur les épaules ; c'étaient les *flagellants*. Ils se donnaient en même temps le nom de *dévots* ou de *blancs battus*, à cause du manteau blanc à croix rouge qu'adoptaient ceux qui, tous les jours, entraient dans la confrérie ! On sait quelle extension prit l'épidémie des flagellants, au moment où les têtes, affolées par la peste noire de 1348, ne demandaient qu'à tourner.

« Des bandes de flagellants existaient encore, dans le midi de la France, au siècle dernier. »

Dans un mémoire lu le 20 juillet 1865, à la Société d'anthropologie et intitulé : *Sur les chorées épidémiques de Madagascar, d'Italie et d'Abyssinie*, le docteur Boudin (1) a rassemblé les faits singuliers dont voici un aperçu.

---

(1) Boudin, *Sur les chorées épidémiques de Madagascar, d'Italie*

En réalité, l'épidémie qui, en 1863, a sévi à Madagascar, et à laquelle M. Boudin fait allusion semble avoir surtout consisté dans l'apparition simultanée, chez un grand nombre d'indigènes, de troubles congestifs avec tremblement de tout le corps, incertitude de la marche, besoins irraisonnés de courir, de frapper, de briser, de se livrer aux contorsions, qu'il est si commun d'observer chez les hystériques. Mais les effets du *tarentisme* de la Pouille, dont les rapproche l'auteur, revêt, sous le rapport qui nous occupe, un caractère plus tranché. Bien qu'accablés de douleurs et dans un état de prostration extrème, aux premiers sons de la musique, les malades se levaient et se prenaient à danser, des heures entières sans conscience de la fatigue. Même, au rapport de M. de Rensi, l'épidémie du XVII$^e$ siècle, qui fit tant de victimes en Italie, n'aurait pas trouvé de meilleur remède que de de faire danser les malades au son de la musique jusqu'à ce que, couverts de sueur et tombant de fatigue, leur exaltation cédât.

M. Boudin cite encore la curieuse relation faite par Pearce (1) d'une épidémie décrite sous le nom de *Tigrétier* et dont le voyageur Anglais aurait été témoin en Abyssinie.

Le mal, auquel les femmes seraient plus sujettes que les hommes, débuterait par une fièvre ardente suivie bientôt d'une torpeur invincible. L'amaigrisse-

---

et *d'Abyssinie, Bulletins de la Société d'anthropologie*, série I, tome V, p. 441 à 454. Paris 1865.

(1) PEARCE, *The life and adventures of Nathaniel Pearce, written by himself, during a residence in Aby sinia from the yiars,* 1810 to 1819, in-8°, T. I, chap. IX, p. 290. London, 1831.

ment, l'émaciation seraient rapides et la mort, au bout de quelques semaines, l'issue à redouter.

En pareille occurence, les parents de la malade louent une troupe de musiciens; puis on s'assemble sur la place publique, comme pour célébrer une fête,

Aux préludes de l'orchestre, les malades semblent comme galvanisées. Elles écoutent avec attention et plaisir; au bout de quelques minutes, elles se mettent à remuer en cadence la tête, le cou, les épaules, les mains, les pieds. Soudain, elles se lèvent; on les pare comme pour le bal, et elles commencent à danser en souriant aux assistants. D'abord lent et compassé, le rhythme, bientôt, s'accélère et s'anime. Elles le suivent en pressant le mouvement et refusent, paraît-il, de prendre aucun repos, jusqu'à ce que, vaincues par la fatigue, elles tombent et que se manifeste la détente nerveuse qu'on se propose de favoriser.

Pour quelques malades, cette médication doit se prolonger plusieurs jours consécutifs. Parfois elle n'est suivie d'aucun effet. Pearce relate, dans ses moindres détails, un cas de guérison observé sur la femme même d'un de ses amis; puis, avec son flegme britannique, il ajoute : « Je n'aurais pas songé à parler de cette maladie, et j'en aurais même nié la réalité, si je ne l'eusse observée de mes yeux et si je n'en avais eu un exemple, d'abord dans la jeune femme d'un mien compagnon, ensuite dans ma propre femme. Je crus d'abord devoir user de la cravache, et je lui en appliquai, un jour, quelques légers coups, convaincu que le caractère féminin était, ici, fortement en jeu, et que le désir de se faire remarquer par une mise brillante et par la danse était la véritable cause de la maladie. Mais, quel ne fut pas mon étonnement, lorsqu'elle tomba à terre comme morte. Tous ses membres, et même ses doigts devinrent raides et immobiles, tellement que je la crus véritablement à sa dernière heure. J'annonçai à mes gens qu'elle avait perdu connaissance, tout en leur cachant la cause de ce fâcheux accident; mais ils avaient déjà fait venir des musiciens dont j'avais jusqu'alors obstinément refusé le concours. La musique rappela bientôt ma femme à elle-même. Je laissai alors à ses parents le soin d'employer les moyens de guérison que j'ai décrits, et j'eus seulement à regretter que la durée de la cure, plus longue que celle de l'autre malade, me coutât des frais plus considérables.... Cette affection est beaucoup moins commune, dans les provinces d'Amhara et de Galta, que dans le Tigré ».

Il serait prématuré, assurément, de tirer de semblables documents, des conclusions générales. Il ne serait pas impossible, peut-être, de faire rentrer ces faits plus bizarres en apparence qu'en réalité, dans le cadre des névroses étudiées et connues. Il y avait, en tout état de cause, intérêt à les signaler.

*Point de vue pédagogique.* — Reprenons la question posée. Convient-il d'enseigner la danse à la jeunesse?

Les avis sont partagés ; mais, en dépit des inconvénients trop réels de la pratique de la danse telle qu'on la comprend de nos jours, les meilleurs esprits, d'accord sur ce point, répondent par l'affirmative.

A la vérité, l'auteur des *Règles pour travailler utilement à l'éducation des enfants*, — qui ne paraît pas frayer avec l'hésitation — le proclame sans embages : « Dès qu'une jeune fille apprend à danser, elle est perdue. » — Il n'y a même pas de réponse à faire à cela.

Dans un passage de l'*Émile* dont nous avons fait plus haut la citation, J.-J. Rousseau déclare qu'il fera de son élève « l'émule d'un chevreuil plutôt que d'un danseur d'opéra. » On est en droit d'objecter que l'enseignement de la danse n'a nullement pour but de former des danseurs de profession, et que d'ailleurs les exercices propres à développer l'agilité n'excluent d'aucune sorte ceux qui sont de nature à donner au maintien quelque chose de plus dégagé et, à la fois, de plus correct.

Quant à cette accusation d'affaiblir l'intelligence par suite de l'appel exagéré vers les extrémités inférieures qui est fait à l'influx nerveux — accusation portée contre la danse en plein cours officiel d'éducation physique et morale (1) — pour la réduire à néant il suffit, encore un coup, de rappeler que c'est sur le terrrain pédagogique général et non sur le terrain professionnel qu'il s'agit, logiquement, de se tenir si l'on veut discerner l'utilité de l'enseignement de la danse de ses dangers.

Donc, aux contempteurs de cet exercice gymnastique, nous répondrons :

Avec Andry (2) : « Pour remédier aux défauts concernant le port des jambes et des pieds, auxquels sont sujets les enfants, donnez-leur de bons maîtres à danser, et n'y plaignez point la dépense ; je sais qu'il y a des parents qui se font un scrupule de faire apprendre à danser à leurs enfants ; ce n'est point à de tels parents que je parle ici ; ce n'est qu'à ceux qui savent que la danse (j'entends la danse qui n'est pas théâtrale)

---

(1) Voir *Dictionn. des sc. médic.* Art. *Danse*, p. 6.

(2) Andry, *L'orthopédie, ou l'art de prévenir et de corriger, dans les enfants, les difformités du corps.*

est une chose indifférente ; et je leur dis qu'il n'y a rien
de plus propre que cet exercice pour former le corps
des jeunes personnes. »

Avec Tissot (1) : « L'exercice de la danse serait bien
indiqué pour augmenter la force des extrémités supérieures, comme lorsqu'il est question de faire baisser
les épaules, de les retirer en arrière, pour donner plus
de jeu et d'étendue à la poitrine.

« L'*orthopédie* trouverait souvent l'occasion de faire
usage de cet exercice, avec une espérance de succès,
si ce n'est pour corriger les difformités anciennes, au
moins pour les diminuer ou les prévenir. En général,
on pourrait regarder la danse comme un des moyens
les plus utiles pour faciliter la circulation des humeurs
(style du temps) et provoquer la transpiration » ;

Avec Pariset et Villeneuve (2) : « Quoi qu'il en soit,
la danse doit faire partie de l'éducation physique des
enfants, non-seulement sous le rapport de l'hygiène,
mais encore comme moyen de remédier aux attitudes
vicieuses que le corps ne prend que trop souvent » ;

Avec Rostan (3) : « Si l'on se livrait à la danse dans
des circonstances convenables, nul doute qu'elle ne
produisît de bons effets ; il faudrait qu'on s'y livrât,
dans le jour, en plein air, avant le repas du soir » ;

Avec Fonssagrives (4) : « La danse scientifique,
compassée, soumise à des règles, a son prix dans
l'éducation des filles, et j'ajouterai aussi dans celle des
garçons.......

---

(1) Tissot, *loco citato*, p. 66 et 67.
(2) Pariset et Villeneuve, *loco citato*, p. 7.
(3) Rostan, *loco citato*, p. 481.
(4) Fonssagrives, *loco citato*, p. 99.

« … Je vois, dans cet exercice, un procédé d'hygiène, un moyen d'assouplir les muscles, de rectifier les attitudes et je crois qu'il y a là, sans parler de l'attrait auquel il répondra plus tard, des raisons suffisantes pour apprendre la danse aux enfants. »

Ajouterons-nous que Platon pensait de même, et voulait qu'on enseignât la danse dans sa République ; remettrons-nous en mémoire la légendaire pétition adressée, en 1820, par Paul-Louis Courrier à la Chambre des députés « pour les villageois que l'on empêche de danser » ; et, nous riant des censeurs chagrins, aurons-nous, pour conclure, besoin de dire qu'à nos yeux la danse est, en soi, un exercice salutaire, propre à développer le système locomoteur, à activer les fonctions circulatoires et pulmonaires et à imprimer à l'économie tout entière un surcroît de ressort ; et, qu'en somme, elle doit entrer dans le programme d'une éducation physique bien entendue, comme moyen de donner à l'attitude habituelle, désinvolture, aisance, grâce et dignité ?

# CHAPITRE IV

## LES ÉQUILIBRES

**Définition.** — Exercices d'équilibre communs aux deux sexes. — Exercices d'équilibre propres aux garçons. — Principe fondamental. — Action physiologique. — Importance.

On entend, par *Équilibres*, divers exercices ayant pour objet d'accoutumer l'élève à prendre et garder certaines attitudes déterminées, tout en conservant son aplomb.

Au nombre de neuf pour les garçons, les exercices d'équilibre ont été réduits à trois pour les jeunes filles, par les auteurs du *Manuel officiel de gymnastique*.

Ces exercices consistent :

1° *A se tenir sur une jambe, l'autre étant ployée en avant.* (Exercice réservé aux garçons).

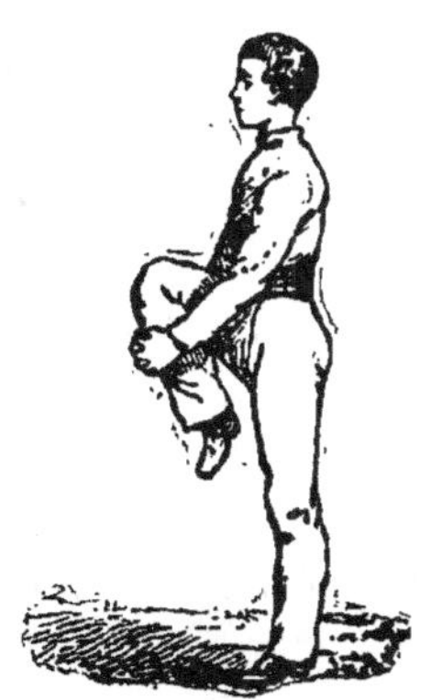

Fig. 76. 1ᵉʳ exercice.

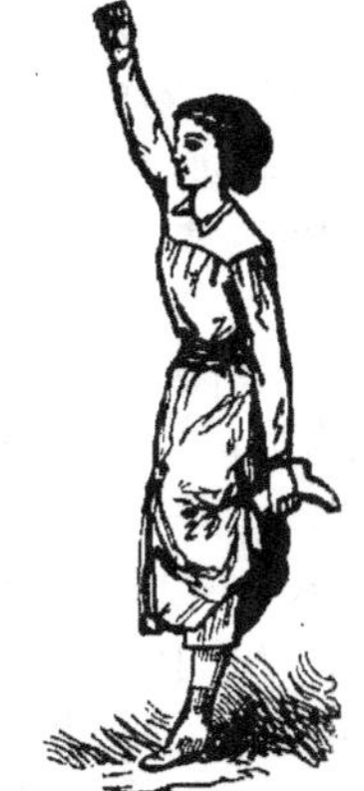

Fig. 77. 2ᶜ exercice.

2° *A se tenir sur une jambe, l'autre étant ployée en arrière.* (Exercice commun aux deux sexes).

3° *A poser les genoux à terre et se relever.* (Exercice réservé aux garçons).

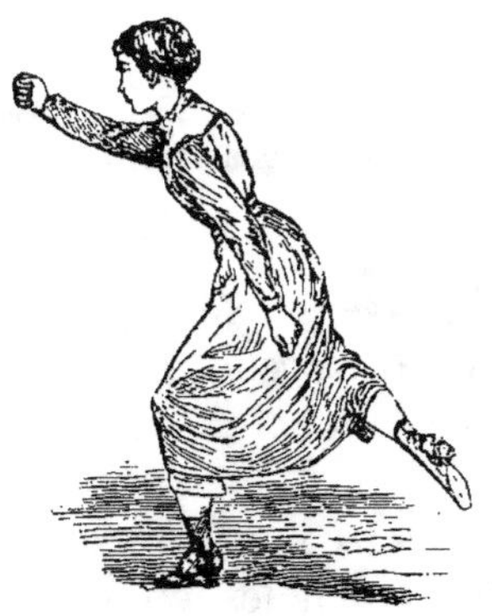

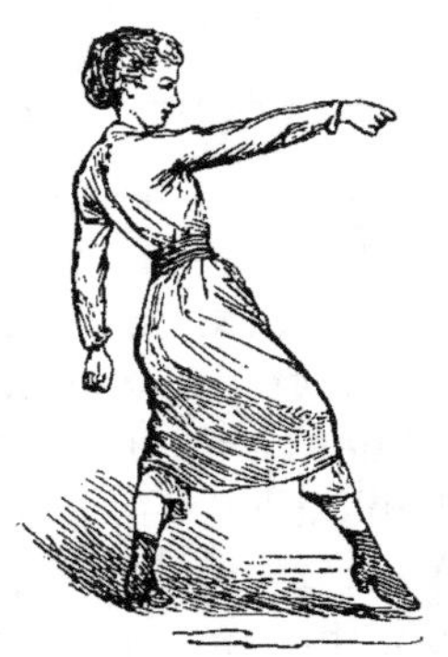

Fig. 78. 4ᵉ exercice.          Fig. 79. 5ᵉ exercice.

4° *A se pencher en avant sur un pied.* (Exercice commun aux deux sexes).

5° *A se pencher en arrière sur un pied.* (Exercice commun aux deux sexes).

6° *A se pencher à droite ou à gauche sur un pied.* (Exercice réservé aux garçons).

7° *A se tenir sur une jambe, l'autre tendue en avant.* (Exercice réservé aux garçons).

8° *A se tenir sur une jambe, l'autre tendue en arrière.* (Exercice réservé aux garçons).

9° A prendre une attitude familière aux gladiateurs, et dans laquelle la jambe gauche et le bras droit étant simultanément portés en avant, la jambe droite et le bras gauche sont fortement tendus en arrière. Ce neuvième exercice, dit : *du gladiateur,* est réservé aux garçons, cela va de soi.

Tous ces exercices d'équilibre proprement dit doivent être exécutés, non brusquement et par saccade;

mais bien, avec lenteur et de manière à leur donner une ampleur progressive.

Clias y attachait une importance capitale. Ceux qu'il recommande (1) ne diffèrent pas sensiblement de ceux qui viennent d'être indiqués.

Le titre générique d'*Équilibres de pied ferme* est celui qu'il leur a choisi. Il n'en décrit que sept, et la *théorie* qu'il en donne à fourni sans doute à ses successeurs plus d'une inspiration.

En veut-on un exemple ? En voici un.

Le troisième exercice d'équilibre, selon Clias, consiste à « lever lentement une jambe, par exemple, la droite, ayant soin de lever le talon avant la pointe ; puis, sans déranger la position du corps, à lever le genou jusqu'au niveau de la poitrine ; ensuite, la main droite tombe doucement entre les cuisses, va saisir la jambe levée au cou-de-pied, et reste là. »

Or, le premier exercice d'équilibre décrit dans le *Manuel officiel de gymnastique* (2) implique les commandements suivants : « 1° Au commandement de : *Équilibre sur le pied droit, la jambe gauche ployée en avant*, porter tout le poids du corps sur le pied droit : 2° Au commandement de : *En position*, lever le genou gauche le plus haut possible, placer les doigts croisés sur le milieu de la jambe, serrer le plus possible la cuisse contre le ventre et la jambe contre la cuisse, le pied tombant naturellement, le corps droit. Se tenir dans cette position jusqu'au commandement de : *En place*. Repos. 3° A ce commandement, lâcher la jambe gauche et revenir à la position. »

---

(1) Clias, *Gymnastique élémentaire*, p. 60 à 64, Paris, 1819.
(2) *Manuel de Gymnastique*, Fascicule I, p. 103.

Cet exercice, ainsi d'ailleurs que tous ceux qui nous occupent présentement, s'exécute aussi bien sur le pied gauche que sur le droit. Il est moins compliqué que son analogue, d'après Clias. L'attitude y est moins *forcée*; et, au demeurant, sous le rapport physiologique, le bénéfice à en attendre est équivalent.

Entre tous, ces exercices d'équilibre sont propres à favoriser le développement de l'appareil musculaire des membres pelviens. Ils contribuent à faire contracter des habitudes d'aisance qui font l'élégance du maintien. Leur simplicité ne fait pas leur moindre mérite. Ils ont, ainsi que Clias (1) le fait remarquer, « l'avantage de pouvoir être exécutés dans un local peu vaste et sur toute sorte de terrains. »

Il suffit, pour cela, de s'en référer aux règles qui y président et qui se trouvent exposées dans le *Manuel officiel de gymnastique* (2) avec une rigoureuse précision.

En dernière analyse, c'est ici le lieu de reprendre la doctrine du docteur Dally, en matière de gymnastique, et d'en répercuter une fois de plus l'écho.

Toute sa méthode repose sur l'anatomie et la physiologie. Or, pour une étude du genre de celle que nous poursuivons, en dehors de cette base, il n'en n'est pas de solide. Répudiant les errements allemands et même suédois, M. Dally repousse comme plus nuisibles qu'utiles les exercices qui s'exécutent par mouvements saccadés. Les mouvements lents, les contractions musculaires prolongées, aidées d'inspirations

---

(1) CLIAS, *Loco citato*, p. 64.
(2) *Manuel de Gymnastique*. Ministère de l'Instruct. publ.) Fascicule I, p. 102 à 113 et Fascicule III, p. 103 à 108.

pulmonaires profondes, lui semblent profitables par excellence, au développement de l'organisme.

C'est aussi notre opinion ; et aucun genre d'exercices, autant que ceux d'*assouplissement* ou d'*équilibre*, n'offriront l'occasion de mettre en pratique les préceptes si sages et si rationnels de M. Dally. Avec lui, nous le pensons : en faisant exécuter mollement et machinalement un mouvement gymnastique quelconque, on provoquera un déploiement *minimum* d'activité cérébrale et musculaire. Le *maximum* au contraire sera atteint grâce à la continuité et à la progression croissantes que l'on saura imposer à l'action nerveuse et à la volition motrice.

Enfin, exécutés dans des attitudes plus ou moins forcées, dans des conditions plus ou moins désavantageuses, les *Équilibres* ont, en particulier, pour objet de fortifier par l'habitude, la sûreté de l'aplomb.

# CHAPITRE V

## LA PHONATION

**Généralités** : Définitions. — Divisions. — I. **Du son** : Intensité. — Timbre. — Hauteur. — II. **De l'appareil vocal** : *A) Notions anatomiques :* Formes extérieures : Cartilages — Muscles — Vaisseaux et nerfs. — Formes intérieures : Cordes vocales — Glotte — Membrane muqueuse. — *B) Mécanisme physiologique de la phonation :* Assimilation du larynx à divers instruments de musique. — Exposé des phénomènes physiologiques de la phonation. — Rôle du larynx. — Rôle des organes auxiliaires de la voix : soufflerie, appareil résonnateur. — Influences de la phonation sur l'organisme. — Considérations sur l'origine du langage : Aptitudes natives, résultats acquis par l'effort. — Considérations linguistiques : la *vie* des langues et les transformations de celles-ci. — Influences modificatrices de la parole dans l'individu et dans la race. — III. **Culture de la voix.** *A) Hygiène proprement dite :* Conséquences de l'exercice immodéré de la parole et du chant. — Laryngite glanduleuse ou granuleuse, mécanisme physiologique de sa production. — *B) Pédagogie proprement dite :* Principes. — Écueils. — Rôle de la volonté. — *C) Gymnastique proprement dite :* Son double but : 1º Amplification des moyens natifs normaux : Exercices spéciaux au larynx. — Exercices spéciaux aux organes auxiliaires de la phonation, soufflerie et appareil résonnateur. — De la diction. — 2º Rectification de défectuosités naturelles : Bredouillement, sesseyement, blesité, lambdalisme. — Du bégaiement : Considérations sur sa nature, ses caractères, son traitement. — L'art de la parole, selon Quintilien.

Du radical Φωνή, *voix*, on entend, selon Littré (1), par *phonation* « la production de la voix et de la parole ».

Pour le docteur Leblond (2), c'est la « faculté que

---

(1) Littré, *Dictionnaire de la langue française.*
(2) Leblond, *Manuel de Gymnastique hygiénique et médicale,* Paris, 1877.

l'homme et les animaux supérieurs possèdent d'émettre des sons ».

D'après Piorry (1), la *voix* « consiste en un son ou plutôt en une série de sons dus aux vibrations que l'air éprouve, lorsque, chassé par les puissances expiratrices, il traverse la cavité du larynx ».

Aux yeux de Scelles de Montdesert (2), c'est le « son que les animaux supérieurs font entendre pour exprimer leurs émotions » ; et à ceux du docteur Fonssagrives (3), « de tous les moyens d'expression, c'est le plus puissant ».

Propre à l'homme, la *parole* en est la modalité la plus parfaite.

« On nomme parole, disent Fournier-Pescay et Begin (4), la voix articulée, c'est-à-dire, celle que modifient les organes à travers lesquels elle est transmise au dehors.... Il existe entre la voix et la parole cette différence essentielle que la première n'est autre chose qu'un bruit grave ou aigu, fort ou faible, résultat des vibrations de la glotte ; tandis que la parole se compose de ce même bruit soumis à l'action des parties situées au-dessus de la glotte, modifié par ces parties d'une manière constante et telle que la parole sert à mettre l'homme en communication rapide et précise avec ses semblables. »

---

(1) Piorry, *Dictionnaire des Sciences médicales.* Art. *voix*, Paris 1882.

(2) Scelles de Montdesert, *Cours d'hygiène*, p. 213, Paris, 1866-1868.

(3) Fonssagrives, *Éducation physique des filles*, p. 219, Paris, 1881.

(4) Fournier-Pescay et Begin, *Dictionnaire des Sciences médicales.* Art. *Parole*, Paris, 1819.

Modulée, au lieu d'être articulée, la phonation se traduit par une série de sons harmoniques se succédant à intervalles déterminés et appréciables qui constituent le *chant*.

Imitatif de la chose qu'il signifie et commun à tous les animaux supérieurs, le *cri* ; aptitude dévolue à un certain nombre seulement d'espèces animales, le *chant* ; propriété exclusive du genre *homo*, la *parole* ; telles sont donc les trois modalités distinctes que la voix peut revêtir.

L'étude de la voix humaine comprend celles du son, de l'appareil vocal, et de la culture de cet appareil.

I. Du son. — Le son est une sensation particulière produite sur l'oreille par les vibrations des corps. Il possède trois qualités : l'intensité, le timbre, la hauteur.

L'*intensité* est la force plus ou moins grande avec laquelle le son agit sur l'oreille. Elle dépend de l'amplitude des vibrations.

Le *timbre* est le caractère particulier des sons qui les distingue les uns des autres. Chaque instrument, chaque voix a son timbre particulier.

La *hauteur* dépend du nombre de vibrations qui se produisent dans un temps donné. L'acuité ou la gravité du son tiennent à la rapidité plus ou moins grande des vibrations.

Le nombre des vibrations, par seconde, est-il inférieur à 32, le son cesse d'être perceptible ; est-il supérieur à 70,000, le son atteint son *maximum* appréciable d'acuité.

Deux sons résultant d'un nombre égal de vibrations produites en un espace égal de temps sont également

aigus ou graves. Ils sont à l'*unisson*. Le rapport des
vibrations, dont ils résultent, est-il dans le rapport de
1 à 2, ils sont à l'*octave* l'un de l'autre.

De tous les instruments de musique, la voix de
l'homme est le plus souple et le plus étendu.

II. De l'appareil vocal. — *A*). *Notions anatomiques*. — Le larynx est l'organe essentiel de la phonation. Son aspect général rappelle celui d'un entonnoir.
C'est une sorte de boîte cartilagineuse située au-dessus de la trachée, immédiatement au devant de la colonne vertébrale et plongée dans une atmosphère celluleuse à larges mailles dépourvues de graisse, se
prêtant à une extrême mobilité.

Cinq cartilages : trois impairs, deux pairs, composent
cette boîte. Les trois premiers sont : l'*épiglotte* (1) (valvule de forme ovalaire, très mince, très flexible, très
élastique) ayant pour fonction de recouvrir exactement
l'ouverture de la glotte, au moment de la déglutition
et d'empêcher, ainsi, l'introduction des aliments dans
les voies aériennes ; le cartilage *cricoïde* (2) servant
de support à l'ensemble des pièces qui forment la
charpente du larynx ; le cartilage *thyroïde* (3) : lame
quadrilatérale recourbée sur elle-même, au niveau de
la ligne médiane où elle présente la saillie désignée
sous le nom de *pomme d'Adam*, et donnant insertion
à différents muscles. Les deux derniers sont les cartilages *aryténoïdes* (4) : prismes triangulaires que

---

(1) *Epiglotte* : Etym., ἐπί, *sur* ; γλῶσσα, *langue.*
(2) *Cricoïde* : Etym., κρίκος, *anneau.*
(3) *Thyroïde* : Etym., θυρεος, *bouclier.*
(4) *Aryténoïde* : Etym., ἀρυταινα, *entonnoir.*

complètent deux autres cartilages de volume exigu (cartilages de *Santorini*) et qui jouissent d'une mobilité particulière.

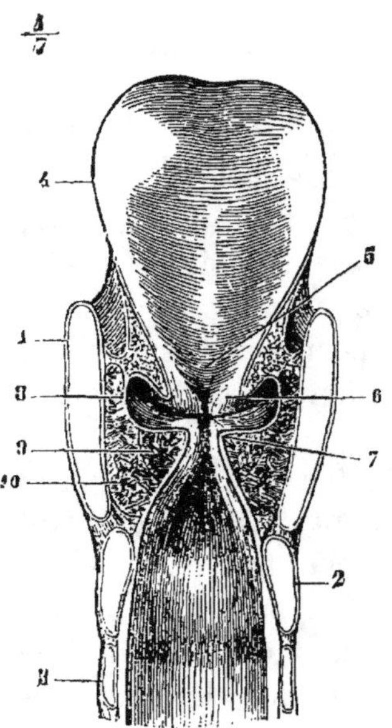

Fig. 80. Coupe verticale du larynx.
Cette figure montre bien que les lèvres de la glotte sont formées essentiellement par du tissu musculaire. 1, cartilage thyroïde; 2, cartilage cricoïde; 3, premier anneau de la trachée; 4, épiglotte; 5, son bourrelet médian; 6, cordes vocales supérieures; 7, cordes vocales inférieures; 8, ventricules de Morgagni; 9, muscle thyroaryténoïdien (*la vraie corde vocale au point de vue psychologique*; 10, muscle crico aryténoïdien latéral. (BEAUNIS et BOUCHARD, *Anatomie descriptive.*)

Les attaches de ces divers cartilages sont fournies par des *ligaments* très déliés se prêtant, eux aussi, à l'exécution des mouvements que la musculature de l'organe leur imprime.

Les *muscles* préposés à leur jeu (muscles intrinsèques du larynx) sont au nombre de neuf, dont un impair: l'*aryténoïdien postérieur*, et huit pairs : les deux *crico-thyroïdiens*, les deux *crico-aryténoïdiens postérieurs*, les deux *crico-aryténoïdiens latéraux* et les deux *thyro-aryténoïdiens*. C'est, en prenant pour base leurs points d'insertion que les anatomistes ont été guidés dans le choix des dénominations qu'ils leur ont imposées, lesquelles fixent déjà sur la direction de leurs faisceaux.

L'intérieur du larynx se présente sous la forme d'une cavité divisée en deux par une fente comprise entre les cordes vocales inférieures. Cette fente est la *glotte*.

La *glotte* est la partie la plus importante de l'organe. C'est elle qui préside à la phonation. De 16 millimètres chez la femme, son diamètre antéro-postérieur atteint chez l'homme 30 millimètres environ. Séparées à leur insertion postérieure, les cordes vocales se rapprochent en avant à la manière des deux côtés d'un triangle isocèle. Les muscles thyro-aryténoïdiens, et les ligaments thyro-aryténoïdiens inférieurs en font les parties constituantes.

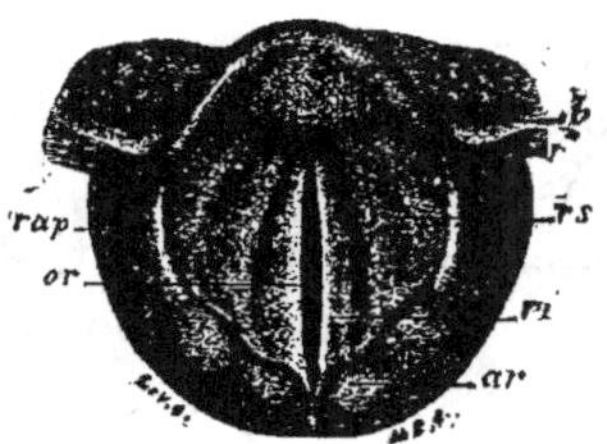

Fig. 81. Orifice glottique observé sur le vivant au moyen du laryngoscope. *or*, orifice glottique; *ri*, cordes vocales inférieures; *rs*, cordes vocales supérieures; *ar*, cartilage aryténoïde; *rep*, replis aryténo-épiglottiques; *b*, bourrelet de l'épiglotte. (L. MANDL.)

Suivant les divers mouvements qui s'exécutent pour l'émission des sons, l'espace qu'elles circonscrivent,

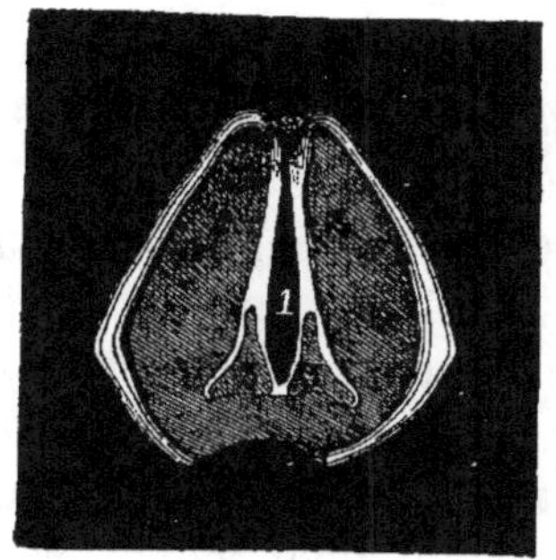

Fig. 82. Larynx vu par en haut avec la glotte rétrécie. (DALTON)

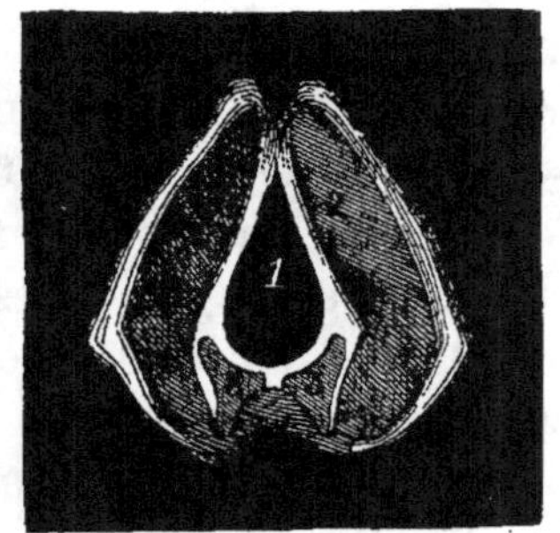

Fig. 83 Même vue avec la glotte ouverte: 1, orifice de la glotte; 2,2, cordes vocales; 3,3, cartilages aryténoïdes. (DALTON)

c'est-à-dire la glotte, peut de triangulaire devenir elliptique, losangique, linéaire même.

Lisse, d'un rose pâle, et traversée par les canaux

excréteurs de glandes volumineuses, une *membrane muqueuse* tapisse la cavité du larynx dans son entier.

Les vaisseaux et les nerfs qui se distribuent dans l'organe proviennent, les uns de l'*artère thyroïdienne supérieure*, branche de la carotide externe, les autres des nerfs *laryngés supérieur et inférieur ou recurrent*, émanations du pneumo-gastrique.

Une description moins sommaire nous écarterait de notre sujet ; mais une dissection attentive du larynx nous permettrait de vérifier et donnerait à confirmer, sans doute, les judicieuses observations anatomiques de Bataille (1) dont voici le résumé :

1° Les cartilages cricoïde et thyroïde sont articulés de façon à déterminer, de la part du premier, un mouvement de bascule qui tend les cordes vocales ou les met dans le relâchement ;

2° La facette articulaire, commune aux cartilages cricoïde et aryténoïdes, permet à ces derniers des mouvements d'avant en arrière et, réciproquement, des mouvements d'écartement ou de rapprochement, et, sur eux-mêmes, des mouvements de rotation ;

3° Très légèrement convexes de haut en bas sur la face interne, les cartilages aryténoïdes peuvent s'écarter et se rapprocher alternativement par leurs bases et leurs sommets ;

4° Les mouvements d'avant en arrière et de rotation des cartilages aryténoïdes se combinent tour à tour avec ceux de rapprochement ou d'écartement ;

5° Les muscles du larynx sont généralement disposés en éventail ;

---

(1) BATAILLE, *Nouvelles recherches sur la phonation*, p. 17 et suiv., Paris, 1861.

6° La structure du muscle thyro-aryténoïdien « est, dit en propres termes Battaille (1), une des plus singulières et des plus remarquables de la musculature humaine ». Moteur évident des cartilages aryténoïdes, il contracte en même temps d'intimes alliances avec les ligaments vocaux. Il se divise en fibres horizontales ou internes et en fibres obliques ou externes. Ces deux ordres de fibres peuvent agir ensemble ou séparément, ce qui est d'un intérêt considérable pour l'interprétation exacte du mécanisme de la voix.

7° Enfin, douée sur toute l'étendue des cordes vocales d'une élasticité particulière, présentant en arrière autant d'adhérence qu'en avant de laxité, la membrane muqueuse qui tapisse le larynx est revêtue, au niveau de la glotte, d'un épithélium vibratile très apparent.

*B). Mécanisme physiologique de la phonation.* — A quel ordre d'instruments convient-il de rapporter, chez l'homme, l'organe de la voix ?

On a longuement discuté sur ce point. De nos jours, la question est encore en litige. Le docteur Moura (2) vient à nouveau de la soulever.

Aristote, Galien, en général les anciens, assimilaient le larynx à un instrument à vent.

Ils arguaient des rapports directs existant entre les variations de largeur que la glotte présente et les différences que l'on relève dans le ton de la voix.

Pour la plupart, les physiologistes modernes consi-

---

(1) BATTAILLE, *ex-interne des hôpitaux, ex-prosecteur d'anatomie de l'Ecole de Médecine de Nantes, professeur au Conservatoire de musique et de déclamation, Loco citato*, p. 19.

(2) MOURA, *Lecture à l'Académie de Médecine.* (Séance du 14 août 1883).

dèrent la glotte comme un instrument à anche. A ce sujet Dodart (1) se montre très affirmatif. Ferrein (2) et après lui, Liscovius, Lehfeldt, Muller précisent et comparent le larynx à une anche membraneuse à deux lèvres.

Aux yeux de Geoffroy-St-Hilaire, le larynx remplit, tantôt l'usage d'une flûte, *(voix flûtée)*, tantôt *(voix anchée)* celui d'un instrument anché. Il étaie cette opinion sur les deux modifications correspondantes que l'on observe dans le chant.

D'autre part, les recherches de Magendie, comme celles de Dutrochet ont établi ce fait capital, c'est que la contraction des muscles thyro-aryténoïdiens est la condition expresse, *sine quâ non*, de l'émission de la voix. Que l'on sectionne en effet, ainsi que l'indique Galien, les nerfs recurrents, — lesquels animent les muscles thyro-aryténoïdiens — et, *ipso facto*, la production des sons est interdite. Que l'on sectionne un seul de ces nerfs, et l'intensité du son vocal se trouve réduite de moitié.

Ainsi que l'admettent des physiciens tels que Biot, Cagniard-Latour, Muncke ; des musiciens-théoriciens de la valeur de Weber ; des physiologistes comme Bichat, Dutrochet, Magendie, Longet, Piorry, Helmholtz, Mathias Duval et tant d'autres ; ainsi que le confirment les recherches laryngoscopiques (3) de

---

(1) DODART, *Mémoires sur les causes de la voix de l'homme et de ses différents tons.* (Académie royale des sciences de Paris, ann. 1700, 1706 et 1707).

(2) FERREIN, *De la formation de la voix de l'homme.* (Académie royale des sciences de Paris, ann. 1741).

(3) Le laryngoscope est un instrument à l'aide duquel le médecin inspecte *de visu* l'intérieur du larynx.

Liston, Türck, Czermak, Semedeler, Battaille, Mandl, Garcia, etc, l'assimilation du fonctionnement du larynx à celui d'une anche membraneuse à deux lèvres n'a donc rien que de plausible, de légitime et de satisfaisant.

« Lorsqu'on veut, dit le docteur Mandl (1), *émettre un son*, on voit, à l'intérieur du larynx, une double série de mouvements dont la première se rapporte aux dispositions préalables et la seconde à l'émission même.

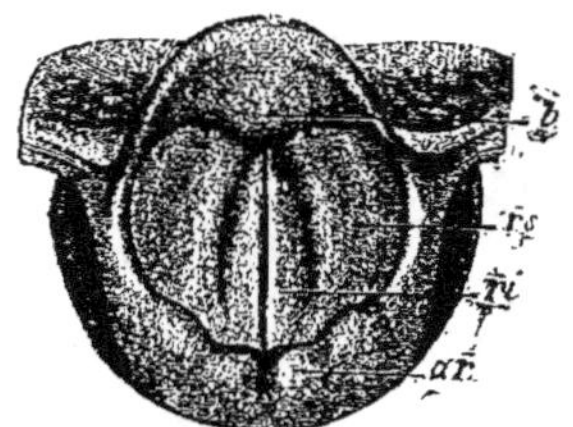

Fig. 84. Disposition préalable pour l'émission d'un son. (Mandl.)
*b*, bourrelet de l'épiglotte ; *rs*, corde vocale supérieure ; *ri*, corde vocale inférieure ; *ar*, cartilage aryténoïdien.

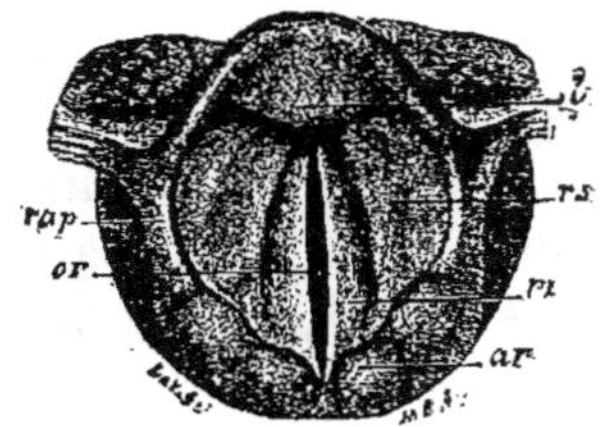

Fig. 85. Occlusion de la partie ligamenteuse de la glotte.

« Le larynx se dispose à émettre un son en fermant la glotte par l'accolement des lèvres vocales qui deviennent plus roides, plus saillantes, en même temps qu'elles s'allongent.

« Au moment même de l'émission, on voit les lèvres vocales s'écarter brusquement et vibrer par le choc de l'air expiré : c'est le *coup de glotte*, c'est le phénomène analogue à celui que présentent les lèvres de la bouche lorsqu'on prononce la lettre P. »

---

(1) Mandl, *Hygiène de la voix parlée ou chantée*, p. 35, 2e édit. Paris, 1879.

Poussant encore plus loin la précision dans l'analyse des phénomènes, Battaille (1) en avait présenté, dès 1861, la description sous la forme aphoristique que voici :

1° La génération du son vocal n'a jamais lieu sans que les ligaments vocaux soient tendus et sans qu'ils vibrent en totalité ou en partie ;

2° La rapidité des vibrations est en raison directe de la tension membraneuse ;

3° L'amplitude des vibrations est à la fois en raison inverse de la tension, en raison directe de l'intensité du courant d'air, et en raison directe de l'étendue de la surface vibrante ;

4° La tension membraneuse est en raison inverse de l'intensité du courant d'air, et en raison directe du degré d'occlusion de la glotte en arrière, pour un son donné ;

5° L'occlusion de la glotte en arrière peut augmenter graduellement jusqu'à un peu au-delà des extrémités antérieures des apophyses aryténoïdes ;

6° Son étendue est en raison directe de l'élévation du son ; son énergie est en raison directe de l'intensité du courant d'air ;

7° Cette occlusion est très manifeste jusqu'à certaines limites tonales qui correspondent aux limites antérieures des apophyses aryténoïdes ;

8° A partir du moment où les apophyses aryténoïdes se sont affrontées dans toute leur longueur, l'agent principal de l'élévation du son est la tension longitudinale. L'occlusion de la glotte en arrière est beaucoup moins apparente ;

(1) BATTAILLE, *Loco citato*, p. 51.

9º L'occlusion postérieure de la glotte est indispensable à l'éclat et à l'élévation du son. Néanmoins, on peut produire une certaine série de sons, la glotte étant ouverte dans toute sa longueur; mais cette série est limitée à la partie la plus grave de l'échelle vocale, et les sons n'ont aucun éclat ;

10º Pour un son donné, le degré d'occlusion de la glotte en arrière est en raison inverse du courant d'air ;

11º Les ligaments thyro-aryténoïdiens supérieurs (cordes vocales supérieures) ne prennent aucune part à la génération du son, et les ventricules de Morgagni demeurent linéaires.

Tels sont les phénomènes communs aux deux *registres*. (1) Un examen laryngoscopique de la glotte coïncidant avec l'émission des sons graves : *registre de poitrine*, montre la glotte ouverte et les lèvres vocales en vibration dans toute leur longueur. Le même examen porté au moment de l'émission des sons aigus : *registre de tête*, permet de se convaincre qu'alors une partie seulement des cordes vocales entre en vibration.

Dans le premier cas, (Battaille) l'ouverture de la glotte est rectiligne. Dans le second, elle prend une forme plus ou moins elliptique, suivant la nature de la voix, la grosseur des ligaments vocaux et leur densité.

En somme, on a pu rapprocher l'organe vocal de

---

(1) *Registre*, terme de musique. Changement dans l'étendue de la voix d'un chanteur. Les registres de la voix sont des changements qui vont du bas en haut de la voix. (LITTRÉ, *Dict. de la lang. franç.*)

l'homme de différents instruments : la lamelle de l'orgue, la flûte des anciens, l'anche du hautbois, le violon. Le docteur Moura (1) le compare au basson. Identifier la voix humaine avec un instrument de musique quelconque ne nous semble pas possible. Son intensité, sa hauteur, son timbre dépendent de conditions éminemment physiologiques et personnelles, de circonstances passagères et variables à l'infini, Quant à l'interprétation des phénomènes essentiels de la phonation, celle qui, entrevue par Bichat, a été proposée par Dutrochet et adoptée par Magendie, est celle aussi que les recherches contemporaines sont venues consacrer. Elle consiste à voir dans le larynx un *organe dont les conditions vibratiles sont dues à la contraction musculaire*, et paraît destinée à rallier tous les esprits.

Le larynx n'est pas isolé dans son action. Les organes respiratoires lui viennent en aide. Les poumons et l'ensemble des muscles préposés à l'accomplissement de leurs fonctions jouent le rôle d'une soufflerie dont la puissance détermine celle qu'à son tour la phonation peut acquérir.

Les muscles inspirateurs agissent en emmagasinant, dans les profondeurs pulmonaires, une quantité d'air aussi considérable que possible.

Les muscles expirateurs interviennent d'une manière plus directe, car c'est pendant le temps de l'expiration seulement que l'émission des sons vocaux peut s'effectuer. Ils interviennent en graduant ce dernier temps de la respiration, et en ménageant le passage de la

---

(1) MOURA, *Lecture à l'Académie de médecine*, (Séance du 14 août 1883.)

colonne d'air au niveau des cordes vocales dont elle
est destinée à favoriser les fonctions. La colonne d'air,
en effet, est l'élément moteur qui, frappant les cordes
vocales, et, leur offrant un point de résistance, leur
permet d'entrer en vibration.

Quant au pharynx, au voile du palais, à la voûte
palatine, aux cavités nasales, à la langue, aux dents et
aux lèvres, tous ces organes contribuent à former un
tuyau presque entièrement charnu, mobile et se prêtant,
avec une extrême rapidité, aux modifications les plus
profondes de forme, d'étendue et de rapports. Au point
de vue de l'émission des sons vocaux, ils constituent
un *appareil résonnateur* qui en accentue le timbre et
en fait varier l'éclat.

Une question d'un autre ordre maintenant se pose.
*Quel est le mode d'influence exercé par la phonation
sur l'organisme ?* Les anciens attachaient une importance très grande à l'exercice de la voix. Sous le titre
générique de *vociférations*, ils entendaient un ensemble
de pratiques de nature à en amplifier la puissance, et
à en rendre l'action sur l'organisme plus directe et
plus intense. Hippocrate, Celse, Aétius recommandent
la déclamation contre certaines maladies, contre la
dyspepsie notamment. Selon Antyllus, outre qu'elle
facilite les fonctions de l'estomac, elle agit d'une
manière bienfaisante sur celles du poumon. Pour bien
déclamer, il conseille d'abord d'aller à la selle, de se
faire frictionner doucement, puis de réciter un morceau
par cœur, de parler d'abord lentement et ensuite plus
vite en prenant une attitude telle que la cage thoracique se puisse dilater avec aisance. En revanche, et à
juste raison, il proscrit la déclamation dans les cas
d'hémoptysie, et en général dans toutes les affections

où un surcroît d'activité dans la circulation pulmo
naire venant à coïncider avec une irritabilité excessive
des poumons, pourrait déterminer un état congestif
ou même inflammatoire de l'organe. L'expérience des
siècles n'a rien donné à changer à d'aussi sages prescriptions.

Pratiqués par l'homme en santé, le chant, la lecture
à haute voix, la déclamation fortifient, sans conteste,
l'appareil respiratoire, et confèrent aux sons vocaux
une plénitude, une sonorité, une ampleur inattendues.
Cette triple qualité acquiert, d'ordinaire, un degré tel
qu'il est aisé de reconnaître, rien qu'à l'entendre
parler, un artiste dramatique ou un chanteur de profession.

En un mot, si l'exercice de la parole, et à plus forte
raison, ceux de la déclamation et du chant sont rigoureusement prohibés pour les sujets atteints de phthisie
confirmée ou enclins aux crachements de sang, ces
exercices sont expressément indiqués, à titre prophylactique (1), dans les cas où une poitrine primitivement
délicate est à développer et à fortifier.

Tissot (2), qui accorde à l'étude des exercices de la
voix dans leurs rapports avec les fonctions de l'organisme un soin tout particulier, fait la remarque que la
déclamation accélère d'une manière sensible la circulation du sang. «C'est, dit-il, ce qu'on ne peut révoquer
en doute, si l'on fait attention qu'en plein hiver les
prédicateurs s'échauffent, se mettent en sueur et sont,

---

(1) *Prophylaxie, Etym :* πρὸ, *en avant,* et φυλάσσειν, *garder.* —
Partie de la médecine qui a pour objet les précautions propres à
préserver de telle ou telle maladie. LITTRÉ.

(2) TISSOT, *Gymnastique médicinale et chirurgicale,* p.80 à 95.

pour ainsi dire, tout en nage après avoir parlé une heure, pendant que l'auditoire est transi de froid. » A son sens, l'action de parler, la lecture à haute voix, la déclamation exercent une action bienfaisante sur la tonicité des viscères abdominaux, par suite des commotions réitérées du draphragme qui les « ballotte doucement... ce qui doit nécessairement rendre le mouvement aux humeurs qui se ralentissent dans ces parties. » Les cris que les enfants ont coutume de pousser lui semblent « de puissants moyens employés par la nature pour faire aller les sucs nourriciers dans les vaisseaux les plus éloignés, et il répercute cette assertion de Marsilius Cagnatus, à savoir que les cris et les pleurs des petits enfants leur tiennent lieu d'exercices. « *Et fletum, in infantibus, loco exercitationis.* » L'action du chant sur l'organisme est, au sens de Tissot, analogue à celles de la parole, de la lecture à haute voix et du cri. Par l'accélération qui en résulte dans le rhythme circulatoire, il peut suppléer dans une certaine mesure aux exercices du corps. « C'est, fait-il remarquer, la raison pour laquelle les religieuses, quoiqu'elles ne paraissent pas prendre d'exercice, ne laissent pas de se bien porter, cet exercice de la voix suppléant chez elles à celui que le cloître les empêche de se donner... » Et, généralisant, il ajoute : « Ne pourrait-on pas conclure de tout cela, que l'exercice du chant est un vrai moyen de donner de la force aux poitrines délicates des jeunes gens dont les poumons sont affaiblis. »

Avec un siècle en plus d'expérience clinique, nous n'avons pas conclu en termes différents.

La parole articulée est l'apanage de l'Humanité. C'est la faculté dont l'homme jouit d'exprimer sa pensée sous cette forme qui fait sa supériorité sur les autres animaux.

Ce n'est pas le lieu, ici, d'ouvrir à nouveau la discussion tant de fois close, tant de fois reprise sur l'*origine du langage*. Les spéculations de la métaphysique ont fait place, sur ce point, aux données positives de l'observation. Le seul langage qui soit naturel à l'homme, n'est autre, on le sait de longtemps, que le cri de la première enfance, que le vagissement. Le vagissement ne varie pas, quels que soient la race et le pays.

Ce n'est que plus tard, grâce à l'aptitude si notoire à l'imitation dont l'être humain est doué, que la nature des sons vocaux se modifie ; et ce n'est que plus tard encore que le sens, dans lequel les transformations de la langue infantile se produisent, offre aux caractères de race l'occasion de s'accuser.

Les enfants abandonnés et trouvés à diverses époques errants dans la profondeur des forêts n'émettaient, en dépit de l'âge, aucun son articulé. Ils imitaient le cri des animaux au milieu desquels ils avaient jusque-là passé leurs jours. Tulpius (1) rapporte l'histoire d'un homme sauvage pris par des chasseurs dans les forêts de l'Irlande, et qui n'avait d'autre langage que celui des brebis dont il avait sucé le lait. Haller (2) cite l'observation d'un enfant qui, abandonné au milieu des ours, ne poussait que des grognements analogues à ceux de ces animaux.

Qui n'a entendu parler du sauvage de l'Aveyron ?

---

(1) TULPIUS, *Observ. médic.* Lib. IV, Cap. 10. Amsterdam, 1685.

(2) HALLER, *Elém. phys.* lib. IX, sect. 15.

Itard a laissé la relation des circonstances dont ce cas étrange s'est entouré. Il fait, à ce propos, la curieuse remarque que voici : Cet homme qui était muet et semblait sourd, avait, en réalité, l'ouïe très fine. Seulement, les sons qui n'éveillaient en son esprit aucun souvenir n'y suscitaient non plus aucune idée ; ne répondant à aucune impression antérieure, ils le laissaient indifférent. Ceux, au contraire, qui lui rappelaient quelque incident, si fugace que ce fût, de sa vie le trouvaient alerte et captivaient son intérêt. Le bruit du canon ne l'aurait pas ému ; il percevait à merveille celui que fait la chute d'une noisette.

On pourrait multiplier les exemples tendant à la démonstration d'un fait acquis à la science désormais.

Ce fait, c'est que l'innéité des idées est illusion pure ; c'est, notamment, que le langage articulé n'est d'aucune sorte, un présent reçu de la nature par l'homme en naissant. La parole, à défaut de laquelle il occuperait incontestablement un rang inférieur dans l'animalité, il est en droit de la revendiquer comme sa conquête.

Dans la lutte qu'il soutient pour la vie, elle lui fournit son plus sérieux appoint. La parole est le produit de l'éducation, le résultat de l'art, la conséquence du degré de perfection acquis, au préalable, par les aptitudes cérébro-psychiques de l'être humain : aptitudes dont les receherches modernes sur les localisations cérébrales (1) ont puissamment contribué à

---

(1) Voir : GALL, *Sur les fonctions du cerveau*, t. V. Paris, 1825. — BOUILLAUD. *Recherches expérimentales sur les fonctions du cerveau en général et sur celles de sa portion antérieure en particulier.* (Journ. hebd. de méd. 27 mars 1830.) — *Exposition de nouveaux faits à l'appui de l'opinion qui localise dans les lobe*

préciser jusqu'au siège anatomique. Aussi, l'action cérébrale tient-elle sous son absolue dépendance la manifestation de la parole, cette modalité la plus haute de la phonation.

La variabilité du langage soulève tout un ordre de considérations dont l'examen, même sommaire, ne saurait trouver place ici. Avec MM. Hovelacque et Vinçon, bornons-nous à faire remarquer ceci, c'est que toute langue a deux périodes, l'une de formation pendant laquelle elle est pauvre et en rapport avec les connaissances encore très incomplètes des populations qui s'en servent; l'autre d'état, répondant à l'évolution parcourue par la race, et enrichie par les ressources accumulées dans le milieu social où elle a cours. « Dans cette seconde période, que nous pouvons suivre pas à pas, dont nous pouvons connaître, par un examen direct les différentes bases, nous constatons tout de suite, disent MM. Hovelacque

---

*antérieurs du cerveau le principe législateur de la parole.* (Bull. de l'Acad. de méd. 1839, T. IV, p. 282.) — *Recherches cliniques propres à démontrer que le sens du langage articulé et le principe coordinateur des mouvements de la parole résident dans les lobules antérieurs du cerveau.* (Bull. de l'Acad. de méd. 1848, T. XIII, p. 699.)—BROCA, *Sur le siège de la faculté du langage articulé.* (Bull. de la soc. anatomique 2e série, T. IV, 1861.) — *La linguistique et l'anthropologie.* (Bull. de la soc. d'anthrop. Série I, T. III, p. 264.) — LORDAT, *Analyse de la parole* Montpellier 1843. — AUBURTIN, *Siège de la faculté du langage articulé.* (Gazette hebdomad. de méd. 1863, p. 318, 348, 397, 455, 524, 539.) — TROUSSEAU, *Clinique méd. de l'Hôtel-Dieu* 2e édit. T. II, p. 561, Paris, 1865. — Aug. VOISIN, *Contributions à l'étude du siège de la parole.* (Bull. de l'Acad. de méd. 1864. T. XXIX, p. 1036.)— LUYS, *Recherches sur le syst. nerveux cérébro-spinal, sa structure, ses fonctions et ses maladies,* p. 402, Paris, 1865, — etc.

et Vinçon (1) que plus la civilisation d'un peuple marche d'un pas rapide, plus aussi la *vie* de la langue est précipitée. »

Cette seconde période durant laquelle l'idiôme, florissant, porte fruit et se propage, est suivie d'une époque de décadence marquée par des règles et des principes linguistiques sur la succession desquels il ne nous est pas loisible d'insister. Il n'y a rien toutefois de définitif ni d'irrémissible pour l'Humanité dans ces chutes. Sur ces débris de sociétés qui ne sont plus, viennent, — tant l'aptitude du genre humain pour la parole est prononcée — se greffer des langues nouvelles en rapport, pour le génie, avec les besoins, le caractère, les aspirations, le génie des races d'avenir, qui savent se forger un aussi puissant instrument de progrès. Plus la langue-mère aura eu, en son temps, de richesse, plus les idiômes auxquels elle sert de base, sur son déclin, auront, eux aussi, de vitalité et d'éclat ; plus ses rejetons, si l'on peut s'exprimer ainsi, seront robustes et nombreux.

C'est, en s'appuyant sur ces faits d'observation, qu'il y a déjà près d'un siècle — en 1786 — William Jones proclamait la parenté du sanskrit, du persan, du grec, du latin, des langues germaniques et celtiques. C'est le même ordre d'idées qui, de nos jours, a conduit Chavée (2) à la promulgation d'un fait communément accepté désormais : à savoir que toutes les langues indo-européennes ne sont que des variétés d'une langue unique, et à l'entreprise hardie d'en reconstituer le type.

---

(1) A. Hovelacque et J. Vinçon, *Études de linguistique et d'ethnographie*, p. 4, Paris, 1878.
(2) Chavée, *Lexicologie indo-européenne*, Paris, 1849.

Mais, laissons ces problèmes de linguistique transcendante et limitons-nous. Les *influences modificatrices de la parole*, chez l'individu, tiennent :

1° *A l'âge :* N'est-elle pas, en effet, le reflet exact de l'état cérébral et passionnel de chacun ? Lavater a avancé qu'un homme exercé serait en mesure, étant placé à l'entrée d'une salle de spectacle, de déterminer l'état des facultés morales et intellectuelles de ceux des assistants qu'il entendrait parler, sans avoir besoin de les connaître.

2° *Au sexe :* La souplesse, la facilité des organes de la parole sont plus grandes chez la petite fille que chez le petit garçon. « On accuse, a dit J.-J. Rousseau, les femmes de parler davantage que les hommes, cela doit être, et je changerais volontiers ce reproche en éloge ; la bouche et les yeux ont chez elles la même activité. Toujours occupées de plaire, observant avec la plus persévérante attention tout ce qui se passe autour d'elles, toujours habiles à profiter de leurs avantages, et réduites, d'après la nature de nos mœurs et de nos sociétés, à ne briller que par le chant, la danse, et surtout la conversation, elles se livrent à ces exercices avec une vive ardeur, et y excellent plus que les hommes. Tout le système nerveux est d'ailleurs plus développé chez elles ; les impressions qu'elles reçoivent sont plus multipliées et plus vives, et dès lors elles ont un plus grand nombre de sensations, de mouvements intérieurs à faire connaître. Avides de pénétrer les secrets des hommes, de s'assurer sans cesse de l'état de leur cœur, c'est la parole qui est pour elles l'instrument le plus utile, le plus indispensable à leur bonheur. »

3° *Au tempérament :* Quel contraste frappant entre

le verbe ferme, plein, sonore du sanguin, et le parler
faible et nonchalant du lymphatique ; entre la lourdeur
monotone, le laconisme profond du mélancolique et
la volubilité expressive, imagée, profuse, intempérante
du nerveux !

4° *A la profession :* Le ton du prêtre est doucereux
ou arrogant ; celui du médecin, bienveillant et mesuré ;
celui du pédagogue, sententieux ; celui du comédien,
solennel ; celui du soldat, impératif.

5° *Au climat :* Hippocrate avait déjà observé que les
peuples des parties tempérées de l'Asie, dont les mœurs
étaient plus douces, avaient aussi une langue plus
harmonieuse que ceux des régions de l'Europe où le
climat est moins doux, la terre moins fertile, la nature
moins riante. La vérité est que le rhythme chantant de
la voix fait place à l'âpreté, lorsqu'on se porte du sud au
nord.

6° *A l'état social :* Assemblage informe de substan-
tifs plus ou moins difficiles à prononcer, la langue des
races primitives ne peut entrer en ligne de comparaison
avec celles des nations civilisées qui seules ont leur
syntaxe. Les peuples chasseurs ou guerriers brillent
par l'intonation franche, énergique de leur langage ;
celui des peuples pasteurs se distingue par la douceur,
par une sympathique aménité. « Toutefois, selon la
remarque de Fournier-Pescay et Begin (1) c'est
spécialement lorsque la liberté est unie aux arts et à
la civilisation, chez les peuples à la fois pasteurs,
agricoles et commerçants que les langues acquièrent le
plus haut degré de perfection. » Lucide, assurée
chez les peuples libres, la langue devient obscure et

---

(1) Fournier-Pescay et Begin, *Loco citato*, p. 328.

hésitante chez ceux que le despotisme a courbés.

7° Enfin, *à l'atavisme et au milieu* : Une conformation anatomique spéciale des organes vocaux tenant à la race suffit pour modifier d'une manière fondamentale le timbre de la voix. Un examen comparatif porté sur 100 larynx de blancs et 48 larynx de nègres a conduit M. Gibb (1) à établir un rapprochement entre le larynx du singe et le larynx de ceux-ci. Les différences anatomiques sensibles qui distinguent l'organe de la phonation, chez le nègre et chez le blanc, rendent compte, à ses yeux, de celles qui, chez l'un et chez l'autre, distinguent aussi le timbre de la voix. Se fondant sur l'écart que les dimensions du larynx présentent, chez les habitants du nord de la France et chez ceux du midi, le docteur G. Delaunay (2) explique par des considérations anatomiques et physiologiques la production de l'accent gascon. « Le diamètre antéro-postérieur de l'organe est, dit-il, moins grand chez les Gascons et les Provençaux que chez les hommes du nord. Cette difformité anatomique est en rapport avec ce fait physiologique que la voix est plus aiguë au midi qu'au nord... Étant donné que les habitants du midi ont la voix plus aiguë, il est naturel qu'ils prononcent les syllabes et les mots d'une façon plus haute...

« Cette modification qu'ils font subir au son comprend les éléments suivants : 1° augmentation du nombre des

---

(1) GIBB, *Sur les différentes formes de la glotte et sur le larynx du nègre* (*Revue anthropologique de Londres*, n° 6 et 7 1864 *et Bulletin de la Soc. d'Anthrop. de Paris*, série, IV, p. 827 et t. VI, p. 576.)

(2) G. DELAUNAY, *De l'accent gascon* (Le *Moniteur de la policlinique*, n° du 16 septembre 1883.)

des vibrations ; 2° addition d'un *e* muet qui, de masculin rend le son féminin ; 3° doublement de la consonne *n* et, par suite, renforcement du son qui est accentué.... Exemples : *enfann*, pour *enfant ; oringe*, pour *orange ; garçonnne*, pour *garçon ; chosse*, pour *chose ; drolle*, pour *drôle* (etc.)..... Par suite, les mots et les phrases ne sont plus qu'une succession de sons accentués comparables aux notes pointées. Il en résulte que le débit, qui est rapide, a quelque chose de martelé, de saccadé, comme le tic-tac d'une machine ».

Non moins directe que celle des formes anatomiques et de leurs conséquences physiologiques, est l'influence exercée par le milieu et l'imitation sur la prononciation des mots. Les Espagnols tiennent leur *iota* des Arabes. Ils l'ont transmis aux Belges. Les Toscans doivent leurs sons gutturaux aux Africains. Rampont (1) rapporte que « la famille entière de M. Cuervo, pharmacien en chef de l'hôpital des pèlerins de Saint-Jacques de Compostelle, se fait remarquer parce qu'aucune des personnes qui la composent ne peut prononcer les lettres palatines et gutturales *j*, *k*, etc. Le chef actuel de cette famille, son aïeul, ses enfants sont dans le même cas ; un seul de ces derniers, étant allé très jeune à Madrid et y ayant été élevé, fait exception. »

Au demeurant, l'économie du langage articulé repose tout entière sur les modifications variées que le larynx humain a la puissance d'imprimer à cinq sons fondamentaux représentés par les voyelles *a*, *e*, *i*, *o*, *u*, et aux consonnes servant à distinguer les diverses ma-

---

(1) RAMPONT, *Monographie sur la voix et la parole* in-8°, Paris, 1803.

nières d'articuler. Le nombre, le choix, la combinaison des consonnes, la diversité des articulations qu'elles représentent dans les différents idiomes, offrent des modifications sans nombre ; et c'est à ces modifications multiples qu'il convient d'attribuer l'impression plus ou moins agréable à l'oreille que produit la langue d'un peuple.

Les sons représentés par les voyelles semblent, ajoutons-le, naturels à l'homme. Il les émet sans effort, et comme d'instinct. L'articulation des consonnes, au contraire, est le produit de la réflexion, du travail et de l'art ; nul n'y parvient avec précision, avec netteté, si l'éducation, si un exercice continuel n'ont imprimé à ses organes toute la force convenable, et ne leur ont fait acquérir toute la mobilité nécessaire.

III. CULTURE DE LA VOIX. Les considérations qui ont trait à la culture de la voix ressortissent à l'hygiène, à la pédagogie et à la gymnastique proprement dites. « Le larynx est d'une perfectibilité presque infinie ; mais, le docteur Proust (1) le fait observer, sa mise en valeur réclame un travail constant de préparation et d'entretien. »

A). *Hygiène proprement dite*. — La recherche des conséquences d'un excès de fonctionnement, et celle des influences qu'exercent sur l'organe vocal et ses fonctions, soit l'état local ou général de la santé, soit les réactions du système nerveux, comporte implicitement l'indication des préceptes d'hygiène dont l'application régit la conservation et l'intégrité de l'instrument de la phonation.

_________

(1) PROUST, *Traité d'hygiène*, 2e édit., p. 234.

On a accusé l'usage immodéré de la parole et plus particulièrement le chant de préparer les voies à la phthisie (Frank, Maygrier). On a présenté, d'autre part, comme préservatif de la même affection, le chant (Lombard de Genève, Burq) l'exercice violent des poumons. Une opposition de vues aussi radicale donne à penser deux choses : d'abord, que la question a besoin encore d'éclaircissements ; ensuite, que des opinions à ce point absolues pourraient bien, entachées d'exclusivisme, n'être pas l'expression exacte de la vérité. En réalité, selon M. Proust (1), l'abus des des fonctions vocales ne favorise le développement que d'une seule maladie : la laryngite dite *glanduleuse* ou *granuleuse*, laquelle revêt d'emblée un caractère distinctif de chronicité. Le professeur Peter et le docteur Krishaber ont analysé (2) les circonstances qui entourent la genèse si fréquente de la laryngite chronique dans toutes les professions : chanteurs, professeurs, orateurs, avocats, où l'organe de la parole est mis à trop large contribution.

A l'inverse de ce qui se passe dans la conversation ordinaire, le chanteur, l'orateur déploient toute la puissance dont leur larynx et leurs poumons sont doués. N'ont-ils pas, l'un une phrase musicale à faire valoir, l'autre une période oratoire à soutenir et graduer ? Aussi, font-ils dépense de toute la quantité d'air disponible dans leurs poumons, et lorsqu'une suspension leur permet de reprendre haleine, pressés par le besoin, inspirent-ils, la bouche ouverte, un volume

---

(1) PROUST, *Loco citato.* p. 234.
(2) PETER ET KRISHABER, *Dict. encyclopédique des Sciences médicales*, Art. LARYNX, *pathologie interne*, Paris, 1869.

aussi considérable que possible d'air nouveau. Au lieu d'atteindre les profondeurs du larynx, attiédie et imprégnée d'humidité, et d'une manière progressive, (comme dans la conversation ordinaire que des silences entrecoupent), la colonne d'air y parvient froide et sèche, avec brusquerie, tout d'un bloc, et frappe à coups redoublés une muqueuse desséchée elle-même et prédisposée par la richesse de son système glanduleux à l'inflammation. De l'épiglotte, qui en subit la première les atteintes, l'inflammation se propage aux cordes vocales; ou bien encore, débutant insidieusement par la face inférieure de celles-ci, se dissimule pour un temps aux investigations les plus subtiles.

Les lésions locales dont les organes qui jouent dans la phonation le rôle d'appareil résonnateur peuvent être le siège et qui caractérisent le coryza, l'angine tonsillaire, la pharyngite, donnent à la voix un timbre nasonné ou guttural.

Les affections de la trachée, des bronches et des poumons qui remplissent dans l'émission des sons vocaux les fonctions de soufflet, n'apportent pas, sur le timbre normal de la voix, une perturbation moins profonde. Elles le font chevrotant, éteint et sans ampleur.

Il en est de même de la fièvre et de tout état de maladie engageant l'organisme dans son ensemble.

Avec les désorganisations qui marquent le dernier terme de la phthisie pulmonaire, la voix prend un caractère caverneux. Pour le médecin, il n'y a pas là seulement un élément de diagnostic; il y a un signe en vertu duquel le pronostic s'assombrit.

L'action du système nerveux sur le timbre et la portée de la voix a quelque chose de tout à fait spécial. Elle est directe ou réflexe. Directe, elle peut se

traduire par l'impuissance à en maîtriser les éclats :
incapacité tenant à ce que les muscles phonateurs
échappent dans leurs contractions à l'empire de la
volonté. Réflexe, cette action est le contre-coup des
impressions morales et de toute cause propre à débi-
liter le système cérébro-spinal. L'émotion d'un début
enlève à l'artiste la moitié de ses moyens. La colère,
la passion, la peur, les fatigues physiques ou intellectuelles épuisent l'influx nerveux et agissent dans le
même sens.

En termes généraux, il n'est guère de trouble de la
santé qui ne s'accompagne de quelque perversion nerveuse plus ou moins intense, et ne provoque une
excitabilité excessive à laquelle il est plausible de rattacher les perturbations que l'on observe dans l'émission des sons vocaux. On peut dire que l'intégrité de
la phonation est en rapport direct et intime avec celle
de la santé. Les réserves nécessaires pour conserver
celle-ci sont les mêmes qui s'imposent pour ne pas
altérer celle-là.

*B). Pédagogie proprement dite.* — « La meilleure
méthode pour apprendre à parler aux enfants est de
n'employer jamais devant eux d'expressions vagues
ou impropres ; de ne jamais altérer la prononciation
des mots, sous le prétexte de la leur rendre plus
facile. Afin qu'ils sachent toujours ce qu'ils disent en
parlant, il faut qu'ils attachent des idées claires et
précises aux mots dont ils se servent, et, pour obtenir
ce résultat, on doit faire en sorte qu'ils ne parlent pas
plus vite qu'il ne faudrait. On se bornera donc à leur
apprendre à connaître d'abord un petit nombre de
noms d'objets sensibles dont les qualités seront faci
lement appréciables. Leur vocabulaire ne sera aug

menté qu'à mesure que leurs idées se multiplieront,. et ces idées devront constamment précéder les expressions qui les retracent, au lieu de n'arriver qu'après. »

... Ainsi s'exprimaient, dès 1819, Fournier-Pescay et Begin (1), traçant en quelques lignes tout le programme de la méthode objective d'Enseignement, de l'*Enseignement par les choses*.

En matière d'instruction, on ne saurait faire mieux, de nos jours, que de mettre en pratique, sur toute la ligne, ces principes aussi nettement que judicieusement déduits. En ce qui concerne en particulier l'éducation de la parole, il ne faut pas perdre de vue que l'organe de la voix est sous la dépendance directe, absolue de l'encéphale. Or, le serviteur obéit bien ou mal, selon qu'il est bien ou mal commandé.

Le petit enfant n'a d'abord d'autre moyen de faire partager ses sensations agréables ou pénibles que le rire ou que les larmes. Plus tard, — vers douze ou quinze mois, — il s'essaie à balbutier quelques sons articulés. Les premières lettres qu'il associe sont la voyelle *a* aux consonnes *b*, *m*, *p*. Peu à peu, son vocabulaire s'enrichit, ses phrases se complètent, son langage devient correct, imagé, abondant. Bref, jusqu'à l'âge adulte, l'intelligence, dans l'individu, s'emploie à perfectonner l'organe que les efforts accumulés de l'intelligence, dans la race, ont peu à peu façonné et rendu apte à contribuer pour une part si large au progrès de l'évolution. A son tour, c'est à accroître encore l'intimité de cette cohésion, la précision de cette synergie, entre l'entendement qui conçoit la pensée et le larynx qui l'exprime, que l'édu-

---

(1) Fournier-Pescay et Begin, *Loco citato*, p. 321.

cation de la voix doit s'employer. Les auteurs ont indiqué avec clarté la marche à suivre. Un premier écueil à éviter gît dans l'indulgence outrée des ascendants, autant que dans la défectuosité des méthodes pédagogiques encore usitées trop communément. Combien de parents, devinant plutôt qu'ils ne comprennent le langage confus et mignard de leurs enfants, s'attardent dans la contemplation de ces petits prodiges, dont ils ne font, en réalité, qu'entretenir la médiocrité! Combien d'instituteurs, surmenant la mémoire de leurs élèves, imposent des exercices excessifs de récitation et, dans la diction, tolèrent, si même ils ne l'encouragent, une volubilité monotone et incompatible avec la compréhension de ce qui est dit!

L'aptitude à l'imitation, en outre, si prépondérante dans l'enfance, peut, selon que l'exemple est bon ou mauvais, prêter aux progrès un concours hors prix, ou leur opposer un obstacle. L'organe de la voix, en effet, se distingue, ainsi que M. Legouvé (1) le fait remarquer, de ceux de la vision et de l'ouïe en ce qu'ils sont le résultat d'un acte involontaire, tandis qu'il ne s'exerce, lui, que du consentement de la personne. « Vous pouvez parler plus ou moins fort, plus ou moins vite; vous réglez la mesure des opérations de la voix, comme ses opérations mêmes. De là, cette conséquence naturelle qu'il n'y a pas un art pour la vue et pour l'ouïe, tandis qu'on peut apprendre à parler, puisque la parole est susceptible de modifications résultant de la volonté. »

En ce qui touche l'*éducation de la voix chantée,* —

---

(1) Legouvé, *La lecture en famille,* chap. II. *Partie technique de l'art de la lecture, la voix,* p. 11 et suiv. Paris, 1882.

l'enseignement du chant, — signalons un second écueil auquel la voix des jeunes filles n'est exposée que trop souvent. Sous prétexte de dispositions natives, on ne sait pas les garer, toujours, des inconvénients de la prématuration. On soumet, avant l'âge, leur larynx à des exercices exagérés. On exige, avant le temps, de lui des tours de force qui compromettent la beauté et la puissance de la voix définitive. « Les jeunes filles, dit le docteur Fonssagrives (1), ne doivent apprendre à chanter que vers l'âge de seize à dix-sept ans. »

D'une manière générale, il importe que, dans les écoles, les séances de chant soient fréquentes, mais courtes : fréquentes (quotidiennes, s'il se peut), en raison de l'action fortifiante de la phonation sur les organes respiratoires ; courtes (d'une durée de quinze à vingt minutes au plus), en raison des ménagements qu'il convient d'observer dans l'usage de la voix, aux approches de la puberté. Il convient encore de diversifier les exercices de chant de façon à en faire non un travail quotidien, mais plutôt une récréation.

En dernière analyse, l'influence d'une diction correcte sur le charme sympathique de la personne est indéniable. M. Legouvé (2) veut plus ; il y veut du *coloris*. « Le coloris dans la diction est, à son sens, autre chose que la verve, l'esprit, l'émotion ; c'est une qualité toute spéciale et qui demande des dons particuliers. Le premier de ces dons est une voix timbrée.

---

(1) Fonssagrives, *L'éducation physique des filles*, p. 122. Paris, 1881.

(2) Legouvé, *Loco citato*, ch. XXVIII. *Du coloris dans la diction*, p. 239 et suiv.

Celui qui n'a pas de timbre, je dirais volontiers qui n'a pas de métal dans la voix, ne sera jamais un lecteur coloriste. Ce métal peut être d'or, d'argent ou d'airain. car chacun de ces métaux correspond à une sonorité différente : la voix d'or a plus de brillant, la voix d'argent a plus de charme, la voix d'airain a plus de force ; mais une des trois est nécessaire... Reste la voix de velours, mais celle-là ne va pas sans une des trois autres. Pour qu'une voix de velours ait tout son charme, il faut qu'elle soit doublée d'une voix métallique : le velours est le dessus, mais le métal est le dessous. Sans métal, une voix de velours n'est qu'une voix de coton.... L'or dans la parole, c'est l'écarlate dans la peinture, c'est le cor dans la musique.... Le métal de la voix ne s'acquiert pas ; le velours s'acquiert. Il ne s'agit que de savoir *attaquer le son*. *L'éducation du son* est un des grands secrets de l'étude de la lecture. Les habiles professeurs vous donneront là-dessus les plus utiles conseils. L'art modifie profondément la voix, surtout s'il s'agit de l'adoucir. Le point capital est d'avoir un organe timbré. Il en est du charme dans la diction, comme de la grâce dans le talent d'écrire. Ayez la force, vous aurez facilement la grâce. »

Eh bien, ce timbre, cette force, dont la nature a doté l'organe de la phonation avec parcimonie ou largesse, c'est à des pratiques gymnastiques spéciales qu'il appartient de l'amplifier.

*C). Gymnastique proprement dite.* — Les exercices gymnastiques de nature à développer la puissance des organes vocaux ont un double but.

La voix jouit-elle de son ampleur naturelle ; les fonctions du larynx s'accomplissent-elles d'une manière régulière ; est-on en présence de conditions normales, physiologiques, équivalant à une bonne moyenne, alors, il s'agit, à l'aide de manœuvres appropriées, de dépasser ce niveau moyen, et de mettre les agents de la phonation en mesure de fournir leur *maximum* de rendement.

La diction est-elle mauvaise ; la prononciation laisse-t-elle à désirer ; le mécanisme de la phonation s'écarte-t-il de la régularité physiologique ; est-on en présence d'anomalies profondes, de malséantes défectuosités, on a, alors, à réformer le langage en corrigeant les vices de fonctionnement, qu'ils soient primitifs ou acquis, des organes de la parole.

Dans une éventualité, comme dans l'autre, l'objectif des soins à accorder à la culture de la voix est de deux sortes. Il faut viser, d'une part, l'organe spécialement préposé à l'émission du son : le larynx ; d'autre part, ceux qui jouent dans l'accomplissement de la fonction un rôle auxiliaire : l'appareil résonnateur, pharynx, voile et voûte du palais, fosses nasales, dents, lèvres et langue ; l'appareil de soufflerie, trachée, bronches, poumons, muscles inspirateurs et expirateurs.

Et d'abord, il importe d'établir un fait : le larynx est bien, quoi qu'on en ait dit, l'organe *essentiel* de la parole. La langue a usurpé ce titre longtemps. Par la multiplicité des modifications de forme et de volume, par l'extrême mobilité qu'elle doit aux contractions de ses muscles intrinsèques, la langue a une part prépondérante, ceci est incontestable, dans l'articulation des sons ; son action pourtant ne saurait suppléer à celle du larynx. L'action du larynx, au contraire, supplée à la sienne : ceci est un point d'observation.

Louis (1), De Jussieu (2), les Transactions philosophiques de la Société royale de Londres (3), Aurran (4),
Bonnami (5), rapportent des exemples de la conservation de la faculté de parler, en dépit de l'absence de
la langue (6). Ambroise Paré et Rolland de Bellebat
en avaient déja constaté des cas. C'est donc à perfectionner le fonctionnement du larynx que doivent se
concentrer les efforts.

Dans l'exercice de la parole, le registre des sons
ne dépasse guère une demi-octave. Dans celui du
chant, la voix parcourt une échelle de deux octaves, à
deux octaves et demie environ. Battaille (7) a étudié
le mécanisme, et formulé avec une rigueur scientifique
les lois physiologiques qui président à la génération
des sons.

L'*affrontement des cartilages aryténoïdes* en est la
condition fondamentale. Brusque et complet, ou bien
incomplet et graduel, il concourt à l'élévation ou à
l'abaissement du son.

La *tension longitudinale et transversale des ligaments vocaux*, dont la coïncidence est constante, est

---

(1) Louis, *Collections de l'Académie de chirurgie*, T. XIV,
édit. in-12.

(2) De Jussieu. *Mémoires de l'Académie des sciences.*

(3) *Transactions philosoph. de la Soc. roy. de Londres,*

(4) Aurran, Thèses de Strasbourg, 1766.

(5) Bonnami, Académie royale de chirurgie, 1772.

(6) Dans les cas observés par les auteurs, l'absence de la langue
est due, soit à un vice de conformation, soit à une opération
chirurgicale nécessitée par un traumatisme ou le développement
d'une tumeur, soit, plus souvent, à la gangrène consécutive aux
complications de la variole.

(7) Battaille, *Loco citato*, p. 88 et suiv.

plus prononcée dans le registre de poitrine que dans le registre de fausset.

Ils vibrent, à la manière des membranes tendues en tous sens. L'amplitude des vibrations est en raison directe de l'intensité du courant d'air et de l'étendue de la surface vibrante. Leur rapidité est en raison directe de l'acuité des sons. Dans ses vibrations, le larynx entraîne la trachée-artère et les parois thoraciques.

L'*occlusion de la glotte en arrière* diminue l'étendue de la surface vibrante. Son étendue est toujours en raison directe de l'acuité du son. Elle est constante dans la production des sons éclatants et plus considérable comparativement dans le registre de poitrine que dans le registre de fausset.

Enfin, l'*accroissement et la diminution dans la force des sons* sont en raison directe de l'amplitude des vibrations et de l'intensité du courant d'air.

Quant aux actions musculaires, elles sont communes aux deux registres, ou particulières à l'un d'eux.

Sont communes aux deux registres la *tension longitudinale des ligaments vocaux* due à la contraction des muscles crico-aryténoïdiens et aryténoïdiens postérieurs; la *tension latérale externe* due à la contraction des fibres obliques du muscle thyro-aryténoïdien; l'*occlusion postérieure de la glotte* due à la contraction des muscles aryténoïdiens postérieurs et thyro-aryténoïdiens; et l'*occlusion complète de la glotte* due principalement à la contraction du bord supérieur du *faisceau plan* (Bataille) du muscle thyro-aryténoïdien.

Sont particulières au registre de poitrine, d'abord la *tension sous-glottique des ligaments vocaux*, grâce à la contraction du *faisceau plan* du muscle thyro-aryténoïdien ; puis, l'*affrontement progressif des cartilages aryténoïdes*, grâce à la contraction des fibres inférieures du *faisceau plan* et à celle des fibres obliques internes et externes des muscles thyro-aryténoïdien et crico-aryténoïdien latéral.

Sont particulières au registre de fausset, la *forme ellipsoïde* que prend la glotte, d'une part, sous l'action des fibres obliques internes du muscle thyro-aryténoïdien et des fibres moyennes et supérieures du muscle aryténoïdien postérieur, et, d'autre part, à la faveur du relâchement des fibres inférieures du *faisceau plan*, ainsi que des fibres internes du muscle crico-aryténoïdien latéral ; l'*affrontement des sommets des cartilages aryténoïdes* dus à la contraction du muscle aryténoïdien postérieur, et à celle du thyro-ariténoïdien ; l'*affrontement progressif*, enfin, *des cartilages aryténoïdes*, grâce à l'action des fibres obliques du muscle thyro-aryténoïdien et moyennes du crico-aryténoïdien latéral.

Ces curieux résultats des recherches poursuivies par Battaille ont, définitivement, placé la question sur le terrain scientifique. Ce qu'il y a à remarquer dans cette diversité d'actions et de réactions physiologiques, c'est leur multiplicité d'abord, et puis leur mode de production sous l'influence de contractions isolées, partielles même, des muscles préposés aux vibrations du larynx. C'est de tels faits d'observation que les professeurs de chant et de déclamation ont à s'inspirer pour la conception logique des méthodes. Quelle mission leur incombe ? Celle de mettre en valeur des ressources qui sont un don de nature indépendant de tout enseignement. Par quels procédés ? L'anatomie, la physiologie, la gymnastique les leur dictent : pour que la voix acquière toute sa souplesse et toute son ampleur, ils ont à provoquer le développement isolé et particulier de chaque muscle par des exercices isolés et particuliers.

De ce que, dans la culture de la voix, le *travail* des muscles intrinsèques du larynx présente une importance de premier ordre, il n'en faudrait pas conclure que le soin des organes auxiliaires de la phonation soit à négliger. La déclamation et surtout le chant mettent en jeu tous les muscles dont l'action influe sur l'entrée ou sur la sortie de l'air. L'étendue et la légèreté de la voix exigent tout une étude de la manière de respirer. Si paradoxale que l'assertion paraisse : savoir respirer est rare ; respirer, s'apprend ; c'est un art. Emmagasiner dans la profondeur des poumons le volume d'air le plus considérable possible ; dépenser avec parcimonie ce volume d'air ; savoir prévenir la disette ; le secret est là. Or, toute inspiration dans laquelle le diaphragme n'interviendrait pas largement, serait forcément incomplète. Le type respiratoire dit *diaphragmatique* est donc, pour l'orateur, comme pour le chanteur, une nécessité. Par contre, toute expiration violente chasse l'air contenu dans les ramifications bronchiques, avec une brusquerie qui détermine un courant appréciable à distance sous forme de souffle, et vide le poumon d'un coup, en grande partie sinon en totalité. Pour expirer avec parcimonie, en déclamant ou en chantant, la masse d'air chassé doit donc être réduite à ce qui est strictement nécessaire pour la vibration des cordes vocales, sans provoquer au-devant des lèvres aucune sensation de vent. Bref, l'action des muscles inspirateurs et celle du diaphragme en particulier seront rendues énergiques par l'exercice. Une retenue extrême, une progression lente et continue seront, au contraire, observées dans l'action des muscles expirateurs. Ce n'est pas tout : pour prévenir la disette, c'est-à-dire l'essoufflement, il faut suivre le conseil donné par Talma. Il faut prendre ses inspirations avant que l'air disponible soit expulsé en totalité de la poitrine. Et, afin de ne pas hacher le discours par les interruptions réitérées que nécessite l'opération, il faut savoir profiter des *a*, des *e*, des *o* qui se présentent dans les mots à prononcer, c'est-à-dire, des moments où la bouche est déjà ouverte pour faire, sans effort et sans qu'il y paraisse, ample provision d'air nouveau. Voici du reste, cité par M. Legouvé, un curieux exemple de la science de l'économie appliquée à la respiration : « Prenez une chandelle allumée, placez-vous près d'elle en chantant la voyelle *a* ; la lumière vascille à peine ; mais au lieu d'un seul son, faites une gamme, et vous verrez à chaque note la lumière trembler. Eh bien, le chanteur Delle Sedie exécute devant une bougie allumée une gamme montante et une gamme descendante sans que la flamme s'agite. Comment ? Parce qu'il ne laisse échapper que juste ce qu'il faut de souffle pour pousser le son dehors, et que l'air, étant ainsi employé dans l'émission de la note, perd sa faculté de vent pour se réduire à sa faculté de bruit. Vous au contraire...., vous ou moi, bien entendu, que faisons-nous ? nous perdons inutilement du vent, nous jetons du son à droite et à gauche, nous dissipons notre bien » (1).

---

(1) LEGOUVÉ, *Loco citato*, p. 23.

L'éducation de l'appareil résonnateur n'est pas
moins digne d'intérêt que celle de l'appareil phona-
teur proprement dit. Si, dans certaines circonstances
tout à fait exceptionnelles (atrophie, ablation, perte de
la langue), l'action propre du larynx suffit à l'articulation des mots, il n'en est pas moins vrai que, d'une
manière générale, ce sont les lèvres, le voile du palais
et surtout la langue qui exécutent le mécanisme de la
prononciation. Les cavités nasales, d'une part, les
dents de l'autre, leur viennent en aide et contribuent
puissamment, celles-ci à la netteté, celles-là à l'harmonie des sons.

La prononciation consiste dans l'assemblage des
consonnes avec les voyelles. La pureté de la prononciation fait la clarté du discours. C'est une science, et
il n'en est pas de plus utile. « Peu de personnes, dit
M. Legouvé (1), naissent avec une articulation complètement bonne. Chez les unes, elle est dure, chez
les autres, elle est molle, chez ceux-là elle est sourde.
Le travail, le travail assidu et méthodique, peut corriger les défauts et le peut seul. Par quel moyen? En
voici un fort ingénieux que tout le monde peut mettre
en pratique et qui est le résultat d'une observation.
Vous avez un secret important à confier à un ami;
mais vous craignez d'être entendu, la porte de la
chambre où vous êtes se trouvant ouverte et quelqu'un
étant dans la pièce voisine. Vous approcherez-vous
de votre ami et lui parlerez-vous à l'oreille? Non,
vous ne l'osez pas, de peur d'être surpris dans
cette position qui vous trahirait. Qu'allez-vous donc
faire? Le voici : Je cite les paroles textuelles du

_______

(1) LEGOUVÉ, *Loco citato*, p. 26.

maître des maîtres, de M. Régnier. Vous vous mettez en face de votre ami, et là, en employant le moins de son possible, en parlant tout bas, vous chargez l'articulation de porter vos paroles à ses yeux en même temps qu'à son oreille, car il vous regarde parler autant qu'il vous écoute parler; l'articulation a alors double besogne : elle fait l'office du son lui-même, et, dans ce but, elle est forcée de dessiner nettement les mots et d'appuyer fortement sur chaque syllabe pour la faire entrer dans l'esprit de votre auditeur. Eh bien ! voilà le moyen infaillible de corriger toutes les défaillances et toutes les duretés de l'articulation. Soumettez-vous pendant quelque temps à cet exercice, et une pareille gymnastique assouplira et fortifiera les muscles articulateurs, si bien qu'ils répondront par leur élasticité à tous les mouvements de la pensée et à toutes difficultés de la diction. » Aux maîtres de déclamation et à tous ceux qui ont mandat de parler en public, de mettre à profit des préceptes en rapports aussi étroits avec les données physiologiques.

La pureté de la diction rencontre dans l'absence des dents un obstacle sérieux, mais non invincible. La mise en pratique des procédés gymnastiques indiqués par M. Regnier en fait foi.

L'excès de volume des amygdales, si commun chez les sujets lymphatiques, en détermine un autre. Les sons vocaux prennent, en pareil cas, une résonance gutturale qui obscurcit, à un degré variable, la prononciation. L'ablation chirurgicale des amygdales hypertrophiées est le remède le plus expéditif, le plus sûr et le plus exempt de dangers.

On observe dans la prononciation certaines *défectuosités*, certains vices constituant des infirmités véritables, et, à ce titre, ayant place dans le cadre nosologique. Tels, le *bredouillement* que caractérise l'empiétement des syllabes les unes sur les autres, le *sesseyement :* exagération d'appui sur les *s* et sur les *c ;* la *blésité* : confusion dans la prononciation des *c* et des *s* ; le *lambdalisme :* substitution des *l* aux *r* dans les mots.

Le *Bégaiement* est l'expression la plus nette et la plus disgracieuse de tous ces vices de fonctionnement. L'homme y est plus sujet que la femme dans la proportion de *vingt* pour *un*.

D'après Magendie (1), cette infirmité consiste en une difficulté plus ou moins grande dans la parole. Colombat (2) y voit une affection essentiellement nerveuse, dont le principal caractère est la répétition par saccades et secousses convulsives d'un plus ou moins grand nombre de syllabes, ou la suppression pénible et momentanée de la voix devant certaines voyelles ou certaines consonnes qui exigent quelques efforts des organes phonateurs. Rullier (3) le définit : une répétition convulsive de certains mots ou de certaines syllabes difficiles à prononcer.

L'impossibilité de parler quelques instants sans être arrêté dans l'articulation des syllabes ou des mots, une précipitation involontaire de la syllabe qui suit, ou la répétition de celle qui précéde, tels en sont les phénomènes caractéristiques.

---

(1) Magendie, *Rapport sur un moyen de guérir le bégaiement. Journal général de méd.* T. CIII, 1828.

(2) Colombat, *Traité de tous les vices de la parole et en particulier du bégaiement,* 3e édit. Paris, 1843.

(3) Rullier, *Dictionn. de méd.* 30 vol. Art.*Bégaiement*, Paris, 1833.

Ajoutons avec le docteur Oré (1) que si, en général, les bègues mettent une extrême chaleur dans le débit, leur vivacité apparente tient aux efforts auxquels ils se livrent pour triompher de l'obstacle, plutôt qu'à de l'emportement.

Le cas relaté par le docteur Letulle (2), d'un jeune homme de dix-sept ans atteint depuis sa septième année de bégaiement persistant, est un exemple du degré de complexité auquel peuvent parfois s'élever les désordres. Chez ce jeune homme, l'émission de la parole, tantôt embarrassée, tantôt précipitée, hachée, entrecoupée de sifflements prolongés s'accompagne de mouvements involontaires, coordonnés, différents de ceux, d'ordre convulsif, que le docteur Guillaume (3) a signalés, à titre de symptôme assez fréquent de l'affection.

A certains moments, au milieu d'un mot, la langue vient frapper d'un coup sec contre la voûte palatine, en même temps que les lèvres se contractent contre les dents. Ainsi se produit ce bruit sonore bien connu que M. Letulle désigne sous le nom de *geste labio-lingual du dégustateur*.

D'autres fois, il se produit un balancement transversal du tronc d'un rhythme lent et régulier, et rappelant le *tic de l'ours* décrit en art vétérinaire.

---

(1) ORÉ, *Nouveau Dictionnaire de médecine et de chirurgie* Art. *Bégaiement*. Paris, 1866.

(2) MAURICE LETULLE *Note à propos d'un cas de bégaiement compliqué de tics coordonnés multiples* (*Gazette médicale de Paris*, n^os 45 et 46, 1883.

(3) GUILLAUME, *Dict. encycl. des sc. méd*, t. VIII, p. 694. Art. *Bégaiement*.

D'autres fois encore, c'est le bras gauche qui devient le siège d'un mouvement oscillatoire de courte durée, consistant en une douzaine de contractions se reproduisant à intervalles égaux.

Dans ces phénomènes singuliers, M. Letulle voit autant de tics véritables, et, à ses yeux, il y a dans la coexistence de ces tics et du bégaiement plus qu'une simple coïncidence; il y a l'expression variée d'un trouble fonctionnel unique, et appropriée à la fonctionnalité propre à la région musculaire que le spasme envahit.

Les auteurs ont décrit des espèces différentes de bégaiement. Boissier de Sauvages en distingue onze. Serres (d'Alais) n'en reconnaît que deux. Il en est de même de Colombat. Malebouche en admet neuf. Félix Voisin avance que l'infirmité dépend, sans exception, d'une irrégularité de réaction cérébrale sur le système musculaire des organes de la prononciation. Pour Bonnet de Lyon, le mal est *un*. Seul, le genre des phénomènes varie et ces troubles tiennent, soit à la maladie nerveuse qui a engendré l'infirmité, soit aux obstacles locaux qui s'opposent au libre fonctionnement des organes de la parole.

Ces divergences de vues sur la nature du bégaiement donnent à pressentir les controverses que la question du traitement n'a pu manquer de susciter. Nous n'avons à entreprendre, ici, ni l'exposé ni la critique de ces diverses théories. Signalons seulement, avec le docteur Chervin (1), les faits, hors de conteste, que voici : le mécanisme de la parole implique trois actes : 1° l'élaboration d'une pensée; or, chez le bègue,

---

(1) CHERVIN, *Comment on guérit le bégaiement*, Paris, 1882.

ce travail est, sans qu'il y paraisse, au suprême degré, pénible et embarrassé. Parfois même, la tension cérébrale devient.telle que tout essor est comprimé ; 2° la volonté d'exprimer la pensée ; or, l'idée une fois laborieusement conçue, au rapport des bègues eux-mêmes, la nuit se fait dans le cerveau ; l'énergie manque pour commander aux organes ; l'ordre d'émission des sons représentatifs de l'idée n'arrive plus aux agents de la phonation ; 3° l'émission des sons ; or le bègue éprouve toujours, en raison même de la nature de son infirmité, une grande difficulté à émettre les sons. Et généralement, cette difficulté porte sur la prononciation de la première syllabe de la phrase.

A quoi tient cet arrêt — vraie pierre d'achoppement — contre lequel vient se heurter la volonté? M. Chervin répond : A une irrégularité plus ou moins sensible dans le mécanisme de la respiration. « Lorsqu'un bègue se présente à nous, dit-il, ce que nous devons noter, c'est la manière dont il pratique le rhythme respiratoire pendant la phonation. Il faut nous rendre compte s'il bégaie pendant l'inspiration, s'il lance le courant d'air expiré par la bouche ou par le nez, s'il ne laisse pas échapper, avant de parler, une partie de l'air destiné à la parole, soit par le nez soit par la bouche. » Et, fondant toute sa méthode sur les constatations de cet ordre, il range les procédés qui la composent sous deux chefs principaux. Le premier, à proprement parler, pédagogique, constitue pour lui le *traitement moral*. Il consiste à faire contracter l'habitude de prendre le temps de penser, à s'abstenir de conversation dans l'intervalle des exercices tendant à redresser les irrégularités de fonctionnement des organes phonateurs, à imiter, dans la prononciation, les personnes de l'entourage dont la manière de s'exprimer est particulièrement correcte, à discipliner, en un mot, par tous les moyens extérieurs dont on dispose, l'organe récalcitrant. Le second chef comprend les procédés gymnastiques de nature à rectifier l'exercice de la fonction. C'est le *traitement fonctionnel* proprement dit. Rétablir la mesure dans le rhythme respiratoire, telle est l'indication fondamentale. « Il faut apprendre au bègue à respirer et à utiliser sa respiration au point de vue de la parole », dit M. Chervin (1); et, fort de ce principe irréfutable : à savoir que le bégaiement n'est justiciable que de certains exercices gymnastiques spéciaux des organes phonato-articulateurs, il spécifie et met en œuvre les exercices méthodiques propres à initier le sujet à la manière de pratiquer physiologiquement l'inspiration ainsi que l'expiration, et à séparer les deux actes par un temps de repos d'une durée mathématiquement exacte.

Les moyens gymnastiques ou *orthophoniques* servent, du reste, de base, à bon nombre d'entre les méthodes (celles, par exemple, de Deleau, de Malebouche, de Colombat, de Serres, de Graves, de Jourdant, de Becquerel), proposées pour la guérison du bégaiement. Seulement, ils varient selon la doctrine adoptée par les auteurs.

En résumé, on ne saurait attacher un trop grand prix à l'art de parler. Dans les républiques anciennes, où toutes les affaires se traitaient devant le peuple, il entrait pour une part très large dans l'enseignement. Selon Quintilien, qui a fait sur la manière de conduire

---

(1) CHERVIN, *Loco citato*, p. 4.

sa voix, sur l'élocution oratoire, de nombreuses recherches, pour être parfait orateur, il faut que la prononciation soit : 1° correcte, c'est-à-dire que chaque
son soit proféré dans toute sa pureté, dans toute son
étendue, de manière à ce qu'il soit facile de le distinguer de tous les autres ; 2° que la voix soit clairement
articulée par la prononciation rigoureuse de toutes
les syllabes, et que, même, elle soit ménagée de telle
sorte qu'elle fasse sentir toutes les périodes d'une
phrase et les différentes parties du discours ; 3° enfin,
qu'elle soit ornée, c'est-à-dire qu'un heureux organe,
qu'un timbre pur, flexible, harmonieux la rende
agréable. L'orateur qui veut se distinguer dans cet
art difficile doit maîtriser l'action de ses organes, de
telle sorte qu'il puisse à chaque instant et sans effort
changer de ton suivant les circonstances, et donner
à sa voix, dans les endroits où le discours exige force
et véhémence, tout l'éclat, toute la vigueur indispensables pour frapper vivement les esprits.

# CHAPITRE VI

## LA NATATION

Définition. — *Généralités* : Différences du mécanisme de la locomotion sur terre et dans l'eau. — L'homme est-il doué, comme le quadrupède, d'une aptitude naturelle à la natation ? — Dispositions particulières des populations maritimes. — Utilité de l'art de nager. Sa place dans les programmes d'instruction physique. — Les écoles de natation permanentes. — **Enseignement gymnastique de la natation** : *A). Mouvements élémentaires à sec* : Leur diversité, leur importance. — Effets sur les centres nerveux de l'intuition du danger, éréthisme de l'instinct de conservation, appréhension invincible. — *B). Exercices dans l'eau* : Art de nager sur le ventre et sur le dos, art de plonger. — Principes fondamentaux de la natation. — Précautions initiales. — Direction rationnelle des premières leçons, son importance. — Des *aides*, leur utilité, leurs inconvénients. — Modes divers de natation : Brasse. Brasse marinière. Coupe. Coupe sur le dos. Planche. — Utilité particulière de la planche, principes. — Principes fondamentaux du plongeon. — Précautions initiales. — De l'habitude de nager habillé. — Point de vue militaire, la natation en tenue et en armes. — **Mécanisme physiologique de la natation** : Succession des mouvements, conditions de leur puissance, avantages de la modération dans le rhythme, déperditions dues à sa précipitation. — Résistance de l'eau, de l'eau de mer en particulier. — **Effets physiologiques de la natation** : Leur diversité. — Effets tenant à la température inférieure du milieu, atténuation de l'activité secrétoire des glandes, tonification. — Effets tenant à la mise en action du système locomoteur, fatigue rapide, surcroît de vigueur, ampleur respiratoire, etc. — Conséquences. — Résumé et conclusions. — **Inconvénients et dangers de la natation** : Leur juste mesure. — Précautions hygiéniques. — Premiers secours aux noyés.

La natation est la locomotion dans l'eau.

Chez l'homme, selon qu'elle s'exécute sur terre ou dans l'eau, la locomotion diffère sensiblement d'elle-même.

Dans le premier cas, ce sont les muscles du pied, de la jambe, de la cuisse et des lombes qui sont plus spécialement mis en action ; dans le second, il est fait un appel général à tous les muscles volontaires.

L'aptitude à se mouvoir dans l'eau est naturelle au quadrupède ; l'est-elle également à l'homme ? — On l'a prétendu ; mais la thèse n'est pas soutenable. L'attitude verticale est son propre. Pour nager, il lui faut avant tout y renoncer ; celle, alors, à laquelle il se condamne est contrainte, et il ne la conserve qu'au prix d'une fatigue qui ne tarde pas à se trahir.

Dans l'eau, en outre, il est sujet à divers troubles physiologiques desquels le quadrupède est exempt. Le mécanisme qu'y déploie celui-ci, pour progresser, ne change rien, au fond, à ses habitudes. Il ne nage pas, à proprement parler, il marche. Le mécanisme auquel, en même circonstance, l'homme est astreint est, pour lui, nouveau, et en opposition avec ses instincts.

A la vérité, la plupart des populations maritimes font preuve de dispositions singulièrement heureuses pour la natation ; et, chez certaines races sauvages, on voit cette manifestation de l'activité physique acquérir un degré surprenant de perfection ; mais ceci est un effet de l'atavisme qui se révèle, et non un caractère générique qui apparaît. Et la preuve c'est que, même au sein de ces populations si avantageusement douées, sous un rapport particulier, l'enfant, pour passer nageur, a besoin, comme partout, d'un apprentissage méthodique.

Enfin, la nécessité de tenir, sauf à de courts intervalles, la tête hors de l'eau pour respirer, ajoute un effort de plus aux efforts déjà énergiques que la natation exige.

Moins la faculté de se mouvoir dans l'eau est un don de nature, plus il y a intérêt à développer cette faculté par l'exercice.

De tous temps, en tous lieux, en raison de son utilité de premier ordre, l'art de nager a été tenu en haute estime.

Par l'obligation qu'elles en faisaient à la jeunesse, les institutions, à tant d'égards si sages de l'Égypte et de la Grèce, sont, à cet égard encore, à prendre pour modèles. Au rapport d'Hérodote; un Macédonien — Scyllia — franchit à la nage huit stades (1) en mer, (soit un kilomètre et demi), pour porter la nouvelle du naufrage de la flotte. Tournefort consigne un usage de Lemnos, en vertu duquel il y avait interdiction de mariage pour toute personne incapable de plonger à huit brasses de profondeur. D'un ignorant, on disait à Rome : « Il ne sait ni lire, ni nager », montrant, par là, le prix qu'on attachait à ces deux connaissances techniques. Pour distinguer les Francs des autres barbares, Sidoine Apollinaire accole à leur nom l'épithète de nageur. On pourrait multiplier les citations à l'infini....

Obligatoire depuis de longues années et enseignée gratuitement en Bavière, la natation est inscrite en France depuis 1868 aux programmes qui régissent l'enseignement dans les lycées. Elle doit, à notre sens, figurer au premier rang de tout programme d'instruction physique (2).

---

(1) *Stade*, mesure de l'antiquité équivalant à 180 mètres. (Littré)

(2) A la suite d'une délibération conforme du Conseil municipal de Paris en date du 21 mars 1883, M. le préfet de la Seine a concédé par arrêté en date du 15 juin à M. Christmann, les eaux de condensation produites par les machines à vapeur des usines municipales du quai de Billy, de la Villette et du quai d'Austerlitz, à l'effet d'y établir des écoles de natation permanentes.

Aux termes du cahier des charges joint à l'acte de concession.

L'enseignement gymnastique de la natation comprend deux ordres d'exercices :

1° Les mouvements élémentaires *à sec* ;

2° Les évolutions dans l'eau qui elles-mêmes se dédoublent en l'action de nager et en celle de plonger.

*A).* MOUVEMENTS ÉLÉMENTAIRES A SEC. — L'éloignement des rivières, la rapidité de leur courant, la frigidité de leur température confinent, en maintes circonstances, l'enseignement de la natation dans le domaine théorique.

Dans les montagnes de la Suisse, Clias (1) s'était heurté à ces difficultés ; aussi, indique-t-il les moyens

---

les bassins de natation devront avoir environ 35 mètres de longueur, 12 à 14 mètres de largeur et une profondeur moyenne de 2 mètres. Ils seront alimentés d'eau courante, chauffée, filtrée et convenablement renouvelée. La température devra être maintenue à un degré de chaleur suffisant pour rendre la natation praticable en toute saison.

La ville de Paris se réserve le droit d'autoriser, quatre jours par semaine, les Sociétés des caisses des écoles et les fonctionnaires de l'instruction publique à envoyer aux établissements de natation les élèves des deux sexes de ses écoles.

A cet effet, le concessionnaire s'engage à mettre à la disposition de la Ville un des trois bassins de natation qu'il s'oblige de construire pour chaque établissement où les eaux de la Ville lui sont concédés.

Le public des deux sexes sera admis tous les jours de la semaine dans l'un des trois bassins. Le troisième est réservé à l'exploitation commerciale du concessionnaire à titre d'indemnité des bains à prix réduits auxquels il s'est obligé.

Un certain nombre de villes en Europe, Londres. Vienne, Bruxelles, Berlin, Bâle, Leipzig, Hanovre, Hambourg. Carlsruhe, Brême possèdent déjà des institutions analogues. Voyez BEX, *Des Établissements de bains publics* (*Annales d'hyg. publique*, 1880, 3e série, tome IV, p. 289, avec figures).

(1) CLIAS, *Gymnastique élémentaire*, p. 140.

de les tourner, et insiste-t-il sur les avantages des *développements*, c'est-à-dire, des *mouvements élémentaires*, dont il s'efforce, par des règles précises, de simplifier la pratique.

S'inspirant des mêmes principes, les auteurs du *Manuel officiel de gymnastique* (1) ramènent à cinq les exercices préparatoires de natation et conseillent d'y rompre les élèves, jusqu'à ce qu'ils leur soient devenus tellement familiers que, tout naturellement, sans tension d'esprit, ils puissent en faire application dans l'eau.

Ces exercices consistent dans la répétition de mouvements d'abord partiels ayant pour but, le *premier*, de développer l'agilité des jambes et des bras ; le *second*, celle des bras en particulier, dont les extensions et les flexions successives interviennent d'une manière plus directe que jamais dans l'action de nager ; le *troisième*, celles des jambes ; le *quatrième,* la synergie des mouvements des jambes et des bras ; c'est-à-dire, d'accoutumer l'élève à la cadence, au rhythme qu'il est indispensable d'observer dans les mouvements contingents des membres supérieurs et inférieurs, pour se soutenir et progresser sur l'eau sans peiner.

Le *cinquième* exercice s'exécute sur un chevalet ou sur un banc. Il résume les quatre autres. Il a pour but de placer l'élève dans des conditions aussi étroitement assimilables que possible avec celles du séjour dans un lac ou un cours d'eau, et de le familiariser, jusqu'à satiété, avec le mode de locomotion auquel il devrait avoir recours pour se soutenir et se diriger, s'il était réellement à la nage.

---

(1) *Manuel de gymnastique* (Ministère de l'Instruction publique), fasc. I, p. 113 et suiv. ; fasc. III, p. 108 et suiv.

Aux termes mêmes du *Manuel officiel de gymnastique* (1), voici la théorie de ce mouvement.

« Le professeur commande :

1. *Attention* ;
2. *Mouvements de natation, exercice des bras et des jambes* ;
3. *Sur le chevalet.* — En position.
4. Un, deux, trois.

« Au commandement de : *sur le chevalet, en position*, placer le corps en équilibre et suffisamment établi sur le chevalet, pour pouvoir faire agir les bras et les jambes ;

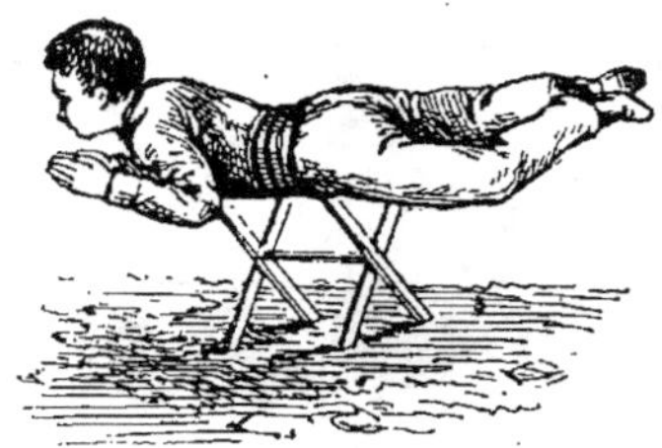

Fig. 86.

« Au commandement de : *un*, allonger vivement les bras et les jambes, celles-ci écartées ;

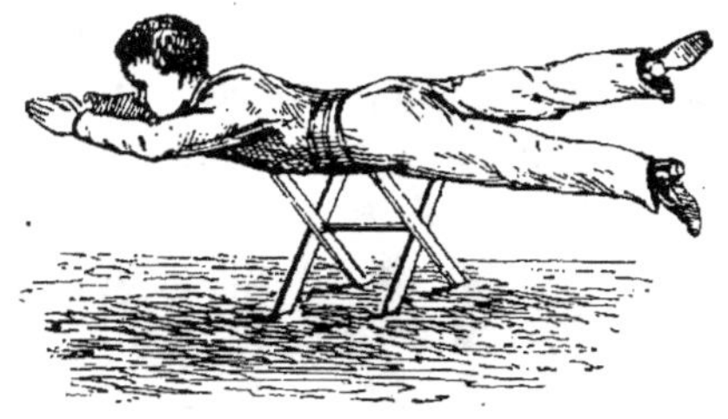

Fig. 87.

______

(1) *Manuel de gymnastique*, fasc. I, p. 121 et fasc. III, p. 115

«Au commandement de : *deux*, rapprocher les genoux, les jambes tendues, séparer les mains à 16 centimètres ;

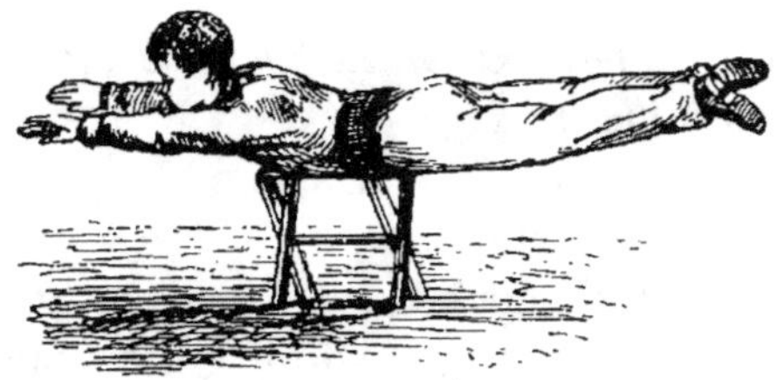

Fig. 88.

«Au troisième commandement : décrire un demi-cercle, de chaque main, et rapprocher les talons du corps. »

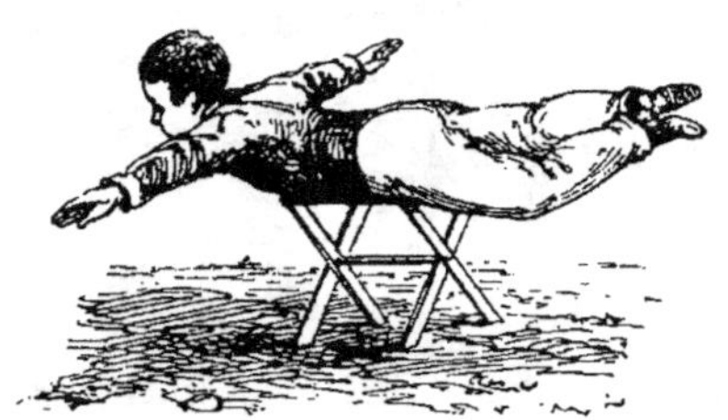

Fig 89.

Ces *mouvements à sec* correspondent — le dernier surtout — aux développements élémentaires que conseille Clias (1). « Pour accoutumer mes élèves aux mouvements coïncidents des pieds et des mains, je me sers, dit-il, d'un corset de sangles dans lequel je les fais coucher sur le ventre, les reins un peu repliés en arrière, les bras et les jambes tendus. Alors, par le moyen d'une poulie fixée au plafond ou à une poutre

---

(1) Clias, *Loco citato*, p. 141.

transversale, je les hisse à trois ou quatre pieds de terre, et je leur fais alors exécuter tous les mouvements que l'on fait en nageant. Dès qu'ils sont fatigués sur le ventre, je les exerce à nager sur le dos, et ainsi de suite, pour toutes les autres positions. »

On ne saurait trop appuyer sur l'utilité de ces exercices préparatoires de natation à sec.

L'emploi du chevalet, toutefois, et aussi bien celui du corset de sangles de Clias, ne sont pas à l'abri de toute critique.

Le poids total du corps repose sur la face antérieure du torse. Les membres supérieurs et inférieurs depuis leur racine : épaules, bassin, sont dans le vide et dans l'obligation de se soutenir dans la position horizontale par leurs propres forces, sans point d'appui.

Il résulte de là, d'abord, pour les membres qu'il s'agit de rompre à une série de mouvements coordonnés et rhythmés, un surcroît nuisible de fatigue ; ensuite, pour la respiration, une gêne qui est due à la compression de la cage thoracique par le poids du corps.

Un appareil dû à l'esprit inventif de MM. Petit et Dumoutier, semble disposé de façon à écarter ce double inconvénient et à permettre de s'exercer, à sec, aux mouvements succesifs de la natation, dont l'importance est si grande, sans avoir à redouter, à chaque séance, l'exagération de la fatigue ni l'oppression.

L'appareil de MM. Petit et Dumoutier consiste en une forte planche destinée à recevoir un support pour le corps, deux pour les bras, et deux pour les jambes. Le pliant qui supporte le corps est disposé de façon à laisser libre le mouvement de la respiration, grâce à deux coussins dont l'un soutient le haut de la poitrine et l'autre le bas-ventre au niveau du pubis.

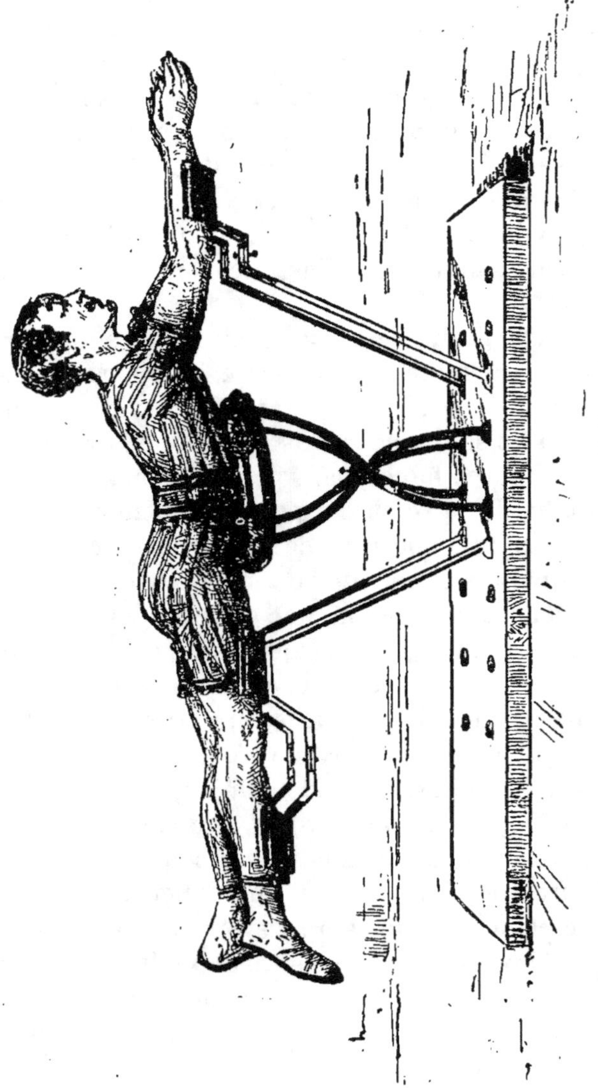

Fig. 30. Appareil de natation de MM. Petit et Dumoutier.

Les avant-bras reposent sur deux montants à pivot permettant aux membres supérieurs de décrire en entier leur cercle ; les membres inférieurs s'appuient sur deux autres montants à double articulation supportant la face antérieure de la cuisse et de là jambe, et permettant, non seulement aux cuisses et aux jambes d'exécuter les trois temps du mouvement qui leur est assigné ; mais obligeant ces trois temps à s'exécuter d'une manière absolument correcte. Tous ces supports sont garnis de coussinets.

L'élève, dès lors, évolue sans éprouver de gêne d'aucune sorte. Son corps repose sur huit points d'appui ; il n'y a pas, en conséquence, de fatigue à redouter.

En fer forgé, de grande résistance, l'appareil se monte sur un socle auquel est adapté un système de tubes en cuivre qui permet d'éloigner ou de rapprocher du pliant les supports des jambes et des bras, selon la taille du sujet.

En *position de départ*, les jambes bien à plat, les talons rapprochés du corps, par une forte inspiration *on emplit les poumons d'air*.

Au commandement de : UN, les bras sont allongés, les jambes jetées en dehors et écartées le plus possible.

Au commandement de : DEUX, les jambes bien allongées sont rapprochées vivement ; *on souffle par les narines*.

Au commandement de : TROIS, on revient à la *position de départ*. Les mains se retournent en dehors et décrivent, sans arrêt, un grand cercle, pour venir se remettre au point de départ. Les jambes se plient sur les cuisses qui s'écartent. Les talons remontent sans se quitter. *On emplit les poumons d'air*.

Cette théorie des mouvements de natation se rapporte, on le voit, à celle qui se trouve exposée dans le *Manuel de Gymnastique*.

Elle a l'incontestable avantage d'appeler l'attention sur la manière de respirer méthodiquement dans l'eau, et d'y accoutumer, jusqu'à satiété, l'élève. Or, c'est là un point d'une importance capitale. Savoir guider les mouvements respiratoires et par conséquent prévenir l'essoufflement, entre pour moitié dans l'art de nager.

Cette intuition de dangers à courir, qui s'éveille toutes les fois qu'à l'improviste l'homme se trouve lancé dans un milieu inaccoutumé, ne sollicite jamais, peut-être, ses instincts de conservation avec plus de violence que lorsque, soudain, il tombe à la rivière. S'il ignore totalement l'art de se soutenir sur l'eau, il crie : Au secours ! perd la tête, se débat et s'engouffre. S'il a quelques notions précises de natation, toutes ses forces se bandent vers un but : le rivage ; et la surabondance d'énergie qu'il déploie, le privant d'une partie de ses avantages, réduit de moitié ses chances de salut. Est-il nageur consommé, il garde son sang-froid, détaille ses efforts et, touchant le bord sans angoisse, se rit de l'incident. Mais, encore un coup, l'homme ne devient *nageur* qu'à force de pratique. Or, cette conscience d'une lutte énergique à entreprendre dans une attitude forcée ; de la nécessité de se maintenir, pour les besoins de la respiration, à un niveau déterminé ; de la faiblesse de résistance des points d'appui ; des perturbations nerveuses ou circulatoires qui le menacent ; cette intelligence, en un mot, lucide à l'excès qu'il possède de la situation, paralyse ses moyens ; et longtemps, irrémédiablement même, pour peu que l'on s'y soit mal pris au début, dès qu'il perd pied dans l'eau, il tombe sous l'empire d'une appréhension invincible.

Lorsque l'on passe aux *exercices dans l'eau*, c'est
dire l'importance des premières leçons:


*B)*. **Exercices dans l'eau**. — D'après le *Manuel
officiel de Gymnastique*, ces exercices se réduisent à
deux; l'un consiste, après avoir mis en application les
mouvements élémentaires (lesquels ont pour objet
d'habituer l'élève à nager sur le ventre), à lui apprendre
à se retourner et à nager sur le dos; l'autre a trait à
l'action de plonger. Voici les règles et précautions
fondamentales que cet enseignement impose :

« Les premières fois qu'on met un élève à l'eau, il
convient de le soutenir, soit en plaçant la main sous
l'estomac, soit plutôt au moyen de deux cordes attachées à une ceinture, et de ne l'abandonner à ses propres forces que progressivement, après lui avoir fait
répéter les mouvements élémentaires auxquels il a été
préalablement exercé à sec.

« Lorsque l'élève sait bien nager sur le ventre, on
l'exerce à se retourner sur le dos, les jambes étendues,
et à se mouvoir, ainsi, à la surface de l'eau pour se
reposer au moyen d'un mouvement horizontal des
mains.

« Pour avancer dans cette position, il rapproche les
talons du corps, les genoux écartés autant que possible; il allonge vivement les jambes pour refouler
l'eau en rapprochant les genoux, les mains aidant à ce
mouvement. »

Cette éducation faite, — or ce doit être l'affaire de
quelques leçons, — il faut savoir se débarrasser des
*aides* et prendre confiance en soi.

On entend par *aides*, tout ce qui peut contribuer à soutenir le nageur sur l'eau : une corde, une sangle, un réservoir de tissu-caoutchouc rempli d'air, un plastron de liège, une planche.

Au début, l'emploi de ces engins est bon. Il donne le temps d'inculquer, en toute sécurité, l'aisance et la régularité dans le mouvement.

Prolongé, il est détestable; il entretient la timidité. Du jour que l'on sait nager sur le ventre et sur le dos, du jour où, par expérience, on se rend compte de la facilité extrême avec laquelle, même sans avoir recours aux mouvements de natation proprement dits, l'homme peut se maintenir à la surface de l'eau, de ce jour-là le plus sûr, — le plus prudent — est de se fier à ses propres forces et d'abandonner les aides.

Dans son livre : *L'Émile du dix-neuvième siècle,* Esquiros, même, les proscrit absolument : « La natation, dit-il (1), développe les muscles et, en quelque sorte, étend la liberté de l'homme d'un élément à un autre. C'est, de plus, un moyen de sauvetage et, comme tel, un devoir envers nous-mêmes aussi bien qu'envers nos semblables. Le bon nègre qui avait entrepris d'enseigner Émile, sous ce rapport, savait, d'ailleurs, que, souvent téméraire quand il risquait sa propre vie, il ne l'exposerait pour rien au monde à un danger sérieux.

« A quelque distance de chez nous, est une sorte de petit lac formé par un ruisseau que des bancs de sable empêchent de se jeter librement dans la mer. L'endroit était favorable, et c'est là qu'Émile reçut ses

---

(1) Alphonse Esquiros, *L'Émile du dix-neuvième siècle,* p. 213, Paris, 1870.

premières leçons. Ni ceinture de liège, ni vessie bal-
lonnée d'air, ni aucun des appareils dont, si je ne me
trompe, on se sert quelquefois pour seconder les
efforts des débutants : « L'enfant doit être son *bou-
« chon* à lui-même, » avait déclaré le nègre dans son
naïf langage; autant que je puis en juger, sa méthode
est bien simple, elle consiste surtout à inspirer de la
confiance.

« Payant lui-même d'exemple, il se couche, m'as-
sure-t-on, sur le dos, regarde le ciel, ferme la bouche
et respire par le nez, qu'il tient un peu élevé au-dessus
de la surface. Il a ainsi l'air de dire : « Vous voyez
« qu'on ne doit pas couler à fond, et que si les gens se
« noient, c'est qu'ils le veulent bien. »

Il existe encore d'autres modes de natation avec
lesquels, pour qui connaît bien les deux premiers, se
familiariser est un jeu.

Les principaux sont : la *brasse*, la *brasse marinière*,
la *coupe*, la *coupe sur le dos* et la *planche*.

La *brasse* donne, avec le *minimum* de fatigue, le
*maximum* de vitesse à la locomotion dans l'eau. —
Ce mode de natation ne serait-il pas le plus naturel à
l'homme? Ce qui est certain, c'est qu'on en trouve
l'usage répandu chez tous les peuples.

La *marinière* n'est qu'une modification de la brasse.
Très usitée chez nous, elle est surtout utile, soit pour
franchir un courant, soit pour se diriger vers un objet
prochain que l'on voudrait saisir.

La *coupe* est la manière la plus élégante de nager.
Elle est la plus énergique et la plus rapide. Elle est
aussi la plus fatigante; mais elle offre un avantage
sérieux : celui de contribuer puissamment, en raison

des grands efforts qu'elle implique, au développement du thorax. Son inconvénient, chez les sujets peu vigoureux, est de provoquer très vite l'essoufflement.

De toutes les manières de nager, la *brasse sur le dos* est la plus facile et la moins fatigante ; seulement, comme, dans cette position, on ne voit pas devant soi, on court risque d'aller donner contre les obstacles.

La démonstration des mouvements propres à chacun de ces modes de natation demande à être faite, *à sec*, au préalable, pour procéder avec méthode et sécurité.

Quant à la *planche*, enfin, elle consiste à imprimer au corps une impulsion qui lui permette de surnager horizontalement à la surface.

On étend alors les bras le long du corps ; puis on imite, avec les mains, les mouvements des nageoires latérales des poissons. Les jambes sont étendues l'une contre l'autre ou croisées, à volonté. Savoir *faire la planche* est d'une haute utilité, soit pour traverser des eaux encombrées d'herbes, soit pour donner à une crampe le temps de se dissiper. Pour surnager avec facilité, la seule précaution à prendre est de maintenir les poumons remplis d'une grande quantité d'air. Ils jouent alors un rôle analogue à celui de la vessie natatoire des poissons.

Avant de passer à l'étude du *plongeon*, signalons, à titre de curiosité scientifique, un procédé de natation en usage chez les naturels de la Nouvelle-Calédonie.

Les Néo-Calédoniens, sont, comme on sait, de très habiles nageurs : « Demander à l'un d'eux s'il sait nager, c'est, au rapport de M. de Rochas (1), lui

---

(1) DE ROCHAS, *Sur les Néo-Calédoniens*. (Lecture à la Société

adresser une question aussi bizarre que de lui demander s'il sait marcher et courir.

« Leur mode de natation est très différent du nôtre et a beaucoup de rapports avec celui du chien. Les bras ne s'étendent pas en décrivant un mouvement circulaire ; ils font la rame, et les pieds, au lieu de se mouvoir ensemble, entrent successivement en jeu et simultanément avec les mains. »

L'éducation du nageur serait incomplète si elle ne comprenait *l'art de plonger*.

Ici, avant tout, il s'agit de s'accoutumer à rester un certain temps sans respirer. C'est beaucoup qu'une minute en pareil cas. Hallé ne pense pas qu'un nageur puisse rester plus de deux minutes dans l'eau sans être suffoqué, et qu'il n'y peut même rester autant, s'il n'est très exercé dans son art.

Ensuite, il est nécessaire de se familiariser avec le milieu insolite dans lequel, en plongeant, on pénètre tout entier.

En conséquence, selon la recommandation du *Manuel officiel de Gymnastique* (1), il convient, avant de faire plonger les élèves, de les habituer, pendant quelque temps, à remplir leurs poumons d'air et à l'y contenir le plus de temps possible sans le laisser ciruler. Ensuite, on les exerce à cacher leur tète sous l'eau et à y séjourner quelques secondes, les yeux ouverts.

Pour plonger, l'élève s'élance, la tète la première, et gagne le fond de l'eau en nageant.

---

d'Anthrop., 5 juillet 1860.) *Bulletin de la Société d'Anthropologie*. Série I, T. 1, p. 389 à 406.

(1) *Manuel de Gymn.*, Fasc. I, p. 124.

Pour revenir à la surface, il se place verticalement, la tête en haut, et nage dans cette position.

Pendant la durée du trajet sous l'eau, les yeux doivent être ouverts. On distingue, alors, assez nettement pour s'en saisir, les corps qui se trouvent à portée. Cesse-t-on de se diriger vers le fond, l'eau vous reporte à sa surface avec une extrême rapidité. L'expérience du fait est une garantie de sécurité et ne peut qu'affermir la confiance que l'on a, déjà, en soi. Mais il est une précaution sur laquelle il est bon que l'attention soit appelée.

Pour plonger, on se jette à l'eau, soit la tête en avant, soit les pieds les premiers. Si l'on se lance, *les pieds les premiers*, on doit s'appliquer à tomber dans l'eau, debout, dans la position verticale, la tête légèrement renversée en arrière, les jambes rapprochées l'une de l'autre, les bras tendus le long des cuisses, en ayant soin de garantir, d'une main, les parties génitales contre le choc violent qu'elles pourraient recevoir.

Si l'on se lance, *la tête la première*, il faut se porter obliquement en avant, de manière à décrire, en l'air, une courbe et tomber dans l'eau en présentant le moins de surface possible. Les mains sont appliquées l'une contre l'autre, les bras relevés de chaque côté de la tête qu'ils protègent, et tendus ainsi que les avant-bras. Si le coup de jarret donné en quittant terre a été trop fort, on risque de basculer, de tomber à la renverse et de toucher l'eau par le dos (*plat-dos*); si au contraire l'élan a été trop faible, la courbe du départ est insuffisante, on tombe à *plat-ventre*; et dans les deux cas, le choc de l'eau peut être assez douloureux pour déterminer la syncope, surtout si toute la face antérieure du corps a porté.

Les exercices de natation ont un complément d'une utilité indiscutable.

Il consiste à inculquer l'habitude de nager tout habillé. On fait garder d'abord à l'élève un pantalon; puis un pantalon et un gilet; puis tous ses vêtements. En cas d'accident, on est, alors, bien autrement sûr de conserver sa présence d'esprit.

Au point de vue militaire, un tel enseignement est d'une importance hors ligne. Il y a longtemps, du reste, que les hommes de guerre en ont été frappés. Dès 1818, en Danemark, il était formé, par les soins de l'Administration militaire, quatre-vingt-trois maîtres destinés à enseigner l'art de nager aux troupes. « Les soldats de l'armée danoise y furent exercés à nager tout habillés, équipés et armés en portant un homme sur le dos » (1). A Berlin, en 1815, sous la direction du colonel Pfuhl, la troupe, en uniforme et en armes, était exercée à manœuvrer à la nage. Mais il y a mieux : au rapport de Baillot (2), « bien avant cette époque, les grenadiers de la vieille garde cantonnés à Courbevoie, d'eux-mêmes et sans professeurs, s'apprirent à nager, d'abord nus, puis habillés, et arrivèrent au point de traverser, ainsi, en manœuvrant en corps et chargeant leurs armes, la rivière très rapide en cet endroit. Les journaux du temps en ont fait mention. »

En somme, pour emprunter à Monfalcon (3) les

---

(1) *Revue encyclopédique*, 4ᵉ cahier.
(2) Baillot, *Considérations sur la Gymnastique.*
(3) Monfalcon, *Dictionn. des sciences médicales.* Art. Natation, p. 231. Paris, 1419.

termes mêmes d'une description qui, dans son laconisme fait image, « maître de l'élément dans lequel il se joue, un nageur exercé sait plonger jusqu'au fond des ondes et s'élance à leur surface; tantôt il se promène, tantôt il s'assied et demeure immobile sur les flots; à son gré, il rampe, se tourne en divers sens, nage avec célérité, les mains élevées, ou couché sur le dos, avance ou recule en tenant ses membres dans une immobilité apparente; il triomphe sans peine de la force de la pesanteur qui tend à le précipiter sous les eaux, et prend avec aisance et souplesse mille situations différentes. S'il a un grand trajet à franchir, il délasse ses muscles fatigués en variant ses attitudes. »

MÉCANISME PHYSIOLOGIQUE DE LA NATATION. — Lorsque l'homme a recours, pour se mouvoir dans l'eau, au mode de locomotion le plus communément usité, — lorsqu'il nage sur le ventre, — sa tête surmonte le niveau de la surface; ses pieds plongent à une certaine profondeur; son attitude est oblique d'arrière en avant et de bas en haut. Le mouvement de progression est déterminé par les mouvements simultanés des bras, des jambes et du tronc. Quel en est le *mécanisme?*

Dans l'action de nager, un premier mouvement rapproche les mains l'une de l'autre par leur face palmaire, et porte en avant les avant-bras et les bras demi-fléchis. Ce premier mouvement a pour effet de rompre le fil de l'eau. Dans un second mouvement, les mains se disjoignent et leur face palmaire regarde le fond. Les bras s'étendent et s'écartent pour prendre une attitude perpendiculaire au grand axe du corps.

Ce second mouvement a pour effet de faire céder la masse de l'eau ; mais, grâce à sa cohésion moléculaire, celle-ci répercute le mouvement et seconde ainsi l'impulsion communiquée au tronc par les membres inférieurs.

Fléchis et écartés, les membres inférieurs, en effet, sont d'abord ramenés vers le tronc ; puis, tout à coup étendus et rapprochés, ils repoussent l'eau en arrière.

Bref, le double mouvement des jambes et des cuisses a pour effet une propulsion du corps en avant ; le double mouvement des avant-bras et des bras a pour effet une propulsion du corps, en avant et, à la fois, en haut. L'état d'extension dans lequel se trouve la colonne vertébrale, en leur donnant plus de force, vient encore les favoriser.

C'est à la combinaison et à la répétition mesurée de ces mouvements, qu'est due la progression dans le sens horizontal. Plus la masse d'eau chassée chaque fois qu'ils se renouvellent sera considérable, plus ce sera à l'avantage du nageur ; mais, plus le mouvement des pieds et des mains, consistant à repousser l'eau, se renouvellera avec vitesse, moins la masse d'eau à chasser sera considérable. Donc, ne pas précipiter les mouvements est, en natation, un principe fondamental. Or, c'est celui auquel on voit invariablement faillir tout nageur inexpérimenté.

Il transgresse ce principe parce qu'il a peur... Il a peur d'aller au fond et d'y rester... La chose est impossible, et la preuve la voici : Tout homme qui se plonge dans l'eau en déplace un volume d'un poids supérieur à celui que lui-même représente. L'air contenu dans ses poumons, et la graisse répandue en plus ou moins grande abondance sous sa peau et dans les interstices

de ses organes, contribuent à maintenir le poids spécifique de son corps à un degré d'infériorité notoire
par rapport à celui de l'eau ; aussi est-il inévitablement
repoussé à la surface.

C'est ce dont on devrait se bien persuader, car, de
cet instant, toute appréhension vaine s'évanouirait.
Les persuasions de ce genre s'acquièrent par l'expérience et non autrement.

En mer, la résistance à vaincre pour descendre, en
plongeant, à une certaine profondeur est si considérable que l'on a recours à des moyens artificiels pour
en triompher. Les plongeurs d'Afrique et d'Amérique,
par exemple, s'attachent, sous le corps, une pierre
large et épaisse ; ils en fixent même une autre, s'il le
faut, à l'un de leurs pieds afin de gagner le fond plus
aisément et plus vite.

Revenir à la surface ne les préoccupe guère. Ils
savent trop bien qu'il leur suffira, soit de se placer
sur le ventre ou sur le dos, soit simplement d'écarter
les bras et les jambes en gardant l'attitude debout.

Effets physiologiques de la natation. — De tous
les exercices gymnastiques, la natation est celui qui,
plaçant l'homme dans un milieu qui ne lui est pas
naturel, exige de sa part, pour y séjourner, un déploiement d'activité organique plus considérable.

Les *effets physiologiques* exercés spécialement par la
natation sur l'économie ne sauraient par conséquent
manquer d'importance. Comme on peut s'y attendre,
ils sont variés.

On les peut diviser en deux catégories ; les uns
reconnaissent pour cause la fraîcheur du milieu — du
bain — dans lequel le corps est plongé ; les autres, les

actes locomoteurs que les divers modes de natation exigent.

Par sa température notablement inférieure à celle du corps, par la pression que sa densité exerce sur les pores de la peau, l'eau modère l'activité secrétoire des glandes cébacées et sudoripares. Elle réduit à de justes limites, cette activité, surabondante dans les zones torrides, et même, durant la saison des chaleurs, sous les climats tempérés. Ainsi se trouve contre-balancée une influence nosologique essentiellement débilitante. Ainsi, se produit, en première ligne, un effet tonique qui répond à un impérieux besoin.

En second lieu, dans la natation, il est fait, nous le répétons, appel à tous les muscles soumis à la volonté. Ceux de la région postérieure du cou, ceux du dos, ceux des lombes sont particulièrement mis en fonction. Ils sont, pour ainsi dire, dans un état de contraction permanente. La fatigue qu'ils ont à suppor-ter est grande ; mais, par cela même, ils se trouvent placés, pour se fortifier, dans une situation exception-nelle. Incessamment sollicités, ceux de la poitrine, ceux de l'épaule sont dans des conditions analogues.

Les exercices natatoires sont donc appelés à favori-ser puissamment le développement de la poitrine. Mais ce n'est pas seulement aux dimensions du thorax que leur pratique donnera un surcroît d'ampleur ; c'est la fonction respiratoire même qui acquèrera, de ce fait, une puissance nouvelle ; c'est le renouvelle-ment salutaire de l'air atmosphérique dans les vésicules pulmonaires qui s'activera, et l'accumulation fâcheuse de l'air *résidual* dans les profondeurs du poumon qui sera rendue impossible. L'énergique concours demandé, dans la natation ordinaire, aux muscles des membres, à ceux des membres inférieurs, en particulier, n'exerce pas sur leur vigueur naturelle une influence moins fortifiante.

Bref, ainsi que le dit Rostan (1) si l'on ne peut long-temps soutenir un exercice aussi violent, il est assu-rément celui de tous qui doit renforcer le plus efficacement la constitution. « L'homme qui sort de nager est agile, fort, dispos, pourvu toutefois qu'il ne se soit pas fatigué par la durée ou la violence de ses mouvements. Et dans ce cas-là, même, après quelque temps de repos, il en éprouve tous les bons résultats... Tout est profit dans ce salutaire exercice. »

Déjà Tissot (2) en avait fait la remarque : « Si l'eau de rivière où l'homme nage n'est pas trop froide, la peau, les muscles, les ligaments se relâchent, s'assou-plissent et s'allongent par les mouvements des membres, et, par succession de temps, ceux-ci se fortifient. »

Les modifications imprimées par la natation à l'économie sont profondes. Celles que l'on est en droit d'attribuer à l'action de plonger sont plus fondamen-tales encore, s'il se peut. Le sujet a été bien étudié par Gueydan, médecin inspecteur de Spa. Cette station thermale était pourvue, à l'époque où Gueydan obser-vait, d'un bassin à plonger de seize à vingt pieds de diamètre et quatre pieds et demi de profondeur. Les malades s'y précipitaient, la tête la première, puis en étaient, sur le champ, retirés et frictionnés de flanelles chaudes.

Au sortir du bain, ils éprouvaient une chaleur douce et un *bien-être* fort agréable. Le pouls présentait inva-

______

(1) ROSTAN. *Dict. de méd.* Art. Gymnast., p 481.
(2) TISSOT, *Gymnastique médicinale et chirurgicale,* p. 61.

riablement de l'accélération ; bientôt l'appétit renaissait et les forces reprenaient.

« **Plus** le plongon est froid, dit Villeneuve (1), plus il produit d'effet sur le système nerveux et sur la transpiration insensible. Le plongeon du Tonnelet, situé à une demi lieue de Spa, est entretenu par les eaux gazeuses de la fontaine : sa température est fort au-dessous de celle de l'atmosphère. Pour éviter l'augmentation du calorique, le tout est couvert de paille, souvent le thermomètre (centigrade) essayé dans l'eau du plongeon descend à neuf degrés, de vingt-un qu'annonçait l'atmosphère. »

Une foule de stations thermales sont, de nos jours, pourvues, à l'instar de Spa, de vastes et confortables bassins de natation.

En résumé, des observations de Bégin (2), de Rostan (3), de Ch. Londe (4), il résulte que les effets de l'immersion dans l'eau froide et de la natation sont de deux ordres : les uns sont *immédiats*, les autres *consécutifs*.

Saisissement avec frisson général, sècheresse, décoloration de la peau, qui prend peu après une teinte livide, fréquence de la respiration, accélération et irrégularité du pouls, suspension de l'absorption ainsi que de l'exhalation cutanées, atténuation de la

---

(1) Villeneuve, *Dict. des sciences médic.* Art. *Plongeon*, p. 316.

(2) Begin, *Dictionnaire des sciences médicales.* Art. *Scrofules*, p 361, Paris. 1820.

(3) Rostan, *Dictionnaire de médecine.* Art. *Bains*, Paris, 1833.

(4) Londe, *Dictionnaire de médecine et de chirurgie pratiques.* Art. *Bain*, Paris, 1829.

sensibilité des papilles nerveuses du derme, réduction de volume portant sur toutes les circonférences du corps, tels sont les effets *immédiats* de l'immersion dans l'eau froide.

Les effets *consécutifs* consistent — chez les sujets doués de vigueur, bien entendu — en une stimulation des fonctions de la peau qui rend moins impressionnable et endurcit contre les vicissitudes de l'atmosphère. En outre, ainsi que le docteur Oré (1) en fait la remarque, la *soustraction du calorique* que le bain froid produit, et le *refroidissement* qui persiste assez longtemps après, sont des moyens précieux pour combattre les influences débilitantes inséparables d'une saison ou d'un climat très chaud. C'est, sans doute, parce que les mouvements énergiques que la natation exige s'exécutent sans entraîner les déperditions que provoque, à l'air libre, tout exercice violent (sudation, exhalations cutanée et pulmonaire), que l'augmentation considérable des forces et la sédation du système nerveux en sont le résultat.

Qui, désormais, en contestera l'immense utilité ? Cette utilité ne réside pas seulement dans la vivacité et la multiplicité des réactions organiques que cet exercice suscite ; elle se rapporte encore aux circonstances fortuites et critiques qui peuvent surgir et desquelles, par ses propres forces, l'homme a à se dégager.

Dès 1819, se faisant l'écho des meilleurs esprits, Monfalcon (2) proclamait la natation « une partie essentielle de l'éducation publique. »

---

(1) Oré, *Dictionnaire de médecine et de chirurgie pratiques.* Art. *Bains*, p. 138. Paris, 1866.

(2) Monfalcon, *Loco citato*, p. 230.

On s'étonne qu'à notre époque, elle ne soit pas encore obligatoire partout.

Il a été tenté, en ces derniers temps, pour en rendre l'enseignement populaire, des efforts auxquels on ne saurait applaudir trop chaleureusement. En 1880, à l'occasion de l'*assemblée nationale scientifique d'hygiène et de médecine publique* réunie en Belgique, le sujet a été abordé. La troisième question posée aux membres de l'assemblée contenait un paragraphe ainsi conçu : *Tracer la description d'une école primaire modèle typique réalisant dans sa construction tous les desiderata de l'hygiène.* Le docteur Droixhe et M. Blandot y répondirent. Ils présentèrent, sous forme de mémoire, un projet dans lequel le problème est envisagé sous tous ses aspects (1). Le gymnase n'y est pas laissé en oubli, et comme annexe obligée du gymnase, MM. Droixhe et Blandot proposent la création d'un bassin de natation. « Près du gymnase, disent-ils (p. 31), devrait exister un grand bassin, pour bains frais, où les élèves se livreraient à l'exercice si utile de la natation. Des profondeurs différentes, exactement indiquées par des écriteaux, permettraient à tous les âges et à toutes les tailles de profiter d'une création aussi avantageuse. N'oublions pas que plus tôt l'enfant saura nager, plus il aimera les bains et plus facilement il en conservera l'habitude si salutaire. »

A l'établissement de Sanpuits fondé en 1881, sous les auspices du Conseil municipal de Paris, la natation constitue une des bases de l'enseignement gratuit et essentiellement démocratique qui y est donné à des

---

(1) *Société royale de médecine publique de Belgique.*

enfants sans fortune et, sous le rapport administratif, réalisant des conditions déterminées.

Il ne se passe pas d'années que l'exercice inconsidéré de la natation ne donne à déplorer des malheurs irréparables. La plupart du temps, c'est à d'inexcusables imprudences qu'il y a lieu d'imputer l'accident.

Quelques avertissements bien précis sur ce point.

La natation en eau froide n'est pas de toutes les saisons. La température extérieure doit être assez élevée, et l'état hygrométrique de l'atmosphère assez faible pour qu'au sortir du bain, la réaction puisse s'établir avec franchise. Le contraire expose à la colique, à la diarrhée, et même à des affections inflammatoires des bronches, des poumons, des articulations ou des glandes.

La durée de l'immersion doit être courte, surtout dans les commencements. Poussée à l'excès, sa prolongation détermine, chez les sujets débiles ou simplement délicats, une fatigue persistante, des courbatures, de la céphalalgie, une surexcitation générale du système nerveux.

A se mettre à l'eau trop tôt après le repas, ou encore en plein midi, à l'heure que les rayons du soleil dardent d'aplomb, on risque une congestion cérébrale. L'heure préférable est celle qui précède le second, ou mieux encore le premier repas ; soit cinq heures du soir, ou dix heures du matin. En ce qui concerne les bains de mer en particulier, le docteur Gaudet (1) conseille aux adultes de les prendre à jeun, et aux enfants

---

(1) GAUDET, *Recherches sur l'usage et les effets hygiéniques et thérapeutiques des bains de mer*, Paris, 1884.

trois heures après le premier déjeuner. Il a observé qu'autrement, chez ceux-ci, la réaction est imparfaite.

Avant de se plonger dans l'eau froide, il convient, si l'on est en sueur, d'attendre que la transpiration soit arrêtée. Dès que le froid de l'air extérieur se fait sentir, on s'asperge la tête et le cou avec les deux mains; puis, brusquement, on plonge. Afin d'analyser en conscience les effets physiologiques de l'immersion en eau froide, Begin et Rostan en ont fait, chacun de leur côté, et sur eux-mêmes, l'expérience. Les résultats consignés de part et d'autre sont radicalement opposés. Le compte fait des dispositions personnelles, cette divergence semble surtout tenir à la précipitation que l'un, et à la lenteur que l'autre ont mis à entrer dans l'eau.

Toutes les fois que la chose est possible, il convient de se baigner de compagnie, dans des endroits que l'on connaît, loin des berges à pic et des courants rapides.

La rencontre de plantes marines passe pour un sérieux danger. C'est un préjugé à combattre. Ce qui fait le danger de la rencontre d'herbes dans un cours d'eau, c'est le défaut de sang-froid du nageur et l'idée fausse dont son esprit est imbu. Si, se sentant entravé par les herbes, il se prend à se débattre, s'il épuise ses forces en mouvements désordonnés, si, pris de panique, il respire, la bouche au-dessous du niveau de l'eau, il est perdu. Que ne se tourne-t-il simplement sur le dos; que ne fait-il *la planche*, et que, bien tranquillement, ne se débarrasse-t-il avec la main des obstacles passagers qu'il rencontre?

En cas de *crampe*, même conseil : étendre le membre momentanément contracturé, faire *la planche* et attendre.

Engagé dans un *tourbillon*, enfin, et entraîné par le courant, il n'y a pas à prendre peur. L'eau ne vous entraîne que pour vous rejeter un peu plus loin. On n'a qu'à se laisser aller à l'impulsion qui vous emporte; et puis, quand on la sent céder, en quelques brasses l'on s'écarte.

En dernière analyse, survient-il un accident, une personne est-elle en danger de se noyer, que faire? — D'abord tendre la perche ou lancer une corde s'il se peut. S'il ne se peut, se jeter à l'eau, s'approcher par derrière et saisir brusquement, sous les aisselles, celui qui se noie, puis le pousser vers le rivage, en nageant des pieds avec vigueur.

De retour à terre, appeler un médecin, et, en attendant son arrivée, déshabiller le noyé, lui tenir la tête un peu plus élevée que le corps, l'envelopper dans des covertures de laine, le *réchauffer;* en outre, *favoriser le retour des fonctions respiratoires* en débarrassant la bouche des corps étrangers qui pourraient obstruer l'entrée des voies aériennes, en exerçant avec vigueur sur les côtés de la poitrine des pressions imitant les mouvements de la respiration, en pratiquant sur le corps et les membres des frictions sèches à la flanelle ou à la brosse. Enfin, si l'on est assez heureux pour voir la respiration renaître et la circulation reprendre son cours, administrer un grog chaud et un lavement salin (1). Et qu'on ne s'y trompe pas : on voit des noyés revenir à la vie, contre tout présage, et au bout de cinq et six heures de soins persévérants.

---

(1) *Composition du grog* : eau-de-vie, une cuillerée à soupe; eau sucrée, deux cuillerées à soupe. — *Composition du lavement* sel de cuisine, 15 grammes; eau tiède, 250 grammes.

# CHAPITRE VII

## L'ÉQUITATION

**Généralités** : Le cavalier. — Le cheval. — Appréciation des auteurs anciens et modernes sur la valeur gymnastique de l'exercice du cheval. — I. **Principes de l'équitation** : *Du cheval :* Des allures naturelles et artificielles.— Des airs. — De la bouche.— *Du harnais :* De la bride. — De la selle. — *Du cavalier :* Du montoir. — De l'assiette. — De la main et de ses effets. — Des aides et des châtiments. — II. **Action de l'équitation sur l'organisme** : Action physiologique sur l'économie en général et sur certains systèmes organiques en particulier. — Action thérapeutique. — Contre-indications. — Inconvénients, dangers.

Les auteurs ont cru devoir ranger en trois groupes les exercices du corps. A ce titre, ils sont *actifs* ; tels la marche, la course, le saut, la natation; *passifs*, la déambulation en voiture, par exemple, ou en bateau ; *mixtes*, ayant pour type l'équitation.

L'équitation fait solidaires deux êtres : le cheval, le cavalier ; le cheval : animal au suprême degré nerveux et impressionnable, — fougueux, capricieux, ombrageux, prompt à l'effroi, — à ses heures, souple et docile, ou bien rétif et insubordonné, — rempli de malice, -- étonnant de courage, de patience, de douceur, — doué d'un rayon intellectuel court, mais lucide, d'aptitudes morbides multiples et, en même temps, d'une puissance musculaire considérable, — inconscient de sa force, — dur à la fatigue, — porté par nature à aller de l'avant ; l'homme : animal autoritaire, violent, vindicatif, cruel, enclin à faire abus de sa supériorité, — tantôt timoré, pusillanime et d'une insigne maladresse, tantôt aventureux jusqu'à la témérité, —

à ses heures, hardi, courageux, alerte, surprenant d'audace, d'agilité, de sang-froid, — méprisant pour le danger, admirable d'initiative, de dévouement, d'abnégation, — observateur, méditatif, rusé, habile, — de complexion chétive, — âpre au gain, — expansif, — porté par nature à s'approprier, dans la lutte inégale qu'il soutient pour l'existence, tout ce qu'il juge propre à amplifier les moyens d'action assez piètres qui ui ont eté primitivement dévolus.

« De la raison, des mains industrieuses, une tête capable de généraliser des idées, une langue assez souple pour les exprimer », dans l'animalité tels sont, d'après Voltaire (1), les attributs caractéristiques de l'homme. Buffon (2) trace du cheval les suivants : » La nature de ces animaux, dit-il, n'est point féroce ; ils ils sont seulement fiers et sauvages. Quoique supérieurs par la force à la plupart des autres animaux, jamais ils ne les attaquent ; et s'ils en sont attaqués, ils les dédaignent, les écartent ou les écrasent. Ils vont aussi par troupe et se réunissent pour le seul plaisir d'être ensemble, car ils n'ont aucune crainte, mais ils prennent de l'attachement les uns pour les autres. Comme l'herbe et les végétaux suffisent à leur nourriture, qu'ils ont abondamment de quoi satisfaire leur appétit et qu'ils n'ont aucun goût pour la chair des animaux, ils ne leur font point la guerre, ils ne se la font point entre eux, ils ne se disputent pas leur subsistance ; ils n'ont jamais occasion de ravir une proie ou de s'arracher un bien, sources ordinaires de

---

(1) Voltaire, *Dictionnaire philosophique*, Art *Homme*.
(2) Buffon, *Œuvres complètes*, mises en ordre par A. Richard, t. III, p. 82.

querelles et de combats parmi les animaux carnassiers : ils vivent donc en paix parce que leurs appétits sont simples et modérés et qu'ils ont assez pour ne se rien envier ».

Pour se rendre maître du cheval, l'homme, avec l'aptitude à la réflexion qui le distingue, s'est appliqué à mettre ces qualités naturelles à profit. Il s'est ingénié à cultiver, pour en tirer le meilleur parti possible, les facultés physiques et intellectuelles d'ordre supérieur dont il rencontrait primitivement doué celui dont il avait résolu de se faire un auxiliaire, un compagnon.

Par quels moyens pratiques parvient-on à établir entre la monture et le cavalier une cohésion aussi étroite ? Nous allons le rechercher. Toujours est-il que cette intimité de rapports entre l'homme et le cheval remonte aux temps les plus anciens et se constate en tous lieux. Toujours est-il, également, que l'équitation a, sur l'organisme humain, un retentissement dont tous les observateurs, tant anciens que modernes, ont été frappés.

Aristote signale, comme conséquence de l'exercice du cheval, la surexcitation de l'appareil génésique : *quoniam genitalia continuâ attrectatione motioneque spiritum concipiunt, sicque cocundi cupiditas inducitur*.

Se fondant sur certains faits observés chez les Scythes qui passaient à cheval la majeure partie de leur existence, Hippocrate regarde, au contraire, l'abus de l'équitation comme une cause d'impuissance et de frigidité.

Antyllus insiste sur le surcroît de tonicité qui en résulte pour l'économie en général (1) et les fonctions

_______________

(1) ANTYLLUS, *Corpus equitatio firmat*.

digestives en particulier (1). Il mentionne, en outre, le calme que l'exercice du cheval procure au système nerveux surexcité (2).

Aux yeux de Sanctorius (3), ses effets salutaires portent plutôt sur les organes occupant un plan supérieur aux lombes que sur ceux qui sont situés au-dessous.

Haller (4) qui compare l'excitation inséparable de la marche, de la course, de la danse à un mouvement fébrile, fait la remarque que l'équitation accélère le pouls dans des proportions moins sensibles.

Celse (5) la recommande contre les affections par atonie, du tube intestinal en particulier.

Pour Sydenham (6), il n'est pas d'agent thérapeutique plus puissant et d'une plus féconde généralisation.

Quant à Cabanis (7), il combat, en ces termes, l'assertion émise par Hippocrate sur ses propriétés stérilisantes. « Ici, contre son ordinaire, Hippocrate va chercher bien loin ce qui venait s'offrir naturellement à lui. Il n'avait pas manqué à observer qu'en général les Scythes étaient une race peu sensible aux plaisirs de l'amour. « Les désirs de l'amour se font, « dit-il, sentir chez eux assez rarement et n'ont que

---

(1) ANTYLLUS, *Equitatio maxime stomachum firmat.*

(2) Id., *Sensuum instrumenta purgat eaque reddit acutiora.*

(3) SANCTORIUS, *Equitatio rescipit magis perspirabile partium corporis suprà lumbos quam infrà.* (Aphor. 27.)

(4) HALLER, *Elém. physiol.*, T. II, p 265.

(5) CELSE, *Neque ulla res intestina confirmat.* (Lib. IV, cap. XIX).

(6) SYDENHAM, *Traité de l'équitation.*

(7) CABANIS, *Rapports du physique et du moral de l'homme* p. 386, Paris, 1843.

« peu d'énergie : aussi, ce peuple tout entier est-il peu
« propre à la génération. » On voit qu'il en était des
Scythes, comme de toutes les hordes errantes, dont la
vie est précaire, qui supportent de grandes fatigues et
qui vivent exposées à toutes les intempéries d'un ciel
rigoureux, sans qu'une nourriture animale abondante
renouvelle constamment leur corps épuisé. Parmi eux,
les gens riches pouvaient se procurer plus facilement
de belles esclaves pour leurs plaisirs. Ils ne laissaient
pas le temps à leurs languissants désirs de se former;
ils devaient donc être plus tôt énervés que les autres ;
rien encore de plus naturel. Les circonstances sociales
qui fournissent aux hommes trop de moyens de satisfaire leurs passions ne nuisent pas moins, en effet, à
leur véritable bonheur que les climats où la nature
semble aller au devant de tous les besoins n'altèrent et
n'affaiblissent leur énergie et leur activité. »

En tant qu'exercice gymnastique, l'équitation
demande à être envisagée dans ses principes propres,
puis dans son action sur l'économie.

I. Principes de l'équitation. — L'art de monter à
cheval implique des notions techniques concernant le
cheval, le harnais, le cavalier.

A défaut de ces notions précises, il est interdit à qui
que ce soit de se produire comme *homme de cheval*.

Du cheval au point de vue de l'équitation. —
*A.)* Des allures. — Les allures du cheval se distinguent en *naturelles* et *artificielles*.

Les allures naturelles sont *normales*, c'est-à-dire, se
développant spontanément chez l'animal en vigueur et
en liberté, ou *défectueuses*, c'est-à-dire, provenant d'une
constitution primitivement faible, ou bien épuisée.

Les allures artificielles résultent du dressage, et du travail au manège.

1° *Des allures naturelles normales.* — Le *pas* est l'allure la plus lente et à la fois la plus douce. La jambe droite de devant étant en l'air et se portant en avant, la jambe gauche de derrière se lève et obéit à une impulsion dans le même sens. Ensuite, les jambes gauche de devant et droite de derrière reproduisent la même action. Le mouvement, d'après Buffon (1), se décompose en quatre temps. « Si la jambe droite de devant part la première, la jambe gauche de derrière suit, un instant après ; ensuite, la jambe gauche de devant part à son tour, pour être suivie un instant après de la jambe droite de derrière : ainsi le pied droit de devant pose à terre le premier, le pied gauche de derrière pose à terre le second, le pied gauche de devant pose à terre le troisième et le pied droit de derrière pose à terre le dernier, ce qui fait un mouvement à quatre temps et à trois intervalles dont le premier et le dernier sont plus courts que celui du milieu. »

S'appuyant sur les procédés de photographie instantanée de M. Muybridge, M. E. Duhousset (2) considère, également le pas du cheval comme un mouvement se décomposant en quatre temps. « L'allure, dit-il, est dite marchée parce que la bête ne quitte pas le sol sur lequel elle s'étaie toujours par deux pieds et pose très souvent sur trois. Elle est diagonale parce que l'appui diagonal est plus actif que le latéral pour faire progresser la masse en avant... Chaque membre passe successivement du lever au soutien et du posé à l'appui.

---

(1) Buffon, *Loco citato*, p. 35.
(2) E. Duhousset, *Eludes sur les allures du cheval*, Paris, 1884.

*En principe*, dans un pas très régulier, le bipède posté-térieur place ses foulées sur celles des pieds de devant, interceptant des distances égales. »

Dans le *trot*, le cheval lève simultanément la jambe droite de devant et la jambe gauche de derrière et réciproquement.

Le mouvement ne se décompose qu'en deux temps; le pied droit de devant et le pied gauche de derrière posent à terre à la fois. Il en est de même des deux autres pieds correspondants.

Plus relevé, plus diligent que le pas, le trot est aussi une allure beaucoup plus rude.

Le *galop* est une sorte de saut en avant, car les pieds de devant ne touchent pas encore le sol à l'ins-tant où les pieds de derrière le quittent, si bien que durant un moment d'une brièveté extrême, il est vrai, les quatre pieds sont en l'air. Ainsi, le mouvement se decompose en trois temps.

Selon que le cheval galope sur le pied droit ou sur le pied gauche, l'allure présente deux variétés.

Dans le galop *sur le pied droit*, aussitôt que le cheval a rassemblé les forces de ses hanches pour chasser le corps en avant, le pied gauche de derrière touche le sol ; le pied droit de derrière le suit et se place sur un plan un peu antérieur. Dans le même instant, le pied gauche de devant se pose aussi à terre, et, à son tour, le pied droit de devant touche le sol, en se plaçant un peu en avant du précédent.

Dans le galop *sur le pied gauche*, c'est l'inverse qui a lieu.

De même que la plupart des chevaux partent du pied droit pour le pas et pour le trot, de même la plupart galopent de préférence sur le pied droit. A ce propos, M. de la Guérinière (1) fait remarquer qu'en France on entend généralement par cette expression : *galoper sur le bon pied*, galoper sur le pied droit.

Il ne résulte pas moins de cette tendance naturelle à la plupart des chevaux un surcroît de fatigue pour la jambe droite chargée d'une manière trop continue d'entamer le terrain, et, pour la sécurité même du cavalier, il convient qu'ils soient exercés à galoper sur l'un et sur l'autre pied alternativement.

Pour se rendre compte, d'une façon précise et par voie expérimentale de la succession des différentes phases du pas, du trot ou du galop, les difficultés sont grandes. Un appareil fort ingénieux imaginé par le professeur Marey le permet. Il consiste en une pelote creuse de substance compressible qui, adaptée au sabot, et mise en communication avec un système enregistreur, se déprime toutes les fois qu'un des pieds de l'animal s'appuie sur le sol.

A l'aide de cet appareil qui donne la possibilité de noter, avec la précision d'une *portée musicale*, par des lignes plus ou moins longues et des intervalles ou silences représentant les unes les appuis et leur durée, les autres les instants durant lesquels le corps est soulevé de terre, M. Cuyer (2) est parvenu aux conclusions suivantes :

1° Dans la marche ordinaire, ou pas, les appuis se succèdent sans interruption ;

2° Dans l'ascension d'un escalier, les appuis empié-

---

(1) DE LA GUÉRINIÈBE, *Traité d'équitation*, p. 32.

(2) CUYER, *Les allures du cheval démontrées à l'aide d'une planche coloriée, découpée, superposée et articulée*, Paris, 1882.

tent l'un sur l'autre, le corps repose un instant sur les deux pieds ;

3° Dans la course, les appuis sont plus brefs que dans le pas, et désunis par une suspension du corps ;

4° Dans le galop, le corps s'appuie sur un pied, puis sur deux, puis sur un, et est enfin soulevé.

5° Dans le saut, les deux appuis sont unis, puis le corps soulevé.

2° *Des allures naturelles défectueuses.* — L'*amble* est une allure moins relevée, mais infiniment plus allongée que le pas. Le mouvement, ici, comprend deux temps. Dans le premier, la jambe de devant et celle de derrière du côté droit se lèvent simultanément. Dans le second temps, ce sont les deux jambes du côté gauche. Particulière aux chevaux faibles ou usés, cette allure ne peut être soutenue que sur un sol uni. Très douce pour le cavalier, elle est, sur les terrains inégaux, fatigante à l'excès pour la bête.

L'*entrepas* ou *traquenard* est un train rompu qui a quelque chose de l'amble.

Cette espèce de tricotement des jambes vite et suivi est le propre des chevaux de charge dont les jambes sont ruinées, à force d'avoir trotté sous le fardeau.

A l'*aubin*, le cheval galope des jambes de devant et trotte des jambes de derrière.

Il n'est pas d'allure plus défectueuse et plus disgracieuse que celle-là. Elle est familière aux chevaux dont le train de derrière est ruiné et aux poulains dont les hanches n'ont pas encore acquis la force suffisante pour chasser et accompagner le train de devant.

3° *Des allures artificielles.* — « Les mouvements

artificiels, dit M. de la Guérinière (1), sont tirés des naturels et prennent différents noms, suivant la cadence et la posture que l'on donne aux chevaux dressés au manège, qui leur est propre.

« Il y a, selon l'usage ordinaire, deux sortes de manèges : le manège de guerre et celui de carrière et d'école.

« On entend par manège de guerre l'exercice d'un cheval sage, aisé et obéissant aux deux mains, qui part de vitesse, s'arrête et tourne facilement sur les hanches, qui est accoutumé au feu, aux tambours, aux étendards et qui n'a peur de rien.

» Par manège de carrière ou d'école, on doit entendre celui qui renferme tous les *airs* inventés par ceux qui ont excellé dans cet art, et qui sont ou doivent être en usage dans les académies bien réglées. »

En langage de manège, le terme d'*air* s'applique aux belles attitudes que doit avoir un cheval dans ses allures différentes. Selon que les mouvements sont près de terre ou détachés, les airs sont dits : *bas* ou *relevés*.

Les premiers consistent dans le *passage* (jadis, on disait : *passege*, de *spassegpio*, promenade) : trot mesuré et raccourci ; le *piaffer* : sorte de trot raccourci de passage — sur place ; la *galopade :* galop raccourci dans lequel les membres postérieurs et antérieurs sont assemblés, galop de manège ; le *changement de main*, la *volte*, la *passade*, la *pirouette* et le *terre à terre*. Dans cet air, le cheval lève les deux jambes de devant à la fois et les pose à terre de même, celles de derrière suivant en cadence et donnant lieu

_______

(1) DE LA GUÉRINIÈRE, *Loco citato*, p. 35.

à une série de petits sauts en avant et de côté.

Les *airs relevés* sont : la *pesade*, dans laquelle le cheval lève le devant en haut sur place, sans avancer; le *mezair :* saut mesuré; la *courbette*, la *croupade*, la *balotade :* variétés diverses de sauts; la *cabriole :* saut relevé dans lequel, le cheval étant en l'air, détache une ruade, avec toute la force dont il dispose et semble vouloir se séparer en deux; et enfin, le *pas et le saut :* mouvement décomposable en trois temps, un galop raccourci, une courbette, une cabriole : air favori des chevaux mûrs, en ce qu'il les soulage et leur permet de mieux prendre le temps du saut.

Dans l'art de manier le cheval, cette question, à proprement parler complémentaire, des *allures artificielles*, n'est pas, il s'en faut, sans importance. La pratique des règles qu'elle implique brise la monture et l'écuyer. Il arrivent à *faire corps ;* or, c'est le but final de l'équitation.

*B)*. DE LA BOUCHE. — La bouche du cheval est merveilleusement disposée pour constituer, entre des mains habiles, un moyen de direction.

Les parties extérieures sont les lèvres, les naseaux, le bout du nez, le menton et la *barbe*, sur laquelle porte la *gourmette*.

Les parties intérieures sont la langue et le canal dans lequel elle est située, puis le palais, les dents et les *barres :* parties latérales de la mâchoire inférieure toujours dépourvues de dents et sur lesquelles le *mors* repose.

Chez le cheval, la sensibilité de la bouche est exquise. De préférence à l'œil ou à l'oreille, c'est à cet organe que l'on s'adresse pour transmettre à l'animal les signes de la volonté. Il n'a, ainsi que l'observe Buffon, « d'autre défaut que sa perfection même », aussi doit-on ménager la bouche avec la plus scrupuleuse attention. La plus faible pression exercée sur le mors est pour le cheval un avertissement, pour le cavalier un moyen de correspondre. Sous le rapport de l'élégance, rien n'égale ce mode de direction.

Du harnais. — *A)*. De la Bride. — Trois parties essentielles entrent dans la composition de la bride : le *mors* qui est contenu dans la bouche et repose sur les barres ; les *branches* qui en émergent de chaque côté ; la *gourmette* qui presse sur la barbe.

Les lanières en cuir qui entourent la tête, le front et la gorge maintiennent ces parties en bonne position. Les rênes les mettent en communication avec le cavalier.

1° Le *mors* est un morceau de fer arrondi appelé communément *canon*. Les deux extrémités du canon auxquelles sont attachées les branches se nomment *fonceaux*. La partie située entre le canon et chaque fonceau est le *talon*.

Le *simple* canon, ou canon brisé, se composant de deux pièces articulées au centre, est le plus doux et, pour l'animal, le plus exempt de contrainte.

Composé d'une seule pièce, le canon à *trompe* ou à *canne* est plus rude à la bouche que le précédent.

Préférable á tous les autres, le canon à *liberté de langue* ou *canon montant* est évidé au centre pour garantir la langue contre des pressions exagérées. Plus doux que le canon à trompe, il permet plus sûrement que le simple canon de tenir le cheval en main.

2° La *branche* est cette partie de la bride qui, perpendiculaire au mors, émerge de chaque côté des lèvres et sert à faire agir celui-ci.

3° La *gourmette* est une chaîne composée de mailles, d'une **S** et d'un crochet.

Les mailles du centre doivent être plus *grosses* et plus remplies que celles des extrémités.

Appliquée contre la lèvre inférieure de l'animal et correspondant à la partie désignée sous le nom de barbe, la gourmette exerce sur cette région une pression correspondant à l'énergie avec laquelle les rênes sont serrées par le cavalier.

*B).* De la Selle. — Les parties qui composent essentiellement la selle sont les suivantes :

Les *arçons :* pièces de bois de hêtre tournées en rond pour embrasser en avant et en arrière le dos de l'animal.

Le *garrot* ou *arcade :* partie de l'arçon de devant située au-dessus du garrot du cheval.

Le *pommeau :* partie attachée au haut du garrot.

Les *bandes :* pièces de bois plates attachées de chaque côté des arçons et reliant celui de derrière à celui de devant.

Les *battes :* parties élevées au-dessus de chaque arçon et servant à accroître la fermeté du cavalier en selle.

Les *panneaux :* coussinets de toile remplis de bourre, placés et attachés au-dessous de la selle pour la tenir un peu élevée au-dessus du corps de l'animal, afin de ménager les contacts contre les arçons.

Le *siège :* endroit du haut de la selle où le cavalier est assis.

Les *quartiers* : pièces de cuir entourant les deux côtés de la selle et empêchant la genouillère de la botte de porter contre le ventre du cheval.

Enfin, les *contre-sanglons* : petites courroies clouées et attachées ferme aux arçons et servant elles-mêmes à attacher les sangles.

Quant aux parties accessoires « aux appartenances » de la selle, ce sont le *poitrail*, les *sangles*, la *croupière*, le *surfaix* et les *porte-étriers*.

Mal ordonnée, la selle peut occasionner des érosions douloureuses, rebelles, qui irritent le cheval et assombrissent son humeur. De tout point, le choix du harnais est chose minutieuse et délicate. Bride et selle demandent à être appropriées aux formes, aux aptitudes, aux penchants, aux susceptibilités de l'animal. La connaissance exacte de son caractère doit, ici, servir de guide ; et en ce qui a trait à son équipement, c'est bien plutôt comme une personne que comme une bête de somme qu'il convient de le traiter.

Du cavalier. — L'action d'enfourcher la monture : le *montoir ;* l'attitude à prendre et à conserver en selle : *l'assiette ;* l'art de se servir de la bride : la *main ;* celui de seconder l'animal dans ses efforts et de le refréner dans ses écarts : les *aides et les châtiments*, voilà les bases fondamentales de l'école du cavalier.

1° *Du Montoir*. — Au moment de monter à cheval, le cavalier doit jeter un coup d'œil rapide et complet sur le harnais.

Trop serrée, la sous-gorge n'entrave-t-elle pas la respiration?

Trop lâche, la muserolle (1) ne permet-elle pas

---

(1) *Muserolle*, partie de la bride passant au-dessus du nez.

d'ouvrir la bouche et de mordre à la botte, à l'occasion?

Trop haut, le mors ne fait-il pas froncer les lèvres? trop bas, ne porte-t-il pas sur les crochets (1)?

Trop en avant, la selle ne risque-t-elle pas d'écorcher le garrot (2) ou de gêner le mouvement des épaules?

Trop lâches, les sangles n'exposent-elles pas la selle à tourner? Beaucoup de chevaux, quand on les sangle, s'enflent le ventre, par malice, en retenant leur haleine et semblent serrés; mais, en réalité, ne le sont pas. Pour sangler un cheval, il est prudent, par conséquent, de s'y prendre à deux fois,

Le poitrail est-il bien à sa place, et ne peut-il apporter aucune gêne dans les mouvements?

D'une juste mesure, la croupière s'oppose-t-elle suffisamment à la chute en avant de la selle sans risquer, d'autre part, d'écorcher le dessous de la queue?

Cet examen passé, or, avec l'habitude, c'est l'affaire d'un instant le cavalier s'approche de l'épaule gauche du cheval, et de la main droite, prend le bout des rênes, qu'il assure sur leur plat.

Puis, de la main gauche qui tient déjà la cravache, la pointe en bas, il se saisit des rênes en les laissant un peu longues, et d'une poignée de crins, près du garrot. Ensuite, de la main droite il prend, près de l'étrier, l'étrivière qu'il tourne du côté du plat de cuir et met le pied gauche à l'étrier. Portant alors la main

---

(2) *Crochets*, dents angulaires situées sur le côté, dans l'espace inter-dentaire, plus près de la dent du coin que de la molaire.

(3) *Garrot*, tubérosité située à l'extrémité de la crinière et au-dessus des épaules.

droite sur l'arçon de derrière, ils s'élève au-dessus de la selle en passant la jambe droite étendue jusqu'à la pointe du pied, et entre en selle, le corps droit. Alors, prenant la cravache de la main droite et la tenant la pointe en haut, il ajuste les rênes dans sa main gauche; il intercale entre elles, pour les séparer, le petit doigt; il maintient le pouce tendu sur leur face supérieure, et, de la sorte, en assure la fixité. En même temps, il s'assied bien au milieu de la selle, la ceinture et les fesses avancées, les reins pliés et fermes de manière à être prêt pour le mouvement.

2° *De l'Assiette.* — L'assiette ou la *belle posture* à cheval est, on peut le dire, le commencement et la fin, le fond même de l'équitation. C'est à l'acquérir et — chose plus difficile — à la conserver en toute occasion, que le cavalier doit par-dessus tout s'évertuer. Voici à ce sujet en quels termes M. de la Guérinière (1) s'exprime : « M. le duc de Newcastle dit qu'un cavalier doit avoir deux parties mobiles et une immobile. Les premières sont le corps jusqu'au défaut de la ceinture et les jambes depuis les genoux jusqu'aux pieds; l'autre est depuis la ceinture jusqu'aux genoux.

« Suivant ces principes, les parties mobiles d'en haut sont la tête, les épaules et les bras.

« La tête doit être placée droite et libre au-dessus des épaules, l'œil regardant entre les oreilles du cheval; les épaules doivent être aussi fort libres et un peu renversées en arrière; car si la tête et les épaules étaient en avant, le derrière sortirait du fond de la selle, ce qui, outre la mauvaise grâce, ferait aller

(1) DE LA GUÉRINIÈRE, *Loco citato*, p. 47 et suiv.

un cheval sur les épaules et lui donnerait occasion de ruer par le moindre mouvement. Les bras doivent être pliés au coude et joints au corps sans contrainte, en tombant naturellement sur les hanches.

« A l'égard des jambes, qui sont les parties mobiles d'en bas, elles servent à conduire et à tenir en respect le corps et l'arrière-main (1) du cheval; leur vraie position est d'être droites et libres du genou en bas, près du cheval, sans le toucher, les cuisses et les jarrets tournés en dedans, afin que le plat de la cuisse soit, pour ainsi dire, collé le long du quartier de la selle. Il faut pourtant que les jambes soient assurées quoique libres, car si elles étaient incertaines, elles toucheraient incessamment le ventre, ce qui tiendrait le cheval dans un continuel désordre; si elles étaient trop éloignées, on ne serait plus à temps d'aider ou de châtier un cheval à propos, c'est-à-dire, dans le temps qu'il commet la faute; si elles étaient trop avancées, on ne pourrait pas s'en servir pour le ventre, dont les aides sont les jambes; si, au contraire, elles étaient trop en arrière, les aides viendraient dans les flancs, qui sont une partie trop chatouilleuse et trop sensible pour y appliquer les éperons; et si, enfin, les jambes étaient trop raccourcies, lorsqu'on pèserait sur les étriers, on serait hors de selle.

« Le talon doit être un peu plus bas que la pointe du pied, mais pas trop, parce que cela tiendrait la

---

(1) *Arrière-main*. En terme de manège, on entend par *arrière-main*, toute la partie du cheval située en arrière de la main du cavalier.

L'*avant-main* est la partie du cheval située sur un plan antérieur à celui qu'occupe la main.

jambe raide; il doit être tourné tant soit peu plus en dedans qu'en dehors, afin de pouvoir conduire l'éperon facilement et sans contrainte à la partie du ventre qui est à quatre doigts derrière les sangles. La pointe du pied doit déborder l'étrier d'un pouce ou deux seulement, suivant la largeur de la grille. Si elle était trop en dehors, le talon se trouverait trop près du ventre et l'éperon chatouillerait continuellement le poil; si, au contraire, elle était trop en dedans, alors le talon étant trop en dehors, la jambe serait estropiée. A proprement parler, ce ne sont point les jambes qu'il faut tourner à cheval, mais le haut de la cuisse, c'est-à-dire la hanche, et alors les jambes ne sont point trop tournées et le sont autant qu'elles le doivent être, aussi bien que le pied. »

Pour se tenir correctement à cheval, ces préceptes sont d'une importance de premier ordre.

Pour acquérir l'aptitude à conserver cette posture, il n'est pas d'exercice plus utile que la course au trot. « Rien n'est au-dessus du trot, dit M. de la Guérinière, pour donner de la fermeté à un cavalier. On se trouve à son aise, après cet exercice, dans les autres allures, qui sont moins rudes. » Il recommande comme excellente, pour faire prendre de l'assiette et de l'équilibre, la méthode, assez généralement adoptée d'ailleurs, qui consiste à faire trotter cinq ou six mois le jeune écuyer sans étriers; et il s'élève contre l'erreur dans laquelle on tombe trop communément, à son sens, de donner des sauteurs aux commençants : « C'est dit-il, en allant par degrés qu'on acquiert cette fermeté qui doit venir de l'équilibre, et non de ces jarrets de fer, qu'il faut laisser aux casse-cous des maquignons...

« Dans une école bien réglée, on devrait, après le
trot, mettre un cavalier au piaffer dans les piliers...
Après le piaffer, il faudrait un cheval qui allât à demi-
courbette, ensuite un à courbette, un à balotade ou à
croupade, et enfin un à cabriole. Insensiblement et
sans s'en apercevoir, le cavalier prendrait avec le
temps, la manière de se tenir ferme et droit, sans être
raide ni gêné, deviendrait libre et aisé, sans mollesse
ni nonchalance, et surtout il ne serait jamais penché,
ce qui est le plus grand de tous les défauts, parce que
les chevaux sensibles vont bien ou mal, suivant que
le contre-poids du corps est régulièrement observé ou
non. »

3° *De la main et de ses effets.* — La main qui tient
la bride, — *main de la bride*, — communique au cheval, par l'intermédiaire du mors, les intentions du
cavalier. La main doit être à la fois (de la Broue, de
Newcastle) légère, douce et ferme. La perfection
dépend, en grande partie, de l'assiette, et pour que
ses effets se produisent avec justesse, ses mouvements et ceux des jambes doivent être en constant
accord. C'est de la main que doit partir l'impulsion
initiale. Elle est appuyée par celle qui vient des
jambes, consécutivement.

Quelle que soit l'allure, on peut faire aller un cheval en avant, en arrière, à droite, à gauche.

Les *effets* de la main sont donc au nombre de
quatre. Ils se font sentir sur la tête et les épaules de
l'animal, en premier lieu, et sous les quatre formes
que voici :

Pour aller en avant, le cavalier *rend la main*, c'est-
à-dire la baisse légèrement, en la tournant de façon
que la paume regarde en bas.

Pour reculer, il *soutient la main*, c'est-à-dire la rapproche de l'estomac, en tournant la paume légèrement en haut. Selon le degré de fermeté qu'il y met, le cheval ralentit simplement son allure (demi-arrêt); cesse d'avancer (arrêt); recule. « Et la fermeté du mouvement doit dépendre, non d'une pression exercée contre le point d'appui sur les étriers, mais en portant les épaules un peu en arrière, afin (de la Guérinière) que la bête arrête ou recule sur les hanches. »

Pour tourner à gauche ou à droite, le cavalier *tourne la main*, c'est-à-dire, la porte du côté où il veut aller en tournant la paume en bas si c'est à gauche, et si c'est à droite, en haut. Il fait agir, de la sorte, avec toute la souplesse qu'il entend, la rêne du côté vers lequel il se dirige.

On peut conduire à *rênes séparées*, à *rênes égales* dans la main gauche: manière ordinaire pour les cavaliers faits, à *rênes inégales*, *l'une plus courte* dans la main gauche : manière pour travailler les chevaux au manége.

Il y a des chevaux qui portent le nez au vent; d'autres se gourment et capuchonnent. La bride doit être tenue plus haut pour ceux-ci; plus bas, pour ceux-là.

La main, disons-nous, doit-être à la fois, *légère*, *douce* et *ferme*. Légère, elle ne sent point *l'appui* du mors sur les barres. Douce, elle sent un peu l'effet du mors sans donner trop *d'appui*. Ferme, elle tient le cheval dans un *appui* à pleine main.

*L'appui*, dans les trois cas, est le sentiment que produit l'action de la bride dans la main du cavalier et, réciproquement, l'action que la main du cavalier exerce sur les barres du cheval.

« C'est un grand art, fait observer M. de la Guérinière (1) que de savoir accorder ces trois différents mouvements de la main, suivant la nature de la bouche de chaque cheval, sans contraindre trop et sans abandonner à coup le véritable appui de la bouche ; c'est-à-dire qu'après avoir rendu la main, ce qui est l'action de la main légère, il faut la retenir doucement pour chercher et sentir peu à peu dans la main l'appui du mors, c'est ce qu'on appelle avoir la main douce ; on résiste ensuite de plus en plus en tenant le cheval dans un appui plus fort, ce qui provient de la main ferme, et alors on adoucit et on diminue dans la main le sentiment du mors avant de passer à la main légère, car il faut que la main douce précède et suive toujours l'effet de la main ferme, et l'on ne doit jamais rendre la main à coup, ni la tenir ferme d'un seul temps ; on offenserait la bouche du cheval et on lui ferait donner des coups de tête. »

4° *Des aides et des châtiments.*— Les *aides* sont les moyens dont le cavalier dispose pour faire aller son cheval et le secourir. Ces moyens consistent principament dans les différents mouvements de la main et des jambes.

L'appel de la voix, le sifflement de la cravache, l'accoutumance à approcher les objets inconnus et à affronter sans effroi les bruits, y sont pour quelque chose aussi.

Mais c'est surtout en agissant sur le sens du toucher que la bête se dirige et se maîtrise. Les mouvements de la main, de la bride, ceux des cuisses, des jarrets et des gras de jambes, ceux de la cravache et de l'éperon

---

(1) DE LA GUÉRINIÈRE, *Loco citato*, p. 56.

servent plus que tout autre procédé, pour se faire comprendre.

En serrant les deux cuisses et les deux jarrets, le cavalier chasse son cheval en avant.

En serrant une seule cuisse où un seul jarret, il le plie du côté correspondant. Éprouve-t-il de la résistance? une pression délicate des gras de jambes sur le ventre du cheval est pour l'avertir qu'il n'a pas répondu à l'aide des jarrets et que l'éperon n'est pas loin.

L'aide du *pincer délicat de l'éperon* se fait en l'approchant subtilement près du poil du ventre, sans appuyer ni pénétrer jusqu'au cuir. C'est un simple avertissement encore, mais plus pressant. « Si le cheval ne répond pas, on lui appuie vigoureusement les éperons dans le ventre pour le châtier de son indocilité. » (1)

De toutes les aides, il n'en n'est pas de plus douces, de plus réservées, de plus gracieuses et à la fois, de plus sûres quand on s'adresse à un cheval intelligent et fait, que le *peser sur les étriers*.

Un imperceptible mouvement de main, une pression à peine sensible sur les étriers suffisent pour faire pénétrer dans l'esprit du cheval la pensée du cavalier, et c'est merveille alors que la cohésion qui s'établit entre ces deux êtres ardents, impétueux, faits pour se comprendre et qui se sont compris.

Les *châtiments* sont indispensables pour tenir les meilleurs chevaux. C'est la crainte qu'ils en ont qui les rend attentifs et, par suite, obéissants. Ici, il est un principe dont il ne faut se départir jamais. Sous peine d'être inutile, nuisible, dangereux, le châtiment ne doit être infligé qu'au moment où l'infraction vient

---

(1) DE LA GUÉRINIÈRE, *Loco citato*, p. 63.

d'être commise. Encore, importe-t-il que la violence des coups soit proportionnée au naturel du cheval, car souvent des châtiments d'une sévérité médiocre, mais bien jugés et infligés à temps suffisent pour rendre l'animal particulièrement souple et docile. La plupart de ses fautes viennent de ce qu'il ignore ce que l'on veut de lui. Il ne demande qu'à comprendre. Il faut se faire comprendre, voilà tout.

Les instruments qu'on emploie pour châtier les chevaux récalcitrants sont la chambrière, la cravache et l'éperon.

La chambrière s'adresse aux chevaux paresseux, rétifs ou insensibles à l'éperon.

La cravache s'emploie de deux façons, soit pour chasser le cheval en avant, et alors le coup s'applique, avec modération, derrière la botte sur la fesse et sur le ventre; soit pour corriger le cheval de lancer, par malice, de continuelles ruades, et alors le coup s'applique à l'épaule, et ce, *avec grande vigueur*.

Le coup d'éperon est un châtiment précieux pour rendre le cheval sensible et fin aux aides; mais un homme le cheval accompli n'a recours à ce mode de correction qu'avec des ménagements extrêmes. Certes, il faut savoir en user avec énergie à l'occasion, il est expéditif et sûr; mais on doit en être très sobre, car, selon l'expression pleine de justesse de M. de la Guérinière « rien ne désespère et n'avilit plus un cheval que les éperons trop souvent et mal à propos appliqués. » Un cavalier qui perd le sang-froid et fustige sa monture à tort et à travers, s'avilit encore plus, dirions-nous, que la bête qu'il désespère.

Pour bien donner des éperons, il faut rapprocher doucement le gras des jambes, ensuite appliquer par une pression progressive, les éperons dans le ventre. L'animal alors averti, se décide à obéir sans surprise ni étonnement.

Enfin, pour faire bon usage des châtiments, il est nécessaire de connaître à fond le caractère du cheval à qui on les inflige, et de les proportionner à la faute, et surtout de tenir compte d'un fait, c'est que la plupart du temps, c'est, par ignorance, par faiblesse que le cheval pèche et non par mauvais vouloir.

Tels sont, ramenés à leur expression la plus élémentaire, les principes fondamentaux qui régissent l'équitation.

Ils trouvent application dans les diverses allures naturelles et artificielles auxquelles on peut mettre un cheval et dont la science réelle ne s'acquiert qu'au manége, par la pratique et par l'user.

II. ACTION DE L'ÉQUITATION SUR L'ORGANISME. — Les exercices mixtes joignent aux avantages des mouvements actifs ceux des mouvements communiqués. Sans déterminer de déperditions abondantes dans les matériaux nutritifs, leur action sur les viscères est puissante. L'équitation en est le type, nous l'avons dit.

Certains auteurs ont rangé au nombre des gestations (1) cet exercice gymnastique. L'erreur est lourde; les considérations dans lesquelles nous venons d'entrer, sur la manière de gouverner un cheval,

_________________

(1) *Gestation*, État d'un individu qui est porté. — Gestation en voiture, en bateau — Exercice en usage chez les anciens Romains qui consistait à se faire porter. entraîner rapidement pour faire subir au corps un mouvement salutaire. (LITTRÉ.)

suffisent à le démontrer. Ne mettent-elles pas, en effet, en pleine évidence, la part d'activité qui incombe au cavalier? Cette part varie d'ailleurs selon l'allure de la bête, son naturel, le degré de dressage auquel elle est parvenue et encore plusieurs autres conditions.

Que les mouvements soient imprimés par le cavalier ou simplement qu'il les subisse, l'ensemble des effets de l'équitation sur l'organisme se réduit en une suite de secousses mécaniques, d'ébranlemnts répétés, de contractions musculaires délicates, mesurées, rapides, de mouvements multiples, précis, alertes, vigoureux. Il en résulte un surcroît d'activité dans la circulation et dans la nutrition de tous les organes. En un mot, l'équitation semble, pour employer l'expression de Barbier (1) « corroborer le système animal tout entier. » D'autre part, point noté par Haller (2), elle n'élève pas sensiblement la température du corps. La fatigue dont elle s'accompagne présente des variantes qui, selon la remarque de M. Brehm (3), dépendent de la race du cheval et des propriétés particulières déterminées par sa conformation. Ainsi, haut-jambés et long-jointés, c'est-à-dire, ayant les paturons un peu longs, les chevaux limousins, portugais, andalous, arabes ont les allures très douces. D'une conformation opposée, les chevaux normands, anglais, hanovriens, mecklembourgeois font subir des secousses très fortes au cavalier.

---

(1) BARBIER, *Dict. des Sciences médicales. Art. Equitation.*
(2) HALLER, Elément physiol., t. II. p. 265.
(3) A. E. BREHM, *La vie des animaux; les mammifères*, t. II, p. 359. Paris, 1870.

Il n'est pas jusqu'à la nature du sol et la méthode préférée qui n'exercent leur influence sur le degré de fatigue que l'exercice du cheval ne peut manquer d'entraîner. Le docteur Rider (1) le fait observer : « la terre molle absorbe une portion du mouvement à l'instant où le cheval y pose ; un terrain dur, compacte et résistant rend la répercussion du mouvement plus complète et plus efficace. »

Au trot, par la méthode francaise, l'ossature du bassin est pour le cavalier le point d'appui principal.

Les secousses dues aux mouvements du cheval lui sont transmises sans atténuation. Dans la méthode dite *à l'anglaise*, au contraire, le torse s'élève et s'abaisse alternativement en prenant les genoux fixés aux quartiers de la selle pour point d'appui, et le bassin ne repose sur la selle que légèrement et par instants. Les chocs se trouvent, de la sorte, brisés et atténués dans des proportions notables.

Pour la douceur, cette méthode a le pas sur la première. Pour la solidité et la grâce elle ne saurait soutenir la comparaison.

Envisagés, en particulier, les systèmes organiques sur lesquels l'exercice du cheval fait sentir son action la plus directe sont, en première ligne, l'appareil digestif et, ensuite, les systèmes circulatoire, respiratoire et nerveux.

Sur l'appareil gastro-intestinal, cette influence est remarquable. Pris avant le repas, il ouvre l'appétit, développe les forces digestives, assure une élaboration plus prompte et plus parfaite des aliments. A l'issue

---

(1) RIDER, *Elude médicale sur l'équitation*, p. 8 et *Annales d'hygiène publique et de médecine légale*, t. XXXI, série II, 1868.

du repos, — à la condition que les réactions de la bête soient douces et son allure modérée, — il accélère les actes de la digestion et hâte le retour de la faim.

Sans précipiter le pouls, l'équitation agit sur la circulation d'une façon toute spéciale; le mouvement artériel devient plus fort; le cœur pousse le sang dans les vaisseaux avec une vigueur nouvelle, sans que pourtant (Barbier) son cours s'accélère dans les petits vaisseaux et que les réseaux capillaires de la peau s'épanouissent.

**Les fonctions respiratoires** participent, cela va de soi, à l'ampleur acquise par le mouvement artériel et dans des proportions que l'allure modifie sensiblement.

Edw. Schmith, dont nous avons, plus haut, mentionné les recherches, a calculé que la quantité normale de l'air contenu dans la poitrine étant représentée par *un* dans la position horizontale, doit l'être par 2,20 à cheval au pas, par 3,16 au galop et 4,05 au trot.

Quant à la sédation, au calme tout particulier qui résulte de l'exercice du cheval pour le système nerveux, c'est là un fait d'une authenticité aussi incontestable que d'une explication facile. Le surcroît d'activité survenu dans la respiration et dans la circulation a pour conséquence l'afflux plus considérable du sang dans les centres nerveux. Or, *sanguis moderator nervorum*, l'aphorisme est bien connu.

Sur les sécrétions (Lorry), les exhalations, l'absorption, l'influence de l'équitation est essentiellement régularisatrice.

On le voit, l'*action physiologique* de cet exercice gymnastique se fait sentir avec intensité sur l'économie dans son ensemble.

Ceci donne à pressentir deux choses : d'abord que la thérapeutique de bon nombre de maladies trouvera en lui un précieux appoint; ensuite, qu'il en doit être beaucoup d'autres au cours desquelles il sera formellement contre-indiqué.

Les maladies sur la marche et l'issue desquelles *l'action thérapeutique* de l'équitation ne saurait être que bienfaisante sont, en général, celles que caractérise la torpeur de la nutrition.

On l'a condamnée à tort dans une foule de phlegmasies (1) chroniques où la tonification des tissus est pourtant la plus fondamentale des indications.

Certaines déterminations morbides d'ordre scrofuleux, (les engorgements ganglionnaires, notamment) certaines affections catarrhales telles que la gastro-entérite et le catarrhe bronchique, cèdent à son action; et, dans les cas de ce genre, répétée chaque jour, elle procure, selon Barbier (2), « des succès singuliers. »

Elle est dans la curation des névroses (chorée, hystérie, hypocondrie), où deux éléments en apparence contradictoires, — l'éréthisme des forces et leur dépression — se trouvent associés, un auxiliaire incomparable.

Tissot (3) et, après lui, Michel Lévy (4) insistent sur la sérénité, sur l'affermissement moral qui en résultent. « Ce fond de gaité, dit le premier, que l'équitation inspire est une diversion vraiment désirable et dont le praticien peut tirer grand parti. » L'assurance qui suc-

---

(1) *Phlegmasie*, État inflammatoire des organes.
(2) Barbier, *Loco citato*, p. 137.
(3) Tissot, *Gymnastique médicinale et chirurgicale*, p. 116.
(4) Michel Lévy, *Traité d'hygiène*, 5° édit. Paris, 1869.

cède à la timidité des débuts, la rapidité, la multiplicité des impressions qui se succèdent, l'attention à apporter pour guider la bête d'une manière correcte, le sentiment de satisfaction et de sûreté qui en sont la conséquence, la confiance, l'intrépidité, le sang-froid que l'on sent grandir en soi, sont, pour le second, autant de moyens d'exercer sur le cours des idées, et, par la suite, sur les habitudes de profondes réactions.

L'exercice du cheval a, sur beaucoup d'autres, un avantage : sans faire subir à son caractère propre des modifications de fond, il est loisible, selon les exigences personnelles, de le graduer à volonté. Le trot convient à la constitution des uns ; le galop à celle des autres. Il en est — et parmi les valétudinaires, ils sont nombreux — auxquels doit suffire le pas. Mais, encore un coup, quelle que soit l'allure, la diversité des sensations que la chevauchée fait naître est pour une bonne part dans l'impression générale qui en reste et dans le bien-être qui suit.

Aux préludes d'une affection grave, aux premiers avertissements d'une diathèse redoutable — la phthisie pulmonaire, par exemple — à cette période initiale où les forces chancellent sans être compromises pourtant d'une façon irrémédiable, ou bien encore à l'issue d'une maladie aiguë, longue et pénible, ayant engagé la totalité de l'organisme — une fièvre typhoïde, si l'on veut — alors qu'épuisées par le mal, les forces se prennent enfin à renaître et n'ont besoin que d'aliments : dans les deux éventualités, l'équitation fait merveille. Du jour au lendemain, on en peut constater les effets.

En raison de la part d'activité qu'elle réclame de l'homme, et à la condition que celui-ci soit en mesure de fournir cette somme d'activité, elle l'emporte sur la gestation en voiture qui invite, par trop, à un nonchalent *far niente*.

Mêmes considérations à l'endroit de la chlorose, de l'anémie, qu'il est si fréquent de rencontrer chez l'un comme chez l'autre sexe dans les grands centres de population. Aussi, ne saurait-on trop chaleureusement recommander l'équitation aux personnes qui, ayant un genre de vie sédentaire, font, en raison même de la nature de leurs occupations une forte dépense quotidienne d'influx nerveux. Aussi, ne saurions-nous faire mieux que de reproduire les termes mêmes dans lesquels Londe (1) s'est exprimé sur ce sujet : « Ce sont surtout les gens de lettres qui doivent pratiquer cet exercice ; ils y trouveront un moyen propre à opposer aux dangers de leur genre de vie, car la position qu'exige l'équitation et les mouvements qu'elle détermine étant très favorables à la libre extension des poumons, détruisent, avec efficacité l'effet nuisible de la position nécessitée par les travaux de cabinet. Cet exercice est d'ailleurs un des plus propres à reposer le cerveau, puisque, sans fatiguer les membres, sans consumer d'influx nerveux, il apporte dans les mouvements vitaux qui se dirigent vers l'encéphale une diversion salutaire mais trop peu considérable pour empêcher cet organe de reprendre bientôt, avec la même énergie, son activité accoutumée. » C'est ce qu'avait parfaitement compris le docteur Fitz-Patrick (2) qui, il y a cinquante ans environ,

---

(1) LONDE, *Gymnastique médicale*, Paris. 1821.

(2) FITZ-PATRICK, *Traité des avantages de l'équitation considérée dans ses rapports avec la médecine*. Paris, 1838.

avait ouvert à Paris un manège hygiénique pour le traitement des convalescents et des malades atteints d'affections chroniques ou nerveuses. Si louables qu'aient été ses efforts, le succès, hélas! ne les a pas couronnés.

Dans son *Etude médicale sur l'équitation*, le docteur Rider (1) a traité, avec une précision rare, la question des contre-indications que l'exercice du cheval comporte.

Voici ce qu'il y a à dire d'essentiel là-dessus :

Les sujets atteints de *phthisie* confirmée ou simplement prédisposés aux crachements de sang, doivent s'abstenir du cheval. Dans l'armée, en effet, chez les jeunes soldats qu'on exerce à l'allure du trot à la française (très dure avec certains chevaux), rien n'est plus fréquent que l'*hémoptysie*. En raison de l'opiniâtreté que met l'accident à se renouveler, on se voit contraint, chaque année, de faire passer dans l'infanterie un certain nombre d'hommes faits, en apparence, pour le cheval et pour qui, en réalité, l'équitation est incompatible avec la santé.

Les affections organiques du cœur : *hypertrophies*, ou des gros vaisseaux : *anévrismes*, sont des contre-indications d'autant plus formelles de l'exercice du cheval que, d'après Morgagni (2), Corvisart (3) et nombre d'autres auteurs : tels que Van Swiéten, Ramazzini, Cabanis, Patissier, Londe, l'abus qui en est fait dans diverses professions occupe le premier

---

(1) RIDER, *Etude médicale sur l'équitation*, p. 18 à 36. Paris, 1870.

(2) MORGAGNI, *De sedibus et causis morborum Epist. XVIII.*

(3) CORVISART, *Maladies du cœur et des gros vaisseaux.*

rang parmi les causes qu'il convient d'assigner à ces affections.

Il en est de même des *hernies* (des hernies *inguinales*, notamment) à la production desquelles les excès d'équitation paraissent prendre une part très large. Percy, en effet, a constaté qu'un vingtième des soldats de cavalerie en était atteint. Dans l'armée anglaise, le contingent est encore plus fort. Indépendamment des raisons tenant à la constitution plus ou moins robuste des sujets, au degré de laxité variable des fibres organiques, dont leurs tissus se composent, de la méthode (méthode *française, anglaise, etc.*) usitée, le docteur Renoult (1) évoque, comme l'une des causes de hernie les plus actives chez les cavaliers, la coupe défectueuse du pantalon. Trop étroite, remontant trop haut, sa ceinture, à son sens, concourt avec le diaphragme à refouler en bas les intestins, lesquels, au niveau du pli de l'aine, ne rencontrent plus, ni résistance, ni soutien.

D'après M. Rider (2) : « Le pantalon du cavalier ne devrait pas dépasser, en hauteur, les deux dernières fausses-côtes. Le rang vertical des boutons de la brayette, ou qui fixe la ceinture derrière le pont sur le trajet de la ligne médiane, devrait descendre très près du pubis, afin de soutenir la région hypogastrique sur laquelle, d'ailleurs, le vêtement devrait se mouler et s'ajuster aussi parfaitement que possible. Les pattes, espèce de demi-ceinture que l'on serre sur les reins au moyen d'une boucle, devraient, par le même motif, être fort larges et placées sur l'os iliaque même,

---

(1) Renoult, *Des causes de hernie dans la cavalerie.*
(2) Rider, *Étude médicale sur l'équitation.*

et non au-dessus de cet os. » Le même auteur se montre d'ailleurs très partisan des larges ceintures en usage chez les Orientaux.

Les affections de la vessie (*cystite, calculs,* etc.) ne sauraient s'accomoder de l'exercice du cheval, car il constitue par lui-même, pour cet organe, une condition d'état congestif habituel qui n'est pas toujours exempt de dangers. L'*hématurie* ou pissement de sang est, chez les hommes qui passent la majeure partie de leur vie à cheval, un phénomène qu'il n'est que trop commun d'observer. (Van Swiéten, Aran, Rider.)

Il existe entre les *hémorrhoïdes* et l'équitation un rapport de causalité. Celle-ci provoque celles-là. Celles-là sont entretenues et exaspérées par celle-ci. Affaire d'état congestif habituel du même ordre que celui dont la vessie est le siège et qui se traduit par une hémorrhagie dans sa cavité.

Il y aurait, toutefois, exagération à considérer l'existence d'hémorrhoïdes chez un sujet, d'autre part, bien constitué, comme une contre-indication absolue à l'exercice du cheval. D.-J. Larrey déclare en avoir vu guérir, au contraire, sous l'influence de l'accélération que cet exercice provoque dans la circulation locale. La circonstance, seulement, commande une circonspection plus rigoureuse et, pour se décider à s'abstenir ou à passer outre, ce dont il convient, par-dessus tout, de tenir compte, c'est du degré actuel de la réplétion veineuse, ainsi que de l'imminence plus ou moins pressante des complications inflammatoires auxquelles expose toujours l'infirmité.

Il est, enfin, certains accidents inhérents à la nature même de l'exercice et contre lesquels il est bon que le cavalier soit prémuni :

*Excoriations, éruptions purigineuses,* lesquelles sont sans gravité ;

*Coliques, diarrhées,* dénotant une intolérance personnelle pour l'équitation, ou indiquant tout au moins qu'on s'y est adonné, pendant le travail de la digestion, avec une ardeur outrée et à des heures intempestives;

*Uréthrite,* cédant à quelques bains et à quelques jours de repos ;

*Contusion du scrotum,* accident plus à redouter et moins facile à prévenir que les précédents. Dans les réactions brusques du cheval, le cavalier peut toujours être séparé, pour un moment, des arçons et, soit qu'il retombe en arrière ou en avant du plan d'assiette, le scrotum peut être comprimé sur le siège de la selle même ou sur son pommeau. De là, des orchites, des hydrocèles, des hématocèles sans nombre.

On a conseillé l'usage du suspensoir. Le suspensoir a une foule d'inconvénients. Il immobilise les testicules et s'oppose à ce qu'ils fuient devant une cause inopinée de compression. Il s'imprègne de sueur et irrite le scrotum. Les sous-cuisse s'enroulent sur eux-mêmes et occasionnent à la région fessière d'insupportables douleurs.

Le mieux serait un pantalon bien fait, bien ajusté, s'adaptant exactement aux régions du pubis et du périnée (Rider).

L'influence de l'exercice du cheval sur les *fonctions cataméniales* est notoire. Il les excite et, dans les cas où elles sont languissantes, peut contribuer à en accroître l'activité et à en favoriser le retour. Par contre, les femmes réglées avec abondance doivent ne s'y adonner qu'avec réserve, sous peine de s'exposer à des pertes difficiles, ensuite, à maîtriser.

Pris à propos, il est un emménagogue excellent.

Y a-t-il lieu de parler, ici, des chutes et des traumatismes qui en peuvent être la suite ? Eu égard à leur fréquence, ils sont en général d'une médiocre gravité. Des contusions, la fracture du poignet, du bras, de la clavicule, la luxation de l'épaule sont celles qu'on a, le pius, l'occasion de constater.

Il ne faudrait pas s'y fier cependant : le cheval est un animal prompt aux déterminations soudaines et irraisonnées. Une fois en selle, qui l'abandonne ou le tourmente, risque d'avoir, sous peu, le crâne fracassé.

# CHAPITRE VIII

## LES JEUX

**Généralités :** La détente cérébrale, sa nécessité, ses conditions, ses résultats. — Discrédit des jeux, raisons : préjugés, paresse, surcharge des programmes scolaires, abus des punitions, conséquences. — De la discipline : sa nécessité, ses exagérations, sa juste mesure.— Du régime de l'internat, avantages et inconvénients. — De l'immobilité excessive, du surmenage, de la prématuration, leurs effets, sur l'économie en général et sur le cerveau en particulier. — Complexité abusive des programmes scolaires, nécessité et conditions d'une réforme pédagogique, difficultés de cette réforme, — L'enseignement selon les jésuites. — *Des jeux types :* le palet, la boule, les quilles. — la balle, le ballon. — Le saut à cloche-pied. — Les échasses. — Les barres.— Les jeux anglais des *lièvres* et des *lerriers*, du *cricket*, et du *crocket*. — La corde à sauter. — Le cerceau. — Le volant. — Les grâces. — Le billard. — L'escrime. — Le patin. — La balle. — Le corycos. — La paume. — Effets, inconvénients et avantages de ces jeux — Distinction entre les jeux et les exercices gymnastiques proprement dits. — De la répartition du travail et du repos. — Précepte de Lucien de Samosate. — La règle américaine *des trois 8.* — Opinion de la *Commission ministérielle de l'hygiene sco'aire.*— De la fatigue : de la fatigue modérée, de l'épuisement. — De la fièvre de croissance. — Conclusions.

L'existence de l'homme vivant en société est vouée au travail. A l'âge adulte aussi bien que dans l'enfance, l'esprit aussi bien que le corps éprouve, à intervalles périodiques, un besoin de détente impérieux.

L'enfant obtient cette détente en se livrant à ses jeux ; l'adulte la cherche dans le plaisir.

L'un et l'autre y puisent, grâce à une activité réparatrice, les forces indispensables à l'accomplissement du travail à venir ; et, de la sorte, se révèle, dans toute sa profondeur, le sens du mot : *récréation* qui signifie : *création nouvelle.*

Pour que le but qu'on se propose soit atteint, jeux et plaisirs doivent être en accord avec les préceptes de l'hygiène et en harmonie avec la nature du besoin que l'organisme ressent.

En rapport plus ou moins étroit avec les aptitudes et les goûts des âges différents, jeux et plaisirs contribuent directement au maintien de la santé et favorisent l'essor des puissances expansives que la constitution recèle. Ils sont, pour l'équilibre de l'innervation (1), une inéluctable nécessité. Ils s'imposent à titre de règle physiologique, durant la période de croissance en particulier.

On ne joue plus... voilà un fait qui n'échappe à aucun inspecteur d'académie, à aucun chef d'institution ; un fait qu'aucun hygiéniste ne peut manquer de déplorer. « Aussitôt qu'ils ont grandi, les élèves se promènent gravement ; et, sérieux avant l'âge, ils dédaignent les exercices qui développent l'adresse et la force musculaire, qui entretiennent l'animation et la gaîté, qui font naître l'esprit de décision et d'initiative, qui accoutument au respect de la règle en obligeant à se conformer aux lois que chaque jeu comporte. « C'est là une tendance contre laquelle il n'est que temps de réagir avec énergie, si l'on veut que la génération qui s'élève soit saine de corps et d'esprit, que toute sève de jeunesse ne soit pas tarie dans notre pays et que le rire de bon aloi reste le *propre de l'homme* ». Ainsi s'exprime M. Jacoulet (2), directeur

---

(1) *Innervation* : Ensemble des actions nerveuses. (LITTRÉ.)

(2) JACOULET, *Rapport de la sous-commission de l'hygiène physique et intel ec?u lle dans les écoles primaires, à la commission ministérielle de l'hyg ène scolaire*, p. 21, C. Récréations, Jeux et Punitions, Paris, 1883.

de l'École normale supérieure d'enseignement primaire.

Il y a là, en effet, quelque chose de singulièrement anormal et inquiétant.

On ne joue plus.... Pourquoi?

A l'époque de la vie où l'activité du système locomoteur est naturellement exubérante, comment se fait-il qu'on reste au repos si volontiers? Alors que la turbulence est le signe presque caractéristique d'une santé florissante, à quelles conditions sociales rattacher, par quelles influences de milieu expliquer cette résignation, — si facile qu'elle en semble insconsciente, — à une quasi-immobilité.

C'est un préjugé vivace, invétéré dans l'esprit de certaines castes, que de mettre l'idéal de la vie dans le *far niente*, le *kief*, l'inaction. Faire parade de la longueur demesurée de ses ongles comme l'élégant de l'Annam, du Siam ou de l'Indo-Chine (1) n'est pas plus grotesque que de se tenir, comme chez nous, trop de gens de bon ton, à l'écart de toute fatigue, sous prétexte de ne pas déroger. Mais ce préjugé flatte un vice — la paresse — auquel, en tout pays, l'homme est particulièrement enclin.

---

(1) Il n'est pas rare de rencontrer en Chine des hommes et des femmes dont les ongles mesurent 3 et 4 centimètres depuis le repli rétro-ungu*al jusqu à l'extrémité libre. Mais c'est dans la péninsule trans gangetique et surtout en Siam, dans l'Annam et en Cochinchine, que l'on voit les griffes humaines les plus énormes et les plus singulières. Sur deux photographies dues à **M. Gsell de Saïgon**, on voit des ongles mesurant dans l'une *dix à douze centimètres* et dans l'autre *quarante à cinquante centimètres*. (*Bulletin de la Société d'anthropol.*, T. II, 2ᵉ serie, 1876, p. 80 et suiv.)

D'un autre côté, la surcharge des programmes pédagogiques est hors de raison. Il n'y est fait qu'une place dérisoire aux exercices fortifiants du corps. « Avec le régime scolaire de la majorité de nos établissements d'instruction publique, déclare le docteur Galippe (1), la tâche est rendue des plus rude aux enfants, leur chemin est hérissé d'obstacles. Les forts résistent, les faibles reçoivent des blessures dont ils ne guérissent pas toujours ; les déchus tournent court et succombent.

« Il y a, en effet, dans l'organisation de l'enseignement public un malentendu déplorable, en vertu duquel on sacrifie le développement physique des enfants à leur développement cérébral. C'est une erreur grave dont le médecin constate chaque jour les tristes conséquences, sans pouvoir toujours les réparer. A ce régime, nous devons ces générations de déséquilibrés qui, suivant l'expression du docteur Landouzy, ont plus de nerfs que de muscles, plus de vapeurs que de volonté.

« Les rédacteurs des programmes officiels ont enfreint les lois qui président au développement de l'être humain ; il semblerait qu'ils aient voulu créer cet état si préjudiciable à la société que le docteur Dally (2) a combattu sous le nom de *prématuration*.

« Chose plus grave, les établissements qui s'inspirent des idées modernes voient, en quelque sorte,

---

(1) GALIPPE, *Rapport sur le fonctionnement d'une des annexes du service médical de l'école Monge*, p. 7. Paris, 18»3.

(2) DALLY, *De l'état actuel de la Gymnastique en France* (Association française pour l'avancement des sciences — section d'hygiène. Congrès de Rouen, 12ᵉ session, août 1883).

leurs efforts paralysés par l'inflexibilité des programmes qu'il faut remplir, sous peine de ne pouvoir aborder aucune profession libérale.

« En un mot, il y a, entre l'éducation physique et l'instruction, une disproportion telle qu'il n'est pas possible à un enfant de constitution moyenne de satisfaire aux programmes universitaires sans compromettre sa santé d'une façon plus ou moins durable. Or, la santé, c'est l'avenir. »

La vérité est que la jeunesse se passe sans qu'on ait eu le temps de prendre l'habitude des exercices physiques. Le mal est grand, car ils fussent, par la suite, devenus une nécessité. C'est le contraire qui se produit; c'est à une immobilité prolongée, à la station assise presque permanente, à un repos musculaire presque absolu qu'on finit par s'accoutumer : conséquence funeste d'un mode d'existence trop sédentaire, et ayant — l'habitude n'est-elle pas une seconde nature? — pour résultat de rendre impropre au mouvement. L'*appétit du mouvement*, pour employer l'heureuse expression du docteur Fonssagrives (1), si naturel, si prononcé dans la jeunesse, se perd et disparaît à jamais faute d'aliments.

De là, cette inaptitude à l'exercice physique que l'on développe comme à plaisir et cette propension au repos qui devient une propriété acquise du tempérament. De là, ce défaut d'entrain pour les jeux que, de toutes parts, on constate. Trop courtes, trop rares, les récréations ne laissent pas à la détente, qui en devrait être la suite, le loisir de se manifester. Le besoin qui, au début, en pouvait encore tourmenter l'élève, à force

---

( ) **Fonssagrives**, *L'Éducation physique des filles*, p. 115.

d'être comprimé, cesse de se faire sentir, et la surexcitation inséparable du travail intellectuel auquel il vient de se livrer, subsiste pendant les instants que l'on concède au repos de son esprit. Si encore il était assuré de jouir, à sa guise, des intervalles qui séparent les heures consacrées à l'étude, et dont le règlement se montre si avare à son endroit; si invariablement, sans restriction d'aucune sorte, il les pouvait dépenser à s'amuser, cette « gaîté » qui lui manque, peut-être ne l'eût-elle pas abandonné; cette « gravité prématurée » dont il arrive bientôt à ne plus se départir, peut-être capitulerait-elle devant le franc rire auquel le jeune âge est si porté; cette préoccupation dont les meilleurs esprits sont hantés, de voir se tarir en notre pays « toute sève de jeunesse », peut-être serait-elle chimérique; mais la discipline et les punitions sont là : double épée de Damoclès sur la tête de l'enfant. Combien de récréations passées en retenue! Combien d'espiègleries taxées d'infraction!

Hâtons-nous de le reconnaître, en matière pédagogique, discipline et punitions sont choses inévitables. Dans quelle mesure? A nos yeux voici : « un maître préoccupé de la santé et des progrès de ses élèves est sobre de punitions, dit M. Jacoulet (1), et il ajoute : l'hygiène et la pédagogie sont d'accord pour proscrire les longs pensums, les lignes ou les vers à copier. Après les mauvaises notes et les avertissements consignés dans le carnet de correspondance, une courte leçon à apprendre, un court devoir à faire sont les meilleures punitions.

« Il faut renoncer à l'usage des retenues du jeudi ou

---

(1) Jacoulet, *Loco citato*, p. 23.

du dimanche : elles gâtent la journée de repos des élèves et suppriment la détente qui est nécessaire à leur esprit. »

On ne saurait mieux dire, et rendre en termes plus explicites notre propre manière de voir.

A l'égard de la discipline, distinguons : sous le toit paternel, la meilleure discipline pour les enfants est celle que les parents savent s'imposer à eux-mêmes. Ils s'y soumettent sans peine, ne fût-ce que par esprit d'imitation. Dans les familles où régnent des habitudes de régularité et de travail, il est rare qu'à moins d'être mal doués (ce qui se voit) les enfants ne se montrent pas spontanément portés au travail et ne se fassent remarquer par une conduite, en général, correcte. L'isolement relatif dans lequel s'y trouve l'enfant et le caractère affectueux des relations qui s'y échangent bannissent la sévérité. Allons plus loin, au sein de la famille, une sévérité tracassière est à la fois périlleuse et superflue : périlleuse, en ce qu'elle engendre un insupportable ennui, que se dérober par la ruse à ses exigences ne tarde pas à devenir l'idée dominante de l'enfant et qu'aux luttes de ce genre la droiture fléchit, la confiance se perd, l'affection se relâche ; superflue, en ce que les avantages apparents qu'on en retire ne sont, en réalité, que des concessions de la faiblesse à la force ; et que d'abord subie avec une impatience plus ou moins mal déguisée, prise en aversion ensuite, l'autorité paternelle finit par être méconnue ouvertement. L'aigreur déborde ; les hostilités s'ouvrent ; les injonctions, même les plus sensées, sont tournées en risée et prises à contre-pied. Ruinées, sans retour, la paix et la sérénité qui sont le charme du foyer domestique font place à un état de guerre permanent.

S'agit-il, par occurrence, d'une de ces natures malléables, craintives, sans réactions ? Les sévérités intempestives brisent le peu de ressort qu'il y a en elle. La notion du juste s'obscurcit; le sentiment de la dignité personnelle s'émousse; la passivité et la résignation l'emportent. L'être est *réduit*. — Réduit à quoi ? A une infériorité irrémédiable.

Démontrer par l'exemple, à l'enfant, que dans la conduite, la suprême habileté est encore la *ligne droite*, voilà, au sein de la famille, ce qui importe le plus.

Dans l'intérieur des établissements scolaires c'est autre chose. Là, les élèves se trouvent réunis en nombre plus ou moins considérable, en nombre excessif parfois, eu égard à la disposition des locaux et à l'étendue des limites qu'il est interdit de franchir. La multiplicité et la proximité des contacts ne sont pas sans susciter une certaine excitation contre les excès de laquelle force est bien de réagir. L'animation dont s'accompagne la réunion de quelques personnes serait bientôt insoutenable et incompatible avec toute occupation suivie, dans un rassemblement plus compacte. Pour le bon ordre, il est donc de justes limites dans lesquelles il est indispensable de la contenir par des règles précises qu'on ne doit, sous aucun prétexte, permettre de transgresser. Si de semblables réserves s'imposent dans les rassemblements de personnes parvenues à l'âge de maturité, à plus forte raison sont-elles justifiées dans ceux que composent des enfants enjoués, taquins, turbulents. Il s'y attache même cet incontestable avantage, qu'elles accoutument les élèves à garder plus tard, en toute occasion, cette correction d'allures tant prisée et si utile dans les relations. La rigueur toutefois demande à en être tempérée par une mansuétude assez maîtresse d'elle-même pour ne se démentir en aucun cas. — Il ne faut pas que le joug de la discipline soit pesant à la jeunesse.

Le régime de l'internat a essuyé de vertes critiques. « Les enfants, dit M. Le Play (1), souffrent dans ces pensionnats où ils sont privés de l'affection des parents et des aliments moraux qui sont aussi nécessaires que la nourriture physique à leur complet développement. Leurs caractères prennent dans ce milieu anormal, je ne sais quoi de dépravé et de difforme. Sans doute, l'amitié y remplace l'amour paternel : mais le dévouement tient peu de place dans la vie de l'écolier : la lutte avec ses camarades et l'opposition aux maîtres forment ses principales préoccupations; comme les impressions de la première enfance, elles contribuent donc à développer l'esprit d'antagonisme qui devient ainsi le trait dominant des classes lettrées ».

A coup sûr, l'idéal serait que l'internat disparût de nos mœurs; mais, qu'on le veuille ou non, on est bien obligé de compter avec les exigences et les complexités sans nombre de la vie.

L'éloignement des centres d'instruction, les charges professionnelles — libérales, commerciales, industrielles — des familles, l'étendue et la diversité des connaissances à inculquer en un laps de temps déterminé aux jeunes gens, le surcroît de garanties qu'il

---

(1) Le Play, *Les Réformes sociales en France*, 2e édit., t. I, chap. III, § 28, p. 317. Paris, 1866.

faut bien le dire, on y rencontre pour un travail assidu, sérieux, réfléchi, et en définitive pour des études solides et fortes, feront, longtemps encore, de l'internat, un *expédient de nécessité*.

Dans l'élaboration des méthodes d'enseignement, il n'est donc que plus urgent de tenir compte, et des entraves qu'apporte au développement normal de l'organisme l'insuffisance de mouvement, et de l'influence réparatrice qu'exerce une heureuse alternance entre les heures de travail et celles de récréation. La fixation de l'emploi du temps importe, ici et là, à un degré égal. Et l'avantage serait grand d'inciter adroitement, mais directement les élèves à dépenser dans des jeux d'un choix rationnel et approprié aux besoins du corps, les intervalles de repos. A l'âge auquel la constitution est en voie de formation, on éviterait ainsi deux écueils redoutables : le *surmenage* et la *prématuration*.

Allanguissement de l'appétit, paresse digestive, raideurs des jointures, affaiblissement de la contractilité musculaire, troubles des sécrétions, abaissement de la température propre, susceptibilité au refroidissement, émaciation, bouffissure, effacement des saillies musculaires, atrophie véritable, tels sont les effets d'un repos exagéré : effets débilitants au premier chef qui réduisent, à la longue, l'activité de la nutrition à un degré d'infimité pitoyable et détermineraient, avec le temps, *l'appauvrissement général de l'économie* le plus nettement caractérisé.

Qu'à des conditions d'hygiène à ce point désastreuses, viennent maintenant s'adjoindre, et la compression d'une discipline rigoureuse, et le souci sans cesse renaissant d'un effort intellectuel excessif, quel sera, selon toute probabilité, le dénouement ? — Au point de vue organique, un état congestif habituel de l'encéphale, des maux de tête fréquents, du vertige, des saignements de nez ; au point de vue psychique, une dérivation funeste des aptitudes natives de l'entendement.

Sous ce dernier rapport, voici ce qui, la plupart du temps, va se passer. Accablé de besogne, sous le coup d'une surveillance de tous les instants, en proie à une excitation qui, sans être, à proprement parler, maladive, est incompatible, pourtant, avec l'équilibre de santé des centres nerveux, l'élève, pour parvenir, se surpasse. Inconsciemment, il est fait aux facultés déjà en éveil et au préjudice de celles qui encore sommeillent, un appel réitéré.

C'est, sans trêve ni merci, le même mécanisme fonctionnel auquel le cerveau est assujetti. A force d'évoluer dans un sens déterminé, l'organe devient incapable d'évoluer en sens inverse. A mesure qu'une série d'aptitudes semble se perfectionner grâce aux répétitions de l'exercice, laissée à l'abandon, les autres séries d'aptitudes dont le cerveau peut être doué s'atténuent et se flétrissent.

La supériorité de l'élève dans un ordre de matières particulier, n'est qu'une apparence fallacieuse servant de masque à une faiblesse insigne sous une foule d'autres rapports. C'est ainsi que, poussés dans une direction spéciale, éclosent ces petits prodiges dont l'éclat éphémère fait place bientôt à une écœurante médiocrité.

En certains points de ces cerveaux-là, il s'est produit de l'hypertrophie et, en même temps, de l'atrophie en certains autres.

L'harmonie du fonctionnement pyscho-cérébral y a été troublée sans retour.

Le surmenage de certaines facultés, a étouffé l'épanouissement des autres, et l'adaptation précoce de l'individu à des fonctions pour lesquelles il n'est pas mûr, c'est-à-dire, la *prématuration*, achève l'œuvre de dégradation qu'a inaugurée une impulsion pédagogique, à tous égards, désastreuse.

Voilà ce qui est dans toutes les bouches ; ce que reconnaissent tous les bons esprits. Hélas, ainsi que s'en plaint le docteur Dally (1) : « Aux légitimes exigences des médecins et des gymnastes, les chefs de l'enseignement public et privé répondent en montrant un emploi du temps où chaque minute est disputée pour les études mentales dès l'âge de 13 ans, c'est-à-dire, l'âge où l'exercice est le plus nécessaire. Il vous faut du grand air, de l'exercice, de l'expansion, de l'accroissement, c'est bien mes enfants ! On vous donnera de l'aoriste, du *que* retranché et du confinement. »

L'abandon des exercices sans utilité — et ils sont nombreux, sans parler du thème grec ni des vers latins ; la substitution de procédés d'enseignement pourvus d'attrait à ceux, d'un usage trop répandu, qui disputent à l'opium ses *vertus dormitives* ; l'assiette de la discipline sur l'appel à l'émulation et non à la crainte ; la simplification, en un mot, des programmes, telles sont les mesures à prendre pour calmer les trop légitimes inquiétudes qui se manifestent de tous côtés.

---

(1) DALLY, *L'hygiène des âges au point de vue des devoirs sociaux ; les dangers de la prématuration.* (Revue d'hygiène et de police sanitaire, p. 205, Paris, 1883.

Et qu'on ne repousse pas la motion comme impraticable. Qu'on ne crie pas à l'utopie. Qu'on ne se targue pas de l'impossibilité d'instruire la jeunesse sans la tenir à la gehenne depuis le matin jusqu'au soir.

Les preuves du contraire abondent. Bornons-nous à citer seulement celle-ci : au rapport de M. Chadwick (1), dans un grand établissement contenant environ six cents enfants, moitié filles, moitié garçons, on avait remarqué que les filles fournissaient industriellement un travail supérieur. A chaque inspection scolaire, on constatait aussi, avec surprise, qu'elles étaient mentalement plus alertes, plus développées. Or, les filles fréquentaient les écoles de *demi-temps*, c'est-à-dire qu'elles y allaient *dix-huit heures* par semaine, les jours d'atelier alternant avec les jours d'école ; les garçons, au contraire, avaient *trente-six heures* d'instruction par semaine. *Soumis plus tard au même régime que les filles, ils ont donné des résultats non moins satisfaisants.*

Notons, en outre, le fait suivant : Des recherches expérimentales de Haugleton (2), il résulte qu'un travail cérébral de cinq heures entraîne une dépense de force motrice égale à un travail musculaire de durée double, tel, par exemple, que celui d'un paveur des rues.

Par malheur cette complexité des programmes scolaires, contre laquelle s'élèvent tant de justes réclamations, n'est pas chez nous un travers de circonstance. C'est un abus séculaire. C'est une routine invétérée.

_______________

(1) V<sup>r</sup> *Union médicale* du 22 août 1882. *Effets de l'excès de travail chez les enfants.*

(2) *Moniteur de la policlinique*, n° du 25 mars 1883.

Pour tout dire, c'est l'effet d'une action préméditée, d'une campagne en règle contre l'affranchissement de l'esprit. Les promoteurs de ces détestables errements, qnt ont pour résultat funeste une spécialisation prématurée et l'abolition de la spontanéité, ne sont autres que les jésuites.

La culture outrée de certaines facultés aux dépens de l'ensemble, celle notamment de la mémoire, de l'imagination, de la religiosité, au préjudice du raisonnement, de l'esprit d'observation, du sens critique, tel est le fond de leur système. Claquemurer la pensée entre des horizons étroits; en comprimer l'essor sous le poids de formules arrêtées *a priori,* servilement apprises et qu'à tout propos on évoque; en gaspiller l'activité dans des pratiques sans portée; rompre les caractères à une obéissance aveugle jusqu'à la passivité, tels sont les procédés.

Entraver l'évolution de l'esprit humain, el est le but.

Les hommes de la Révolution ne pensaient pas de la sorte. Développer, au contraire, *dans leur intégralité,* les forces de l'entendement et du corps n'a cessé d'être une de leurs préoccupations les plus pressantes. « L'éducation, disait Lakanal, tient si essentiellement aux premières institutions sociales d'un peuple, la constitution doit tellement être faite pour l'éducation, et l'éducation pour la constitution, que toutes les deux sont manquées si elles ne sont pas l'ouvrage du même esprit, du même génie. » De son côté, Léonard Bourdon écrivait, en 1790, à la municipalité de Paris : « Il faut que les facultés morales, intellectuelles et physiques de la jeunesse acquièrent par l'*instruction,* l'*usage* et l'*expérience,* tout le développement dont elles sont susceptibles.... » Et dans son rapport du 10 septembre 1791, sur l'instruction publique, Talleyrand-Périgord attribuait une telle importance à l'éducation physique, qu'il n'hésitait pas à proposer à la Constituante d'adopter la mesure que voici : « Article VI. — Dans les écoles primaires, pendant les récréations, les enfants seront exercés à des jeux propres à fortifier et à developper le corps. »

Certes, il ne faut pas avoir l'air d'enjoindre à l'élève de s'amuser, par ordre, et à heure fixe. Le grand art consiste à lui faire rechercher en toute spontanéité ce qui, en réalité, lui peut être utile, et à l'amener, sans qu'il s'en doute, à y prendre goût.

Sous une impulsion rationnelle et habile, les jeux ne prendraient pas seulement pour lui un attrait inattendu ; ils exerceraient sur son état mental, comme sur sa constitution physique, l'influence vivifiante à laquelle on aspire, et opèreraient contre les causes de prématuration et de surmenage une irrésistible diversion.

Supposons nos vœux exaucés et la réforme accomplie.

Des jeux, les uns mettent plus spécialement en éveil l'intellect ; les autres font plus spécialement appel aux forces du corps.

Des premiers, nous dirons peu. Non, assurément, que la place qui leur revient dans l'Enseignement nous paraisse secondaire ; mais, au contraire, par le motif opposé. Nous ne voulons pas tronquer le sujet. Le *domino,* le *trictrac,* les *dames,* les *échecs,* exercent la mémoire, aiguisent la circonspection. Ils reposent, qu'on ne s'y trompe pas, sur les combinaisons mathématiques les plus savantes (1), et pour être inconscient, l'effort intellectuel qu'ils impliquent n'en est que plus efficace, en réalité.

Des jeux qui ont pour effet le développement des forces du corps, les uns, comme le *billard*, l'*escrime*, la *chasse*, le *patin*, la *paume*, sont de nature à captiver plus particulièrement l'adolescent et l'adulte, les autres, comme le *palet*, les *boules*, les *quilles*, la *balle*, le *ballon*, le *cloche-pied*, les *échasses*, les *barres* sont faits plutôt pour les enfants. Il en est, comme la *corde*, le *cerceau*, le *volant*, les *grâces*, qui semblent réservés à la jeune fille. Il en existe une foule d'autres ; mais, pour le principe et les effets, tous peuvent être rattachés au type de l'un de ceux qui viennent d'être énumérés. Un mot donc sur le principe et les effets de ceux-ci.

Le *palet*, les *boules* et les *quilles* « exigent, dit Tissot (2), de la part du corps à peu près les mêmes mouvements ; mais ce sont les bras que l'on tourne en divers sens et par le moyen desquels on lance le palet ou la boule qui reçoivent le plus d'effort, ce qui met les muscles de cette partie dans la plus forte action. » Ce sont les plus rudimentaires des jeux. Au village, ils jouissent d'une rare faveur. Le *tonneau* en est une transformation savante.

Leurs avantages consistent dans la nécessité qu'ils créent de s'incliner et de se redresser incessamment ; et, conséquence de ces mouvements alternatifs, dans

---

(1) M. E. Lucas, professeur au Lycée Saint-Louis, a pris la peine de chercher et de donner la théorie scientifique de plusieurs de ces jeux, en ces temps derniers.

(2) Tissot, *Gymnast. médicinale et chirurgicale*, p. 53.

la mise en action qu'ils provoquent des muscles du torse et des parois thoraciques.

Exercice de précision et d'adresse, le maniement de la *balle* et du *ballon*, est, pour les enfants des deux sexes d'un attrait des plus vifs. Mme Adèle de Portugall (1) le recommande comme de nature à développer chez les petits enfants la coordination et l'harmonie des mouvements. Les adultes eux-mêmes n'y restent pas indifférents. L'empereur Auguste s'y adonnait, paraît-il, avec un entrain sans égal.

Souplesse, rectitude de la taille, surcroît de vigueur des avant-bras et des bras, tels sont, sous le rapport physiologique, les sérieux avantages qu'il est permis d'en espérer.

La nomenclature des jeux dont la règle exige le *saut à cloche-pied* a peu d'importance. Aux yeux de l'hygiéniste, leur principe est un. Ce sont des exercices d'équilibre mobile. Le docteur Fonssagrives (1) les déclare « excellents » et considère « qu'on ne saurait trop les favoriser. »

L'allure à *cloche-pied* oblige, en effet, à des contractions musculaires multiples, à des mouvements précis et rapides. Il résulte nécessairement de sa fréquente répétition, pour la colonne vertébrale, un surcroît de flexibilité; pour la taille, un surcroît de souplesse.

Exercice d'équilibre mobile, encore, la marche sur les *échasses* captive, au plus haut point, la jeunesse.

On franchit l'espace à pas de géant.

On met en jeu, ainsi, (ce qui importe plus) une très

---

(1) Mme DE PORTUGALL, Chants et jeux arrangés pour les jeunes enfants. Paris, 1882.

(1) FONSSAGRIVES, *L'éducation physique des filles*, p. 96.

grande diversité de muscles. L'effort pour monter, l'effort pour se maintenir sur le point d'appui, l'effort pour descendre, ne sont pas sans une complexité extrême de mouvements.

On contracte également l'habitude (ce qui n'est pas moins à considérer) de se tenir en équilibre, même sur une base de sustentation d'une exiguïté excessive.

Il existe deux modèles d'échasses différents. Les unes, usitées comme moyen de locomotion dans les contrées marécageuses ou couvertes de sables, comme le département des Landes, sont assujetties aux pieds au moyen de courroies. L'emploi de cet engin demande un grande habitude, et la gravité possible des chutes est à redouter. Pourvues de montants qui dépassent les hanches, les autres sont maintenues en position, à l'aide des mains et des bras. Sur le point d'appui, le pied conserve sa liberté. Comme instrument de jeu, c'est ce dernier modèle qui mérite la préférence, en raison de l'innocuité.

La faveur dont jouit le jeu de *barres* est traditionnelle. « Elle le place, dit M. Fonssagrives (1) en tête des jeux d'agilité et bien avant le *saute-mouton*, le *colin-maillard*, *l'assaut de la butte* (etc.), qui ont leur mérite, sans doute; mais qui sont et demeurent classés en seconde ligne. » Vitesse, agilité, ampleur respiratoire, extensions réitérées des bras, telles en sont les conditions; et ces conditions en font, sous le rapport physiologique, un exercice de premier ordre.

Plus spécial aux garçons, le jeu de barres n'en est pas moins salutaire aux deux sexes; et c'est avec

_______________

(1) FONSSAGRIVES, *L'éducation physique des garçons.* p. 285.

raison que la petite fille ne dédaigne pas, par circonstance, de s'y risquer.

Dans les écoles d'Angleterre, on a un jeu qui passionne les élèves : le jeu des *lièvres et des levriers*. Deux élèves choisis parmi les plus grands et les meilleurs coureurs partent munis chacun d'un sac contenant du papier coupé en petits morceaux. Ils sortent du parc, — car, en Angleterre, les écoliers ne sont point cloîtrés entre les quatre murs d'un préau, — et s'élancent dans la campagne, en répandant sur leur pas les morceaux de papier qui permettront aux autres de les suivre à la piste : ce sont les *lièvres*. Ils font mille détours pour mettre en défaut la meute des *levriers* qui les talonne. Ils vont sautant les haies, franchissant les fossés, rebroussant chemin, escaladant un coteau, le redescendant pour le gravir encore...

Un lieu de rendez-vous a été fixé au préalable ; mais il est interdit aux « lévriers » d'y parvenir autrement qu'en suivant la trace des « lièvres ; » et pour être compté parmi les gagnants, il est indispensable de toucher le but, six minutes après ceux-ci.

Trait de mœurs bien anglais : au point d'arrivée, un goûter est servi ; mais, seuls, les gagnants y participent ; les retardataires regardent.

Mentionnons, pour mémoire, deux autres jeux d'importation anglaise : le *cricket* et le *crocket*, fort à la mode aujourd'hui. Nous n'avons rien à en dire de particulier, sinon que la passion qui s'y déploie en Angleterre dégénère parfois en brutalité, et qu'il n'est pas rare d'avoir à y regretter pour les joueurs des accidents graves.

Au point de vue du danger, il en est de même du

*vélocipède-bicycle*. Les chutes en sont fort à redouter. C'est dommage, car l'exercice du vélocipède a pour effet de réclamer l'intervention de la presque universalité des agents locomoteurs.

Les exercices de la *corde*, du *cerceau*, du *volant*, des *grâces* sont le fait de la jeune fille. Aisément, elle y excelle et, d'ordinaire, s'y livre avec une ardeur telle qu'on est obligé de la tempérer.

Le *saut à la corde*, notamment, a le don de l'entraîner et réclame de la surveillance. Sous l'empire de l'émulation, les jeunes filles sont portées à en faire abus et vont jusqu'à s'exposer à des défaillances et à des palpitations, pour surpasser leurs compagnes en agilité et en prestesse.

Sous les réserves de la modération et de la prudence, ce plaisir peut être pris avec un avantage difficile à égaler. Les mouvements des jambes et des bras mettent en jeu toute la série des muscles qui les desservent. Les alternances de saut en avant et de saut en arrière, multiplient encore les appels faits aux agents locomoteurs des extrémités. La rectitude du torse, l'assouplissement des épaules, l'extensibilité de la poitrine en sont les inestimables résultats.

Un autre jeu que pas un enfant n'accepte d'enthousiasme, c'est le *cerceau*. Il convient aux deux sexes indifféremment; mais, en raison des effets physiologiques de la course qu'il produit, de l'adresse de main qu'il développe et, d'autre part, du faible déploiement de force qu'il exige, il s'adresse à la petite fille plus spécialement. Il est d'origine antique. Les Grecs usaient du *trochus* (cerceau d'airain) et le cerceau à grelots faisait la joie des enfants de Rome.

Jeux d'adresse et de précision demandant, à l'exclusion de toute fatigue, une certaine activité, les *grâces*, si justement dénommées, ainsi que le *volant* et la *raquette* sont merveilleusement appropriés aux aptitudes physiques des jeunes filles dont ils font valoir la souplesse et rectifient les attitudes vicieuses, à l'occasion.

Les naïves occupations de nature à flatter les goûts de l'enfance ne sont plus de mise pour l'adulte, ni même pour l'adolescent. Il leur faut des distractions d'un caractère plus viril. Même aux heures consacrées à la détente que la prolongation du labeur impose à tous, à titre de nécessité, l'habitude, désormais, fait du travail un besoin.

Il y a plus, la détente n'aura chance de se produire qu'à la condition de procurer une certaine fatigue au corps, tout en imprimant une direction définie à l'esprit.

Des jeux auxquels l'adulte s'adonne volontiers, le *billard* est un de ceux qui cause le moins de fatigue. Incapable d'accroître d'une manière bien sensible la vigueur, il n'est pas sans exercer toutefois, sur l'organisme, une action bienfaisante.

L'invention du billard remonte à la moitié du XVII<sup>e</sup> siècle. L'usage en fut mis à la mode par Louis XIV. Il lui avait été recommandé dans le but d'activer les fonctions digestives, chez lui dans un état habituellement languissant.

Le *Grand Roi*, paraît-il, s'y montrait d'une faiblesse rare. La chronique rapporte plus d'une scène burlesque qui se serait déroulée, à ce propos, à la Cour. Ce qui est sûr, c'est que Chamillard, tour à tour ministre des finances et de la guerre, aux temps lugubres de 1700 à 1708, dut le meilleur de sa fortune à ce que, faisant la partie du roi, il trouvait moyen de surpasser encore son maître en maladresse (1).

Toujours est-il que l'exercice du *billard* a pour sérieux avantage de mettre en jeu, en raison de la variabilité des attitudes, des flexions, des extensions, des courbures, des redressements successifs qu'il exige, la presque totalité des muscles.

Tout le corps, on peut le dire, y est en mouvement; et aucun des mouvements que la règle impose, ne doit aller jusqu'à la violence.

La vision y acquiert une précision nouvelle dans l'appréciation des distances.

Dégagé de ses soucis quotidiens, l'esprit y trouve un repos et, en même temps, une occupation.

L'inconvénient qu'on peut, à bon droit, lui reprocher est de se pratiquer trop communément dans des milieux confinés, dans des salles mal ventilées e dont l'atmosphère raréfiée et chargée de produits irrespirables est aussi pauvre d'oxygène que riche d'oxyde de carbone.

S'y adonner, dans de telles conditions, est aller contre son but et s'exposer à des maux de tête et à des pesanteurs d'estomac insupportables.

Le docteur Leblond (2), qui en dissuade les jeunes gens, trouve « le jeu de billard recommandable aux personnes âgées et... *aux femmes.* »

---

(1) On décocha cette épigramme contre sa tombe :
        Ci-gît le fameux Chamillard
        De son roi le protonotaire
        Qui fut un héros au billard
        Un zéro dans le ministère.

(2) LEBLOND, *Manuel de Gymnastique hygiénique et médicale*, p. 145.

Tissot (1) s'en montre très partisan et le conseille comme adjuvant de médications très diverses : « On est heureux, sans doute, lorsqu'on peut offrir aux malades des secours salutaires déguisés sous l'image du plaisir. C'était, dit-il, la magie qu'employait Hypocrate (*sic*), et ce fut par elle qu'il se rendit si fameux. »

Bien autrement violent que celui du billard est l'exercice de *l'escrime*. Selon Tissot (2), il n'en est pas qui « cause plus de secousses à toute la machine, qui mette plus en action les muscles des extrémités ». A ses yeux, la pratique de l'escrime confère aux mouvements liberté et vigueur. L'attitude y gagne en aisance, en fermeté. La démarche y prend quelque chose de plus martial, de plus élégant.

L'action physiologique de l'escrime consiste, en effet, à activer la circulation, à développer la vigueur des muscles, l'élasticité des ligaments articulaires, la précision des mouvements et, ce qui n'importe pas moins, l'ampleur du thorax et des fonctions respiratoires. Le coup d'œil s'y aiguise, et en même temps le jugement.

Usités chez les Grecs sous le nom d'*hoplomachie*, et chez les Romains dans les combats de gladiateurs, les exercices d'escrime se sont perpétués chez les modernes, où ils sont devenus une mode et ont fini par constituer un art.

Au sens du docteur Leblond (3), l'escrime encourt deux reproches. Le premier, « c'est de trop développer

---

(1) Tissot, *Loco citato*, p. 53.
(2) Tissot, *Loco citato*, p. 62.
(3) Leblond, *Loco citato*, p. 138 et suiv.

certaines parties du corps au détriment des autres » ; le second, « de rendre insolent et batailleur ». La régularité dans la répartition des mouvements est, en effet, plus apparente que réelle. Tandis que le bras droit supporte le poids du fleuret ou de l'épée et change à chaque instant de position, le bras gauche n'agit que comme balancier et reste plus passif qu'actif. En outre, le poids du corps, au moment où le champion se *fend*, repose presque en entier sur la jambe et la cuisse droites. Il s'ensuit que, par rapport à ceux du côté opposé, les muscles des membres supérieurs et inférieurs droits prennent un développement exagéré.

Quant à l'influence morale qu'exerce l'escrime à l'épée, rien n'est plus facile à constater. Au moment où cet art atteignit son apogée de perfection et de gloire, c'est-à-dire au XVI<sup>e</sup> siècle, les duels étaient si fréquents qu'on ne comptait guère moins de quatre mille hommes tués, chaque année, dans ces sortes d'affaires.

Chacun sait jusqu'à quel point le maniement de la massue, le jet de la pierre, etc., étaient en honneur chez les Celtes. Les anciens *jeux celtiques* sont encore de nos jours, en Écosse, l'objet de concours solennels et publics ; mais, de tous les jeux, celui qui avait le don de passionner au plus haut degré nos ancêtres, c'était — l'épée au poing — le combat singulier.

« Le duel, dit Henri Martin (1), est chez eux un incident de tous les jours. On se bat dans les banquets

(1) Henri Martin, *Histoire de France depuis les peuples les plus reculés jusqu'en* 1789, 41<sup>e</sup> édit. T. I, ch. II, p. 46.

pour se disputer le morceau d'honneur, réservé au plus vaillant. On croise le fer, par manière de jeu, après le repas ; puis, le jeu s'échauffant et l'amour propre s'irritant, on se battrait jusqu'à la mort si les assistants ne se hâtaient de séparer les deux jouteurs. Le duel est arrivé à l'état d'institution judiciaire chez les anciens peuples Gaulois, dans l'Ombrie par exemple. »

Au demeurant s'il a été une véritable monomanie, s'il est resté une coutume, il n'est plus guère désormais qu'une survivance qui se dissipe, un préjugé qui s'en va.

On ne peut pas être absolu ; il est des circonstances....; mais, au sein d'une société démocratique, l'escrime ne saurait guère être autre chose qu'une lutte courtoise entre jeunes hommes vigoureux, impatients de trouver emploi de leur ardeur.

Un plaisir viril, c'est la *chasse*. On s'y endurcit aux intempéries des saisons. On s'y prodigue de toute sorte. L'œil attentif, l'oreille au guet, mesurant ses mouvements, on sillonne le terroir, scrute l'espace et lutte de ruse avec le gibier.

Dans ses évolutions, « le chasseur, dit Tissot (1), va, vient, court, saute, monte et descend, tantôt marche droit et la tête levée, tantôt se fléchit et se courbe, siffle, parle et crie pour appeler ses chiens. » Bref, dans une atmosphère d'une pureté parfaite, il met en action toutes les forces dont l'organisme est pourvu.

Quelles conditions seraient comparables pour activer la circulation, aiguiser l'appétit, et — objectif réel —

_______________

(1) Tissot, *Loco citato*, p. 58.

amener cette détente au prix de laquelle s'obtient la rénovation des idées par la *récréation* du cerveau ?

Sous notre ciel clément, l'exercice du *patin* n'est pas d'une généralisation facile. Il n'en n'est pas de même dans les climats moins tempérés. Il entre dans mœurs des peuples du Nord. Les Allemands en sont grands amateurs, les Hollandais y sont passés maîtres, et, au dire M. Leblond (1), « on a vu en Norwège et en Angleterre des corps de troupe chaussés de patins exécuter sur la glace toutes les manœuvres militaires avec la même facilité que sur le sol. »

Patiner s'apprend, comme marcher. La grande difficulté consiste à se familiariser avec les déplacements incessants du centre de gravité qui repose alternativement sur l'une des jambes, puis sur l'autre. Le maintien de l'équilibre exige une action énergique des muscles des membres inférieurs. Dans les évolutions, les mouvements ondulatoires des muscles des lombes sont de nature également à en développer la puissance.

Inventé par un français, Garçin, devenu de mode en Angleterre, importé ensuite en France, point de départ des institutions connues sous le nom de *skating-ring,* le *patin à roulettes* exige une dépense de forces musculaires supérieure à celui dont on se sert sur la glace. La fatigue qui en résulte est plus rapide et plus grande, par conséquent.

Classiques par excellence, sont les jeux de la *balle* et de la *paume.*

Le premier était un des jeux dits *sphéristiques* des Grecs. Homère en fait mention. Il était pratiqué en

---

(1) LEBLOND, *Loco citato*, p. 147.

vue de fortifier le corps. La main nue faisait office de raquette.

Hippocrate parle d'un jeu de *balle suspendue* sans en donner, toutefois, la description. Ne conviendrait-il pas de voir dans cet exercice, celui qu'Oribaze décrit de son coté, sous le nom de *corycos*? Le corycos était une balle creuse remplie de farine ou de sable et qui, attachée au plafond, correspondait au niveau de la taille. Le jeu consistait à la balançer avec les mains, puis à l'éviter dans ses oscillations, sans franchir les limites d'un espace déterminé. La généralité des muscles se trouvait de la sorte mise en action.

Quant à la *paume* — la longue comme la courte (1) — elle occupe une large place dans les plaisirs des anciens.

Galien y a consacré un traité en cinq chapitres (2). Entre tous les exercices corporels, la courte paume est, à ses yeux, un exercice souverain (chap. I^er)…. Elle développe les forces et intéresse l'esprit. Il en résulte un grand bénéfice corporel et une sorte de rénovation…. l'homme y trouve, avec l'agrément qui le charme, le bien-être qui le récrée (chap. III)…. Il est des jeux qui ont surtout la mesure, d'autres surtout l'impétuosité : la paume a l'une et l'autre et leurs intermédiaires au gré de ceux qui s'y livrent (chap. III).

La vérité est, ainsi que l'indique Tissot (3), qu' « on y exerce à la fois toutes les parties du corps, la tête,

---

(1) Les deux paumes ne diffèrent que par les dimensions du local. La courte paume est plus pratique en ce qu'elle est plus à la portée de tous.

(2) GALIEN, *De parvæ pilæ exercitio.*

(3) TISSOT, *Loco citato*, p. 55.

les yeux, le cou, le dos, les reins, les bras, les jambes, sans compter que l'action des poumons doit être sans cesse augmentée par les appels et les cris des joueurs. » Pris en plein air, durant la belle saison et sur un sol convenable, ce jeu, plein d'intérêt en raison de l'animation qui en est inséparable, ne peut manquer d'exercer, sur l'ensemble de l'économie, une action éminemment salutaire.

Selon la remarque du docteur Berthier (1), « il résume tout aux yeux du médecin physiologiste : marche, course, saut, extension, flexion; même jusqu'aux muscles de la face, qui, par les émotions sans nombre que le joueur éprouve, sont en mouvement; en un mot, tout le système locomoteur se trouve mis à contribution. »

Enfin, si pour Galien (2), « la paume est de tous les jeux le plus inoffensif et le plus efficace », c'est « l'idéal de la gymnastique naturelle » pour M. Chauvet (3).

A réserver exclusivement aux jeunes garçons et aux hommes, en raison du déploiement considérable de force qu'il nécessite, cet exercice est, sans contredit, un des moyens de détente cérébrale les plus précieux.

Signalons, pour finir, d'après J. Richter et G. Geissler (4), un jeu qui, également, ne peut convenir

------

(1) Berthier, *De l'exercice musculaire comme moyen thérapeutique*, thèse. Paris, 1862.

(2) Galien, *De parvæ pilæ exercitio*, ch. V.

(3) Chauvet, *Ce que les anciens ont pensé de la Gymnastique*, p. 24. Caen, 1879.

(4) J. Richter et G. Geissler, *Jeux et divertissements du peuple russe*. Trad. de P. Hacault, in-4°, p. 52. Leipzig.

qu'aux hommes robustes et est très goûté des paysans russes, c'est le *gorodki*. Au gorodki, les joueurs se divisent en deux groupes égaux. Chaque groupe prend possession d'un cercle tracé sur la terre à une distance de douze ou quinze mètres environ. On dispose, au milieu, des morceaux de bois de sept à huit centimètres de longueur, sur trois à quatre de largeur et de hauteur : ces amoncellements sont, dans chaque cercle, au nombre de cinq, sept et même neuf. Munis de pesants gourdins, les joueurs de chaque groupe se placent derrière leur cercle respectif ; et, l'un après l'autre, lancent le gourdin, dont ils sont armés, dans le cercle des adversaires, de façon à chasser au dehors les morceaux de bois.

Le groupe qui a réussi, a gagné la partie. Les perdants sont tenus de porter sur leur dos leurs vainqueurs et de les promener ainsi autour des cercles. Puis on recommence une nouvelle partie. « Le nom de gorodki donné à ce jeu, disent Richter et Geissler, lui vient d'une petite ville nommée Gorodok, parce que les bûches de bois posées les unes sur les autres donnent l'idée d'une ville assiégée par les ennemis. Ce jeu est un de ceux les plus recherchés par les Russes, particulièrement à la campagne où on le joue fort souvent. »

De ces plaisirs, les uns peuvent être pris à l'école, dans un préau couvert ou non ; les autres réclament l'espace. Pas un n'a à être confondu avec les exercices gymnastiques proprement dits.

On a proposé d'employer les heures de récréation à la Gymnastique. C'est se méprendre sur la portée et sur la nature de cet enseignement. Les exercices gymnastiques proprement dits ne doivent pas être présentés comme un jeu, ni être tenus pour tels par la jeunesse. Pour ne pas devenir fastidieux, ils demandent à être diversifiés; pour servir au développement des forces corporelles, il faut qu'ils soient gradués et méthodiques.

Leur caractère sérieux, leurs avantages physiologiques, leur but patriotique doivent saillir à tout instant. Leur importance leur donne le droit d'être traités à l'égal des autres facultés scolaires, et les heures qu'on y consacre doivent être prises sur la totalité de celles qui sont affectées au travail et à l'instruction.

Il convient, au contraire, de remplir par les jeux les heures accordées au repos et à la détente de l'esprit. Rationnel, leur choix fait de la récréation une réalité, et finalement tourne au profit de l'instruction elle-même.

Sous le rapport social, aussi bien que sous le rapport pédagogique, rien d'ardu, de subtil et d'important, comme l'équitable répartition du travail et du repos.

Le professeur Gustaf Kjellberg (1) le fait remarquer avec raison : « Les alternances de travail et de repos, pendant des heures déterminées, sont, pour les fonctions normales du cerveau, d'une importance aussi grande que pour les autres organes du corps, et un dérangement d'équilibre entre le travail et le repos au détriment de celui-ci, ne peut qu'exercer une influence funeste sur la santé. »

---

(1) GUSTAF KJELLBERG, *Influence du régime scolaire et des méthodes d'enseignement actuel sur la santé de la jeunesse.* Recherches médico-psychologiques présentées au congrès international de Bruxelles, Paris, 1880.

Lucien de Samosate avait tranché la question dans un sens éminemment philosophique et sous la forme aphoristique que voici : « Six heures, dit-il, suffisent aux travaux ; celles qui viennent après tracent aux hommes les lettres suivantes : Vivez! »

Par malheur, dans notre état social tourmenté de besoins et d'aspirations adverses, ce précepte, si sage soit-il, n'est pas d'une pratique commode.

C'est bien plutôt vers le *travail à outrance* que l'on se sent, malgré soi, entraîné. C'est bien plutôt l'*instruction à outrance* que l'on fait subir à la jeunesse. Aussi, est-ce de toutes parts que s'élèvent, contre un tel abus, de légitimes réclamations.

En vue de refréner de semblables écarts, Robespierre avait fait entrer dans son projet de décret, en date du 24 juillet 1793, une disposition en vertu de laquelle, « durant le cours de l'éducation nationale, le temps des enfants devrait être partagé entre l'étude, le travail des mains et les exercices du corps. »

Avec l'esprit positif qui les distingue, les Américains ont formulé, sur ce point, une règle qu'ils appellent la *règle des trois huit*, et que, pour prévenir le surmenage, ils jugent prudent de ne pas transgresser. La voici dans sa concision : *8 heures de sommeil + 8 heures de travail + 8 heures de liberté = 24 heures.*

Huit heures de travail quotidien est, en effet, pour l'enfant un *maximum* qu'il y a péril à dépasser.

Le rapport général de la *Commission de l'hygiène des écoles* (1) ne conclut pas autrement et ouvre sur

_______________

(1) Par un arrêté en date du 24 janvier 1882, le ministre de l'instruction publique a institué une *Commission de l'hygiène des*

les voies et les moyens de réaliser cette urgence — la
simplification des programmes — des horizons lumi-

---

*écoles*, chargée d'étudier les questions relatives soit au mobilier
scolaire, soit au matériel d'enseignement, soit aux méthodes et
aux procédés d'instruction, dans leurs rapports avec l'hygiène.

Cette commission se compose comme suit : le Ministre ou en
son absence le Sous-Secrétaire d'Etat, président; MM. Gréard,
membre de l'Institut, vice-recteur de l'Académie de Paris, vice-
président; De Bagnaux, conseiller d'Etat; Berger, inspecteur
général, directeur du musée pédagogique; Bouchard, professeur
à la Faculté de médecine de Paris; Bouchardat, professeur à la
Faculté de médecine de Paris; Bourcelet, ancien interne des hôpitaux de Paris; Brouard, inspecteur général; Buisson, inspecteur
général, directeur de l'enseignement primaire au ministère;
Carriot, directeur de l'enseignement primaire de la Seine;
Collineau, docteur en médecine, délégué de la *Société pour l'instruction élémentaire*; Creutzer, inspecteur primaire; Cuissart,
inspecteur primaire; Dally, docteur en médecine; Delagrave,
éditeur; Delon, publiciste; Gariel, professeur agrégé à la Faculté
de médecine de Paris; Gauthier-Villars, éditeur; Gavarret, inspecteur général des Facultés de médecine; Girard, chef du laboratoire municipal; Godin, inspecteur général; Jacoulet, inspecteur général, directeur de l'Ecole normale supérieure d'enseignement primaire; Javal, directeur du laboratoire à l'Ecole des
hautes études; Lenient, directeur de l'Ecole normale d'instituteurs
de la Seine; Marié-Davy, directeur de l'observatoire de Mont-
souris; Masson, éditeur; de Montmahou, inspecteur général; Morel,
chef du cabinet du Ministre de l'instruction publique; Napias,
docteur en médecine, secrétaire général de la *Société de médecine publique et d'hygiène professionnelle*; Onimus, docteur en
médecine; Panas, professeur à la Faculté de médecine; Parrot,
professeur à la Faculté de médecine; Pécaut, inspecteur général;
Pérès (Edouard), publiciste; Perrin (Maurice), directeur du Val-
de-Grâce; Riant, docteur en médecine; Rieder, directeur de
l'Ecole alsacienne; de Saint-Germain, chirurgien des hôpitaux;
E. Trélat, directeur de l'Ecole d'architecture; U. Trélat, professeur à la Faculté de médecine; Vacca, publiciste; Vulpian, pro-

neux. Nous n'avons pas ici à aborder de front le problème. En vue d'en faciliter la solution, appelons seulement l'attention sur les considérations pratiques qui suivent : « Il n'est pas possible, dit le rapport (1), d'appliquer à l'étude de la fatigue cérébrale les méthodes graphiques, grâce auxquelles on connaît avec tant de précision les lois de la fatigue musculaire ; mais les travaux récents émanant d'observateurs attentifs nous apprennent qu'il existe une grande analogie entre ces deux ordres de phénomènes. Dans les deux cas, la fatigue se produit dès le début du travail, mais n'augmente d'abord qu'avec lenteur, et si le repos intervient fréquemment, il suffit de très courtes intermittences pour qu'à chaque reprise, le travail puisse être attaqué avec une vigueur peu différente de celle du début. Si, au contraire, on laisse la fatigue atteindre un degré trop marqué qu'on peut désigner sous le nom d'épuisement, il faut un repos très prolongé pour reconstituer les forces. »

L'épuisement, tel est en effet l'écueil auquel pousse tout travail excessif ; et, si l'on tient compte des conditions physiologiques propres au jeune âge, on est

---

fesseur à la faculté de médecine ; Worms, docteur en médecine ; le Président du *Cercle de la librairie ;* M<sup>mes</sup> Delabrousse, secrétaire général de la *Société Frœbel ;* Dillon, inspectrice générale des écoles maternelles ; Ferrand, directrice de l'Ecole normale d'institutrices de la Seine ; Fleury (Nancy) ; de Friedberg, directrice l'Ecole normale supérieure d'institutrices ; Marchel-Girard, directrice de l'École Sévigné ; Millard ; Toussaint, secrétaire général de l'Association de l'enseignement professionnel des femmes.

(1) *Rapport de la Commission de l'hygiène scolaire*, ch. VIII, p. 67, Paris, 1884.

frappé de la gravité des dangers auxquels l'exposent des obligations au-dessus de ses capacités.

Le docteur Bouilly (1) a décrit, sous le nom de *fièvre de croissance*, une affection observée également par le docteur Guillier (2) et de laquelle l'enfance est tributaire. Un état fébrile à marche spéciale, un sentiment de courbature générale, des épitaxis fréquents, des douleurs spontanées ou provoquées dans la longueur des os, la caractérisent. Un phénomène physiologique : l'accroissement rapide dans la taille du sujet en est la cause initiale. La guérison est au prix de ménagements tout particuliers, tant au point de vue intellectuel qu'au point de vue somatique. L'aggravation et les complications de cet état maladif sont, à tous égards, redoutables.

La sollicitude des personnes vouées, à un titre quelconque, à l'enseignement a besoin d'être mise en garde et doit se tenir en éveil constant sur ce point.

D'une manière plus générale, et en ce qui concerne la plupart des enfants, dont le développement suit une marche continue et progressive, il n'est pas mauvais, d'autre part, qu'il se fasse ressentir à la suite du travail un degré de fatigue modéré. L'élève, de la sorte, se rend un compte plus exact de l'effort accompli et apprécie avec plus de justesse le résultat obtenu. Il prend goût à la science comme à ces choses auxquelles on attache d'autant plus de prix que leur acquisition a nécessité une dépense plus grande. Mais le

---

(1) BOUILLY, *Gazette des hôpitaux*, n° du 27 novembre 1883, p. 1082.

(2) GUILLIER, *Gazette des hôpitaux*, n° du 13 novembre 1883, p. 1034.

point délicat, le point qui exige l'expérience la plus consommée, le tact le plus exquis, est celui de savoir régler sur les aptitudes de chaque sujet la limite qu'il est permis d'atteindre et qu'il y aurait préjudice à franchir.

D'une manière plus générale, encore, pour l'adulte aussi bien que pour l'enfant, si, exercer les forces est le sûr moyen de les entretenir, il ne faut forcer aucun rouage; et c'est un mal quand l'excès de la fatigue engendre la satiété.

# QUATRIÈME PARTIE

## DES AGRÈS ET DES APPAREILS. — GÉNÉRALITÉS

**Du travail** comme élément essentiel du développement organique. —
De la *résistance* comme condition du travail. — Des agrès et des
appareils comme moyens de travail et de résistance. — **De la gymnastique d'application.** — De l'entraînement spécialisé à chaque
muscle et généralisé à l'ensemble. — De l'utilité de certains exercices
et du danger de certains autres. — Condamnation de l'acrobatisme et
de l'athlétisme en France — De la mesure dans les exercices communs
aux deux sexes et particuliers à la jeune fille. — De la simplicité du
matériel. — De la monotonie et de la diversité dans les exercices. —
De l'association, dans l'enseignement de la gymnastique d'application,
de l'austérité et du charme. — Caractère patriotique de cet enseignement.

Nous l'avons dit, répétons-le : *Tout muscle en contraction est le siège de combustions actives. Si le muscle, en se contractant, ne rencontre pas de résistance
les combustions dont il est le siège se transforment en*
CHALEUR.

*Mais, s'il rencontre* UNE RÉSISTANCE, *un certain
nombre d'entre les unités de chaleur qui se sont développées, se transforment en équivalents mécaniques.
La somme de chaleur produite par les combustions
que la contraction musculaire a engendrées, se traduit dès lors, partie en chaleur, partie en* TRAVAIL.

D'un autre côté, le véritable facteur du développement de l'organe, c'est le *travail*. A son défaut, il n'y
a pour la puissance ou le volume de l'organe que des

chances restreintes de développement. Or, *travail* implique *résistance*. En vue du développement organique, *la résistance* est donc une circonstance à rechercher.

Eh bien, cette circonstance, l'emploi des appareils de gymnastique et des agrès, a pour effet de la faire naître, mieux encore, de l'imposer.

Des règles et pratiques qui y ont trait, on peut dire qu'elles sont l'*application* artificielle, systématique des voies et moyens dont dispose spontanément l'organisme pour l'exécution des exercices naturels.

Elles ont pour objet de fortifier les muscles en requérant d'eux un travail qui exige une énergie supérieure à celle qu'on déploie dans les exercices en plein air.

La désignation de *gymnastique appliquée* ou d'*application* est donc, de tout point, rationnelle. C'est bien celle qui convient à cette partie de *l'art d'exercer le corps* qui consiste à sytématiser, en vue de leur amplification, les ressources dont dispose la nature et les procédés qu'elle met en œuvre.

Ici, un fait d'observation domine tout. Pour obtenir un résultat d'ensemble, chaque groupe de muscles, à son tour, et chaque muscle, en particulier, demande à être soumis *individuellement* à un exercice en rapport avec les fonctions propres qui lui incombent.

Chacun de ces exercices doit être assidu, persévérant, gradué.

Chacun constitue pour l'organe en jeu un *entraînement* à part ; et c'est de la combinaison de ces entraînements partiels que résulte l'*Entraînement* de l'organisme, dans la plus large acception du mot.

Selon la conception si judicieuse que Hipp. Royer-Collard en a eue, qu'est-ce, en effet, que l'entraînement? « Un art puissant qui consiste à s'emparer en quelque sorte du mouvement nutritif, à le diriger méthodiquement et dans un but déterminé, et à changer, tantôt dans un sens, tantôt dans un autre, la structure intime des organes. »

Quel sens imprime la Gymnastique d'application à ces modifications dans la structure intime des organes? Celui qui conduit à l'ampliation et à la coordination des forces dont l'organisme est primitivement doué.

Le maniement des engins de différentes sortes dont les gymnases sont pourvus est d'un avantage incontestable. Dans l'enseignement de la gymnastique, tenir pour indispensables tous les exercices qui s'y rattachent serait exagéré. Il en est d'éminemment utiles en raison de la spécialité de leurs effets; il en est de facultatifs; il en est de périlleux.

D'une manière générale, tout ce qui, de près ou de loin, rappelle l'acrobatisme mérite d'être proscrit.

En France, les meilleurs esprits se sont, depuis longtemps, prononcés sur ce point.

Dès 1854, par l'organe de Ph. Bérard son rapporteur, la commission ministérielle avait conclu au rejet de certains exercices dont elle avait cru devoir signaler les dangers. Remplissant des fonctions de même ordre dans la commission de 1868, le docteur Hillairet ne s'exprime pas d'une façon moins catégorique. Et deux ans plus tard, le docteur Fonssagrives (1) résume en ces termes l'opinion qui a cours aujourd'hui dans la science à cet égard : « On a protesté, non sans raison, dit-il, contre cette gymnastique qui prévaut encore et

______

(1) FONSSAGRIVES, *l'Education physique des garçons*, P. 272, Paris, 1870.

semble avoir moins pour but de former des jeunes gens vigoureux, agiles et bien découplés que d'élever des générations d'acrobates et de clowns. La gymnastique n'est pas de la dislocation ; quand elle prend cette forme violente, elle n'atteint pas son but et elle fait courir des périls. »

Avant tout, en effet, il faut de la *mesure* dans les exercices de force qui se pratiquent à huis clos ; mais c'est particulièrement ainsi que le fait remarquer M. Hillairet (1), du programme d'instruction physique des jeunes filles qu'il importe de bannir ceux qui exigent de violents efforts, comme c'est dans ce programme qu'il convient d'introduire les mouvements de nature à favoriser la souplesse, la grâce et les attitudes régulières du corps.

« La gymnastique des jeunes filles doit avoir pour but un développement régulier de l'organisme, l'affermissement de la santé plutôt que l'accroissement des masses musculaires et de la force matérielle. »

A l'endroit également, du mobilier à installer dans les gymnases, le docteur Lacassagne (2) tient pour la simplification. « On a eu tort, selon lui, de croire pendant longtemps que l'on ne pouvait faire de la gymnastique utile qu'à la condition de posséder une foule d'appareils ou d'agrès très coûteux tels que portique, échelles, barres parallèles, etc. Ce sont, il faut bien l'avouer, des engins plus capables d'effrayer l'enfant que de lui donner le goût des exercices du corps. » Déjà

---

(1) HILLAIRET. *Loco citato.*
(2) LACASSAGNE. *Traité d'hygiène privée et sociale*, p. 220, Paris 1876.

le docteur Gallard (1), exprimant son avis personnel sur ce sujet, avait déclaré admettre les appareils complexes au même titre, mais avec la même répugnance que le biberon pour les enfants privés du sein maternel.

S'inspirant des mêmes doctrines, mais tenant compte aussi des considérations physiologiques que nous avons rappelées tout à l'heure, les rédacteurs du *Manuel officiel de Gymnastique* (2) se sont évertués, par la sévérité qu'ils ont apportée dans le choix des appareils à adopter dans les gymnases, à en rendre l'installation à la fois utile, simple et inoffensive.

Quant aux exercices de force en eux-mêmes, c'est en les mettant à la portée de l'âge et de la vigueur des personnes, que l'on en pourra recueillir les avantages et garantir l'innocuité.

En ce qui concerne la jeunesse, une semblable sélection réclame une méthode rigoureuse. Or pour être rigoureuse la méthode, ici, ne saurait reposer sur d'autres bases que celles que l'anatomie et la physiologie sont capables de fournir.

Dans son rapport, M. Hillairet, de son côté, y insiste, et, du leur, les rédacteurs du *Manuel officiel de Gymnastique* n'ont pas été chercher autre part leur point d'appui.

Enfin, — fait sur lequel le fondateur de la gymnastique scolaire en Belgique, M. Docx (3), a appelé forte-

---

(1) GALLARD, *La Gymnastique et les exercices corporels dans les lycées.* Annales d'hygiène, 2ᵉ série, T. XXXI.

(2) *Manuel de Gymnastique*, Ministère de l'instruction publique, Fascicule II.

(3) DOCX, *Rapport au Congrès de Bruxelles*, 1876. *Annales d'hygiène*, 1874. 2ᵉ série. T. XLI, p. 241 et Tome XLII, p. 5.

ment l'attention — la médiocrité des résultats que produisent parfois les exercices gymnastiques artificiels tient à la monotomie qui a présidé à leur enseignement. Pour que la contraction musculaire demandée soit énergique, il faut que l'élève y mette de l'animation ; il faut qu'il trouve un certain attrait à exécuter le mouvement qui sollicite la contraction. Cet attrait, il faut bien le dire, est ce qui a manqué en France, jusqu'ici, à la plupart des essais d'enseignement des exercices du corps.

Selon la remarque du docteur Fonssagrives, (1) « la gymnastique a dans les collèges un faux air de devoirs qui lui fait du tort ; on s'y soustrait quant on peut et j'ai vu, dit-il, des élèves marcher au trapèze en rechignant et avec l'entrain de gens qui vont à la potence. Quel bien peut-on attendre d'exercices semblables, contraints, sans bonne volonté, sans gaîté, sans épanouissement ? L'enfant courbé sur sa table de travail, sait qu'il n'est pas là pour s'amuser, et il en prend son parti ; mais quand on lui enjoint de grimper ou de se suspendre, il a des ressouvenirs d'oiseaux dénichés, d'escalades libres qui font tort à la gymnastique imposée.

« Il faut chercher des exercices où la spontanéité et l'émulation jouent le rôle principal. »

Rien de plus juste assurément. Que l'entrain, la gaîté, l'émulation règnent, sans partage, au gymnase ; mais qu'on se gare d'un écueil opposé. La gymnastique n'est pas une pure distraction, un « art d'agrément. » Elle ne saurait être prise pour telle. « C'est une rude et sévère discipline qu'il faut imposer à la

---

(1) FONSSAGRIVES, *Éducation physique de garçons*, P. 272.

jeunesse, comme un devoir et pour laquelle, au sens du docteur Proust (1), il faut avoir la même rigueur, les mêmes exigences que pour l'*entraînement cérébral* que l'on pratique dans nos lycées. »

Comment concilier ces deux exigences : le *charme* et l'*austérité*, à défaut desquelles l'enseignement du gymnase ne serait que temps perdu, ou mal employé? — Il faut apporter dans les exercices une intelligente diversité. — Il faut en faire comprendre l'utilité, en démontrer l'importance. — Il faut, en sachant faire vibrer la corde patriotique, éveiller le sentiment du Devoir et de l'Honneur (2).

------

(1) Proust, *Traité d'hygiène*, P. 545.
(2) Voyez Arnould, *Nouveaux éléments d'hygiène*. Paris, 1881, p. 1017.

# GYMNASTIQUE D'APPLICATION

## CHAPITRE I<sup>er</sup>

### LE GYMNASE — L'IMMEUBLE — LE MOBILIER

Définitions.— Le gymnase dans l'antiquité.— Le gymnase moderne, ses conditions architecturales essentielles.— De l'entretien de l'immeuble et du mobilier. — De l'inspection quotidienne des agrès, son importance. — Des engins indispensables. — Des engins complémentaires. — L'hydrothérapie au gymnase : modes variés d'application. — Effets et conditions : température, durée, âge, tempérament, etc. — Action sedative et action excitante de l'hydrothérapie associée ou non à la gymnastique. — Mode usuel d'installation des appareils hydrothérapiques dans les gymnases. — Du massage après la douche, ses effets toniques sur les muscles et la peau.

D'après Littré (1), le *Gymnase* est un établissement où l'on forme la jeunesse aux exercices du corps.

Les Allemands donnent à ce terme une acception plus générale. Répercutant une tradition qui leur vient de Jean Sturm, ils désignent, sous ce nom, collèges et écoles latines. En 1538, en effet, Jean Sturm avait à Strasbourg la direction d'un collège. L'impulsion qu'il sut imprimer aux études a même fait sa célébrité. Par réminiscence hellénique, sans doute, il avait fait choix, pour cet établissement, de la dénomination de *Gymnase*. Cette dénomination, dit M. Michel Bréal (2)

---

(1) LITTRÉ, *Dict. de la langue franç.*, Art. *Gymnase*.
(2) Michel BRÉAL, *Excursions pédagogiques*, p. 7 et suiv. Paris. 1882.

se répandit en Allemagne en même temps que la Réforme. De nos jours, le gymnase allemand, comparable à nos collèges du xvii<sup>e</sup> et du xviii<sup>e</sup> siècle, embrasse dans ses programmes, la somme des études littéraires et philosophiques qu'on a longtemps qualifiées d'*humanités*.

Ce n'est point sous ce jour, que nous comprenons, en France, le *Gymnase*.

Pour nous, c'est un local clos et couvert où l'on doit trouver les moyens de se livrer, sur place, à des exercices corporels exigeant une énergie supérieure à celle qu'on déploie dans les exercices naturels qui ne se prennent qu'en plein air.

M. Docx (1) de Bruxelles le déclare sans ambages : c'est le complément de l'école.

Dans l'antiquité, c'était un édifice public destiné à inculquer aux jeunes gens la science de se défendre avec adresse et d'attaquer avec avantage. En Grèce, ces sortes de collèges étaient l'objet d'une protection toute particulière. Voici quelle en était la disposition.

On entrait, d'abord, dans une vaste cour carrée dont le pourtour mesurait deux stades, soit un peu moins de quatre cents mètres. Cette cour était environnée de bâtiments. Sur trois de ses côtés, s'ouvraient des salles spacieuses et garnies de sièges où l'auditoire des philosophes, des rhéteurs et des sophistes s'assemblait. Les pièces pour les bains et autres usages occupaient le quatrième côté.

Le portique exposé au midi était double, afin d'empêcher la pluie de pénétrer à l'intérieur.

De cette cour, on passait dans une enceinte égale-

---

(1) Docx, *Loco citato.*

ment carrée. Quelques platanes en ombrageaient le milieu. Sur trois de ses côtés s'élevaient des portiques. Celui qui regardait le nord était à double rang de colonnes. Le portique opposé s'appelait le *Xyste*. Il faisait dôme. Dans la longueur du terrain qu'il occupait, était ménagé une sorte de chemin creux d'environ quatre mètres de largeur sur un demi-mètre de profondeur. C'est là qu'à l'abri des injures du temps, qu'à distance des spectateurs qui se tenaient sur les plates-bandes latérales, on s'exerçait à la lutte.

Au delà du Xyste, se trouvait un *stade* pour la course à pied.

L'agencement des palestres était analogue à celui des gymnases. Le saut, la course, le maniement du disque, celui du javelot et la lutte étaient les exercices auxquels on s'y livrait. Plus tard, on y ajouta le pugilat.

Nous avons constaté quelle opposition raisonnée et persévérante les médecins les plus illustres des temps anciens y ont faite.

De nos jours, dans un local destiné à l'enseignement de la *gymnastique d'application*, quels sont, au point de vue architectural, les conditions fondamentales à réunir ?

Il faut que ce local, aussi spacieux que possible, ait environ dix mètres d'élévation.

La température y doit osciller entre 10 et 15 degrés centigrades.

La couverture en doit être vitrée, mais partiellement, afin de fournir contre l'ardeur du soleil, un moyen de protection.

Il convient, en outre, que le mobilier et le vestiaire

n'y occupent qu'un espace restreint, et que le sol, recouvert de sable fin ou de sciure de bois dans un tiers de son étendue, soit planchéié, dans les deux autres, avec du sapin du nord.

En dernier lieu — mais c'est là un point capital — il faut annexer au gymnase un appareil hydrothérapique, chaque séance devant avoir une douche froide pour terminaison.

Absolument nécessaire, cet appareil hydrothérapique peut être des plus simples, la douche en jet, avec un réservoir placé à dix mètres de hauteur, remplissant très suffisamment les indications.

En quoi, maintenant, consistent les soins spéciaux d'entretien du mobilier et de l'immeuble?

Cet entretien est de tous les jours.

D'abord, le sol remué très fréquemment, est soigneusement arrosé.

Ensuite, l'inspection des agrès est un souci duquel le directeur ne saurait, sans incurie coupable, se décharger sur qui que ce soit.

Avant le commencement de chaque séance, les appareils fixes et mobiles seront minutieusement visités, et l'attention se portera d'une manière toute spéciale sur les boulons, les cordes, les crochets, les épissures, etc.

Tout engin ne présentant pas toutes les garanties de sécurité désirables sera rigoureusement mis au rebut ; en un mot, toute précaution sera prise en vue de prévenir, de ce chef, les accidents.

La liste des engins indispensables dans un gymnase n'est pas bien longue : les haltères, le bâton, la barre à sphères, les mils ou massues, les perches fixes, mobiles et à crochets, l'échelle de corde, la corde à nœuds, les cordes lisses, simples et doubles, verticales, horizontales ou inclinées la composent.

Elle se complète par les échelles de bois horizontale, inclinée, verticale et orthopédique, la poutre horizontale ou inclinée, les barres à suspension, les barres parallèles ; et enfin s'il se peut, les anneaux, le trapèze, les planches *dites* à rainures et à rétablissements. Mais l'importance des exercices qui s'exécutent à l'aide de ces derniers appareils n'est qu'accessoire ; il est permis de les laisser à l'arrière-plan.

Nous avons réclamé, comme une nécessité impérieuse, l'adjonction d'un appareil hydrothérapique à l'installation matérielle du gymnase.

Il s'agit maintenant de justifier cette exigence. Les données de la science vont nous fournir, pour cela, un solide point d'appui.

Administrée sous forme de douche, d'ablution, d'immersion, l'eau fraîche donne de la tonicité et de la souplesse aux muscles, de même qu'elle active les diverses fonctions de l'économie.

A la suite d'un exercice violent, elle met terme à la transpiration, délivre d'un sentiment de chaleur incommode et laisse une sensation agréable due, par dessus tout, à la *réaction* que son *action* même provoque.

Ces faits sont d'expérience.

La circonstance dominante réside dans la franchise de la réaction. Celle-ci dépend, et de la durée du contact du corps avec l'eau, et du degré de la température.

La durée du contact doit être courte. La température doit être froide. Mais, comme le fait remarquer le docteur Beni-Barde (1), il importe de bien s'entendre sur la portée de ces qualificatifs : *chaud* et *froid* appliqués à l'eau, en tant qu'agent hydrothérapique. Le moyen est de faire correspondre chacune de ces désignations usuelles : *froide, fraîche, tiède, chaude* etc., à une indication correlative de l'échelle thermométrique. Or, voici celles que M. Beni-Barde a adoptées dans la pratique :

De  8° à 12° l'eau est très froide,
    12° à 16°     —     froide,
    16° à 20°     —     fraîche,
    20° à 25°     —     dégourdie,
    23° à 26°     —     tempérée ou tiède,
    30° à 40°     —     chaude,
Au dessus de 40°     —     très chaude.

L'âge et le tempérament influent également sur la franchise de la réaction, et dans la pratique des affusions (immersion, ablution ou douche), il y a lieu d'en tenir un compte très sérieux. Ainsi, les enfants se réchauffent avec plus de difficulté que les adultes ; chez ceux-ci, le contact de l'eau, même à une température très basse, peut être sans inconvénient ; mais, à la condition que, jeune et en parfaite santé, le sujet ne soit ni trop sanguin, ni trop nerveux ; et l'exemple donné par le docteur Rouhet (2) ne saurait être suivi impunément par tout le monde. « Quant à nous, dit-il, nous avons employé l'immersion surtout

---

(1) BENI-BARDE, *Nouveau dict. de médecine et de chirurgie pratique*, art. Hydrothérapie, p. 55, Paris, 1874.

(2) ROUHET, *Recherches expérimentales sur les effets physiologiques de la Gymnastique et sur l'Entraînement*, p. 55, Paris, 1881.

l'hiver, alors que la température extérieure était très basse, 6 ou 7 degrés au-dessous de zéro, et nous nous sommes plongés tous les jours, pendant un mois, dans une petite rivière, le Dropt, affluent de la Garonne, à eau courante et suffisamment froide pour qu'elle fût recouverte d'une couche de glace sur presque toute son étendue. Toutes les fois que nous avons employé l'immersion dans ces circonstances, l'exercice gymnastique a été fait en plein air et pendant un temps suffisant pour que le corps fût très échauffé. Si la chaleur n'arrivait pas assez vite, je faisais de petites échappées de course en vitesse et je me jetais tout suant dans la rivière. Je n'y suis jamais resté plus de deux minutes, et je crois qu'ils serait très dangereux d'y demeurer plus longtemps. J'y séjournais habituellement dix à vingt secondes, quelquefois une demi-minute. Au début, au moment de l'immersion, voici ce que l'on éprouve : angoisse respiratoire très pénible; sensation de froid atteignant aussi bien les parties périphériques que les parties centrales du corps. Celui-ci, en même temps qu'il semble tout d'un coup diminué de volume, s'entoure d'une épaisse couche de vapeur d'eau aussitôt que l'immersion a cessé. La réation se fait toujours très bien; il faut dire que je l'ai toujours aidée par des frictions éner-. giques et une course rapide. La peau se couvre d'une rougeur uniforme très vive, dans les points qui ont été touchés par le gant en crin. Après l'opération, on éprouve la même sensation de bien-être et de chaleur qu'après la douche, et une insensibilité absolue à l'action de la température extérieure. »

De même que les enfants, les gens sanguins se trouvent mieux des immersions, ablutions ou douches à l'eau fraîche (16 à 20 degrés centigrades) que du contact avec de l'eau à un degré inférieur. Chez les sujets nerveux, l'excitation consécutive aux affusions froides dépasse fort aisément la mesure et l'on risque, en la leur conseillant, d'aller contre le but qu'on se propose. Les tempéraments lymphatiques, au contraire, qui ont instamment besoin de tonicité factice, trouvent dans l'emploi quotidien des affusions froides une excitation qui leur est salutaire. Dans de pareilles conditions on en peut user largement.

D'une manière générale, sans aller, entendons-nous, jusqu'aux limites extrêmes auxquelles M. Rouhet s'est porté les personnes douées d'une constitution moyenne supportent bien le contact de l'eau froide à la suite d'un exercice violent.

Sur le degré précis de température auquel il convient que l'eau soit maintenue dans les affusions, les auteurs ne sont pas absolument d'accord. Ainsi, tandis que le docteur Proust (1) blâme l'emploi de la douche froide usitée dans la plupart des gymnases, et verrait avantage à y substituer « des applications tièdes ou tempérées ne provoquant pas de violentes réactions », le docteur Fleury (2) estime que plus l'eau est froide, plus la réaction est facile et franche. Il y met toutefois une condition, mais une condition péremptoire : c'est que la durée en soit brève.

« En réalité, dit de son côté le docteur Gillebert d'Hercourt (3), l'eau froide considérée comme véhicule

---

(1) PROUST, *Traité d'hygiène*, 2ᶜ édit. p. 529.
(2) FLEURY, *Traité pratique et raisonné d'hydrothérapie*, Paris, 1852.
(3) GILLEBERT D'HERCOURT, *Des principes et des effets de l'hydrothérapie*, p. 9 à 15, Paris, 1870.

du froid n'a qu'un seul mode d'action. La réfrigération, et la cause de la diversité qu'on observe dans la
nature des effets physiologiques auxquels son application
tion donne naissance, réside, non pas dans l'eau
froide; mais dans le procédé mis en usage et spécia-
ment dans la température et dans la durée de l'application réfrigérante. » Et, en ce qui concerne les *procédés*,
il décrit avec précision ceux qui lui ont permis d'obtenir presque à volonté, des effets *sédatifs* ou *excitants*.

Ses expérimentations l'ont conduit à admettre
qu'à + 4 degrés et au-dessous, l'effet de l'hydrothérapie
est directement *déprimant*.

Si la durée du contact du froid n'a pas été trop
prolongée, et si le sujet est suffisamment fort, cet effet
est suivi d'une réaction énergique spontanée.

Entre + 8 et + 14 ou 15 dégrés centigrades l'effet,
selon M. Gillebert d'Hercourt, est excitant si le contact du froid ne dure pas plus de trois à quatre minutes; dans le cas contraire, l'excitation s'éteint et
fait place à un effet déprimant qui, lui-même, est suivi
d'une nouvelle excitation ou d'une réaction spontanée
proportionnelle aux forces du sujet.

Enfin, entre + 26 et + 28 degrés centigrades, l'effet
est *directement et exclusivement sédatif*, c'est-à-dire
qu'il n'est ni précédé ni suivi d'aucun phénomène
d'excitation ou de réaction spontanée.

Il y a loin de ces données au précepte énoncé en
ces termes par le docteur Fleury : *l'eau au-dessus de
14 degrés doit toujours être bannie de la thérapeutique hydrothérapique* (1).

---

(1) Ce n'est pas ici le lieu d'envisager l'hydrothérapie, en tant
que *méthode thérapeutique*. Disons seulement que, regardé par

Il faut bien le reconnaître : dans les applications de l'hydrothérapie à la gymnastigue, une question de tact domine tout. Ce tact, analogue à celui du clinicien, est affaire de pratique pour un esprit observateur.

Une douche d'égale température, d'égale durée. d'égale intensité administrée deux jours consécutifs au même individu par deux personnes différentes, produit des résultats sensiblement variés. Ces variations tiennent, sans doute, à une légèreté de main plus ou moins exquise, à une appréciation plus ou moins lucide de la force de résistance du sujet au moment précis où l'on opère.

---

bon nombre d'auteurs comme une découverte de Priessnitz, l'emploi de l'eau froide au traitement de diverses maladies est d'origine beaucoup plus ancienne. Cette origine remonte à l'antiquité.

Au cours de ses *Études sur la sélection dans ses rapports avec l'hérédité chez l'homme*, M. Paul Jacoby, rapporte (p. 54 et suiv.) que Musa, médecin d'Auguste, eut recours avec un éclatant succès aux bains et aux affusions d'eau froide contre une maladie des plus graves dont son maître fut atteint, en l'an de Rome 730. Procédant par voie d'élimination, M. Jacoby croit pouvoir rattacher cette affection à une épidémie de fièvre typhoïde qui sévissait à Rome à cette époque et qui fit de nombreuses victimes parmi les patriciens.

De nos jours, l'emploi de l'hydrothérapie dans le traitement de la fièvre typhoïde : *méthode de Brand*, a de nombreux adeptes. Cette méthode qni a pour principe essentiel de soustraire constamment, à l'aide du froid, du calorique au malade, de manière à maintenir la température du corps à une hauteur modérée de 38 à 39 degrés, a été, de la part du docteur Sieffermann de Denfeld (*Mémoires de la Société de médecine de Strasbourg*, T. XX, 1884) l'objet d'un examen critique circonstancié.

L'hydrothérapie a été également mise à contribution, en ces derniers temps, dans le traitement de la fièvre puerpérale (*The american journ. of the med. Sciences*).

En somme, les effets de l'hydrothérapie sont *sédatifs* ici, *excitants* là, et la réunion de certaines conditions permet d'en modifier le sens diamétralement et à volonté. La possibilité de se procurer instantanément de l'eau très froide ; celle d'en adoucir la température, en y faisant dériver un courant d'eau chaude et d'en porter exactement le degré à la hauteur voulue ; celle, enfin, de graduer la pression de la douche à son gré et de la modeler sur la force de résistance et la constitution des personnes, nous semblent les principales de ces conditions.

Entre des mains habiles et associée à la gymnastique, l'hydrothérapie est par elle-même, un puissant moyen de développer la tonicité du système musculaire comme de combattre une foule d'affections d'origine lymphatique ou nerveuse.

D'habitude, dans les gymnases, on a recours à l'issue des exercices, à la douche en jet. (1) Pour restituer aux muscles, encombrés par les produits de combustion formés au cours de contractions énergiques et réitérées, la tonicité que leur manque, ce mode d'affusion est, nous l'avons vu, suffisant.

D'une simplicité extrême, l'appareil pour la douche en jet est d'une installation des plus faciles. Il se compose d'un réservoir élevé de dix mètres environ au-dessus du sol. Du fond du réservoir part un tuyau cylindrique en métal auquel fait suite un conduit en cuir ou en caoutchouc que termine une embouchure en cuivre munie d'un robinet.

Pour varier la douche en *jet* par la douche en

---

(1) A Paris, le gymnase Paz est le seul à posséder une vaste piscine où l'immersion puisse se pratiquer largement.

*pluie*, sans autre installation d'appareil, il suffit que l'embouchure du conduit soit pourvue d'un ajutage auquel puisse s'adapter une pomme d'arrosoir.

En ce qui concerne la douche soit en jet, soit en pluie, il est une précaution spéciale à ne pas négliger. La prudence veut qu'on ménage le vertex (1) et qu'il n'ait pas à subir le choc direct du jet.

En ce qui concerne l'immersion, M. Rouhet (2), dont l'expérience personnelle peut passer, à bon droit, pour consommée à cet égard, recommande de n'y avoir recours, à la suite des exercices violents, que le matin de bonne heure (8 à 9 heures). On éprouve, en effet, une certaine répugnance à se jeter dans l'eau à un autre moment de la journée, et en voici, selon lui, la raison : « Le matin, l'air possède une température très basse et l'eau est toujours à *zéro;* ce qui fait qu'elle paraît relativement chaude; au contraire, le soir, l'atmosphère a été chauffée par les rayons du soleil; l'eau a gardé la même température, aussi semble-t-elle très froide. C'est à cause du même phénomène qu'au printemps et à l'automne les douches paraissent le plus pénibles à prendre. »

A l'issue de la douche, pour favoriser la réaction, rien n'équivaut au *massage*.

Les règles du massage hygiénique sont d'une simplicité absolue.

Après l'affusion, quelle qu'en ait été la forme (immersion, ablution, douche), le corps est essuyé avec un linge bien sec. Pendant cinq à six minutes, on se

---

(1) *Vertex*, Sommet de la tête ou partie du crâne comprise entre les deux oreilles.

(2) ROUHET, *Loco citato*, p. 55.

livre à un exercice violent, à la course en vitesse, par exemple, puis on se fait frictionner avec une brosse de chiendent ou un gant de crin, jusqu'à apparition d'une vive rougeur sur la peau.

Il importe que cette friction soit faite dans le sens de la circulation veineuse ; elle devient alors un puissant auxiliaire pour le libre cours du sang.

Grâce à ces manœuvres élémentaires de massage, la perméabilité de la peau s'accroît, ainsi que sa souplesse. Par suite de la disparition de la graisse et de la suractivité de la circulation, elle prend un ton mat, légèrement azuré. Cette coloration de la peau est caractéristique. On ne l'observe, que chez les individus parfaitement entraînés.

Ces manœuvres, enfin, donnent un coup de fouet à la tonicité et à la contractilité musculaires et calment les douleurs auxquelles les gymnastes, ceux surtout qui s'exercent à soulever de gros poids, sont enclins.

Telles sont, pour réduire les choses à leur expression la plus simple, les dispositions qu'exige l'organisation rationnelle du gymnase.

Fixés sur les conditions de son agencement matériel, il nous reste, afin d'en apprécier en connaissance de cause l'utilité, à en étudier le fonctionnement.

# CHAPITRE II

LE GYMNASE — LE PERSONNEL — LES EXERCICES

I. **Du personnel :** Les maîtres, obligations, mesures de prudence. — Les élèves, obligations, précautions d'hygiène. — De la fréquence des séances. — II. **Des exercices :** *A). Exercices élémentaires,* avec instruments : Haltères. — Bâton. — Barres à sphères. — Massues ou mils. — Perche. — *B). Exercices essentiels,* aux agrès : Perche fixe, ou mobile à crochets. — Échelle de corde. — Corde à nœuds. — Cordes lisse verticale, horizontale, inclinée. — *C). Exercices complémentaires,* avec appareils : 1º Appareils de suspension fixes. — Échelle de bois horizontale, verticale, inclinée. — Poutre horizontale ou inclinée. — Barres à suspension, ou parallèles. — 2º Appareils de suspension mobiles. — Anneaux. — Trapèze. — 3º Appareils de traction fixes. — Planche à rétablissements. — Planche à rainures.

L'étude des questions relatives à l'organisation matérielle du gymnase met en évidence un fait : cette installation gagne à être simple ; toute complexité n'est qu'embarras.

Quelles sont les conditions, maintenant, qui en régissent l'utilisation ?

Sous quelle forme, en quel sens, dans quelle mesure cette utilité se manifeste-t-elle ?

Voilà les questions à examiner.

I. Du personnel. — Le *personnel* appelé au maniement des engins de divers ordres que la *gymnastique d'application* réclame se divise en deux groupes. Le personnel enseignant constitue le premier ; le personnel enseigné (les élèves) compose le second. En entrant en action, ils ont respectivement, des dispositions à prendre, des obligations à remplir.

Le personnel enseignant comprend le professeur de

gymnastique et, éventuellement, des maîtres adjoints et des élèves moniteurs.

Voici en substance, d'après le *Manuel officiel de la Gymnastique* (1), quelles sont leurs obligations.

Le professeur est responsable du bon ordre et de la direction imprimée aux exercices ; il surveille les classes et les répartit entre ses adjoints.

On ne peut donner à surveiller au même maître plus de quatre classes, à la fois, formant une section.

Professeur, adjoints ou moniteurs ne doivent, en aucun cas et sous aucun prétexte, tolérer de la part des élèves aucune fantaisie acrobatique. Les tours de force ou d'adresse, les témérités, les prouesses peuvent occasionner des accidents. Il faut les prohiber d'une manière rigoureuse. Pour être sans danger, tout exercice a besoin d'avoir été démontré avec méthode. Ceci est la règle, et cette règle ne souffre aucune exception.

Pour chaque exercice en particulier, afin d'en inculquer de prime-saut à l'élève une notion précise, le maître (professeur, aussi bien qu'adjoints ou moniteurs) doit d'abord exécuter lui-même le mouvement. Il doit le faire avec une lenteur extrême, de manière à permettre d'en bien saisir les détails en en décomposant les temps.

Le mouvement, ensuite, est répété par l'élève ; et pendant ce premier essai, le maître a soin de se tenir. à portée, de façon à le pouvoir aider si besoin est et secourir si, par hasard, il se présentait quelque risque.

---

(1) *Manuel de Gymnastique*, Ministère de l'instruction publique, fasc. II, p. 12 et suiv.

D'une manière générale, pendant la durée des exercices, la place qui permet au maître de soutenir l'élève, soit pour assurer son équilibre, soit pour suppléer à une insuffisance de vigueur, est celle qu'il lui appartient d'occuper.

Avec M. Napoléon Laisné (1), est-il besoin d'ajouter que la direction d'un gymnase ne saurait être confiée qu'à « des professeurs pleins d'urbanité et de convenance, capables de se conduire avec tact et un habile discernement, suivant qu'ils ont affaire à des enfants, à des filles, à des garçons, à des femmes ou à des hommes ».

Revêtus, soit de leur costume de gymnastique, s'il est en usage dans l'établissement, soit de vêtements qui leur laissent toute l'aisance nécessaire, et chaussés de souliers à talons larges et peu hauts, les élèves doivent écouter, en silence, et avec attention, les prescriptions qu'on leur donne.

La discipline est une condition à défaut de laquelle la gymnastique d'application aurait moins d'avantages, qu'elle n'entraînerait d'inconvénients.

La discipline, c'est l'ordre dans le gymnase. S'y soumettre est agir dans son propre intérêt.

Sous le rapport de l'hygiène, il est quelques précautions à prendre, celles-ci : le gymnase sera largement aéré, sans être traversé, cependant, par les courants d'air. Les séances de gymnastique ne se tiendront jamais immédiatement après le repas. « L'heure la plus favorable est celle qui précède le

---

(1) Napoléon LAISNÉ, *Gymnastique pratique contenant la description des exercices, la construction et le prix des machines.* Introduction, p. 39. Paris, 1879.

repas principal. Après tout exercice de gymnastique, les élèves seront placés à l'abri des variations brusques de température et les maîtres ne leur permettront pas de boire immédiatement. » (*Manuel officiel de Gymnastique*).

Sous le rapport, enfin, de la fréquence des séances, il est une mesure à observer. Sans pousser à l'excès, comme en Angleterre (Demogeot), l'importance de la culture du système musculaire, il est une vérité dont il convient de se pénétrer.

Si, aujourd'hui encore, dans la plupart des établissements scolaires, les résultats de l'enseignement de la gymnastique sont peu appréciables, ceci tient à ce que cet enseignement lui-même est absolument illusoire.

Une fois, deux fois par semaine, durant trois quarts d'heure à une heure, on conduit banalement les élèves au gymnase. On sacrifie au goût du jour ; on agit sans conviction. Aussi, n'arrive-t-on à rien.

C'est deux heures par jour et non deux heures par semaine qu'il faudrait consacrer aux exercices du corps ; et c'est en dehors des heures consacrées aux récréations qu'il convient de s'occuper de gymnastique. Y consacrer deux heures tous les jours, ou, si l'on aime mieux, chaque jour une heure nous paraît suffisant pour parvenir à des résultats capables de satisfaire.

II. DES EXERCICES. — Les exercices qui se pratiquent au gymnase sont de différents ordres.

*Élémentaires*, les uns s'exécutent à l'aide d'instruments tels que *haltères, bâton, perche. massues, barres à sphères.*

D'un caractère plus *fondamental,* les autres s'enseignent au moyen d'agrès.

D'une simplicité extrême, ces agrès se peuvent réduire à la *perche fixe ou mobile,* à *l'échelle de corde,* à la *corde à nœuds* et aux *cordes lisses simple* ou *double, verticale, horizontale* ou *inclinée.*

Aux engins de ces deux premières catégories peut se borner le matériel essentiel pour la gymnastique d'application.

Une troisiéme catégorie d'appareils le complète. Elle se compose des *échelles de bois horizontale, verticale* ou *inclinée ;* des *poutres* également *horizontale* ou *inclinée,* des *barres à suspension,* des *barres parallèles* et enfin, à l'arrière-plan, des appareils mobiles de suspension : *anneaux* et *trapèze,* ainsi que des appareils fixes de traction : *planche à rétablissements* et *planche à rainures.*

Les appareils appartenant à cette dernière catégorie n'ont rien d'indispensable.

*A).* Exercices élémentaires. — I. *Haltères.* — L'appareil auquel on donne le nom de *haltère,* se compose de deux boules de fonte de volume et, par conséquent, de poids variable, reliées par une barre de 12 à 14 centimètres de long.

D'origine antique, le haltère, chez les Grecs et les Romains, servait surtout à former les athlètes.

Susceptibles d'être diversifiés à l'infini, les exercices qui se pratiquent à l'aide de cet instrument ont été ramenés à quarante-quatre par les auteurs du *Manuel*

## EXERCICES

ÉLÉMENTAIRES. — *Instruments.*
- Haltères.
- Bâton.
- Barres à sphères.
- Massues ou Mils.
- Perche.

ESSENTIELS. — *Agrès.*
- Perche { fixe. / mobile à crochets.
- Échelle de corde.
- Corde à nœuds.
- Cordes lisses { verticale. / horizontale. / inclinée.

COMPLÉMENTAIRES. — *Appareils*
- *de suspension*
  - fixes
    - Échelles de bois { horizontale. / verticale. / inclinée.
    - Poutre { horizontale. / inclinée.
    - Barres. { à suspension / parallèles.
  - mobiles
    - Anneaux.
    - Trapèze.
- *de traction,* fixes
  - Planche à rétablissements.
  - Planche à rainures.

*officiel de Gymnastique* (1). Ils ne sont pas sans une étroite analogie pour le mécanisme, avec les *mouvements d'assouplissement*. Il y a cette différence, c'est que les flexions, extensions, circumductions alternatives ou simultanées des membres s'exécutent, ici, la main chargée d'un appareil représentant un poids déterminé. En d'autres termes, il y a *résistance* à vaincre, partant *travail* à fournir.

Le poids des haltères demande à être proportionné à l'âge et à la force des élèves. Il varie de 250 grammes à 3 kilos. En partant du poids *minimum* de 250 grammes, qui convient aux enfants de huit ans, on peut en général porter chaque année celui des haltères qu'on leur donne à soulever à 250 grammes de plus. Cette prescription, toutefois, n'a rien d'absolu.

Le maniement des haltères a pour but d'accoutumer les élèves à l'appréciation des poids, et à la recherche des meilleures combinaisons de mouvements, soit qu'il s'agisse simplement de les soulever, soit de décrire, en les portant, des évolutions.

Leur *effet physiologique* spécial consiste dans le développement qui en résulte pour les muscles des bras, des épaules, du dos et de la poitrine.

Ils exigent une précaution, lorsque l'on exerce un certain nombre d'élèves à la fois. Les maîtres, en pareil cas, doivent surveiller soigneusement le maintien des distances en vue d'éviter les chocs. Dans les salles pourvues d'un plancher, la place de chacun pourra être marquée d'un disque noir.

II. *Bâton, Barre à sphères.* — La barre à sphère

---

(1) *Manuel de Gymnastique,* Ministère de l'instruction publique, fasc. II, p. 16 à 20.

est une tige de la longueur d'un bâton et que termine,
à chaque extrémité, une sphère de poids variable,
mais toujours restreint. Cette disposition permet
d'équilibrer plus exactement l'appareil. Ce sont les
mêmes exercices qui s'exécutent, soit à la barre à
sphères, soit au bâton.

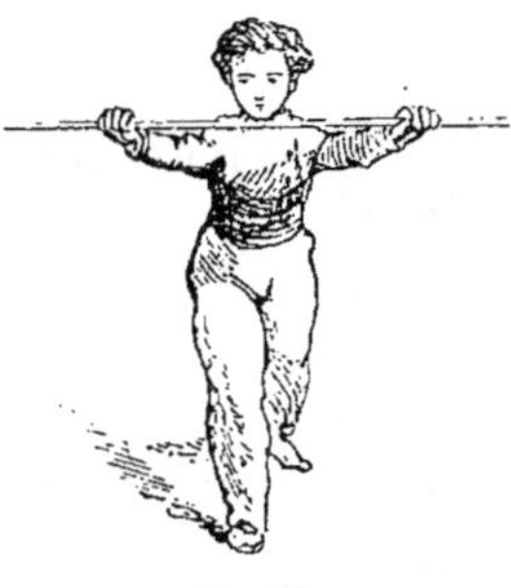

Fig. 91.

Ils sont au nombre de dix-
huit dont le *Manuel de Gymnastique* (1) donne la *théorie* et
qui, d'une manière générale,
consistent à porter le bâton
horizontalement ou verticalement en sens différents, d'après
des règles fixes, et dans des
attitudes déterminées.

L'exercice qui consiste à
*lever le bâton et à le porter horizontalement en avant
avec mouvement des jambes, en quatre temps;*

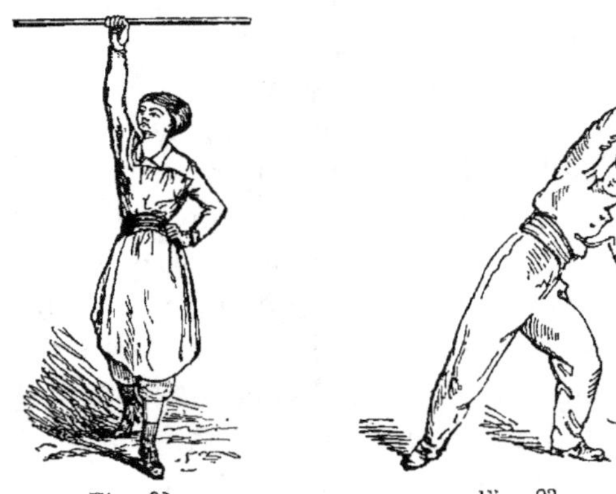

Fig. 92.                              Fig. 93.

(1) *Manuel de Gymnastique*, Ministère de l'instruction publique.
Fasc. II, p. 20 et suiv.

Celui qui implique une *flexion du corps en avant sur l'une ou l'autre cuisse et un mouvement vertical de l'un ou de l'autre bras, en cinq temps ;*

Celui qui se décompose en *trois temps* et dans lequel *le bâton est porté à gauche et à droite en fléchissant le corps, les pieds écartés,* en sont des exemples suffisants.

Les exercices du bâton ou de la barre à sphères ont pour principal résultat d'accroître la souplesse des articulations de l'épaule et d'élargir le champ de ses mouvements.

L'ampliation des diamètres de la cage thoracique à sa partie supérieure qui en est la conséquence ultime, en est aussi l'avantage à retirer.

Le maniement, *à deux,* des barres à sphères se prête à une variété de mouvements combinés qui rompent à la solidarité dans l'exécution.

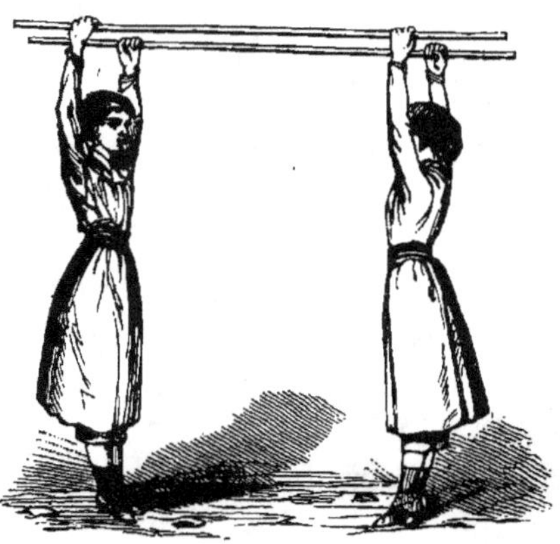

Fig. 94.

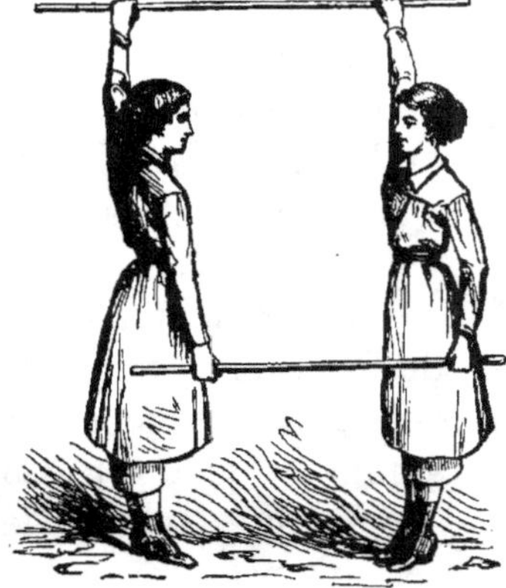

Fig. 95.

Pour procéder avec méthode, il convient d'accoupler les élèves, en se basant sur l'égalité de taille et de vigueur qu'ils présentent. Chacun acquiert alors la perception des moindres mouvements de son camarade et apprend à s'y conformer.

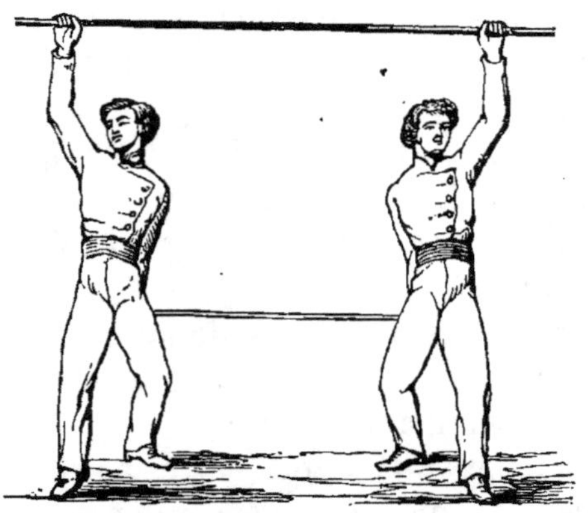

Fig. 96.

Grâce à ces exercices combinés, la précision, la prestesse et l'aisance se développent à la fois.

III. *Mils ou massues.* — Les mils sont des cônes en bois, en forme de massue, munis d'une poignée à leur sommet et oscillant en moyenne, pour le poids, entre cinq cents grammes et deux kilos.

D'importation asiatique, les mils ont été introduits de Perse en Angleterre par le colonel Harriot. Il en enseigna l'usage au colonel d'Argy, alors élève au gymnase fondé par Amoros (1835).

« Il faut, au dire de M. Napoléon Laisné (1), une certaine persévérance pour apprendre à les manier et une patience plus grande encore pour en enseigner la

_______________

(1) Napoléon LAISNÉ, *Gymnastique pratique*, p. 170.

manœuvre aux élèves. » Leur usage, toutefois, n'est pas assez répandu.

Les exercices qui s'exécutent à l'aide des mils sont au nombre de onze.

Ils consistent dans le port du mil :

Sur l'épaule ;

En avant ;

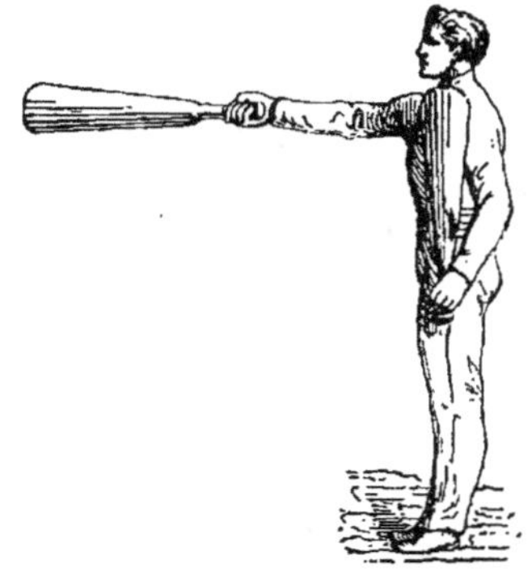

Fig. 97.

En arrière ;

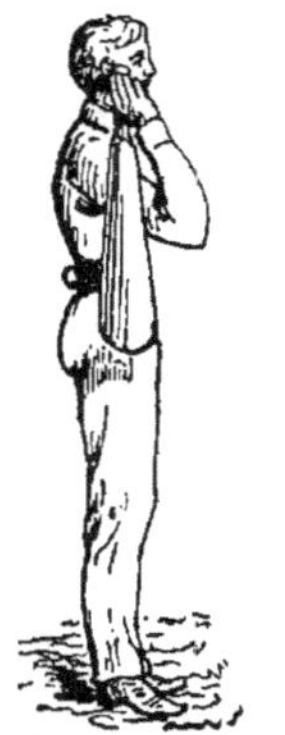

Fig. 98.

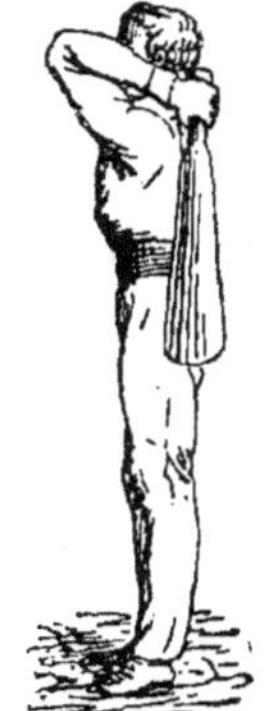

Fig. 99.

Latéralement de dehors en dedans ;
Latéralement de dedans en dehors ;
Horizontalement ;
Verticalement ;
Autour du corps ;
En cercle par la droite et par la gauche ;
A terre ;
A bras tendus (1).

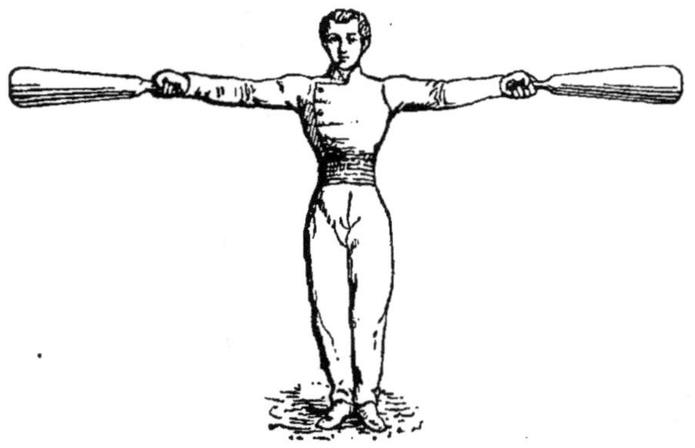

Fig. 100.

Ce qui frappe, dès l'abord, dans ces divers exercices, c'est leur simplicité rudimentaire.

Par le fait, le but qu'on se propose est tout spécial. Il y a donc lieu de procéder avec une précision minutieuse.

Au moyen des mils, ce qu'on se propose, c'est de développer, au moins à un égal degré que la force, la

---

(1) Voir, pour la *théorie* de chacun de ces mouvements, le *Manuel de Gymnastique*, fasc. II, p. 49 à 63.

dextérité et la grâce. Aussi, les exercices qui s'exécutent à l'aide de ces engins doivent-ils l'être isolément d'abord, puis alternativement de chaque main ; enfin, dans les cas possibles, (exercices 1, 2, 3, 4, 9, 10, 11 du *Manuel officiel)* des **deux** mains simultanément. Le poids de l'instrument demande, cela va de soi, à être toujours bien approprié à la vigueur du gymnaste.

M. Paul Bailly a imaginé une autre sorte de massue composée d'une sphère de fonte ajustée à l'extrémité d'un manche de même métal ; elle est beaucoup plus difficile à manier, mais, selon la remarque de M. Rouhet (1), développe la vigueur du bras droit dans des proportions considérables.

IV. *Perche (Sauts à la perche).* — Les sauts à la perche sont le complément de ceux auxquels on peut s'exercer en rase campagne, sans le secours d'aucun engin. Cet exercice suppose une éducation gymnastique préalable, disons mieux, en raison de la part très large qui incombe dans l'espèce, à la spontanéité, une éducation déjà avancée.

« Pour sauter à la perche sans danger, l'élève doit être maître de son élan, et posséder une force de traction telle que la perche, une fois saisie, soit invariablement fixée aux mains ». (*Prescriptions du Manuel officiel de Gymnastique*).

Il s'exerce d'abord individuellement, sans commandement, et ce n'est que plus tard, lorsque les différents mouvements préparatoires lui sont devenus familliers, qu'il peut être admis à prendre part à un enseignement collectif.

---

(1) ROUHET, *Loco citato*, p. 60.

Au nombre de quatre, les exercices du saut à la perche comprennent le saut en hauteur;

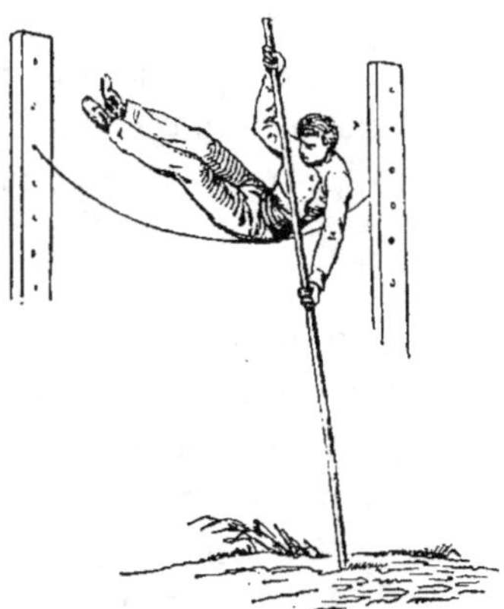

Fig. 101.

Le saut en hauteur et profordeur ; le saut en largeur hauteur et profondeur ;

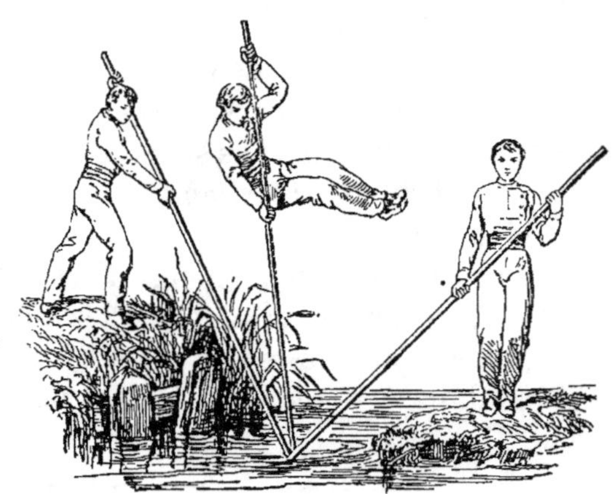

Fig. 102.

Le saut en largeur et profondeur d'un point élevé.

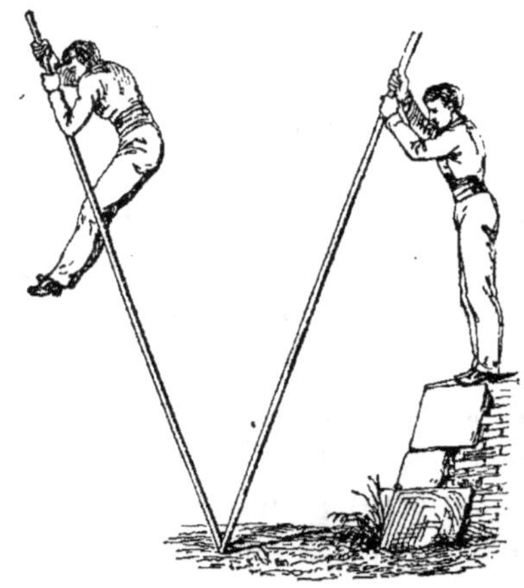

Fig. 103.

On n'en saurait contester l'importance hors ligne.

Non seulement ils fournissent un moyen de développer puissamment la muscularité dans son ensemble; mais ils offrent de l'attrait et sont faits pour susciter l'émulation. Il y a plus, le saut à la perche est un moyen de locomotion particulièrement rapide, un moyen de sauvetage, à l'occasion. Il entre dans les coutumes de certaines populations. C'est de la sorte que, repoussés par les Espagnols, les Guanches franchissaient les précipices et défiaient les coups de l'ennemi.

Dans les contrées marécageuses, il est d'un usage journalier.

Ce trait de mœurs peut sembler un détail futile. Il est, de fait, caractéristique. Victor Hugo (1) l'a bien

----

(1) Victor Hugo, *Quatre-vingt-treize*, Livre IIIe, chap. II.

senti ; il s'en est emparé pour aviver encore la couleur d'un de ses plus dramatiques récits.

On est en *Quatre-vingt-treize* ; la Vendée est en feu. Il s'agit de soulever la Bretagne. *Insurgez-vous, pas de quartier*, voilà le mot d'ordre.

Sur la côte, en vue du Mont-Saint-Michel, le marquis de Lantenac donne à Halmalo des instructions à ébranler tout le pays. « Tu iras, lui dit-il, à Saint-Guen-les-Toits et tu parleras à Jean Chouan, qui est, à mes yeux, le vrai chef. Tu iras ensuite au bois de Ville-Anglose, tu y verras Guitter qu'on appelle Saint-Martin, tu lui diras d'avoir l'œil sur un certain Courmesnil, qui est gendre du vieux Goupil de Préfeln et qui mène la jacobinière d'Argentan. Retiens bien tout. Je n'écris rien, parce qu'il ne faut rien écrire. La Rouaric a écrit une liste, cela a tout perdu. Tu iras ensuite au bois de Rouge-Feu où est Miélette, qui saute par-dessus les ravins en s'arc-boutant sur une longue perche ».

Halmalo réplique :

— Cela s'appelle une ferte.

— Sais-tu t'en servir ?

— Je ne serais donc pas Breton et je ne serais donc pas paysan ? La ferte est notre amie. Elle agrandit nos bras et allonge nos jambes.

— C'est dire qu'elle rapetisse l'ennemi et raccourcit le chemin. Bon engin ».

*B).* EXERCICES ESSENTIELS. — Les exercices qui constituent l'essence même de l'enseignement au gymnase s'exécutent, avons-nous dit, au moyen d'agrès.

Les agrès, pour être utiles, n'ont besoin d'être, ni bien nombreux, ni bien compliqués.

Les exercices aux agrès ont un avantage commun, celui de fortifier les muscles fléchisseurs des membres thoraciques, et en même temps les muscles adducteurs (1) des membres pelviens, ainsi que ceux des lombes ; celui, par contre-coup, de favoriser l'ampliation des diamètres de la poitrine et de rectifier les déviations commençantes de la taille. En accoutumant, enfin, à regarder le sol d'un point élevé où l'on ne se soutient que par ses propres forces, ils émoussent cette indéfinissable sensation de vertige à laquelle l'homme est sujet et que no ressentent pas les animaux.

I. *Perches fixe, mobile et à crochets.* — *Monter à la perche à l'aide des mains et des pieds et en descendre; — monter par une perche et descendre par l'autre; — monter à la perche à l'aide des mains seulement et descendre; — monter à deux perches à l'aide des mains seulement et descendre: — monter à deux perches seulement par saccades et descendre de même;* — tels sont, dans leurs variétés principales, les exercices à l'exécution desquels peut servir la *perche fixe.*

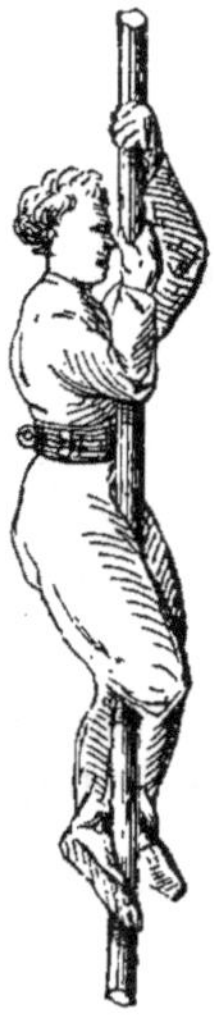

La *perche mobile à crochets* est garnie à l'une de ses extrémités de deux crochets que l'on fiche sur la crête d'un mur ; puis, la perche étant saisie à deux mains, le plus haut possible, et son extrémité inférieure étant placée

Fig. 101.

---

(1) *Adducteur.* On appelle muscles adducteurs ceux qui servent à exécuter les mouvements tendant à rapprocher de l'axe du corps un membre qui en aurait été écarté au préalable.

entre les jambes, on s'élève à la force des bras et des poignets en appuyant légèrement la pointe des pieds contre le mur et en se proposant de gagner la crête.

Pour ne pas tomber, il faut « éviter en montant, de déranger les crochets par des mouvements brusques et saccadés » *(Prescriptions du Manuel officiel de Gymnastique).*

II. *Échelle de corde.* — Ainsi nommée parce qu'elle a deux cordes pour montants, l'échelle de corde doit être suspendue verticalement et libre par son extrémité inférieure. Les échelons sont en bois ou en corde et séparés par des intervalles de vingt-quatre centimètres.

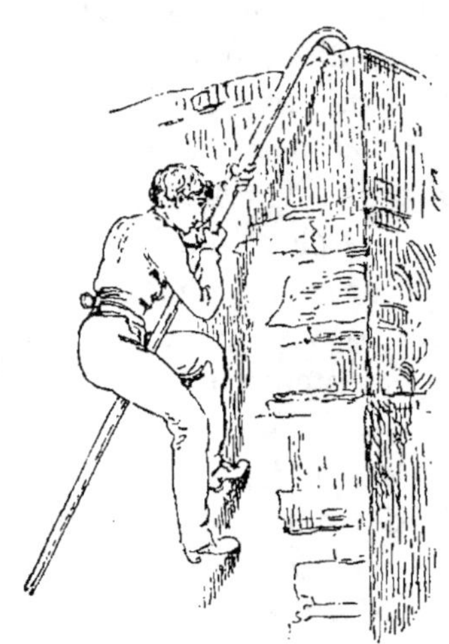

Fig. 105.

Pour monter à l'échelle de corde, on fixe les mains aussi haut que possible et à une même hauteur, non pas sur les échelons, mais sur les montants, afin de forcer la poitrine à s'élargir par l'écartement des bras, on pose ensuite les deux pieds l'un après l'autre sur un premier échelon, les genoux étant tenus en dehors ; puis, en même temps qu'on élève la main gauche le long du montant, on porte le pied droit sur un échelon supérieur, et ainsi de suite.

Dans l'ascension comme dans la descente, le corps doit être tenu rapproché autant que possible de l'échelle, la tête droite et d'aplomb.

Il y a dans cet exercice à vaincre une difficulté toute particulière et dont on ne triomphe pas du premier coup, Clias (1) l'a signalée. M. Heiser (2) y insiste de son côté. Cette difficulté tient à la mobilité de l'extrémité inférieure de l'échelle et à la flexibilité de ses montants. Il s'ensuit que la position du corps est essentiellement instable, et que la suspension par les mains peut être appelée à se prolonger assez longtemps : le temps suffisant pour permettre à l'équilibre incessamment troublé, de se rétablir. Nul exercice ne demande plus de force et d'agilité.

Dans l'opinion de Clias, il est fort difficile de monter à l'échelle de corde flottante et fixée à une certaine hauteur, si l'on n'a point fait beaucoup d'exercices préliminaires. « J'ose même avancer, dit-il, qu'il est très dangereux de hasar-

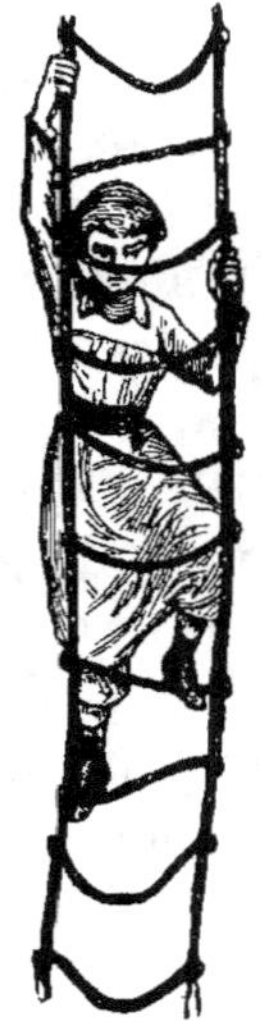

Fig. 106.

der l'ascension de l'échelle avant d'être sûr de pouvoir tenir son corps suspendu, à une main pendant au moins cinq minutes.

« Tout le poids du corps reposant, pour ainsi dire, sur une seule main, tandis que l'échelle balance continuellement, rend cet exercice si difficile, que la plupart de ceux qui l'essaient sans développements préliminaires, sont saisis de vertiges et perdent courage, avant d'avoir atteint le quart de la hauteur que des

---

(1) CLIAS, *Gymnastique élémentaire*, p. 129.

(2) HEISER, *Traité de gymnastique raisonnée au point de vue orthopédique, hygiénique et médical*, p. 37. Paris, 1854.

COLLINEAU. Gymnastique.                                   41

élèves exercés parcourent plusieurs fois dans différents sens. C'est pour cette raison que je conseille aux personnes qui veulent s'exercer sans danger, d'essayer premièrement leurs forces à l'échelle ordinaire. Une échelle de vingt-cinq échelons suffit. » Ces conseils sont ceux d'un maître prudent et expérimenté; on n'en saurait tenir un compte trop sérieux.

D'autre part, il est bon d'être familier avec un exercice dont des circonstances critiques peuvent faire un moyen de salut.

III. *Corde à nœuds.* — Tout le monde se rend compte du genre d'efforts que nécessite l'ascension à la corde à nœuds. Exercice excellent, en ce qu'il donne de la hardiesse, sa difficulté principale réside dans l'exiguïté des nœuds et la faible étendue de la surface du point d'appui.

Si, dans le trajet, la fatigue prend, il faut s'accorder un moment de repos. En serrant la corde entre les cuisses, on se trouve assis sur un nœud.

IV. *Corde lisse.* — Simple ou double, horizontale ou inclinée, la corde lisse est, aux yeux de M. Rouhet (1) : « Le premier des appareils par l'importance. » M. Nap. Laisné (2) le regarde, en raison de ses applications si nombreuses, comme de première nécessité. » Il n'en est pas de plus simple. Une corde ordinaire, de huit à douze centimètres de circonférence, remplit le but. On y monte et on en descend à l'aide des mains et des pieds, ou en ne se servant que des mains.

---

(1) Rouhet, *Recherches expérimentales sur les effets de la Gymnastique et de l'entraînement*, p. 59.

(2) Nap. Laisné, *Loco citato*, p. 375.

Pour grimper à la corde lisse verticale, on fixe les
mains aussi haut que possible, on fait un effort pour
enlever le corps par la force des bras, puis
on place le cou-de-pied gauche derrière la
corde, en posant aussitôt la jambe droite
par-dessus la jambe gauche et serrant la
corde entre les jambes aussi fort que l'on
peut. La corde, qui est pendante, doit sortir entre le cou-de-pied gauche et le tendon
d'Achille du pied droit. Dès que les jambes
sont fixées ainsi, en se maintenant de son
mieux avec les jambes, on passe la main
droite par-dessus la main gauche, ensuite
la main gauche par-dessus la main droite;
et aussitôt que les deux mains sont fixées,
on fait un nouvel effort pour soulever le
corps par la force des bras.

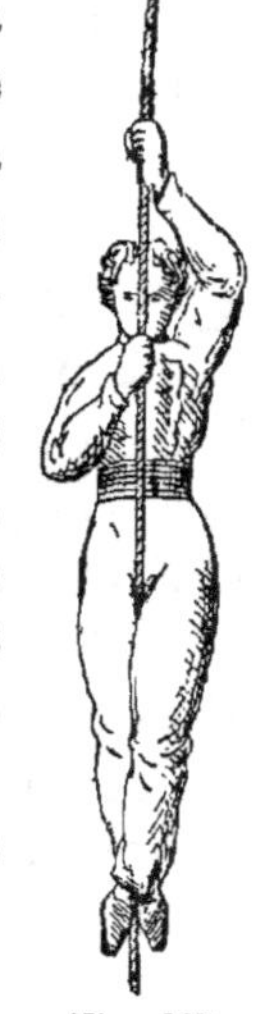

Fig. 107.

Pendant qu'on enlève le corps, il se produit un certain degré de flexion des genoux;
mais ce mouvement de flexion ne doit pas s'accompagner d'un mouvement d'adduction, lequel aurait pour
conséquence de serrer la corde entre les membres inférieurs. Cette pression exercée sur la corde par les
jambes n'a d'autre but que de retenir le corps, tandis
que les mains le portent plus haut. Auxiliaires l'un de
l'autre, ces deux mouvements doivent donc être non
successifs, mais simultanés.

A chaque mouvement ascensionnel, on s'efforce de
s'élever le plus possible; mais, ainsi que M. Heiser (1)
le fait observer, il ne faut pas continuer l'ascension de
la corde lisse jusqu'à épuisement des forces. Il y a à

_______________

(1) HEISER. *Loco citato*, p. 40.

prévoir la descente, à songer aux règles dans lesquelles elle devra s'effectuer, et à calculer la somme d'énergie qu'il restera à fournir.

Or, la descente doit s'opérer avec lenteur, chaque main étant alternativement abaissée, et la corde étant chaque fois empoignée vigoureusement. Pendant ce temps-là, on laisse glisser le corps et les jambes, tout en serrant légèrement la corde avec celles-ci, afin de soulager les bras. Si-l'on se laissait glisser tout d'une pièce, la violence du frottement produirait sur la face interne et postérieure des jambes, et sur la face palmaire des mains, des brûlures, des ampoules ou des érosions.

Les auteurs du *Manuel officiel de Gymnastique* ont décrit neuf exercices à la corde lisse selon que l'ascension se fait *à l'aide des pieds et des mains*, ou des

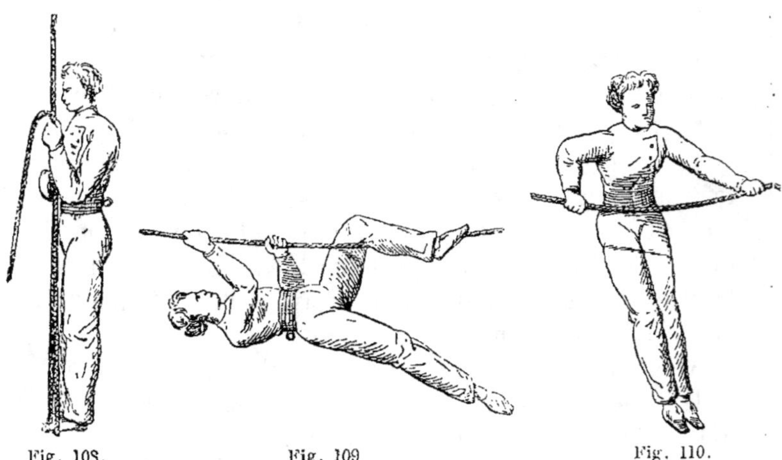

Fig. 108.                    Fig. 109.                            Fig. 110.

*mains seules*, à *une corde* ou à *deux* ; que le *bout inférieur de la corde*, est *ramené*, soit *par dessous la cuisse*, soit *par dessous la plante du pied* comme point d'appui ; ou encore que, *la corde étant inclinée* ou *horizontale*, on s'évertuera à *avancer à l'aide des mains, étant accroché par un jarret ;* ou à *passer dessus en s'appugant sur le ventre.*

Pour la *théorie* de chacun de ces exercices, nous ne saurions mieux faire que de renvoyer au *Manuel* (1).

Tous, tant qu'ils sont, ils ont pour effets physiologiques de développer d'une façon remarquable, nonseulement les biceps ; mais, ce qui importe encore plus, les muscles grands dorsaux et grands pectoraux.

*C).* EXERCICES COMPLÉMENTAIRES. — A la rigueur, les exercices qui précèdent pourraient suffire à l'enseignement de la gymnastique d'application. Pourtant, il est un écueil contre lequel nous avons tout fait pour mettre en garde : la monotonie, et une circonstance dont nous nous sommes évertué à faire ressortir les avantages : la diversité.

Il nous reste donc à indiquer un certain nombre de moyens en usage dans les gymnases, et par lesquels — ainsi d'ailleurs qu'à l'aide de ceux qui viennent d'être énumérés — on parviendra au double but que l'on se propose. Ces moyens, les exercices qui s'y rattachent, et les appareils qui y servent sont *complémentaires* dans la stricte acception du mot. Ils se divisent, nous l'avons vu, en deux groupes : exercices de *suspension,* subdivisés eux-mêmes en deux genres selon qu'ils s'exécutent sur des appareils *fixes* ou sur des appareils *mobiles ;* exercices de *traction.*

PREMIER GROUPE, PREMIER GENRE : *Exercices de*

_______________

(1) *Manuel de Gymn.* Fasc. 11, p. 78 à 87.

*suspension sur appareils fixes.* — I. *Échelles de bois.* — Horizontale, inclinée ou verticale, l'échelle de bois se prête à des exercices d'une facilité extrême et convenant aux sujets délicats, en particulier. Ils consistent à se porter, soit à droite ou à gauche, soit en avant ou en arrière, en se suspendant à un seul montant, aux deux montants, ou bien à chaque échelon successivement.

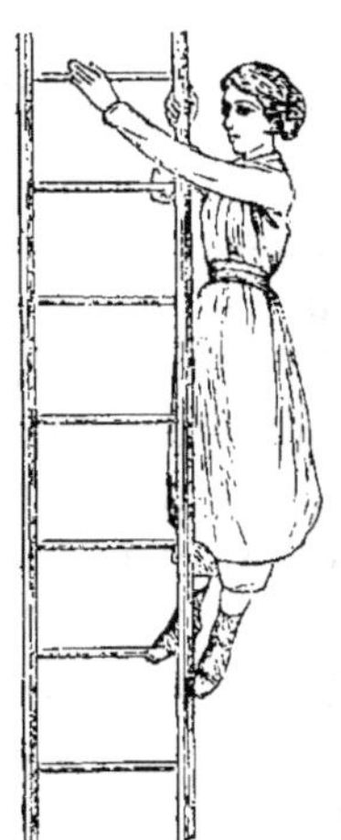

Fig. 111.

Ils consistent encore à monter par devant à l'aide des mains et des pieds et à descendre de la même manière, ou bien, étant monté par devant, à passer, pour descendre, par derrière l'échelle et réciproquement, à monter avec les mains, sans se servir des pieds, en saisissant tour à tour chaque échelon d'une main ou en prenant pour appui, soit l'un des montants, seulement, soit les deux montants à la fois.

M. Nap. Laisné (1), qui en a été le promoteur, attache une importance de premier ordre aux exercices qui s'exécutent sur l'échelle horizontale. « Après avoir fait usage, dit-il, de machines de tout genre, je puis affirmer qu'une échelle placée horizontalement est celle avec laquelle on peut exécuter le plus grand nombre et la plus grande variété d'exercices. Je n'en avais jamais vu recommander l'emploi ni trouvé la description dans aucun manuel, lorsque j'ai eu l'idée de la faire établir pour la première fois à l'hôpital des Enfants-Malades, rue de

_______________

(1) NAP. LAISNÉ, *Loco citato*, p. 259.

Sèvres, en 1850. C'est après en avoir fait usage
avec les enfants de cette maison hospitalière, que j'en

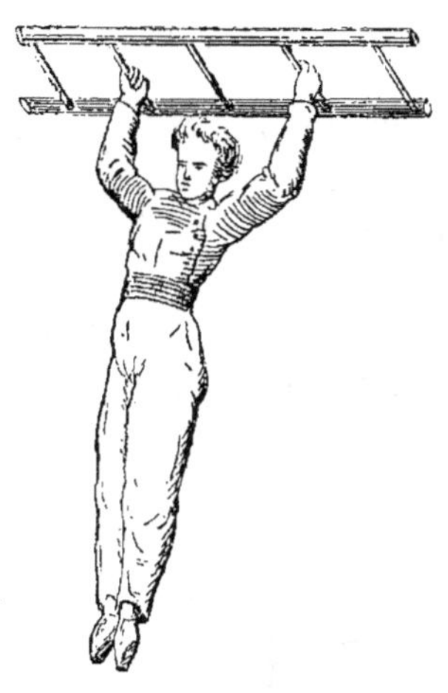

Fig. 112.

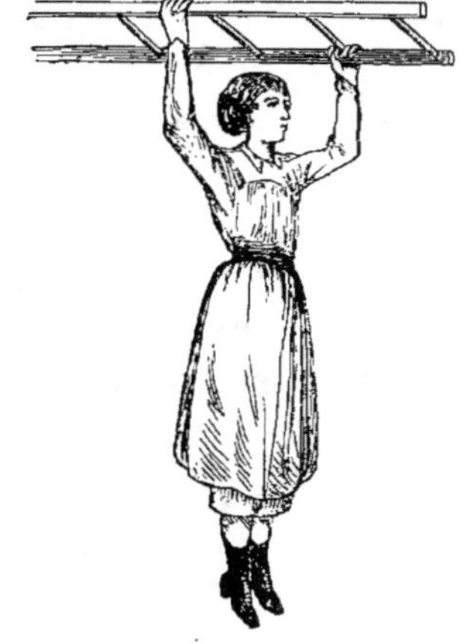

Fig. 113.

ai reconnu toute l'efficacité et que je l'ai adoptée et
fait placer partout où j'en ai eu l'occasion. Peu après,
tous les lycées en étaient pourvus, et actuellement elle
est généralement adoptée. C'est la première machine
que j'aie désignée pour les écoles communales de Paris
où il en existe déjà un certain nombre.

« Sur cette machine si simple, on peut exécuter un
grand nombre d'exercices peu difficiles, en maintenant les bras allongés, et l'on peut répéter les mêmes
exercices avec plus de difficulté, les bras raccourcis.
On peut y pratiquer presque tous les exercices qui se
font sur la barre à suspension, et même, quelques
exercices de trapèze. »

A ces exercices sur l'échelle horizontale, il convient
d'ajouter ceux qui se pratiquent à l'aide de l'échelle

dite *orthopédique*. Ici, c'est un but, à proprement parler, thérapeutique qu'on se propose.

Il s'agit de rectifier, d'enrayer tout au moins quelque déviation de la taille dont on remarquerait les progrès à l'âge de la puberté.

Le promoteur de l'échelle orthopédique, est encore M. Nap. Laisné (1). « Avant de faire établir cette machine à l'hôpital des Enfants malades, en 1847, je n'en avais, rapporte-t-il, trouvé l'indice dans aucun ouvrage. On ne s'était servi, jusqu'alors, que de mâts plus ou moins gros, traversés par des chevilles ; mais cette disposition était bien éloignée de présenter les

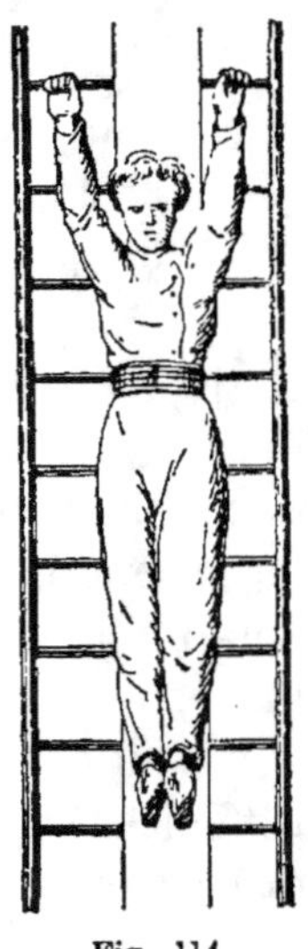

Fig. 114.

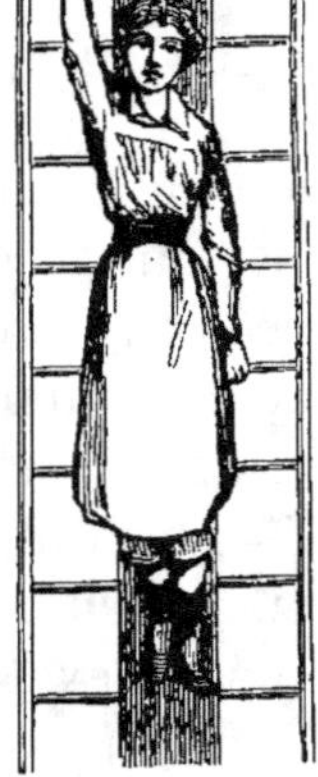

Fig. 115.

avantages que nous avons pu constater en appliquant mon échelle aux petits malades, et, peu de temps

---

(1) Nap. Laisné, *Loco citato*, p. 425.

après, dans les lycées et autres établissements analogues. »

L'échelle orthopédique de Laisné se compose d'une planche centrale de sapin de premier choix et de deux montants également en sapin munis de petits échelons en frêne adaptés à chaque côté de la planche centrale.

L'élève se place, le dos faisant face à la planche, pose les pieds sur les deux premiers petits échelons et s'élève ensuite, aussi haut que possible en se cramponnant aux échelons par les mains.

Il s'exerce plus tard à monter et à descendre en soutenant le corps, à l'aide des mains, sans se servir des pieds ; à monter en se suspendant par une seule main, la droite ou la gauche alternativement ; à monter en soutenant le corps par les mains, et à descendre de même, en élevant chaque fois les jambes tendues en avant.

En un mot, par leur diversité, les mouvements qui s'accomplissent sur l'échelle orthopédique ont pour but d'aiguillonner la tonicité languissante de tel ou tel système de muscles en l'obligeant à fonctionner.

II. *Poutre horizontale ou inclinée.* — Pour la *théorie* de chacun des exercices qui s'exécutent sur la poutre et qui consistent, *étant à cheval, à se mouvoir en avant et en arrière, — à s'asseoir sur la poutre et se mouvoir de côté ; — à s'enlever sur les poignets, face à la poutre, et à se mouvoir de côté ; — étant debout, à marcher en avant, — de côté, — s'arrêter, — se placer à cheval, — se remettre debout, — étant à cheval, à descendre à gauche et à droite, — à sauter en avant, debout comme étant assis,* nous renvoyons au *Manuel de*

*Gymnastique* (1). Nous insisterons seulement sur ce point, c'est que, horizontale ou inclinée, la poutre ac-

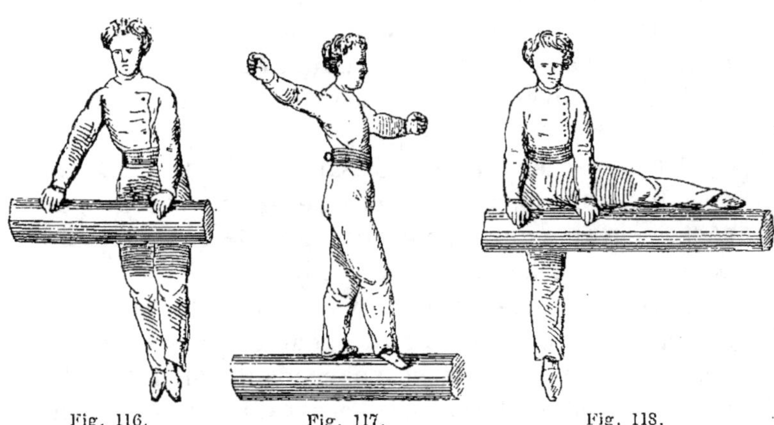

Fig. 116.                Fig. 117.                Fig. 118.

coutume à marcher sans perdre l'équilibre sur un plan étroit et sur-élevé. Les exercices qu'elle comporte développent l'agilité et la hardiesse.

Au point de vue physiologique, ils ont un avantage qui leur est propre. Ils ne permettent à aucun muscle dont la contraction peut être utile pour le maintien de l'équilibre, de se dérober à ses fonctions. Pour réveiller l'énergie contractile, ils sont, en conséquence, un des agens les plus puissants dont dispose la gymnastique.

Au point de vue de la conservation personnelle, leur utilité n'est pas moins notoire. Cheminer, sans vertige, sur une poutre isolée, traverser un ravin, un torrent, sans perdre équilibre, grâce à un tronc d'arbre couché

---

(1) *Manuel de Gymnastique*, Ministère de l'instr. publ., fasc. II, p. 103 à 112.

d'une rive à l'autre par le hasard, peut être une nécessité.

Enfin, les exercices sur la poutre embrassent l'ensemble de ceux que l'on décrit généralement sous le nom de *voltige*. La voltige en effet comprend, selon Clias (1), « tous les sauts que l'on fait en posant les mains sur les objets mobiles et immobiles que l'on veut franchir, ou desquels on veut s'éloigner. »

La position des mains en pareille circonstance, sert à faciliter le saut, à imprimer au corps une direction et à amortir le choc qu'occasionne inévitablement la chute. « Sous tous les rapports, ajoute Clias, on peut considérer la voltige comme une des parties les plus essentielles de la gymnastique ; car, nonobstant les moyens incalculables qu'elle présente aux cavaliers pour éviter des chutes dangereuses, elle offre encore la facilité, dans les occasions périlleuses de franchir beaucoup d'obstacles avec aisance et sûreté. De tous les exercices compliqués, après la lutte et la natation, la voltige contribue le plus puissamment à fortifier toutes les parties du corps. Les secousses vives et réitérées que l'on éprouve dans les différentes évolutions, le jeu alternatif, tantôt des unes, tantôt des autres parties du corps, augmentent, d'une manière très visible, la force et l'agilité. En un mot c'est le *passe-partout* des hommes agiles, forts et courageux. »

Quelle meilleure introduction que les exercices à la poutre, à ce chapitre de gymnastique militaire ?

III. *Barre à suspension. Barres parallèles.* — La barre à suspension sert à développer les muscles des

______

(1) CLIAS. *Gymnastique élémentaire*, p. 160.

bras, des épaules et de la partie supérieure du tronc.

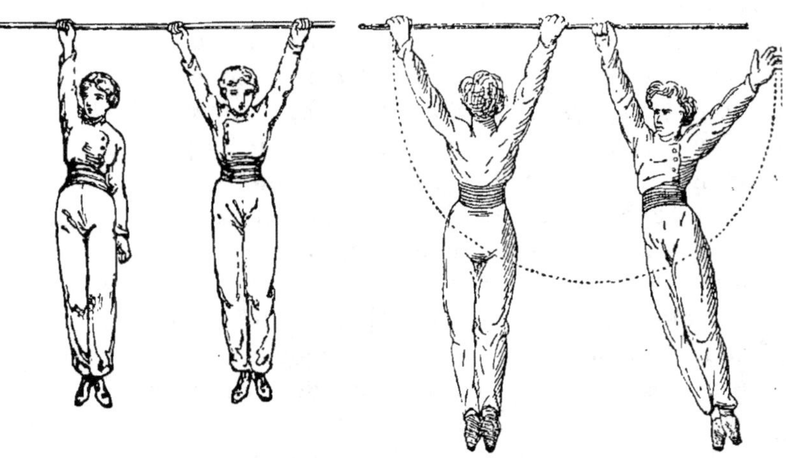

Fig. 119.                                   Fig. 120.

Au nombre de onze (1) : *Suspension par les mains*

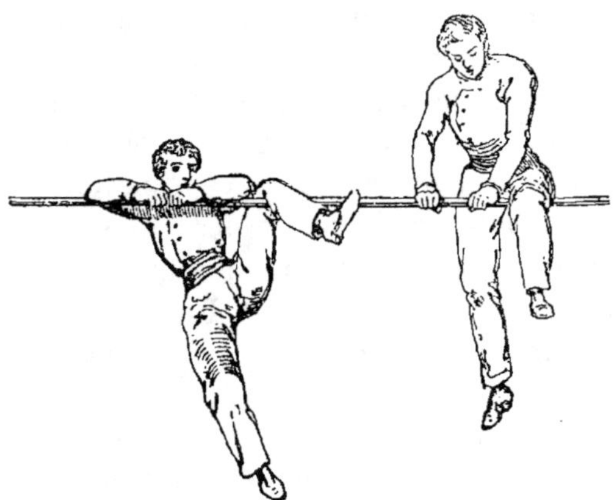

Fig. 121.

*ou par une main ; — Elévation de la tête au-dessus de*

(1) *Manuel de Gymnastique*, fasc. II, p. 112 à 128.

*la barre ; — Suspension par les mains et les pieds. — Translation vers la droite ou vers la gauche ; — Translation par brasses. — Rétablissement sur l'une ou l'autre jambe ou sur les avant-bras. — Rétablissement alternatif sur les poignets — alternatif par renversement,* les exercices qu'elle comporte doivent s'exécuter lentement et avec la plus rigoureuse précision.

Quant à ceux qui se pratiquent à l'aide des *barres parallèles*, au nombre de deux seulement, selon Clias (1), et de neuf, selon les rédacteurs du *Manuel officiel de Gymnastique* (2), ils ont pour but de fortifier les muscles extenseurs des bras et du tronc, d'assouplir l'articulation de l'épaule et de contribuer au développement de la cage thoracique.

En apprenant aux élèves à *supporter leur propre poids à la force des poignets, — à se porter ainsi en avant par un mouvement alternatif des mains ; — par*

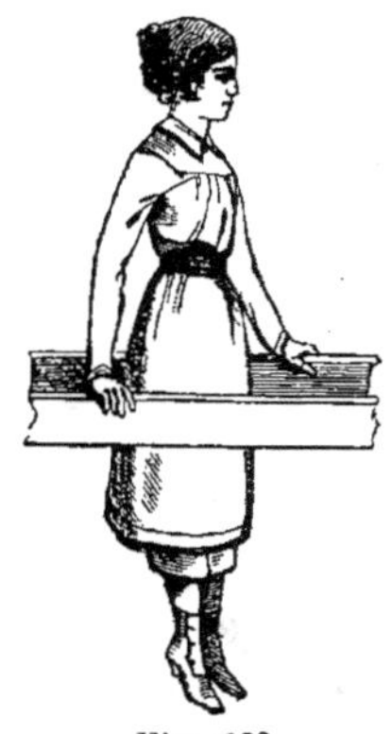

Fig. 122.

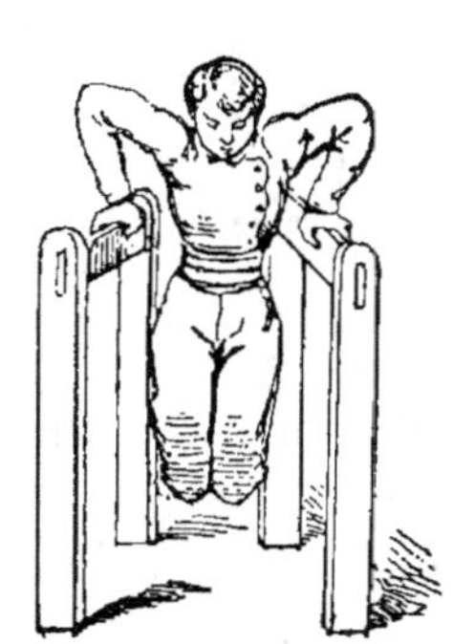

Fig. 123.

*saccades ; — avec ou sans flexion des jambes ; — à*

---

(1) Clias, *Gymnastique élémentaire*, p. 116.
(2) *Manuel de Gymnastique*, fasc. II, p. 128 à 138.

*descendre et remonter le corps par la flexion et l'extension des bras ;*

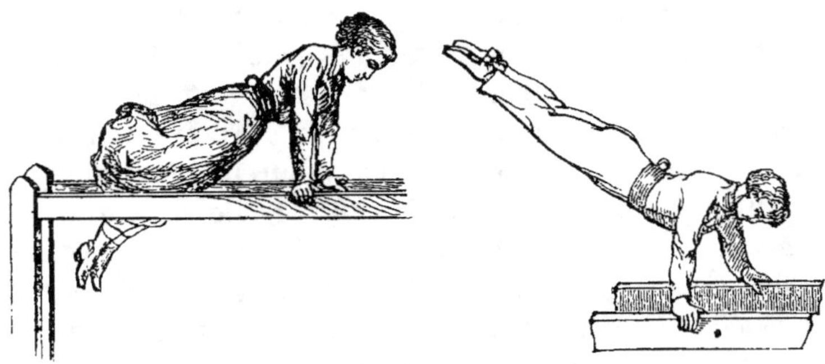

Fig. 124.    Fig. 125.

*A balancer les jambes en avant et en arrière ;*
*A franchir les barres avec balancement ;*

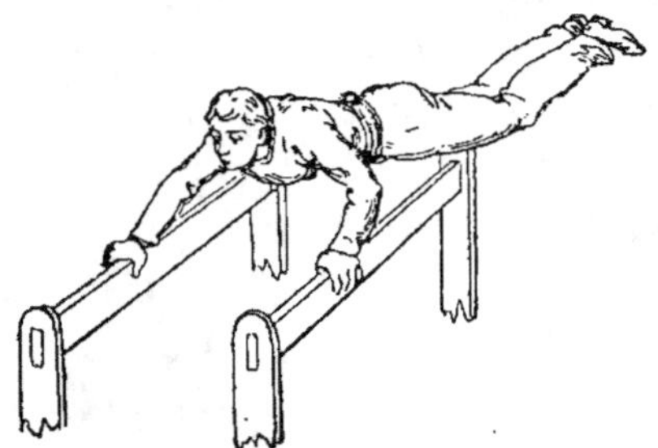

Fig. 126.

*Ou avec élan,*

on leur fait acquérir une grande sûreté d'attitude et d'équilibre.

D'après M. Laisné (1), les avantages qu'on peut tirer des barres parallèles sont considérables. Plus on en fait usage, mieux on en apprécie l'utilité.

M. Rouhet (2) considère les exercices qui s'y pra-

_______

(1) Nap. Laisné, *Loco citato*, p. 275.
(2) Rouhet, *Loco citato*, p. 59.

tiquent comme peu pénibles, agissant particulièrement sur les muscles triceps brachial et grand pectoral, auxquels ils sont de nature à faire acquérir de très fortes proportions ; et comme contribuant, en portant les épaules en arrière, à dégager la poitrine.

Aux barres parallèles, l'écueil à éviter, c'est l'acrobatisme.

PREMIER GROUPE. DEUXIÈME GENRE. — *Exercices de suspension sur appareils mobiles.* — « Les appareils mobiles de suspension, tels que ceux qui servent aux renversements, ont pour but d'assouplir l'articulation de l'épaule et de mettre en jeu les muscles abdominaux, dorsaux, ainsi que ceux des bras et de la partie supérieure du tronc (1).

I. *Anneaux.* — Au nombre de deux, les anneaux

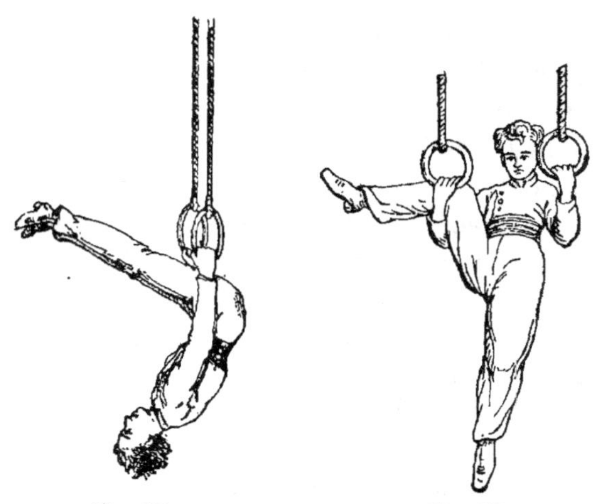

Fig. 127.                    Fig. 128.

sont suspendus chacun à une corde, et correspondent

(1) *Manuel de Gymnastique*, fasc. II, p. 138 à 148.

à la hauteur de la tête. Leur diamètre mesure quinze centimètres environ.

Les exercices aux anneaux consistent à se suspendre par les mains, puis à *balancer les jambes en arrière*, à *allonger horizontalement et alternativement les bras*; ou, enfin, à passer la jambe fléchie, par dessus l'avant-bras : *passement des jambes* :

L'action des anneaux est analogue à celle de la corde lisse. Ils mettent en contraction les mêmes muscles, et produisent le même genre d'effets.

II. *Trapèze.* — Le trapèze et le *triangle*, tant préconisé par Clias, ne sont qu'un seul et même appareil.

Les deux cordes soutenant le bâton de frêne bien sec auquel l'élève se suspend, se rapprochent comme les deux côtés d'un angle, dont le sommet est aggrafé au cable de suspension, dans le triangle de Clias. Elles sont, dans le trapèze usité dans les gymnases de nos jours, perpendiculaires au bâton horizontal et parallèles entre elles. Munies à leur extrèmité supérieure d'un anneau destiné à s'adapter à un crochet fiché lui même dans une poutre ou dans le plafond, elles doivent être placées, l'une par rapport à l'autre, à une distance de soixante-dix centimètres environ, et avoir une longueur de soixante centimètres.

Quant au bâton auquel l'élève se suspend, il doit être tenu à vingt ou trente centimètres au-dessus de la tête pour garantir toute condition d'aisance aux mouvements.

Les exercices qui se pratiquent au trapèze reviennent à une série d'évolutions autour du bâton. Dans ces évolutions, on monte et descend *par renversement* en deux et trois temps, suivant qu'on a recours à tel ou tel procédé.

Les auteurs du *Manuel officiel de Gymnastique* donnent la *théorie* de sept exercices au trapèze. En réalité, on peut les varier à l'infini, ces mouvements ne dépendant que de la volonté et de l'adresse de l'exécutant.

Aux yeux de Clias (1) le triangle mouvant est le premier des appareils de gymnastique. « C'est la pierre de touche de la force et de l'agilité ». Aux yeux de M. Heizer (2), son analogue, le trapèze, « est le *nec plus ultra* de la gymnastique amusante ».

La faveur dont il a joui a singulièrement baissé.

Amoros (3) lui préfère une échelle de bois ou les barres à suspension qu'il considère comme fournissant des résultats plus utiles. Et pourtant, c'est à lui qu'est due la transformation qui a valu la dénomination de trapèze à cet engin. « Inventé en Italie par des funambules, il servit longtemps, dit Amoros, à amuser le public; la première chose que je fis, fut de lui ôter sa mobilité nuisible aux exercices. Au lieu de réunir les cordes dans un même anneau, je fixai l'extrémité des cordes à une certaine distance; il en résulta la figure d'un trapèze, et c'est le nom que j'ai donné à cet engin ».

Il est clair, fait remarquer à ce propos M. Laisné (4), qu'en lui faisant subir cette amélioration, M. Amoros ne se doutait pas qu'il donnait à cette machine une forme qui lui permettrait de figurer avec un bien plus grand succès dans tous les cirques. Quant à l'appré-

---

(1) CLIAS, *Gymnastique élément.*, p. 105.
(2) HEIZER, *Traité de Gymnast. raisonnée*, p. 51.
(3) AMOROS, *Manuel d'éducation physique*. T. II, p. 339.
(4) Nap. LAISNÉ, *Loco citato*, p. 362, 363.

ciation qu'il porte sur l'appareil en lui-même, elle est plus sévère encore que celle d'Amoros. « Comme pour toutes les choses consacrées par la mode, dit-il, il serait difficile de faire comprendre que le trapèze n'a d'autre mérite que ceux qu'elle lui prête... Je n'en suis pas plus l'ennemi que des diverses machines qui peuvent contribuer à fortifier et à développer les forces du corps humain ; mais j'ai une répugnance profonde pour l'abus qu'on en fait, surtout s'il s'agit d'élèves trop jeunes ».

Le docteur Charles Londe (1), dans son *Traité de gymnastique médicale*, émet une opinion analogue. « Les tours de force exécutés sur le trapèze, fait-il observer, n'ont, par rapport à la santé et à la force, aucun avantage sur les exercices que je viens d'examiner. Tout leur mérite consiste dans l'acquisition superflue d'une agilité qui tient du prodige, mais qui n'a d'utilité que pour les hommes qui, faisant le métier de funambules, doivent continuellement, pour en tirer du gain, éblouir les yeux d'une multitude avide de tout ce qui lui paraît fort au-dessus de ses forces ».

M. Rouhet (2) se rallie à cette manière de voir. « Nous laisserons de côté, dit-il, le trapèze dont on a singulièrement exagéré l'importance, » et il passe outre sans plus s'attarder.

Ni aux anneaux, en tout état de cause, ni au trapèze, la dislocation n'est à tolérer.

Nous ne clorons par la liste des exercices de sus-

---

(1) Ch. LONDE, *Traité de Gymnastiq. médicale*, p. 335, Paris, 1821.

(2) ROUHET, *Loco citato*, p. 60.

pension, sans mentionner un appareil qui, en raison de sa complexité, peut-être, semble tomber en désuétude et qui pourtant se recommande par l'attrait tout particulier de l'exercice auquel il est destiné.

Cet exercice c'est le *pas de géant* ou encore, selon les auteurs, la *course volante*, le *pas volant*.

Cet appareil c'est le *vindas*.

Il consiste en un mât au sommet duquel est fixé un pivot en fer, dépassant de douze à seize centimètres l'extrémité supérieure du mât et servant d'axe de rotation à un tourniquet à quatre branches recourbées et diamétralement opposées. Ce tourniquet est maintenu par une forte vis à pression qui le garantit contre le danger d'être jeté hors de son pivot par les secousses qu'il reçoit pendant l'exercice. A chacune de ses branches, est accroché un anneau avec une corde. Les quatre cordes se prolongent chacune par une petite chaîne servant à suspendre une poignée en forme d'anneau et pouvant s'allonger ou se raccourcir à volonté.

Quatre élèves font l'exercice à la fois, conservant toujours entre eux la distance d'un quart de cercle. Au commandement, les élèves partent ensemble, font trois ou quatre pas, et s'élancent en l'air d'un coup sec donné du pied. L'élan épuisé, les pieds reviennent au contact du sol ; l'élève répète trois ou quatre pas, et s'élance de nouveau. On peut continuer, ainsi, jusqu'à ce que fatigue s'ensuive.

Cet exercice n'a pas seulement le don d'amuser au plus haut degré les enfants. Il est, au point de vue de la rectitude de la taille, de l'équilibre entre les épaules, du développement des muscles des bras et de l'amplification des fonctions respiratoires, d'une incontestable utilité.

DEUXIÈME GROUPE. — *Exercices de traction.* — Les exercices de traction les plus indispensables s'exécutent à l'aide d'appareils *fixes.*

Ces appareils peuvent se réduire à deux : la *planche à rétablissements*, la *planche à rainures.*

I. *Planche à rétablissements.* — En gymnastique, on entend par *rétablissement* l'action de se porter, à la force du poignet, d'un plan inférieur sur un plan plus élevé et d'en descendre.

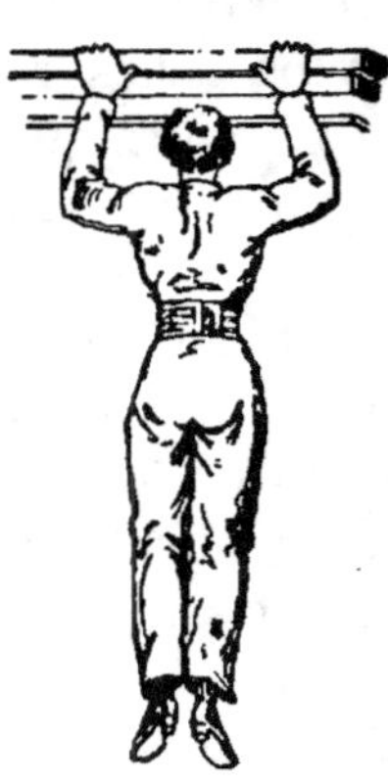

La *planche à rétablissements* représente une plate-forme sur laquelle il s'agit de se placer en s'accrochant par les mains à ses bords.

*Élever la tête au-dessus de la planche — élever les jambes en avant et les abaisser — effectuer le rétablissement sur les avant-bras — par renversement — alternativement avec les poignets — descendre par les avant-bras — descendre par renversement* (à la renverse, comme au trapèze), tels sont les sept exercices auxquels les auteurs du *Manuel officiel de gymnastique* conseillent de se livrer sur la planche à rétablissements.

Fig. 129.

Ceux qui se pratiquent à l'aide de la *planche à rainures* se réduisent à quatre.

II. *Planche à rainures.* — Verticalement fichée, la planche à rainures joue le rôle d'un mur. Les rainures horizontales qui la sillonnent en représentent, à l'irrégularité près, les aspérités.

D'abord, on se suspend par les doigts, en les accrochant à la rainure la plus élevée qu'on puisse atteindre; on détache les pieds du sol en fléchissant les jambes et l'on reste ainsi suspendu aussi long-temps que faire se peut. Puis, se tenant ainsi sus-pendu, on se porte de droite à gauche, ou de gauche à droite en maintenant les mains accrochées à la même rainure.

Ensuite, étant suspendu à une rainure, on monte en accrochant alternative-ment chaque main *à la même* rainure, et on des-cend par le même moyen.

Enfin, on monte en ac-crochant alternativement les mains à une rainure *différente*, et on descend de même.

« Cet exercice s'exécute comme le précédent, avec cette différence que l'élève accroche alternativement les mains à une rainure

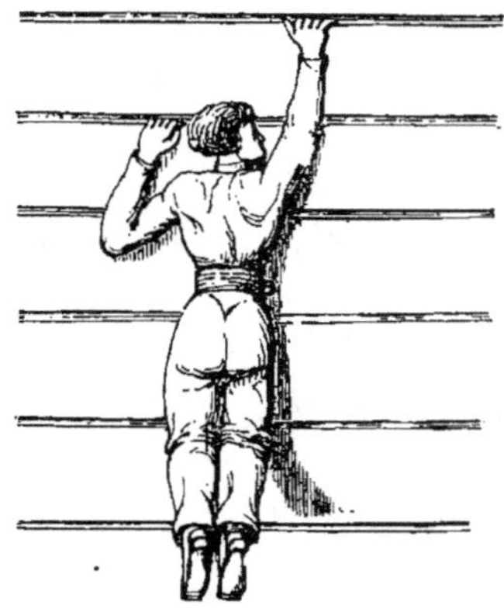

Fig. 130.

différente. » (*Manuel officiel de Gymnastique*).

Les exercices de traction qui s'exécutent à l'aide des *planches à rétablissements ou à rainures*, ont pour effet spécial de fortifier les muscles fléchisseurs des mains, des bras et du tronc.

Leur pratique rend habile à grimper sans agrès.

Tels sont, sans préjudice de ceux que l'enseigne-ment militaire peut exiger, les exercices de gymnas-tique appliquée qui conviennent au jeune garçon.

Pour la jeune fille, il y a, dans le nombre, à faire un choix. Ceux qui se pratiquent à l'aide des haltères, du bâton, à un et à deux, de l'échelle de corde, des échelles de bois horizontale, inclinée et orthopédique, les plus simples de ceux qui s'exécutent aux barres parallèles, tels sont, au sens des auteurs du *Manuel officiel de Gymnastique* (1), les exercices qu'il sied de lui enseigner.

(1) *Manuel de Gymnastique*, Ministère de l'instruction publique, fasc. III, deuxième partie, p. 121.

# CHAPITRE III

## DE DIVERSES FORMES SPÉCIALES
## DE LA GYMNASTIQUE

Généralités, divisions. — I. **Gymnastique suédoise,** méthode de
Ling. — Principe. — Procédés. — Des mouvements et des positions
dans la méthode de Ling. — Action physiologique de la méthode. —
Appréciation critique de sa valeur. — II. **Gymnastique de chambre et de l'opposant,** système Schreber. — Principe. — Procédés.
— Insuffisance. — Système Pichery. — Principe. — Appareils et
procédés. — Valeur. — III. **Entraînement proprement dit et
gymnastique militaire,** définition, règles et variétés de l'entraînement. — Réduction des jockeys et formation des boxeurs en Angleterre. — Action physiologique de l'entraînement. — Application des
principes d'un entraînement rationnel à la gymnastique militaire. —
Caractère des exercices spéciaux à la gymnastique militaire. —
Division de ces exercices. — *Première catégorie. Exercices s'exécutant au gymnase, dans une cour ou dans un préau :* Appareils,
applications. — Maniement des armes. — École de section : évolutions, maniement du fusil. — Tir, principes et règles. — *Seconde
catégorie. Exercices ne pouvant s'exécuter qu'en rase campagne :*
École de compagnie : manœuvres de compagnie en ordre dispersé. —
Promenades militaires par compagnie et par bataillon dans l'ordre de
sûreté en marche. — De la fixation à trois ans de la durée du
service militaire et des conditions rationnelles de la réduction du
séjour sous les drapeaux.

Des vues doctrinales ont conduit certains auteurs à
envisager la Gymnastique sous un jour à part. D'autres
se sont emparés de ses procédés en vue d'en spécialiser les usages. De là, des aperçus personnels parfois
exclusifs, originaux souvent. De là, aussi, des systèmes, des écoles, des antagonismes, des controverses, de la passion. Car on s'est passionné, on a
pris parti.

De ce conflit est née la sélection **qui paraît s'être**

faite dans les idées. Et ce pourrait bien être à cette laborieuse évolution que l'on doit les linéaments aujourd'hui nettement tracés d'une méthode positive.

Il est assez piquant, malgré tout, de voir un professeur de gymnastique allemand, M. Nitsche (1), déverser le blâme sur les errements adoptés dans son pays, et à la vulgarisation desquels Adolphe Spiess a tant contribué, pour se rallier aux doctrines qui ont pris naissance en Suède et dont Ling fut l'inspirateur.

Défectueux, si on les applique aux enfants et aux femmes, impraticables si l'on cherche à y soumettre des personnes âgées, insuffisants et vagues dans une foule de cas, brutaux, dangereux, irrationnels, antiscientifiques dans une foule d'autres, les procédés de la gymnastique allemande exerceraient, selon M. Nitsche, sur l'intellect, une action singulièrement dépressive. D'une compétence incontestable, il réagit contre leur emploi avec une étonnante ardeur de conviction.

Il n'est pas moins curieux de constater que le principe même qui a présidé à l'édification du système de Ling trouve en Angleterre, et dans un ordre de considérations tout à fait distinctes, des applications poussées, en matière d'entraînement, par exemple, jusqu'à l'exagération.

Et il y a intérêt à reconnaître que, fortifiées par l'expérience, fécondées par la pratique, les idées qui semblent devoir survivre au milieu de tant d'avis di-

---

(1) NITSCHE (Robert), directeur des établissements destinés à l'enseignement de la gymnastique médicale à Frieberg en Saxe et à Tœplitz en Bohême : *La Gymnastique allemande et la Gymnastique suédoise.*

vergents, sont précisément celles qui sont parties de France, au siècle dernier.

Quoi qu'il en soit, de nos jours, la Gymnastique peut revêtir trois aspects nettement tranchés, selon qu'elle se plie aux doctrines de Ling, qu'elle vise avec Schreber ou avec Pichery à la plus extrême simplification, ou bien, au contraire, qu'elle mette au service de l'École du soldat l'ampleur de ses procédés, sans réserves.

Ces trois formes spéciales : *Gymnastique suédoise — Gymnastique de chambre et de l'opposant — Entraînement proprement dit et gymnastique militaire*, demandent donc, chacune, un examen particulier.

I. GYMNASTIQUE SUÉDOISE. — Ling a été l'instaurateur de la gymnastique en Suède. Par quelle suite de circonstances ; nous l'avons dit.

Essentiellement physiologique, son idée maîtresse était celle-ci : *la gymnastique, ayant pour but de former et de développer le corps, doit reposer sur les lois de sa structure et de ses fonctions.* Conséquent avec son principe, il ne cessa de s'ingénier à mettre les exercices du corps au service de la thérapeutique et de l'hygiène.

Entré comme malade dans son établissement, Branting devint son élève de prédilection et, par la suite, son continuateur.

L'Institut « central et royal » de gymnastique fondé, après bien des traverses, en 1814 à Stockholm par les soins de Ling avec le concours de l'État, fut le premier de ce genre qui ait existé en Europe. Il se compose, au rapport du docteur Ulrich (1), de cinq

_______________

(1) Communication du docteur Ulrich, élève de l'Institut na-

bâtiments comprenant sept divisions : 1° une salle d'instruction théorique, 2° un amphithéàtre anatomique, 3° une bibliothèque et un musée anatomique, 4° une salle de gymnastique pédagogique et médicale, 5° une salle d'armes, 6° un manège pour la voltige, 7° les logements dù directeur et des sous-directeurs. Deux cours spacieuses, un petit jardin et une galerie pour le tir au pistolet complètent cette installation.

On peut juger par l'énumération qui précède de l'importance attribuée dans le système de Ling à l'enseignement des sciences anatomiques et physiologiques.

L'objet de cet Institut est de former des professeurs par un enseignement normal, à la fois théorique et pratique, dont la durée totale est de deux ans.

Un examen public en est le couronnement obligatoire, et les choses ne se passent pas sans grande solennité.

Quant aux principes de gymnastique qui sont inculqués aux élèves dans l'établissement que Ling a fondé, ils diffèrent essentiellement de ceux qui sont en vigueur dans les gymnases des autres pays.

La méthode consiste à *provoquer la contraction volontaire de certains muscles, tandis qu'on leur oppose avec la main une résistance graduée*. Elle subit des modifications de détail, suivant que le but poursuivi est plus spécialement pédagogique, militaire, medical, ou esthétique. Mais la substitution aux mouvements dépendant de la volonté, de mouvements exécutés sur le sujet par le gymnaste, et principalement

---

tional de Stockholm et directeur à Brême d'un établissement de gymnastique suédoise, au docteur Meding, président honoraire de la Société médicale allemande à Paris.

de mouvements dits *doubles* exécutés simultanément et en sens inverse par deux antagonistes, en constitue le caractère fondamental.

Ces mouvements *doubles* sont *concentriques* ou *excentriques*, selon qu'ils tendent à rapprocher ou à éloigner l'un de l'autre les points d'insertion des muscles en jeu. Ils s'exécutent, soit avec résistance de la part du sujet, soit avec résistance de la part du gymnaste. Le docteur Meding (1) appelle les premiers *semi-passifs*, les seconds *semi-actifs*, et donne aux uns et aux autres la désignation générique de *synergiques*. Cette expression empruntée au grec, exprime bien, dit-il, en français, « l'action commune de deux individus pour doubler et même le plus souvent pour quintupler et décupler l'action d'un mouvement, ainsi que pour en préciser la direction et le rhythme. Ce n'est donc pas une lutte entre le sujet et le gymnaste, mais l'union de deux individus dont l'un peut céder à l'autre, ou bien diriger avec précision ses mouvements. » En d'autres termes, le mouvement synergique semi-actif est celui que le sujet exécute contre une légère opposition de la main du gymnaste, tandis que le mouvement semi-passif est celui que le gymnaste exécute sur le sujet, contre la légère opposition de celui-ci. Ce sont deux individus agissant au profit de l'un d'eux avec ensemble et accord.

On le comprend sans peine, cette manière de procéder permet de localiser l'action de la gymnastique à un groupe de muscles déterminé et ne peut manquer de trouver en médecine d'ingénieuses applications.

----

(1) MEDING, *De la gymnastique médicale suédoise.* (Méthode de Ling : Méchanothérapie ou Kinésiatrie.) Paris, 1862.

Les limites de la localisation des actions musculaires peuvent être rendues plus étroites encore par le moyen d'attitudes spéciales, plus ou moins forcées, aidant à restreindre le mouvement à un très petit nombre de muscles, en laissant la presque totalité des autres dans un repos absolu.

Dans la méthode de Ling, on appelle *position d'entrée* et *position de sortie*, des attitudes à prendre pour marquer le commencement et la fin des exercices. Elles sont déterminées avec la plus minutieuse précision, et distinguées les unes des autres, selon qu'elles correspondent à tel ou tel autre mouvement gymnastique.

Sessions diverses, *decubitus* incomplet ou complet sur le dos, sur le ventre, sur le côté, sustentation, etc., ces positions initiales et finales sont en nombre presque infini.

Le docteur Neumann (1) n'en décrit pas moins de deux cent cinquante à trois cents. Elles ont pour but de mettre en état de relâchement les muscles dont on entend s'abstenir de solliciter l'action.

La direction et l'étendue qui lui sont données, la limite de temps imposée à sa durée font la caractéristique de chaque mouvement. Lent et léger au début, amplifié ensuite et ramené, à la fin, à ses proportions primitives de légèreté et de lenteur, il a, en général, pour résultante le produit de la masse par la vitesse. La force à employer ne doit jamais aller jusqu'à occasionner le tremblement même le plus léger. Plus un membre est petit, plus le mouvement peut et doit être accéléré. Plus un membre est développé, plus les

---

(1) NEUMANN, *Manuel des exercices corporels*. Berlin, 1856.

organes compris dans la région en exercice sont essentiels, plus le mouvement doit être lent. Tels sont les principes qui régissent, — aux points de vue pédagogique et médical en particulier, — la méthode connue sous le nom de *Gymnastique suédoise*.

Au point de vue de l'*action physiologique*, nous sommes entrés dans des développements assez circonstanciés sur les effets de la contraction et du travail musculaires pour qu'il n'y ait plus lieu de revenir sur cet ordre de considérations. Bornons-nous, seulement, à rappeler les conclusions posées dans son *Mémoire sur la contraction musculaire dans ses rapports avec la température animale*, par le professeur J. Béclard. Sur les muscles de l'homme, M. Béclard a reconnu que la quantité de chaleur développée par la contraction est plus grande quand celle-ci ne s'acocmpagne d'aucun travail mécanique, que lorsque la contraction produit un travail mécanique utile. « La chaleur musculaire est complémentaire de ce travail, et les produits de la contraction musculaire, c'est-à-dire la chaleur musculaire et le travail mécanique extérieur sont *ensemble* les expressions de l'action chimique dont le muscle est le théâtre. » Il est aisé de tirer les déductions que comportent ces faits d'observation. Il ne l'est pas moins de pressentir les résultats physiologiques que peut fournir l'application des préceptes servant de base à la méthode de Ling et l'exécution rationnelle des mouvements *doubles*, des moùvements *synergiques*, *semi-actifs*, ou *semi-passifs* que le docteur Meding a décrits.

Voici quelques exemples de ces résultats des *mouve-*

*ments doubles.* Nous les empruntons au docteur Schenstrom (1).

« Une personne assise, debout ou couchée étend les bras et les tire de nouveau en bas sous la résistance du gymnaste qui lui tient les mains ; la résistance produite par celui-ci varie *d'un centième,* ou encore moins, du poids du corps de la personne, *jusqu'à la moitié,* et ainsi de suite. Cette résistance étant augmentée progressivement de jour en jour pendant un temps plus ou moins long, le corps gagne de la force par degrés imperceptibles sans aucun danger, de sorte qu'il peut au bout d'un certain temps porter son propre poids, s'il le faut, par la force des bras, sans qu'il en résulte d'inconvénient. On arrive ainsi, de degré en degré, où partout ailleurs on commence. »

Suivant les mêmes théories, ajoute le directeur de l'Institut de gymnastique suédoise à Paris, on peut exercer tous les muscles du corps. Ainsi, « quand on saute, ce sont les muscles extenseurs des pieds, des jambes et des cuisses qui jettent le poids du corps en l'air, tandis que par des *mouvements doubles* on exerce chacune de ces parties progressivement, précisément de la même manière que les bras. »

Lorsqu'on plie l'avant-bras, dit encore M. Schenstrom, celui-ci serait jeté violemment contre le bras par la contraction des muscles fléchisseurs, si les muscles extenseurs de l'avant-bras ne réglaient le mouvement en se contractant aussi de leur côté. Donc pour obtenir « l'isolation » du mouvement sur les muscles

---

(1) SCHENSTROM, *Réflexions sur l'éaucation physique et les mouvements corporels,* p. 10 et suiv. Paris 1880.

fléchisseurs de l'avant-bras, il suffit de déployer une résistance plus ou moins forte au-dessus de l'avant-bras, au moment où la flexion va se produire. De cette façon, les muscles extenseurs restent dans un repos absolu.

Ces quelques exemples suffisent pour faire voir comment il est possible d'exercer la plupart des muscles isolément. Ils montrent aussi avec quelle rigueur on parvient à calculer la quantité de travail demandée à ceux qui sont en exercice, selon la force respective des individus. Dans la partie de ses œuvres consacrée à la *Gymnastique pédagogique*, Ling accorde à ce dernier point une extrême attention. On y trouve prescrits, par séries, des mouvements faibles et faciles, en rapports, pour la durée aussi bien que pour l'intensité et l'effet physiologique, avec les ménagements qu'implique l'âge auquel l'organisme est en voie d'accroissement.

En somme, le docteur Richter (1) porte sur la doctrine de Ling l'appréciation particulièrement favorable que voici : « C'est, dit-il, un système de développement des forces corporelles basé aussi bien sur l'anatomie que sur la physiologie ; ce développement progresse méthodiquement et pour ainsi dire organiquement. Ce ne sont pas seulement des maladies orthopédiques, des personnes difformes ou mal tournées qu'on traite ici, mais les maladies les plus diverses qu'on supposerait à peine pouvoir être traitées par ce moyen curatif..... Si nous jetons, comme médecin, un coup d'œil sur cette méthode, nous ne pouvons

---

(1) RICHTER, *Die schwedisniche nationale und medicinische Gymnastik.*

nous empêcher de reconnaître qu'elle est opportune au point de vue physiologique et, au point de vue thérapeutique, rationnelle. » M. Robert Nitsche (1) directeur des établissements destinés à l'enseignement de la gymnastique médicale à Friedberg (Saxe) et à Tœplitz (Bohême) va encore plus loin. Après avoir porté sur les méthodes de gymnastique communément suivies en Allemagne une appréciation des plus sévères, « nous avons vu, dit-il, combien celle de Ling agit sur le corps sain ou malade : il nous reste à examiner quelle est l'influence de cette méthode sur l'esprit. L'esprit et le corps exercent l'un sur l'autre une action réciproque ; l'un est la condition de l'autre ; nous savons maintenant que la Gymnastique allemande tend à faire prédominer la vie végétative sur la vie intellectuelle, parce que les mouvements actifs fortifient surtout les muscles du cou. Pour développer la partie antérieure du cerveau, il faudrait instituer une gymnastique purement intellectuelle ; mais une pareille gymnastique sera imparfaite si l'on n'agit matériellement sur le corps et l'on devra employer la méthode qui permet seule d'exercer une influence sur les organes par lesquels la pensée se manifeste. La méthode de Ling présente d'ailleurs le double avantage d'agir ainsi directement et d'occuper l'esprit, car dans les exercices suédois il n'y a pas une seule volonté, mais deux qui agissent et sont en opposition l'une avec l'autre. »

La Gymnastique suédoise, toutefois, n'est pas sans avoir encouru certaines critiques. Pour l'exécution des

---

(1) ROBERT NITSCHE, *La Gymnastique allemande et la Gymnastique suédoise.*

mouvements qui constituent la base de la méthode et qui ont été désignés, tour à tour, sous le nom de *mixtes,* (Ling) de *doubles,* (l'École allemande) de *synergiques,* (Meding), les deux exécutants sont placés, face à face, la paume de la main, par exemple, opposée, poussant et résistant alternativement. Se produit-il là, en réalité des *mouvements passifs*? Est-ce que, dans ce développement alternatif de puissance et de résistance, les muscles des deux antagonistes ne sont pas en constante activité ?

Autre dificulté surgissant à tout instant dans la pratique. La méthode de Ling réclame le concours de deux volontés. Il n'est pas bien commode d'avoir sous la main, toujours prêt à entrer en lutte, un adversaire de force, de santé, d'âge, de caractère appropriés.

La multiplicité, la complexité de détails que la *Gymnastique suédoise* comporte sont sans limite. C'est, à notre avis, le principal reproche à lui adresser.


II. Gymnastique de chambre et de l'opposant.
Le traité de gymastique publié sous le titre de *Gymnastique de chambre médicale et hygiénique* par le docteur Schreber de Leipzig a eu, en Allemagne, un retentissement considérable. Il n'en a pas été publié moins de quinze éditions; et l'enthousiasme dont on s'est épris, outre-Rhin, pour ce système a eu son contrecoup jusque chez nous. Entre beaucoup d'autres, le docteur Lacassagne (1) n'hésite pas à le déclarer : « La gymnastique hygiénique a été parfaitement

---

(1) Lacassagne, *Précis d'hygiène privée et sociale*, p. 212.

étudiée par Ling, par Georgii ; et on trouvera de nombreux renseignements dans les traités de gymnastique de Londe, Amoros, Clias, Laisné. Mais l'ouvrage le plus intéressant est celui du docteur Schreber. C'est un traité de *Gymnastique de chambre* ou *représentation et description de mouvements gymnastiques n'exigeant aucun appareil, ni aide, et pouvant s'exécuter en tout lieu.* »

La simplicité de la conception de Schreber en a fait la popularité.

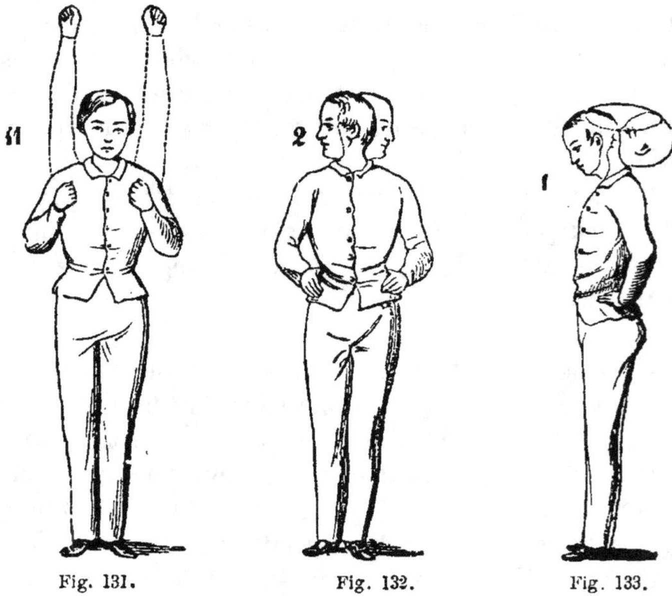

Fig. 131.　　　　Fig. 132.　　　　Fig. 133.

La possibilité de s'exercer, sans appareils, dans un local clos et couvert, est un des côtés séduisants du système.

Il se résume en projections diverses des membres

dans le vide, en attitudes et en mouvements variés de la tête et du tronc.

Au même titre que les mouvements élémentaires dits d'*assouplissement*, il constitue une excellente introduction à la gymnastique proprement dite.

Il ne saurait aspirer, toutefois, à s'y substituer ; voici pourquoi. Les exercices préconisés par Schreber ne donnent à vaincre aucune *résistance*, et par conséquent n'exigent aucun *travail*. Or, à défaut de *travail*, il n'y a, ni pour le volume, ni pour la puissance

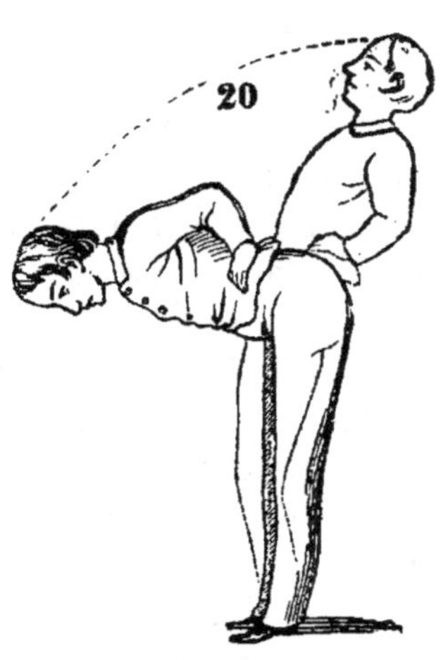


Fig. 134.

du muscle, aucune chance sérieuse de développement. Nous l'avons dit déja : c'est là un fait d'observation.

Dans le système de Schreber, la résistance à vaincre équivalant à *zéro*, la vitesse du mouvement a besoin d'être excessive pour fournir un résultat susceptible d'être apprécié. Or, sans parler des dangers que font courir aux vaisseaux et aux tendons une précipitation excessive dans les mouvements, obtenir en semblables conditions l'uniformité du rhythme, est chose, pour ainsi dire, impossible.

Que l'on exerce *à la fois* et *au commandement* un certain nombre d'élèves, et il sera aisé de s'en convaincre. Presque inévitablement, ceux-ci outreront le mouvement, tandis que ceux-là l'indiqueront avec mollesse. Pour les uns, la leçon n'aura pas été sans danger; pour les autres, elle aura risqué de n'être qu'une manœuvre fastidieuse et sans profit.

Imprégné des doctrines de Ling auxquelles il reconnaît une haute supériorité sur les différentes méthodes de gymnastique, M. Pichery a proposé de remplacer l'antagoniste par une machine, pour l'exécution de mouvements *doubles* rationnellement institués. Il donne à cette machine le nom d'*opposant*. Il généralise même l'acception du terme en l'appliquant à l'ensemble de son système.

« Émanée d'un principe aussi vrai que fécond, la méthode de Ling, dit M. Pichery (1), élimine impitoyablement l'effort, la brusquerie, la fatigue et généralement tout ce qui sent la prouesse et la jonglerie. Elle constitue un progrès immense et justifie, par les services qu'elle n'a cessé de rendre, l'estime et les sympathies dont elle jouit dans une grande partie de l'Europe ». Mais les procédés de Ling exigent le concours d'un antagoniste; or, la nécessité d'exercices journaliers étant admise, trouver cet adversaire « toujours libre, toujours disposé à donner la réplique gymnatique » est, nous le répétons, une difficulté en maintes circonstances, insurmontable. Dans le but de la tourner, M. Pichery a conseillé l'emploi de l'appareil qu'il désigne sous le nom d'*opposant*, et qui est connu aussi sous celui de *Gymnase de chambre*. Il consiste en *échelles jumelles* et en *chaînes élastiques* composées de ressorts-à-boudin, et munies à leurs extrémités, soit d'une poignée, soit d'une boucle pouvant s'adapter à un crochet fiché dans un mur. (2).

---

(1) PICHERY, *Gymnastique de l'opposant*, p. 95. Paris, 1870.
(2) PICHERY, *Éducation du corps, Manuel de Gymnastique hygiénique et médicale*.

Cet appareil ne diffère pas sensiblement de celui dont M. Defrançois, (1) professeur de gymnastique au lycée de Reims est l'inventeur, et qui, au témoignage autorisé du colonel d'Argy, et des docteurs Landouzy, Decès, Galliet, Henrot, Thomas, Doyen, est apte à fournir des résultats très satisfaisants.

Pour faire saisir le mode d'action de *l'opposant*, l'exemple suivant vaudra mieux que toute description théorique. Nous l'empruntons à M. Pichery (2). « Supposons qu'on se trouve en présence d'un sujet âgé de quinze ans, à thorax rétréci, et à épaules saillantes, et qu'il s'agisse de réduire la saillie des épaules et de donner en même temps de l'ampleur à l'espace interacromial (3). Dans ce cas, l'indication est claire; il faut que l'exercice prescrit ait pour but de rapprocher les omoplates de l'épine rachidienne, car cet os basculant en arrière entraînera la clavicule en dehors, tendant ainsi à lui imprimer un allongement qui certainement à la longue, deviendra permanent; et de plus le mouvement transmis aux côtes par l'intermédiaire des muscles sous-clavier, grand et petit pectoraux, grand dentelé, etc., leur imposera des mouvements d'élévation et d'écartement qui finiront par en modifier avantageusemeut la courbure.

« Dans le système gymnastique de *l'opposant*, l'élève se place en face des chaînes, saisit les poignées, aligne horizontalement les bras, exerce des tractions en faisant varier successivement l'angle du bras et du

---

(1) DEFRANÇOIS, *Gymnastique hygiénique. Appareil de salon*, (système Defrançois), Reims, 1862.

(2) PICHERY, *Gymnastique de l'opposant*, p. 96 et 97.

(3) L'espace inter-acromial est celui qui sépare les deux épaules.

tronc et se laisse ramener en avant par l'élasticité des ressorts.

« Ainsi, fatigue nulle pour les muscles de l'épaule et de l'avant-bras, le poids des poignées étant insignifiant et, de plus, passivité absolue des antagonistes, leur action étant remplacée par la puissance des chaînes, et, par conséquent, travail rigoureusement limité aux muscles donnés, et résultat définitif d'autant plus marqué et plus certain que le théâtre de l'expérience est plus restreint, et qu'il n'est point contrarié par l'influence contraire des antagonistes. »

En un mot, selon M. Pichery, « l'appareil est un tuteur attentif, scrupuleux, qui suit l'exécutant dans tous ses mouvements, l'accompagne dans toutes ses attitudes, s'identifie, pour ainsi dire, avec son activité musculaire, a conscience de ses défaillances et se montre toujours prêt à agir quand l'effort ou le danger sont immédiats. » (1)

C'est peut être, un peu, dépasser la mesure que d'élever ainsi une inerte chaîne élastique au rang d'une personne douée de raison, en lui attribuant une sollicitude sans bornes et la plus exquise perspicacité. D'autre part, l'objection qui a été faite à l'emploi des appareils, pour obtenir les mouvements *doubles*, a porté, non sans justesse, sur l'impossibilité de substituer l'action aveugle d'une machine à la clairvoyance et à la délicatesse incomparables de fonctionnement qu'acquiert, par l'exercice, la main d'un homme intelligent.

On la fait remarquer, avec raison, que, confier à un exécutant une machine, est, à moins d'une

______

(1) PÉCHERY, *Loco citato*, p. 100.

surveillance de tous les intants, (condition, d'ailleurs, presque irréalisable) s'en remettre sur la manière d'en tirer parti à ses capricieuses inspirations. En une foule de circonstances, ce serait livrer tout au hasard.

Sur ce sujet, le docteur Schenstrom (1) donne un conseil qui est loin de manquer de sagesse et qui, par surcroît, est de nature à concilier les avis divergents. « Désire-t-on, dit-il, employer la machine? Alors, il faut passer de la main du médecin-gymnaste à celle-ci et prendre certains mouvements jugés utiles par le médecin-gymnaste, d'après la connaissance qu'il aura acquise de la machine et de l'exerçant. »

III. ENTRAINEMENT PROPREMENT DIT ET GYMNASTIQUE MILITAIRE. — Nous ne sommes plus, ici, en présence d'êtres faibles, de valitudinaires ou d'enfants. Nous sommes en présence d'hommes jeunes, ardents, robustes. Il ne s'agit plus de constitutions à fortifier ou à refaire. Il s'agit de qualités acquises à mettre en plein rapport, afin d'en obtenir tout le rendement. Ménager les forces de l'élève est la préoccupation dominante de la gymnastique *pédagogique* comme de la gymnastique *médicale*. Développer les forces dans leur intégralité, est celle de la gymnastique *militaire*. Tenir compte du degré de résistance propre au sujet est, dans les trois cas, la règle constante et stricte. Recourir aux procédés dont dispose l'hygiène pour faire monter ce degré le plus haut possible est, dans le dernier, une question préalable d'une importance majeure.

L'*entraînement* en offre le moyen.

---

(1) SCHENSTROM, *Loco citato*, p. 16.

A proprement parler, qu'est-ce que l'entraînement ?
Selon H. Royer-Collard (1) « C'est un art puissant qui
consiste à s'emparer en quelque sorte du mouvement
nutritif, à le diriger méthodiquement et dans un but
déterminé, et à changer tantôt dans un sens, tantôt
dans un autre la structure intime des organes. » Il
s'ensuit que le mode de l'entraînement varie autant
de fois que le but particulier qu'on se propose.

Quels que soient le but et le mode, l'entraînement
est au prix de deux conditions fondamentales : des
exercices et un régime appropriés.

Nulle part, comme en Angleterre, on ne s'est
adonné, avec suite, aux pratiques tendant à imprimer
au mouvement nutritif une direction méthodique. Rien,
comme l'exposé des prescriptions qui régissent l'entraînement des jockeys et celui des boxeurs, n'est
propre à édifier sur la diversité, l'opposition, le disparate des résultats auxquels il est permis d'aspirer.
Même on peut dire, qu'au delà de la Manche, leur ex-
centricité fait une bonne part de leur intérêt.

Pour réduire un jockey, les moyens usités d'après
David Low sont : le jeûne, la marche, la transpiration
et les purgations. Ses vêtements sont d'une grosse
flanelle douce. Ils consistent en deux ou trois panta-
lons, cinq ou six gilets, et par dessus, un habillement
complet de vêtements ordinaires et aisés, Le matin de
bonne heure, après avoir pris une nourriture légère,
il se met en marche. S'il doit faire chaud, il part d'une
allure modérée qu'il accélère par degrés. A la distance

---

(1) Hipp. Royer-Collard, *Organoplastie hygiénique ou essai
d'hygiène comparée sur les moyens de modifier artificiellement les
forces vivantes par le régime* (Mémoires de l'Acad. de méd., T. X.)

de 15 à 20 kilomètres environ, on lui prépare une chambre où il peut se reposer et prendre quelque aliment chaud. Après quelques instants passés près du feu s'il fait froid, il revient chez lui d'un bon pas, agitant souvent les bras afin d'en augmenter la force musculaire par l'effet même de l'exercice. Rentré dans un état de transpiration abondante, il prend encore quelque aliment chaud et se repose au moins pendant une heure, bien chargé de couvertures dans une chambre chauffée. Quand la transpiration a cessé, il se met les pieds à l'eau chaude, s'éponge par tout le corps et s'habille comme à l'ordinaire, en ayant soin de se tenir bien chaudement et d'éviter les effets du froid et de l'humidité. Il se couche de bonne heure, observe une diète sévère, s'interdit les liqueurs fortes, ne prend qu'un peu de viande et très peu de vin étendu d'eau et parvient ainsi à réduire son poids de 500 grammes par jour, sans altérer l'état général de sa santé. Ce régime diététique et ces exercices sont continués, sans la moindre interruption, pendant toute une saison. Il n'est pas rare de voir, de la sorte, un homme pesant cent vingt livres réduit à quatre-vingt, en l'espace de quinze jours.

Tout autre est, dans ses procédés et dans ses résultats, le mode d'entraînement des boxeurs. Le professeur Bouchardat (1) en a fait l'objet d'une étude approfondie. Voici du reste en quels termes un entraîneur anglais, M. Cootes, en formule les prescriptions : « Six semaines sont d'ordinaire le délai accordé pour se préparer à un combat ou à une course. Commencez

---

(1) BOUCHARDAT, *Annuaire de thérapeutique* (année 1861.)

par prendre une pilule (1) le soir, une médecine noire (2) le lendemain matin, et cela deux fois pendant la première semaine. Quand vous êtes convenablement purgé, prenez vos quartiers d'entraînement; choisissez une habitation commode, à quelque distance des villes populeuses ; que vos exercices soient modérés au début, pour les graduer de jour en jour sur l'accroissement de vos forces. Le sujet entraîné doit se lever de bonne heure, se laver avec soin, puis prendre un œuf cru, en mélangeant le jaune avec un verre de bon vin de Sherry, après quoi il fera une promenade, au pas, d'environ deux milles avant l'heure du déjeuner (9 heures.) L'exercice doit d'ailleurs être proportionné aux degrés de conditions de l'individu. Plus il est chargé d'embonpoint, plus longues seront les épreuves. Après déjeuner, il fera une promenade de deux milles, entremêlée de petites échappées de trois cents mètres, à toute vitesse, et terminée par une course d'un mille pour amener une suée que l'on séchera immédiatement en le frottant énergiquement avec une serviette. Après quoi, il se rhabillera et marchera doucement pendant quelque temps. S'il a soif, il boira un peu de Xérès coupé d'eau. Vers 11 heures, il pourra prendre un quart de pinte de vin de Porto aromatisé, ou une demi-pinte de vieille ale. Il doit constamment porter dans sa poche un biscuit dur pour prévenir la faim. Souvent même, il préviendra la soif en mâchant du biscuit plutôt que d'user trop fréquemment des

---

(1) Une pilule *laxative* probablement.

(2) On appelle *médecine noire* la potion purgative dans la composition de laquelle entrent la casse et le séné qui lui donnent sa coloration.

liquides qui portent à la transpiration et nuisent à l'haleine. Il dînera à une heure ou deux, si l'appétit n'était pas bien ouvert. Après dîner, un exercice modéré : tel que bêcher la terre, lancer le disque, ou mouvoir des dum-bells du poids de 4 livres chacun. Enfin, choisir le genre d'exercice qui plaît le plus, sans s'exposer à des effets outrés. Il faudra faire encore dans la journée, une nouvelle course d'un mille. Si la fatigue cause de la somnolence, on se permettra une heure de sommeil. Le dernier repas aura lieu vers deux heures du soir, sept heures avant de se mettre au lit. On fera bien de s'abstenir de fumer.

« Proscrivez de votre régime : les spiritueux, le lait, les soupes, tous les ragoûts et les aliments épicés. Les repas se composeront de viandes maigres, et quel que soit votre mode d'alimentation, restreignez-le toujours au strict nécessaire. Une selle par jour (chaque matin, après déjeuner, est l'heure désirable) indiquera que le corps fonctionne avec régularité. Plus de fréquence procèdera d'excès d'exercices, et alors on les diminuera ; ou du changement de régime, et dans ce dernier cas, on prendra l'aliment qui tentera le plus, mais en petite quantité.

« Pesez-vous chaque jour, et quand vous êtes au poids voulu, bornez vos exercices à des promenades légèrement prolongées, sans oublier de continuer les petites courses rapides pour entretenir l'haleine. Evitez de garder la flanelle humide ; ayez soin de vous frotter ou faire frotter, et de changer aussitôt après la transpiration. Tous les exercices dangereux doivent être interdits. Tous les tours de force gymnastique exigent à peu près le même mode de préparation. S'il s'agit d'une course de longue haleine, il faudra multiplier en les graduant les courses d'essai ; s'il s'agit d'un assaut de boxe, c'est aux dum-bells qu'il faudra demander un plus grand développement de muscles et d'énergie. Il faudra d'ailleurs, dans sa conduite et sa manière de vivre, se rapprocher de sa nature et tenir compte de ses habitudes. Le régime auquel la constitution est faite, sagement modifié, est toujours celui qui convient le mieux.

« On apprécie généralement la condition d'un individu par l'aspect de son corps à l'état de nudité ; on préfère la maigreur à l'embonpoint ; les chairs doivent être fermes, blanches et exemptes d'éruptions. Chaque once de chair au-delà du poids voulu est une chance de défaite, en cas de lutte prolongée. La condition entre pour beaucoup dans l'issue du combat. »

Le mode d'entraînement auquel sont soumis les boxeurs anglais est le type de tous ceux que l'on conseille dans les circonstances où l'application des forces est à rechercher.

On le voit, à une courte période initiale, occupée par le soin de débarrasser le corps du tissu adipeux qui l'encombre, en succède une autre plus longue, consacrée à l'emploi des moyens propres à accroître l'énergie des fonctions de la nutrition. Les combustions, en effet, s'opèrent avec une énergie croissante chez les individus soumis au mode d'entraînement qui vient d'être exposé, et les matières azotées introduites dans l'économie sont oxydées et transformées en urée avec une activité inattendue.

La modification du tempérament s'obtient, chez l'enfant comme chez l'adulte par les moyens appropriés. En visitant les écoles Frœbel, en Belgique, le docteur

Jorissenne (1) a été frappé du nombre croissant des élèves à tempérament sanguin ainsi que et de la disparition progressive du lymphatisme et de la scrofule. La même observation pourrait se faire sur les sujets adultes soumis à un entraînement bien dirigé.

Notons-le, enfin, d'après le docteur Rouhet (2), l'influence de l'entraînement sur les fonctions cérébrales est nulle. Des observations qu'il a faites sur des gymnastes, *exerçant en même temps que leurs muscles leur cerveau,* il résulte que certains phénomènes essentiellement passagers, tels que courbatures, besoins irrésistibles de locomotion et alternativement de sommeil, paresse d'attention, ralentissement de l'imagination, pâleur, mis sur le compte de l'entraînement, sont imputables, plutôt, à la violence exagérée des exercices. De ces phénomènes divers, le rallentissement momentané de l'imagination est, à ses yeux, le seul dans la production duquel l'entraînement par lui-même soit pour quelque chose, et il l'en considère comme un des plus remarquables effets.

Au point de vue militaire, de jeunes gens robustes, ardents, mais inexpérimentés, il s'agit de faire des hommes alertes, audacieux et, en même temps, calmes et maîtres d'eux-mêmes.

Assurément, la résolution, le sang-froid, le courage ne sont pas tributaires de la vigueur corporelle. En l'absence de celle-ci, on rencontre et l'on admire

---

(1) JORISSENNE, *Compte rendu du Congrès international d'hygiène,* T. II, p. 181.

(2) ROUHET, *Recherches expérimentales sur les effets physiologiques de la Gymnastique,* chap. V, p. 51.

ceux-là. Mais le but que la *Gymnastique militaire* se propose est justement de mettre la vigueur corporelle au service du courage, du sang-froid et de la résolution.

Le premier devoir qui lui incombe consiste donc à rompre l'organisme aux exigences spéciales du métier de soldat. Et, si la gradation dans les exercices de force inséparables d'une éducation militaire normale est une nécessité universellement reconnue, la préparation à ces exercices par un entraînement bien entendu n'est pas une moins impérieuse nécessité. C'est à cette condition que ces enseignements virils auront chance de porter fruit.

Quels sont les exercices qui confèrent à la gymnastique militaire son caractère particulier?

Les uns s'exécutent au gymnase; c'est en rase campagne que l'on s'initie aux autres.

M. Laisné (1) donne avec détails la description des premiers.

Les appareils nécessaires à leur exécution se peuvent réduire à trois; ce sont : la bascule brachiale, le pavillon d'escalade et le portique.

*Bascule brachiale.* — De l'invention de M. Laisné, la bascule brachiale mérite, pour deux raisons, de figurer dans le matériel des gymnases militaires. En premier lieu, les exercices qui s'exécutent à l'aide de cet engin sont, pour les élèves, d'un très vif attrait. Or, il ne faut pas le perdre de vue, l'écueil de l'École

---

(1) LAISNÉ, *Gymnastique pratique contenant la description des exercices, la construction et le prix des machines,* (Ouvrage destiné aux familles, aux établissements d'éducation, aux corps militaires.) p. 419 à 472, Paris, 1879.

du soldat, c'est la monotonie et l'ennui, son inséparable compagnon. Si l'on veut que le jeune homme prenne goût au nouveau genre de vie qui lui est fait, il est nécessaire de l'entretenir en belle humeur, et il est habile de saisir toute occasion de lui donner quelque agrément. En second lieu, pour obliger à des attitudes régulières, et accoutumer à l'aisance dans les mouvements, il n'est pas d'appareil gymnastique qui puisse rivaliser avec la bascule brachiale.

En outre, l'exécution parfaitement correcte des exercices qui s'y pratiquent offre de réelles difficultés, des difficultés telles que M. Laisné déclare avoir vu rarement les professeurs eux-mêmes en triompher.

Par ces divers motifs, la bascule brachiale ne peut manquer de rendre, dans un gymnase, des services sérieux et variés.

*Pavillon d'escalade.* — Le pavillon d'escalade est un échaffaudage de forme octogone, composé de trois étages dont les dimensions sont de plus en plus exiguës, de manière à former redan, et dont l'étage supérieur est surmonté d'un tronc de pyramide et d'une flèche (1). Cette machine convient à merveille à l'adulte. On fait lutter par huit, un par côté, les élèves à qui arrivera au bout de la flèche le premier. Il est loisible de varier à volonté les procédés d'escalade. Ils peuvent être considérés comme la mise en pratique des exercices plus élémentaires qui s'exécutent sur la *planche à rétablissements*, et dont il a, plus haut, été fait mention.

---

(1) Voir pour les détails architecturaux, (plan, coupe, élévation, etc.) LAISNÉ, *Loco cilato*, planche V, et explication de la planche V, p. 493.

*Portique.* — Suivant M. Laisné (1) le portique « sera toujours une excellente machine » en raison de la possibilité d'y fixer presque tous les engins et agrès usités en gymnastique, et de la variété des exercices qui s'y exécutent.

Les plus diffciles consistent :

1° *A monter par l'échelle de corde et se placer à cheval sur le portique et descendre par la même échelle ;*

2° *A monter aux perches oscillantes, placer les mains sur le bord de la traverse et s'établir sur celle-ci par un renversement ;*

3° *A monter par un agrès placé à l'extrémité, poser les mains de chaque côté de la traverse, et avancer dans cette position ;*

5° *Enfin, à marcher vers la droite en plaçant alternativement les mains sur une guirlande et sur la traverse.*

Pour la théorie de ces différents exercices, nous renvoyons aux traités spéciaux. L'énoncé qui précède suffit pour faire comprendre que des sujets vigoureux et rompus à la pratique du gymnase peuvent seuls être admis à s'y livrer.

*De quelques applications de la Gymnastique.* — Sous ce titre générique, M. Laisné décrit une série de manœuvres auxquelles il convient que l'élève soit exercé, et qui font partie intégrante de la gymnastique militaire.

Être capable de franchir un mur *étant seul, étant deux :* courte échelle ; *étant en nombre :* pyramide humaine ; savoir tirer parti du premier engin venu :

_______

(1) Laisné, *Loco citato*, p. 445 à 450.

une perche, même trop courte, un madrier, une corde, d'un des bouts de laquelle on improvise un étrier, pour grimper jusqu'à la crête d'un plan vertical formant rempart; disposer d'assez d'agilité pour se hisser, soit à l'aide du dos et des pieds, soit à l'aide des pieds et des mains écartés, jusqu'à l'orifice séparant des murs rapprochés, tel que la bouche d'une cheminée, ou bien d'un mur circulaire, tel que la margelle d'un puits, voilà des ressources indispensables au soldat. En campagne, elles ne lui sont pas moins utiles que le maniement du sabre, de la baïonnette ou du fusil (1).

Du maniement des armes. — Nous n'avons pas à entrer, ici, dans les détails techniques de la *théorie* militaire. Nous ne saurions que reproduire, sans

---

(1) Les pompiers de New-York ont inventé, en 1883, un appareil de sauvetage qu'il est fort intéressant de connaître. Il consiste en une échelle d'escalade composée d'un seul barreau portant échelons à droite et à gauche, et muni à son extrémité supérieure d'un long crochet à crémaillère destiné à être fixé à une fenêtre de l'étage supérieur. Le pompier porte à la ceinture un second crochet destiné à être fixé par son extrémité au barreau de l'échelle. Lorsqu'il est parvenu au niveau de l'échelon supérieur, il fixe le crochet qu'il porte à la ceinture, et faisant corps lui-même avec l'échelle, il a une main libre. De cette main, il se saisit d'une seconde échelle d'escalade qui lui est présentée du rez-de-chaussée, et qui lui permet de monter au second. Là, même manœuvre. Une nouvelle échelle lui est présentée qui le conduit au 3º étage, et ainsi de suite. Munis de cet engin, les pompiers de New-York, sous la conduite de leur chef, M. Hoill, ont mis moins de quatre minutes à monter au septième étage d'une maison.

profit, le texte même des *manuels* (1) qui traitent de cet enseignement.

Bornons-nous à l'exposé des règles générales que voici :

1° L'exécution de chaque commandement, pour le maniement du fusil, ne forme qu'un temps.

Chaque temps se décompose en deux et parfois en trois et quatre mouvements ;

2° La vitesse de chaque mouvement est fixée à un quatre-vingt-dixième de minute ;

3° La cadence dans l'exécution des mouvements ne peut s'obtenir que lorsque le maniement de l'arme est devenu familier ;

4° Les mouvements relatifs au placement et déplacement de la baïonnette ne peuvent s'exécuter avec une vitesse uniforme.

L'instructeur doit s'attacher à obtenir la promptitude et la régularité.

Aux principes du *port d'armes* succèdent ceux qui sont relatifs à la *charge en quatre temps* et au *déchargement du fusil*. Puis, vient l'étude des *mouvements de joue et de feu ;* et, enfin, avant de passer à l'école de section, *l'escrime à la baïonnette.*

Les manœuvres qui s'exécutent à *l'école de section* exigent, par dessus tout, du calme et du sang-froid. Le sang-froid, le calme, telle est, en effet, la première condition de l'ordre dans les mouvements de troupe.

---

(1) *Manuel de Gymnastique et des exercices militaires, Manuel d'instruction militaire à l'usage des établissements scolaires* publiés sous les auspices des Ministères de l'instruction publique et de la guerre. Paris, 1881 et 1883. — *Enseignement militaire à l'usage des instructeurs et des élèves des compagnies et bataillons scolaires,* (BARTHÈS), Paris, 1882.

L'instructeur doit y accoutumer la troupe qu'il exerce et en donner lui-même l'exemple.

L'école de section comprend une série d'évolutions, d'alignements, de disjonctions, de rassemblements de nature à familiariser le soldat avec l'imprévu d'un engagement. Il y est, en outre, exercé aux charges à volonté, au feu de section, au feu rapide ; à la marche en avant ou en retraite ; au changement de pied, à la marche par le flanc, en un mot, à tous les mouvements spéciaux dont la régularité individuelle fait la régularité de l'ensemble.

L'apprentissage du *tir* complète le programme de la partie de l'éducation militaire qui peut se poursuivre dans une cour, ou dans un préau couvert.

L'exercice du tir enseigne à faire l'usage le plus utile possible de l'arme dans le combat. Ses principes généraux se déduisent des positions relatives occupées par trois lignes qui sont :

1° La *trajectoire :* chemin suivi par le projectile ;

2° La *ligne de tir :* prolongement indéfini de l'axe du canon de fusil ;

3° La *ligne de mire :* ligne droite fictive passant par le fond du cran de mire et le sommet du guidon.

On appelle *angle de tir*, l'angle fait par la ligne de tir avec le plan horizontal ; *plan de tir*, le plan vertical passant par la ligne de tir ; *portée*, la distance qui sépare le point de départ du projectile de son point de chute ; *hausse*, un appareil destiné à marquer et à retrouver à volonté l'inclinaison qu'il faut donner à la ligne de tir pour obtenir telle ou telle portée ; *zone dangereuse*, la portion de la trajectoire dans le cours de laquelle le projectile ne s'élève pas au-dessus du but à atteindre.

Des *causes de déviation*, les unes, *régulières*, sont dues au défaut de symétrie de l'arme ou à l'influence des rayures ; les autres, *accidentelles*, tiennent aux armes, aux cartouches, aux circonstances atmosphériques, ou au tireur.

Pour rectifier son tir, selon les circonstances, le tireur doit être au courant de chacune de celles qui sont susceptibles de le faire dévier.

Mais il resterait dans son éducation une lacune, s'il ne connaissait, à fond, dans ses différentes parties : *canon*, *culasse mobile*, *monture*, *garnitures*, *épée-baïonnette*, l'arme qu'il a entre les mains, et s'il n'était initié au mécanisme du *démontage* et du *remontage* du fusil.

Le pointage sur chevalet, le maniement de la hausse, e placement de l'arme à l'épaule, l'appréciation des distances constituent une série d'exercices préparatoires par lesquels il lui est indispensable de passer ; « mais trop longtemps répétés, ces exercices préparatoires deviennent monotones et dès lors improductifs. Il est donc nécessaire de donner au travail accompli l'attrait d'un résultat obtenu, en faisant exécuter de véritables tirs à la cible, dans les salles ou dans les cours, à l'aide d'une arme à courte portée (1). »

Les exercices militaires auxquels on ne peut se livrer qu'en rase campagne, se trouvent décrits dans le *Manuel* publié par le commandant Barthès (2), avec une remarquable clarté.

---

(1) *Manuel officiel de Gymnastique*, fasc. II, p. 260.

(2) Barthès, *Enseignement militaire à l'usage des instructeurs et des élèves des compagnies et bataillons scolaires*. Paris, 1882.

Sous le titre de : *Compagnie en ordre dispersé. Promenades militaires dans l'ordre de sûreté en marche*, la théorie des principaux est exposée au chapitre II de la seconde partie de son livre, laquelle traite de l'*école de compagnie* en général. Le mécanisme de la *formation en ordre dispersé*, de l'*ouverture et clôture des intervalles*, des *marches*, de la *disposition et du mouvement des tirailleurs*, des *feux*, du *ralliement et rassemblement* y est exposé; les manœuvres pour l'*attaque* d'une position y sont indiquées (p. 96), dans les termes que voici : « Lorsque les élèves ont été suffisamment affermis dans les principes et le mécanisme des exercices en ordre dispersé, l'instructeur peut simuler l'attaque d'une position.

« A cet effet, après avoir cherché à ébranler l'ennemi en jetant sur la *chaîne* le reste du *renfort* et même une fraction du *soutien*, puis exécuté un feu rapide aussi nourri que possible, après avoir, enfin, rapproché de la chaîne ce qui reste du soutien, l'instructeur ordonne l'assaut de la position au cri : *En avant.*

« A ce cri, répété avec la plus grande énergie par les gradés, les tambours battent la charge et les gradés enlèvent les élèves qui se précipitent sur la position ennemie (une centaine de mètres, au plus). Arrivés sur ce point, tout le monde s'arrête, les tambours cessent de battre, et la compagnie est rassemblée d'après les principes prescrits. »

Les *promenades militaires dans l'ordre de sûreté en marche* sont, au point de vue de l'instruction militaire, d'un intérêt considérable.

« Appliqué journellement devant l'ennemi, l'ordre de sûreté en marche constitue, dit le commandant

Barthès (1), l'un des renseignements les plus importants du service en campagne. Aussi, convient-il d'initier de bonne heure les élèves au mécanisme de ce service, au moins en ce qu'il a de plus essentiel et de pluspratique.

Tout en satisfaisant aux exigences de l'hygiène, le nouveau mode de marche, substitué à des promenades monotones, aura pour résultat de développer l'esprit d'observation chez les jeunes gens de tout âge et de leur rendre familière cette branche aussi intéressante que délicate de l'instruction militaire. »

Détachée, à l'effet de pourvoir en campagne à la sûreté de la colonne, *une* section, pour une compagnie en marche, *trois* sections pour un bataillon, constituent l'*avant-garde*.

L'avant-garde s'échelonne elle-même en détachements de plus en plus petits, et qui, en partant de la compagnie, prennent le nom de *gros*, de *tête* et de *pointe*.

Composée d'*une* escouade pour une compagnie en marche et de *quatre* escouades pour un bataillon, l'arrière-garde se divise, dans le premier cas, en deux groupes : *arrière-garde proprement dite*, et *pointe*, et, dans le second cas, en trois : *arrière-garde proprement dite, extrême arrière-garde, pointe*.

De l'avant-garde, sont détachés les *éclaireurs* et les *flanqueurs*.

La mission des éclaireurs exige vigilance, coup-d'œil, initiative et sang-froid. A proximité d'une colline ou d'un pli de terrain, le premier gravit seul la pente et s'arrête avant d'arriver à la crête, de manière

---

(1) J.-P.-O. BARTHÈS, *Loco citato*, p. 97 à 110.

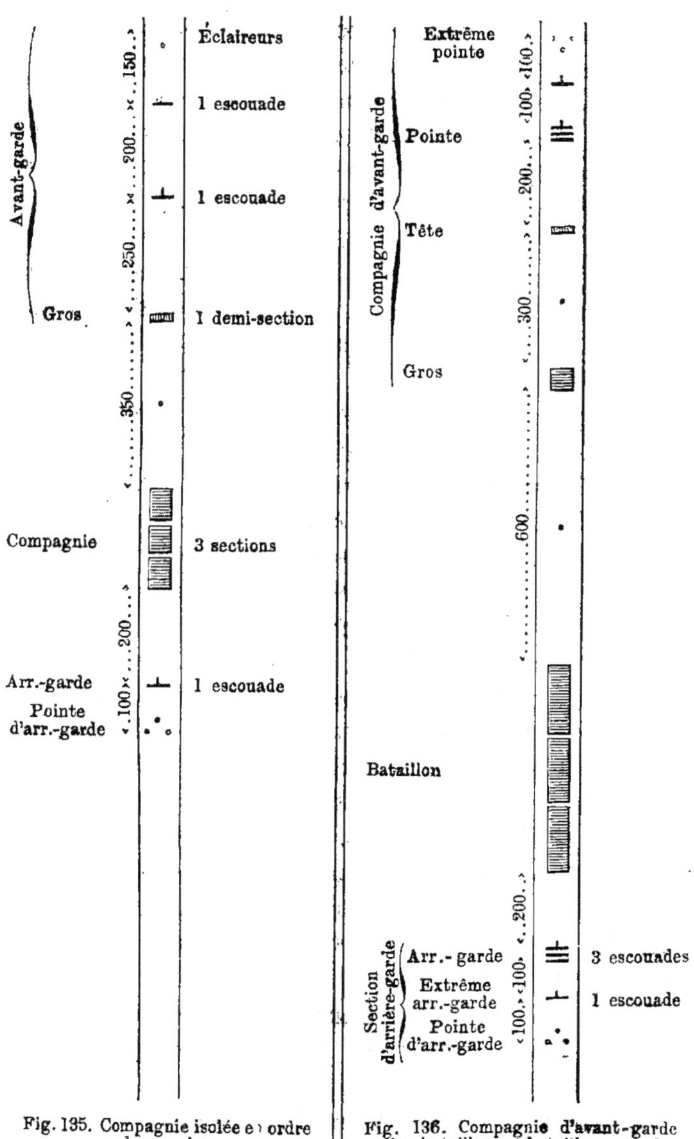


Fig. 135. Compagnie isolée en ordre
de marche.
(Barthès.)

Fig. 136. Compagnie d'avant-garde
d'un bataillon, et bataillon en ordre
de marche.        (Barthès.)

à voir sans être vu. Le second le suit à peu de distance, et le troisième se tient en arrière, prêt à aller rendre compte de ce qui aura pu être découvert.

S'il se présente un défilé ou un chemin encaissé, les éclaireurs s'y engagent résolument et sans perdre de temps; il explorent rapidement les débouchés, s'établissent, ensuite, au delà et reprennent leur distance lorsque la pointe a franchi le défilé. Au moment où les éclaireurs s'y engagent, deux hommes de la pointe gagnent le sommet du talus pour reconnaître le terrain sur les flancs.

A la rencontre d'un bois, l'un des éclaireurs s'y engage et le traverse, tandis que l'autre reste posté à l'entrée, pour observer devant lui et maintenir la communication avec le troisième, qui reste en arrière, afin de maintenir la liaison avec la tête d'avant-garde. Si le bois présente une certaine étendue, quelques hommes de la pointe concourent avec les éclaireurs au service d'exploration.

A l'approche des lieux habités, les éclaireurs s'avancent avec précaution et reconnaissent rapidement le village et ses abords.

La mission des flanqueurs consiste à protéger les flancs de la colonne en marche. Détachés de la pointe ou de la tête d'avant-garde, ils s'échelonnent sur la droite et sur la gauche, se tiennent en communication constante entre eux et couvrent la moitié de l'espace qui sépare la tête du gros.

Ils servent surtout, en pays accidentés et couverts.

Si l'ennemi est signalé sur plusieurs points à la fois, toutes les fractions de la colonne se couvrent par les flanqueurs. Ceux-ci se relient entre eux de manière à l'encadrer.

L'arrière-garde protège les derrières de la colonne et repousse les partis ennemis qui chercheraient à inquiéter sa marche.

Elle a, en outre, une mission d'ordre : elle rallie les traînards et arrête les maraudeurs.

Outre l'intérêt qui s'attache au *placement des échelons* et à la *formation de la colonne en ordre de marche*, on saisit l'importance de l'*indication* et de la *transmission des signaux* ainsi que celle de l'*application du service de sûreté*.

Le langage par signaux : bras levé verticalement deux fois pour l'arrêt; bras tendu agité deux fois en en cercle, d'arrière en avant, pour la reprise de la marche, etc., a besoin d'être connu et aisément compris de tous.

Le service de sûreté, ou de reconnaissance doit savoir se faire avec une rapidité assez grande pour que la colonne puisse poursuivre sa marche sans temps d'arrêt, ni à-coups, avec une vitesse de 115 pas (Barthès) par minute au plus.

Telles sont, en ce qu'elles ont de fondamental tout au moins, les bases de l'École du soldat dans ses rapports avec la Gymnastique.

Un coup d'œil, maintenant, sur les rapports de l'entraînement gymnastique avec les exigences, la durée, les tempéraments du service militaire, en notre temps.

Posséder pour la défense de la patrie une armée solide; là, est le devoir. Là-dessus, il n'y a pas à composer. Retenir le moins longtemps possible, sous les drapeaux, des hommes jeunes, vigoureux et pourvus de professions utiles; là, est l'objectif à viser.

La première condition, pour l'atteindre, est de renoncer aux expérients boîteux (service de cinq ans, volontariat d'un an, etc.), au fond desquels il n'est guère possible de voir autre chose que la triste survivance de systèmes condamnés. La seconde condition est d'aborder le problème de front, et d'associer à l'obligation de participer, de sa personne, à la garde du sol national, la réduction, à trois ans, de la durée de cette obligation.

Supposons résolues ces deux propositions. Par quels procédés pourrait-on,— sans préjudice, cela va de soi, pour la solidité des institutions militaires du pays, — abréger encore cette nécessité actuelle de délaisser pour un laps de temps, études, métiers, arts, professions? Voilà la question qui se pose. Or, voici sur quels documents positifs il convient, à notre sens, de s'appuyer, pour en obtenir la solution.

Chaque année en France, 300,000 jeunes gens, environ, atteignent l'âge de vingt ans.

150,000, soit la moitié, sont requis pour le service.

Le budget ne permet pas de les incorporer en totalité. Même avec l'adoption du projet développé à la tribune de la Chambre des députés par M. Laisant, et la réduction, à trois ans, de la durée du service, 40,000 de ces jeunes gens devraient n'être incorporés que pour un an (1).

Sur quelle base fixer le choix de ces 40,000 privilégiés? Le point capital est de ne pas perdre de vue le but qu'on se propose en faisant peser sur l'universalité de la jeunesse le lourd impôt du sang : celui de posséder une armée solide pour la défense. Or, en

---

(1) Commandant GEORGIN, *Communication verbale.*

entrant en campagne, le besoin le plus impérieux d'un capitaine de compagnie, de batterie ou d'escadron est d'avoir sous son commandement des hommes de force à supporter avec entrain, belle humeur, enthousiasme et, par-dessus tout, sans troubles dans la santé, des fatigues corporelles excessives. Coucher par terre, mal manger, mal dormir, fournir des étapes de trente kilomètres, avec une charge de vingt-cinq kilogrammes sur le dos... et le reste, telles sont, dans la circonstance, les conditions d'existence auxquelles il faut être fait.

Et pour être en droit de renvoyer au bout de chaque année dans leurs foyers, sans que la force de résistance de l'armée s'en ressente, 40,000 hommes du contingent, il importe, avant tout, d'être certain qu'au cas échéant d'un conflit international et d'un rappel inopiné au corps, ces 40,000 hommes seront à la hauteur des exigences que la situation implique. D'un autre côté, l'équité veut que la sélection s'opère à l'avantage de ceux qui, *sous le rapport militaire*, sont les plus méritants.

En temps de guerre, être robuste, bien portant, alerte et gai, sont, aux yeux des capitaines de toutes armes, avec de l'intelligence et de l'esprit de discipline, les premières qualités du soldat. C'est donc, dans les différents corps, les hommes que ces qualités distinguent qui pourront, sans inconvénient pour la masse, ni injustice personnelle, être libérés au bout d'un an.

Un concours admettant, comme titre antérieur, la bonne conduite; dont les épreuves comprendraient, outre la lecture, l'écriture et le calcul, des exercices de tir, d'escrime et de gymnastique; et qui aurait pour couronnement des marches entreprises et prolongées huit à dix jours, dans les rudes conditions de la vie de campagne, un concours institué sur ces bases mettrait en évidence les aptitudes réellement militaires de chaque homme en particulier. Alors, la sélection reposerait sur un principe inattaquable, sous quelque rapport que ce fût.

Le nombre des candidats serait, à coup sûr, ce qui manquerait le moins. D'abord, se présenteraient les 150,000 jeunes gens *appelés* faisant partie du contingent ; ensuite, sur les 150,000 *non appelés* qui le complètent, il s'en trouverait bien 100,000 que leur jeunesse met sous le coup d'un appel ultérieur et qui s'y inscriraient. Bref, les jeunes gens composant le contingent de chaque année seraient dans la proportion approximative de cinq sur six, intéressés à devenir candidats.

Ouvert sous de tels auspices, et permettant à un sur quatre à peu près des concurrents de toucher le but, le concours ne serait inaccessible pour personne. A une condition cependant, c'est que l'*entraînement militaire* ait été, de longue main, pris au sérieux par tous ; c'est que la gymnastique, le tir, les évolutions aient tenu, dès l'enfance, dans l'instruction, la place qui leur appartient ; c'est que cette conviction ait pénétré tous les esprits : à savoir que si, dans une démocratie, le maniement de la hache, de la truelle ou du maillet n'exempte ni de la lecture, ni de l'écriture, ni des notions indispensables d'histoire, de géographie, de sciences naturelles et mathématiques qui entrent dans un programme d'enseignement élémentaire complet, le diplôme de bachelier ne dispense pas, non plus, d'être capable de porter un fardeau, franchir une étape, supporter la fatigue, l'insomnie, le froid, la chaleur, la soif, la faim et de savoir aussi bien se servir d'un fusil, que brider, seller et monter un cheval.

A partir du jour où, s'imposant à tous, à titre de nécessité, l'entraînement militaire, scientifiquement compris, entrera d'une manière effective dans les programmes d'enseignement, le *surmenage* du système nerveux, contre lequel actuellement, de toutes parts, on s'élève, trouvera nn correctif irrésistible; à partir de ce jour, la nation aura beaucoup gagné en cohésion et en force, sans avoir rien perdu en intelligence, ni en savoir.

# CINQUIÈME PARTIE

## EFFETS THÉRAPEUTIQUES DE LA GYMNASTIQUE

---

## CHAPITRE Iᵉʳ

### APERÇU DES MALADIES SUBISSANT L'INFLUENCE DE L'ACTIVITÉ CORPORELLE

**Du mouvement :** variétés, applications. — De la contraction musculaire : variétés, applications. — **De l'inertie physique :** conséquences, correctif. — **De l'exercice musculaire insuffisant :** conséquences, « déchéance vitale », perversions nutritives — *Maladies par arrêt du travail d'ossification :* cyphose, lordose, scoliose, difformités diverses. — *Maladies par atonie ou ataxie des fonctions nerveuses :* idiotie et imbécillité, chorée, hystérie, épilepsie, hypochondrie, gastralgie, paralysies fonctionnelles, paralysie hystérique, atrophie musculaire progressive. — *Maladies par infériorité de fonctionnement des appareils de nutrition :* scrofules, scorbut. — *Maladies par abaissement dans la production de la chaleur animale :* tuberculose. — *Maladies par insuffisance d'élaboration et présence en excès dans l'économie d'acides organiques ou de principes azotés :* diathèse urique, goutte, gravelle, obésité, diabète. — *Maladies par vice de proportion des éléments fluides et plastiques du sang :* chloro-anémie, pléthore, état congestif et apoplectique. — *Maladies par insuffisance des fonctions de la peau :* eczéma, acné, ecthyma. — Conclusion.

Frédéric Hoffmann (1660 à 1742) a écrit un livre auquel il a donné pour titre : *De motu, optima corporis medicina*; (Du mouvement thérapeutique par excellence du corps.)

Dès le début, il pose en principe ceci, d'une incomparable puissance comme agent curatif, le mouvement l'emporte de beaucoup sur les médicaments, même les plus précieux.

Dans le mouvement, en effet, réside le caractére propre de l'organisation animale; il n'en est pas de modificateur plus direct et plus actif.

Il est bon, d'ailleurs, avec le docteur Dally (1), d'en faire la remarque : « Le *mouvement biologique* suit la loi de complexité croissante que l'on observe pour tous les faits scientifiques; aussi, du mouvement végétatif obscur et presque physico-chimique du champignon aux mouvements complexes de l'homme, y a-t-il une progression croissante. »

C'est la loi de l'Évolution.

*Volontaires* ou *involontaires*, les mouvements sont *contractiles* et *actifs; non contractiles*, et *provoqués*.

*Volontaires*, ils sont *libres* ou *soumis à une direction systématique*.

*Libres*, ils consistent en flexions et extensions, abductions et adductions, rotations et circumductions; et, puissants auxiliaires de la thérapeutique et de l'hygiène, ils correspondent à la gymnastique dite *sans appareils*.

*Soumis à une direction systématique*, et non moins propices à une action médicale proprement dite, ils s'exécutent au gymnase, à l'aide d'appareils, d'agrès ou d'instruments et correspondent à la gymnastique dite *d'application*.

Nous avons à nous rendre compte du degré d'utilité des uns et des autres et à spécifier les circons-

---

(1) E. DALLY, *Plan d'une thérapeutique par le mouvement fonctionnel*, Paris, 1859.

tances qui en autorisent ou même en exigent l'emploi.

D'après Neumann (1), la contraction musculaire artificiellement provoquée, se distingue en *concentrique* ou en *excentrique*.

*Concentrique*, elle est caractérisée par le rapprochement des insertions musculaires : c'est la contraction *physiologique*, celle à laquelle on est porté naturellement.

*Excentrique*, elle est caractérisée par l'éloignement des insertions. Alors, elle est essentiellement *artificielle*. Toutes les fois que, s'évertuant à triompher graduellement de la résistance d'un muscle, on y parvient, elle se produit.

Or, s'exerçant dans un sens opposé à celui de la circulation veineuse, la contraction excentrique en atténue l'activité. De même, et par le motif opposé, la contraction concentrique imprime à la fonction circulatoire une impulsion nouvelle. Tels sont les faits, il est aisé d'en pressentir les conséquences.

Concentrique ou excentrique, la contraction peut être, au gymnase, provoquée, à volonté, selon le but particulier à atteindre ou les indications précises à remplir.

Assurément, bon nombre de ces indications, — thérapeutiques, pour la plupart, — n'auraient jamais l'occasion de surgir, s'il n'était des exigences sociales avec lesquelles force est bien de composer.

Sans parler de ce préjugé absurde que *vivre à rien*

---

(1) Neumann, *La gymnastique curative*, Berlin, 1853, et la *Thérapeutique des maladies chroniques par la gymnastique curative*, Berlin, 1858.

*faire* est un idéal enviable, ni de cette paresseuse aversion que trop de gens, bien constitués d'ailleurs et jouissant de loisirs, manifestent pour toute fatigue, la surcharge de travaux presque exclusivement intellectuels qu'imposent à la jeunesse les programmes scolaires, l'inertie physique à laquelle, plus tard, condamne mainte profession, le mode d'existence besoigneux, enfiévré et à la fois sédentaire des grandes villes, sèvrent, au détriment du développement normal et de l'entretien des forces, une foule d'individus des exercices naturels du corps. Durant tout le cours de leur laborieuse carrière, marches, courses, promenades gymnastiques, natation, équitation, escrime, chasse, sont des conditions d'hygiène inaccessibles pour beaucoup. Le temps presse, on se surmène, on s'énerve et on s'alanguit. Un jour, par suite de l'insuffisance d'exercice musculaire, surviennent une foule de troubles physiologiques qui compromettent la santé d'une manière plus ou moins profonde, d'une manière parfois définitive. L'impossibilité matérielle de donner libre cours à l'activité physiologique dont est douée la constitution et les perversions fonctionnelles qui en sont la suite, trouvent, au gymnase, un correctif.

Pour être en état d'opposer à ces troubles physiologiques une médication rationnelle, il est indispensable d'en déterminer la nature avec précision. Le docteur Bouchet (1) a entrepris, sur ce sujet, une étude de fond. Nous aurons à nous y référer.

---

(1) Bouchet, *De l'exercice musculaire insuffisant, son influence sur le développement d'un certain nombre de maladies.* Th. de Paris, 1883.

L'hérédité, le milieu, la constitution, les circonstances exercent sur le développement de la plupart des maladies une influence considérable.

Qu'à ces divers facteurs, vienne s'en adjoindre un autre : l'*insuffisance d'exercice musculaire*, et la genèse de plusieurs d'entre elles comptera une chance sérieuse de plus.

Il en est, en effet, de la morbidité comme de l'état physiologique. Des conditions données font celui-ci florissant; les conditions inverses favorisent l'invasion et les ravages de celle-là ; et si les forces physiques rencontrent dans l'assiduité même de l'emploi qui en est fait un gage assuré d'accroissement, faute d'entretien, l'invincible torpeur dans laquelle elles tombent, laisse le champ libre aux prédispositions morbides qui peuvent exister, à l'état latent, dans l'organisme.

Ici et là, un fait initial tient la suite des événements sous sa dépendance. Ici, l'exercice musculaire a pour effet d'amplifier la capacité de l'appareil respiratoire et d'en activer le fonctionnement. Là, le défaut d'exercice oppose au développement normal de cet organe une entrave. La langueur de l'hématose, la paresse de la circulation, l'anémie, la gracilité des muscles, l'absence ou l'irrégularité de l'appétit, l'exacerbation des fonctions nerveuses avec tout le cortège des désordres qu'elle entraîne en sont les conséquences les plus directes. Bientôt arrive, pour employer l'expression du docteur Bouchet (1), « un état de déchéance vitale » dans lequel il n'est guère de perversion nutritive qui ne soit à redouter.

---

(1) BOUCHET, *Loco citato*, p. 18.

Passons en revue les principales. Les unes sont propres à la jeunesse; les autres le sont à l'âge mur.

Il en est qui se produisent aux diverses périodes de la vie, indifféremment.

A l'âge où le squelette est en voie de formation, dans la seconde enfance, la défectuosité du régime alimentaire, les privations de toute sorte, l'humidité du climat, une maladie fortuite......... voilà autant de circonstances de nature à jeter dans le travail d'ossification, lequel est en pleine activité, un trouble assez profond pour en suspendre absolument le cours. Une *perturbation dans la nutrition des os pouvant aller jusqu'à l'arrêt*, telle est la cause intime du RACHITISME. Les suites sont les déformations que l'on connaît. Bien en deçà du degré auquel on la voit parvenir trop communément, l'affection peut être l'origine de difformités dont l'abus de la station assise favorise, dans une singulière mesure, le progrès. Ces difformités portent, en première ligne, sur les courbures naturelles de la colonne vertébrale. Pour un sujet délicat, dont l'ossification ne se poursuit pas avec toute l'activité désirable et dont le squelette encore flexible n'acquiert que péniblement sa solidité, on comprend de quelles déplorables déformations la prolongation quotidienne d'attitudes vicieuses peut devenir la cause.

Nous avons signalé les graves inconvénients des habitudes que, sous ce rapport et durant le cours de la période scolaire, les enfants sont amenés presque fatalement à contracter.

Nous en avons compté les variétés et donné l'appellation scientifique. Elles consistent, avons-nous dit, en une voussure du dos au niveau des épaules (*cyphose*), en une cambrure occupant de préférence la région lombaire (*lordose*), en une déviation de la taille (*scoliose*), de l'un ou de l'autre côté.

De ces difformités, ajouterons-nous, la plus fréquente à observer est la cyphose. Liée d'ordinaire au rachitisme, elle peut fort bien n'être que consécutive à la débilité de la constitution ou, plus simplement encore, à une tendance que, sans distinction de sexe, présentent très souvent les adolescents. Rien de commun, comme de les voir s'en aller la tête fléchie en avant, le dos courbé, les épaules arrondies et la poitrine rentrée, *resserrée en avant,* si l'on peut s'exprimer ainsi.

MM. Bouvier et Bouland (1) distinguent deux sortes de cyphoses, l'une spontanée, l'autre symptomatique, soit de contractures musculaires, soit de rhumatisme.

Quant à la lordose, elle se rencontre, soit à titre de complication de divers états pathologiques sur lesquels nous n'avons pas à nous étendre, soit chez les individus qui, par profession, sont dans la nécessité de se tenir très cambrés.

Simple flexion à droite ou à gauche de l'épine dorsale, ou bien consécutive à une déformation, la la scoliose est qualifiée dans le premier cas par MM. Bouvier et Bouland de *fausse* scoliose, et dans le second, de scoliose *vraie*. La scoliose vraie apparaît, soit dans la première enfance et est en général consécutive au rachitisme; soit dans l'adolescence et

---

(1) BOUVIER et BOULAND, *Dictionnaire encyclopéd. des sciences médic.* Art. *Rachitisme.*

peut ne reconnaître d'autres causes que l'habitude d'attitudes vicieuses ; soit dans la vieillesse, à partir de cinquante ans et n'être que l'expression d'un progrès rapide qu'accomplit à cet âge, par suite de la raréfaction des principes calcaires qui entrent dans la composition du tissu osseux, une déformation remontant à la jeunesse, mais restée stationnaire et inaperçue jusque-là. Les filles y sont plus sujettes que les garçons. Nettement caractérisées par Hippocrate, ces difformités ont, au siècle dernier, attiré tout particulièrement l'attention d'Andry et de Tissot. L'un et l'autre, ces observateurs se sont ingénié à en déterminer la thérapeutique, et nous aurons à tenir grand compte de leurs judicieux conseils à cet égard.

Non plus que le tronc, les membres n'échappent aux causes de déformations : rachitisme, débilité constitutionnelle, attitudes vicieuses accoutumées, insuffisance d'exercice, que nous venons de signaler. L'inégalité d'adresse et de vigueur des mains et des bras, l'élévation exagérée des épaules (épaules dites vulgairement en porte-manteau), l'inégalité des plans horizontaux et verticaux qu'elles occupent, l'inégalité de hauteur des hanches, le port des pieds en dedans ou en dehors, la raideur des jointures sont faits de constatation trop banale pour qu'il soit besoin d'insister.

Les affinités de l'orthopédie pour la gymnastique sont étroites. De quel précieux secours celle-ci doit être pour prévenir, enrayer, corriger tout ce genre de difformités, il n'est pas difficile de le prévoir.

Rien de complexe et de diversifié comme les *perversions d'ordre nerveux.*

Les unes, comme l'idiotie, sont congénitales, c'est-à-dire, contemporaines de la naissance ; les autres, comme la chorée et l'hystérie, coïncident à la jeunesse. Il en est : l'hypocondrie, la gastralgie, par exemple, qui attendent d'ordinaire l'âge mûr pour se montrer. D'autres, enfin, comme les paralysies *fonctionnelles*, frappent l'enfance et l'âge mûr indistinctement.

Dans l'étiologie de toute névrose, l'hérédité joue un rôle ; dans celle de l'IDIOTIE, ce rôle est prépondérant. L'infirmité, en soi, a ses degrés. Au plus infime, l'automatisme règne, pour ainsi dire, sans contre-poids. C'est à peine, si les sujets distinguent les personnes qui les entourent de soins, si, par la mimique la plus expressive, on entraîne chez eux une velléité d'imitation. Sur un échelon un peu moins bas, l'éclosion des idées se constate. Néanmoins, elle reste trop rudimentaire pour exercer sur les tendances et les penchants une influence notable. Les quelques expressions artistiques ou sentimentales qu'on voit poindre sont sans essor. Mais il est une nombreuse catégorie d'idiots chez lesquels, si tronquées, si incohérentes soient-elles, les réactions physiques intellectuelles ou morales sont plus vives.

Voici le tableau que le docteur Delasiauve (1) en a tracé : « Incapable de penser, l'idiot, proprement dit, vit sans épanouissement et ne frayerait point avec les autres, si l'on ne cherchait à éveiller ses désirs et ses sympathies. Quelques-uns sont turbulents, colères, hargneux, rebelles, capricieux, méchants, destruc-teurs ; d'autres ont des propensions solitaires ou se font remarquer par leur apathie et leur indifférence.

---

(1) DELASIAUVE, *Journal de médecine mentale*, T. VI, p. 372.

Plusieurs, doux, affectueux, propres, coquets, se montrent sensibles aux marques d'intérêt qu'on leur prodigue et y répondent par leur docilité ou leur empressement à participer aux exercices, aux jeux ou aux occupations auxquels on les convie; ce qui ne les empêche point, à l'occasion, de bouder ou de s'irriter pour la contrariété la plus légère. Tout à la sensation du moment, les meilleurs sont asservis à l'égoïsme, prêts à frapper qui les offusque, à retenir ou à disputer une friandise. Parmi eux, les dépravations du goût ne sont pas rares. L'abstraction ne figure guère au rang de leurs petits talents plus mécaniques qu'intelligents. Peu, ont l'intuition des nombres ou de la lecture. Il en est, par compensation, chez qui le sens musical est assez développé et qui répètent des chansons avec un entrain et une précision que ne possèdent pas certaines personnes raisonnables. Si, d'un autre côté, la maladresse est fréquente, souvent aussi on voit des sujets qu réussissent au gymnase ou aux travaux manuels, et qu'on parviendrait à utiliser, n'était que, par malheur, la grande majorité de ces pauvres déshérités ne sont pas mieux doués au physique qu'au moral. « Leur constitution, en effet, est en général chétive e débile. Ils ont des tics, des balancements, une marche peu assurée. Heureux, quand on peut les façonner à manger, à se vêtir, à se tenir propres! Réfractaires aux idées de relation et d'induction, leur vocabulaire demeure nécessairement restreint aux notions les plus immédiates. Quant au petit nombre de mots à leur portée, s'ils les comprennent dans la bouche des autres, ils ne les prononcent pas toujours distinctement... Dernier trait, l'éducation rencontre dans la fragilité de l'attention un sérieux obstacle... Aussi importe-t-il de diversifier les séances, de les abréger, de les entrecouper par de fréquents intervalles de repos. »

La plupart présentent des malformations craniennes *microcéphalie* (1), *macrocéphalie* (2), *scaphocéphalie* (3), *plagiocéphalie* (4), très prononcées ; et bon nombre d'entre eux sont affectés d'épilepsie. La pierre d'achoppement est là.

Sur un plan moins inférieur que les idiots proprement dits, se rencontrent les *imbéciles*. Incohérents, bornés dans la sphère des comparaisons, impuissants à raisonner, doués d'une mémoire qui, pour être parfois active, ne s'étend guère au delà des sensations immédiates et isolées, versatiles, inattentifs, enclins aux impulsions automatiques, des imbéciles, les uns sont turbulents, importuns, bavards, distraits ; les autres, apathiques, moroses, indifférents. Les uns et les autres paient, ainsi que les idiots qualifiés, un plus ou moins large tribut à la microcéphalie, à la macrocéphalie, aux dépressions et aux étroitesses frontales, à l'asymétrie, au strabisme ; mais, tandis que ceux-ci ne conçoivent que des notions vulgaires, n'ont qu'un langage imparfait et que, manquant de sens, d'adresse et d'initiative, ils sont réduits à un rôle à peu près

---

(1) *Microcéphalie*, étym. : μικρός, petit et κεφαλή, tête : exiguité des diamètres du crâne.

(2) *Macrocéphalie*, étym. : μακρος, gros, κεφαλή, tête.

(3) *Scaphocéphalie*, étym. : σκάφη, barque et κεφαλή, tête ; crâne en forme de carène.

(4) *Plagiocéphalie*, étym. : πλάγιος, oblique et κεφαλή, tête : asymétrie des bosses frontales et occipitales comparées des deux côtés, d'origne artificielle ou pathologique.

passif, ceux-là, malgré la faiblesse de leur portée d'esprit, ont un champ d'idées assez étendu pour participer, en une certaine mesure, à l'activité commune. Il en est dont les instincts violents ou dépravés sont redoutables.

Un peu plus haut encore, — mais au-dessous, pourtant du niveau normal, — se placent les sujets que le docteur B. A. Morel (1) qualifie de *simples* et ceux que le docteur Delasiauve divise en *mobiles* et en *insuffisants*. « De niveau pour le discernement, les trois types, dit M. Delasiauve (2), ont par les manifestations, chacun une physionomie qui les distingue.... Une lueur de bon sens sans subtilité intellectuelle, des tendances crédules, bonasses, plus de propension que d'ardeur et d'habileté au travail, des instincts le plus souvent doux, serviables, médiocrement impérieux, parfois d'une vanité béate, ombrageuse, des emportements puérils et des entêtements systématiques, tels sont, selon nous, les attributs formant la caractéristique des simples. »

Quant aux *insuffisants*, si, en capacité réelle, ils ne dépassent pas le niveau des précédents, ils n'en ont point, extérieurement, le cachet ostensible. Leur physionomie est, en génral, ouverte et expressive. La plupart ont de la vivacité, certaines aptitudes, des passions. Ce qui leur manque, c'est la finesse du discernement, la sûreté des combinaisons, la mesure de la prévoyance. Il en est de même des *mobiles* qui, eux, en imposent à l'observateur superficiel par la vivacité de leurs impressions, leur dévorant besoin d'action,

---

(1) Morel, *Traité des dégénérescences physiques, intellectuelles et morales*, Paris, 1857.

(2) Delasiauve, *Journal de méd. mentale*, T. VI, p. 204.

l'éclat trompeur de leurs conceptions rapides, multiples ; mais, au fond, mal équilibrées.

Pour toute cette classe de disgraciés, d'êtres marqués au coin de l'infériorité, une intelligente direction de l'activité musculaire est, on le comprend, un bienfait. Nous aurons à en mesurer l'étendue et en apprécier la juste valeur.

Dans les NÉVROSES CONVULSIVES : la chorée, l'hystérie, l'épilepsie même, les avantages des exercices corporels ne sont pas moins marqués.

Ici, nous ne sommes pas tout à fait sur le même terrain. A la vérité, il convient encore d'attribuer à l'hérédité une part très large dans la pathogénie (1) de l'affection ; mais les réactions personnelles ne sont plus entravées par le fait d'une dégénérescence aussi profonde.

Si l'*ictus* de l'épilepsie a pour point de départ les centres nerveux ; si, dans le paroxysme de l'hystérie, le mouvement a plus spécialement pour siège le système nerveux ganglionnaire, la CHORÉE est le type des névroses des fonctions locomotrices.

C'est la *folie des muscles*, a dit le professeur Bouilland. L'expression est, à la fois, pittoresque et juste. Elle s'applique, bien entendu, à la *chorée vraie*, à celle qui s'attaque à la seconde enfance ; et non à ces agitations régulières, à ces convulsions rhythmiques de nature si diverse, d'origine si variée : sénilité, alcoolisme, paralysie *agitans*, tumeurs cérébrales etc. qui sont le triste apanage de l'âge de retour.

---

(1) *Pathogénie*, étym. : πάθος, maladie et γένεσις, production ; mode de développement d'une maladie.

La chorée vraie (1), la chorée des enfants, est caractérisée par l'exécution de mouvements irréguliers, désordonnés, presque toujours continus et exacerbants, partiels ou généraux, et involontaires. L'action de la volonté, toutefois, n'est pas complètement abolie dans les masses musculaires que frappe l'affection. Le professeur Sée (2) la définit *l'impuissance de maintenir les muscles dans un état d'équilibre permanent*. L'harmonie des mouvements volontaires, en effet, est compromise, leur coordination troublée, le but qu'ils se proposent manqué ou dépassé. Au milieu de ce désordre, l'intelligence, comme le dit le docteur Axenfeld (3), *assiste* aux convulsions et souvent contribue à les exaspérer. La plus légère excitation intellectuelle exagère la perturbation et, par contre, le sommeil

---

(1) *Chorée*, étym. : χορεία, danse. Synonymie : *danse de saint Guy*, *petite danse de saint Guy*, par rapprochement avec la *grande danse de saint Guy* : névrose épidémique dont furent affectées, au moyen âge, à l'époque où la peste noire dévastait l'Europe, les populations de l'Allemagne.

La superstition regardait l'épidémie comme un châtiment du ciel. Le fanatisme populaire et la supercherie sacerdotale furent l'origine de folies extatiques, de convulsions démoniaques dans lesquelles, en 1374, à Aix-la-Chapelle, à Liége, à Utrech, à Cologne, tombaient journellement une foule d'individus. Ils se rendaient ensuite en pélerinage, à titre de moyen curatif, à la chapelle de Saint-Guy, à Dresselhausen dans le district d'Ulm en Souabe.

Paracelse fut le premier à réagir contre cette croyance inepte à une intervention divine dans la production du mal, et au pouvoir de la guérir attribue aux saints.

(2) Sée, *De la chorée et des affections nerveuses en général, Mém. de l'Acad. de méd.*, T. XLV, p. 543, 1850.

(3) Axenfeld, *Des névroses*, 2e édition, Paris, 1882.

amène avec lui, selon la remarque du docteur Jules Simon (1), un repos passager, mais appréciable.

Sans entreprendre l'histoire pathologique de cette névrose étrange qui se distingue de toutes les autres par l'aspect grotesque et navrant de ses déterminations symptomatiques, indiquons les points de repère pour une action médicale.

Les troubles que la chorée engendre portent, d'une part, sur la motilité, de l'autre, sur les fonctions cérébro-psychiques et viscérales.

*A). Troubles de la motilité.* C'est par le bras, le fait est avéré aujourd'hui (J. Simon), que débutent les mouvements anormaux. De là, ils s'étendent au visage, au tronc et aux membres inférieurs.

Un seul côté peut être touché. Au début, c'est en général le côté gauche; mais il est rare que les désordres restent circonscrits à une moitié du corps. Les chorées dites *partielles* ne sont point fréquentes. Il y faut voir des tics, des tremblements spasmodiques, plutôt que des signes de chorée proprement dits. D'habitude, ni les muscles de la face, ni ceux du larynx, ni ceux du pharynx n'y échappent plus que les muscles des membres et du corps; mais, entre tous, les plus fréquemment et profondément engagés sont ceux des membres thoraciques. Sydenham (2) a tracé de la chorée le tableau saisissant, que voici : L'enfant veut-il boire, il n'y peut parvenir qu'après mille mouvements angulaires, opposés dans leur portée. Les uns, volontaires, tendent à rapprocher le vase de la

---

(1) SIMON (Jules), *Nouveau dictionnaire de méd. et de chir. pratiques*, Art. *Chorée*, T. VII, p. 553.

(2) SYDENHAM, *Schedula monitoria*, 1740.

bouche; les autres, involontaires, l'en éloignent. Une fois que le hasard lui permet de toucher les lèvres, il se saisit du verre avec les dents et le vide d'un trait dans la crainte que, par un nouveau mouvement convulsif, le liquide ne se renverse. Veut-on s'assurer de la force de ses muscles et lui offre-t-on la main à presser, il est facile de constater que l'énergie des masses musculaires est normale, seulement elle se manifeste par saccades intermittentes et irrégulières.

« Les muscles du bras, ajoute M. J. Simon (1), sont d'ailleurs vivement contrariés par ceux de l'épaule qui s'agite dans tous les sens et dès lors déplace à chaque instant le point d'insertion du levier. C'est ainsi que les épaules s'élèvent ou s'abaissent, ou bien s'écartent en se projetant en arrière de manière à faire saillir la poitrine, ou bien se rapprochent comme pour faire voûter le dos. Dans le même moment, le cou s'incline, se relève, se tord, se redresse ou se courbe sur lui-même. »

*B). Troubles cérébro-psychiques.* Bien étudiées par le docteur Marcé (2), les réactions sur l'entendement se résument en une susceptibilité d'humeur excessive, et se traduisent par d'incessantes alternatives de tristesse et de gaîté, et parfois (Delasiauve) un certain degré d'obtusion de l'esprit.

*C). Troubles viscéraux.* Palpitations, oppressions, nausées, gastralgies, tels sont les troubles organiques qu'on observe communément dans la chorée. La na-

---

(1) Simon (Jules), *Loco citato*, p. 53.
(2) Marcé, *De l'état mental de la chorée*, (Mémoires de l'Acad. de méd., T. XXIV, p. 1, 1860.)

ture des palpitations est variable. Elles peuvent être dues à un désordre fonctionnel tenant à la maladie même et portant sur les fibres musculaires du cœur : *chorée cardiaque;* ou bien encore à la chloro-anémie dont s'accompagne souvent l'affection. Au point de vue de l'adoption de certains moyens de traitement, comme à celui de leur rejet, ce point n'est pas sans importance.

Quant à l'HYSTÉRIE, c'est un Protée. Longtemps considérée comme en constituant le caractère essentiel, l'attaque convulsive n'en est, aux yeux des meilleurs auteurs, qu'une manifestation secondaire indépendamment de laquelle l'*état hystérique*, l'*hystéricisme* peut exister. Incomparablement plus fréquent chez la femme, l'homme (le fait est avéré aujourd'hui) n'en est pas absolument exempt. Cet état s'accuse par des signes multiples tels que la suffocation, le météorisme abdominal et certaines transformations sensitives et morales sur lesquelles il est besoin, ici, d'insister.

L'impressionnabilité des hystériques est extrême. Un bruit, une odeur, une contrariété, l'annonce d'une nouvelle désagréable suffisent pour les jeter dans l'anxiété. La brusquerie, des exigences impérieuses contrastent avec des timidités craintives. Aux expansions d'une puérile gaîté succèdent des alternatives d'une morosité sombre. L'attendrissement se joint à la défiance; on est rempli d'alarmes pour soi, pour les siens, pour les étrangers. Rien de moins stable que les sentiments et les désirs. Sans transition, sans motifs, la piété la plus outrée devient cynisme, la cordialité la plus démonstrative indifférence ou haine. Des curiosités insolites s'éveillent.... Les affections ne subissent pas de moindres atteintes.... Les appétits

se dépravent.... On éprouve une sorte de besoin volup-
tueux d'ourdir contre des personnes inoffensives des
trames calomnieuses, de commettre des crimes pour
les en accuser, d'incendier, de dérober, de tuer
même.... Tel est, en substance, le tableau saisissant
que le docteur Delasiauve (1) en a tracé. « Pour l'ordinaire, ajoute-t-il, les attaques hystériques aggravent
peu l'intensité des phénomènes. » Si l'aliénation proprement dite en est une complication rare — le docteur
Briquet (2) n'en signale guère que trois ou quatre cas
— l'ébranlement nerveux inséparable de l'attaque peut
fort aisément se compliquer de désordres psychiques
plus ou moins sérieux, et les désordres peuvent aller,
selon M. Delasiauve (3), jusqu'à une « agitation maniaque ombrée d'hébétude ou une vraie obtusion hal-
lucinatoire ».

Absolument distinctes des accès convulsifs de l'épilepsie, en une foule de circonstances, les attaques
hystériques s'enchevêtrent avec ceux-ci, dans une
foule d'autres, non seulement d'individu à individu,
mais d'accès à accès. Chez la même personne le paroxysme, parfois, présente des anomalies d'allure et de
physionomie qui déconcertent; et l'on ne sait vraiment
sous quel titre générique les ranger.

De la simple *absence* au *vertige*, du vertige à l'*attaque moyenne* ou *grande*, l'accès convulsif de *l'épilepsie* a son aspect caractéristique : perte subite de
connaissance — immobilité absolue — fixité ou rota-

----

(1) DELASIAUVE, *Journal de méd. mentale*, T. II, p. 342.
(2) BRIQUET, *Traité clinique et thérapeutique de l'hystérie.*
Paris, 1859.
(3) DELASIAUVE, *Loco citato*, p. 344.

tion des yeux — immobilité des pupilles — turgescence, puis lividité de la face — écume et distorsion de la bouche — constriction des poings, le pouce étant fléchi dans la paume de la main.

Le mode d'invasion varie. Tantôt le début de la crise est brusque, inopiné. Plus souvent, une hébétude ou bien une irascibilité insolites en sont le prélude.

Elle éclate, et, en général, complète, l'abolition du sentiment exclut le délire. Mais le choc de l'accès laisse presque inévitablement des traces. Stupéfaites, en quelque sorte, les fibrilles nerveuses ne recouvrent pas immédiatement leur plein exercice. La circulation locale, dans ce temps d'arrêt, subit de la gêne. De là, une atonie, un état de stupeur qui persistent plusieurs heures, voire plusieurs jours.

Que le degré de la congestion ou de l'excitation franchisse une certaine limite, et l'on voit le délire revêtir un aspect nettement tranché. La stupeur, avec ses hallucinations vagues et ses appréhensions chimériques, l'agitation maniaque, avec son incohérence d'idées et de langage, le délire aigu méningitique, avec ses égarements aussi soudains que funestes, en sont les formes diverses. La dégradation progressive des facultés est la fatale issue à laquelle, par leur répétition même, poussent les accidents.

L'œil morne, la figure triste, l'air inquiet, digérant mal, sujets aux vertiges, à la migraine, à des lassitudes que rien n'explique, pris, soudain, de frissons, de malaises vagues, impressionnables aux changements de température les plus légers, nerveux, irascibles, obsédés pendant le jour d'idées sombres et pendant la nuit de sinistres rêves ; on rencontre des gens constamment occupés à gémir sur l'état lamentable de leur santé. Leur existence se consume à chercher ce qui peut bien se passer en eux, à suivre les progrès d'un mal plus ou moins imaginaire qui, assurent-ils, les ronge, et à en causer à tout propos et à tout venant. Une fois sur ce chapitre, il ne tarissent plus. Au bout de l'antienne, ils recommencent. Leur travers les rend insupportables et pour eux-mêmes et pour les autres. Paresseux, apathiques, ils se montrent, en tout, d'un égoïsme intraitable.

Ces gens-là sont atteints d'HYPOCHONDRIE.

Au fond, ils souffrent.

A force de concentrer leur attention sur leurs organes, ils arrivent, selon la remarque de Dubois d'Amiens (1), à en stupéfier les fonctions.

Dans le chaos des symptômes contradictoires qu'ils accusent, ce qu'on distingue de plus clair, c'est de la dyspepsie, — de la gastralgie, la plupart du temps.

Quelle qu'ait été la cause première du mal, le défaut d'activité musculaire ne fait, cela va de soi, que l'entretenir, que l'aggraver.

Liée ou non à l'hypocondrie, la GASTRALGIE, par elle-même, est la névrose par excellence des hommes voués aux professions sédentaires et aux travaux de cabinet. Sans préjudice de ses diverses autres causes, la privation d'exercice-physique a, sur son développement, une influence qu'on ne saurait nier.

D'origine spinale ou périphérique, ou bien encore dues à quelque désordre dans le fonctionnement du

_______

(1) DUBOIS D'AMIENS, *Histoire philosophique de l'hypochondrie et de l'hystérie.* Paris, 1837.

système vaso-moteur, il est toute une classe de paralysies — on les décrit depuis la plus haute antiquité sous la désignation de PARALYSIES FONCTIONNELLES — qui succèdent d'ordinaire aux fièvres graves, aux maladies infectieuses : typhus, fièvre typhoïde, dysenterie, diphthérie et, en général, aux affections caractérisées par des lésions profondes des organes, et consécutivement des liquides circulatoires.

Précoces ou tardives, c'est-à-dire promptes à se manifester à l'issue de la maladie principale ou lentes à se produire après la convalescence de celle-ci, ces paralysies affectent une marche aussi capricieuse qu'irrégulière. Tantôt, elles sont légères et fugaces; tantôt, elles tendent à devenir permanentes, en même temps qu'à se généraliser. Quelle en est la nature? Le point est encore litigieux. En s'appuyant toutefois sur les observations si nombreuses et si précises de Trousseau et de Maingault, il est permis d'attribuer à bon nombre d'entre elles une nature toxique en rapport avec celle de l'affection à laquelle elles ont fait suite.

Vers 1861, appliquant à la pathologie les données fournies par la physiologie expérimentale, le professeur Brown-Séquard (1) a indiqué les caractères par lesquels se distinguent des paralysies fonctionnelles d'un autre genre. A celle-ci, il a donné le nom de *paralysies réflexes*. Elles portent plus particulièrement sur les membres inférieurs et ne paraissent pas avoir de tendance à envahir les parties supérieures du corps. D'ordinaire incomplètes, elles affectent plus spécialement certains muscles; ne s'accom-

_______

(1) BROWN-SÉQUARD, *Medical Times and Gazette*, T. I., 1862.

pagnent ni de spasmes, ni de contractions fibr il-
laires, ni de troubles de la sensibilité, comme il
est commun d'en observer dans le cours des paralysies dues à une affection inflammatoire de la moelle.

Nous venons de parler de l'hystérie. La paralysie
n'est pas la moins intéressante de ses complications.
Sous le nom de *paralysie hystérique*, le docteur
Briquet (1) a décrit un trouble de la motilité (2) lié à
cette névrose et si fréquent que, sur 430 malades, il a
eu 120 fois l'occasion de l'observer. Il n'est guère de
muscle, dans la paralysie hystérique, qui n'en puisse
être affecté à son tour. Tantôt le mal s'étend à tout un
côté du corps (hémiplégie); tantôt, il s'attaque aux
membres pelviens (paraplégie); tantôt, limité à un
petit nombre de muscles, il se localise dans une
région.

Complète, dans certains cas, la perte du mouvement
n'est, dans d'autres, que relative et ne dépasse pas
l'engourdissement par lequel la simple parésie se distingue de la paralysie proprement dite.

Comme le note, enfin, le docteur Humbert Mollière
(3) : « Les efforts exercés dans le but de modifier les
positions vicieuses, les mouvements de translation,
soit pour changer de lit, soit pour aller à la douche,
sont toujours excessivement pénibles en pareils cas.
Chose singulière, on a vu tout à coup, sous l'influence
d'une impression violente ou d'un désir impérieux,

---

(1) BRIQUET, *Traité clinique et thérapeutique de l'hystérie.*
Ch. X, Paris. 1859.

(2) *Motilité*, Faculté de se mouvoir.

(3) HUMBERT MOLLIÈRE, *Nouveau dict. de méd. et de chir.
prat.* Art. Paralysies, p. 44. Paris, 1878.

l'action de la volonté se manifester brusquement dans des membres depuis longtemps réduits à l'inaction. »

N'omettons pas, en dernier lieu, de mentionner une perversion des plus singulières de la motilité : l'ATROPHIE MUSCULAIRE PROGRESSIVE. La décoloration de la fibre musculaire, sa réduction en volume et en relief, la réplétion du myolemme par de la graisse, l'abolition de la contractilité la caractérisent.

Ce genre d'atrophie peut tout aussi bien frapper l'ensemble du système musculaire, que rester cantonné dans un groupe de muscles. Les fibres lisses de l'estomac et de l'intestin, la tunique musculaire de la vessie et celles du cœur sont les seules qu'elle respecte.

Quand l'affection se borne à un muscle ou à une région, le malade en est quitte pour une difformité et l'affaiblissement ou la perte des mouvements dévolus aux muscles atrophiés. Mais, quand elle atteint tout le système, la mort arrive à la longue par suite de l'atrophie des muscles de la déglutition et de la respiration, ou par suite d'une maladie intercurrente empruntant une gravité nouvelle à l'état actuel du sujet. Parfaitement distincte des atrophies consécutives aux paralysies, l'atrophie progressive reconnaît pour cause essentielle une lésion primitive de la nutrition du muscle.

Aucune de ces affections n'échappe, nous le verrons, à l'action d'exercices gymnastiques rationnellement institués.

L'infériorité de fonctionnement des appareils de nutrition jointe à l'hérédité constitue le double carac tère fondamental d'une diathèse (1) dont les conséquences sont d'une observation quotidienne. Cette diathèse, c'est la SCROFULE. Elle se manifeste, sans distinction de sexe, chez l'enfant.

Lente dans sa marche, diversifiée dans ses effets, la scrofule se révèle par l'état œdémateux et facilement catarrhal des muqueuses, des éruptions eczémateuses ou autres de la peau, des ophthalmies chroniques et rebelles, des engorgements ganglionnaires indolents et torpides, l'inflammation des jointures (arthrite), l'inflammation (ostéite) et la carie des os, des suppurations interminables et la déformation du squelette.

Toute condition de nature à atténuer la force de résistance de l'organisme aux actions nocives contre lesquelles il a à lutter : misère; défectuosité de l'alimentation; insalubrité de l'habitation par exiguité, agglomération, viciation de l'atmosphère, insuffisance de lumière solaire, etc. ; rigueur et humidité du climat;

---

(1) *Diathèse*, Étym. : Διάθεσις, disposition. — Disposition générale en vertu de laquelle un individu peut être atteint de plusieurs affections locales de même nature. (LITTRÉ.)

« La plupart des médecins allemands se montrent encore réfractaires à l'idée de la diathèse scrofuleuse et se refusent, dit le docteur Brissaud (*Nouveau dict. de méd. et de chir. prat.*. Art. *Scrofules*, T. XXXII, p. 713), à voir dans les écrouelles, dans les dégénérations tuberculeuses des jointures, dans les impétigines de la première enfance, rien autre chose que des phlegmasies locales absolument indépendantes les unes des autres. Qu'il s'agisse, d'ailleurs, de l'arthritisme, de l'herpétisme ou de la scrofule, toute diathèse n'est, à les entendre, qu'une *marotte française*. Il n'y a pas à insister. » — Nous partageons absolument la manière de voir du rédacteur de l'article ci-dessus mentionné. Du moment que l'esprit allemand est rebelle à l'idée nosologique de *diathèse*, il n'y a qu'à passer outre.

maladie fortuite, fièvre éruptive, coqueluche, traumatisme... toute condition de ce genre suffit à susciter le
*réveil* de la diathèse. Et c'est parce que le jeune
âge est particulièrement sensible à toutes sortes
d'influences débilitantes que la prédisposition issue
des ascendants aux déterminations scrofuleuses se
trahit, les circonstances aidant, avec une si grande
facilité. C'est aussi parce que le système lymphatique
dans son ensemble et les appareils ganglionnaires
en particulier possèdent, à cette période de la vie,
leur maximum d'activité fonctionnelle qu'ils sont
exposés à devenir, chez les sujets dont la nutrition
est languissante, le siège d'engorgements.

Neuf fois sur dix, on peut le dire, la véritable
cause de la scrofule, c'est la misère. Or si, en mainte
circonstance, conseiller aux scrofuleux l'air pur et
sec, le climat tempéré, l'habitation orientée et cons-
truite selon les règles de l'hygiène, l'alimentation
succulente et variée dont ils ont besoin, serait une
dérision amère, en revanche, il est toujours possible
de solliciter par la gymnastique, l'hydrothérapie et
le massage, l'activité nutritive qui manque à leur
constitution.

L'appauvrissement général de l'économie que le
SCORBUT entraîne à sa suite, place les sujets atteints
de cette affection dans des conditions dont l'analogie
avec celles qui précèdent n'a pas échappé au docteur
Leblond (1).

Il est un fait acquis à la science, désormais : dans

---

(1) LEBLOND, *Manuel de Gymnastique hygiénique et médicale*,
p. 449.

la scrofule, il n'est pas de manifestation anatomique qui ne soit susceptible de se transformer en un tissu de nature nouvelle, d'origine étrangère à l'organisme en santé. Cette production morbide, qui vient contaminer plus profondément encore des organismes déjà compromis, imprime à la maladie initiale une direction et un cachet qui n'ont rien de commun avec les débuts. C'est que le *tubercule* a fait invasion, et que la TUBERCULOSE a inauguré ses ravages.

En dépit des efforts de l'École allemande pour accréditer une doctrine en vertu de laquelle scrofule et tuberculose ne feraient qu'UN, les cliniciens sont fixés sur la différence fondamentale des deux affections. *La première est diathésique; la seconde s'acquiert et ne préexiste pas.* Voilà ce que n'ont pas voulu voir les observateurs allemands.

De ce que les productions de caractère scrofuleux aient tendance à dégénérer en tubercules, il ne s'ensuit pas que la dégénération tuberculeuse soit indivisiblement liée et fatalement consécutive à celles que la scrofule peut engendrer. Une foule d'états cachectiques : l'alcoolisme, la syphilis, le diabète, etc., peuvent être le berceau de la tuberculose, sans que la constitution du sujet soit, en aucune façon, entachée de scrofules. Infectieuse, douée — comme l'inoculabilité le prouve — de contagiosité, la tuberculose s'attaque à toutes les constitutions indifféremment. Le principe générateur du mal, seulement, ne prospère et ne pullule qu'autant que la constitution s'y prête. Comme le dit M. Brissaud (1), « l'éternelle question de terrain prime tout. Le froment ne croîtrait pas dans les gra-

_______________

(1) BRISSAUD, *Loco citato*, p. 751.

viers du Médoc, et la vigne dépérirait dans les terrains de la Beauce et de la Limagne. L'agent tuberculeux ne se comporte pas autrement». On sait jusqu'à quel point le parenchyme pulmonaire est son siège de prédilection.

Jusqu'ici, nous avons vu le défaut d'exercice musculaire concourir, dans une mesure quelconque, à la génèse ou aux progrès des maladies sur lesquelles s'est arrêtée notre attention. Élément étiologique indiscutale ; mais, confondu dans le cortège des causes auxquelles il y a lieu d'imputer l'origine du mal, la part qu'il y a prise est nécessairement secondaire. A présent, nous allons le voir gagner du terrain, et, parvenant au premier plan, devenir le fauteur principal, sinon unique, des désordres.

Scrofuleuse, syphilitique, scléreuse, diabétique, alcoolique ou autre, qu'elle qu'ait pu être la nature du sol sur lequel la PHTHISIE PULMONAIRE a germé, dans toute *phthisie pulmonaire* une perversion nutritive de premier ordre domine.

Cette perversion consiste en un abaissement notable dans la production de la chaleur animale. Elle a deux facteurs : la disette habituelle d'aliments calorificateurs, l'inertie des forces musculaires.

Nous avons eu déjà l'occasion d'y insister : la mort prématurée a, dans la phthisie, son pourvoyeur le plus acharné. L'âge viril, la période de la vie à laquelle l'activité de production est dans son plein, est justement celle dont elle fait choix pour frapper à coups redoublés. Pour la masse, le fait passe inaperçu ; mais, en réalité, c'est une hécatombe… une hécatombe continue, et dont la dépopulation est le terme fatal, irremédiable. Le prolétariat, dans les grandes villes, paie à la phthisie un effroyable tribut. Le prolétariat n'est pas le seul ; aucune classe, aucune couche sociale n'en défie les étreintes. Personne, quelle que soit, en principe, l'énergie des résistances dont il est doué, personne, si la force des choses le précipite contre l'un de ces deux écueils : la disette d'aliments propres à entretenir la calorification, l'insufflsance d'activité physique, n'a à se bercer d'illusions. Autant de fois que de telles conditions se renouvellent, autant se comptent de victimes désignées pour la phthisie. Les voies sont préparées ; l'occasion fera le reste, et l'occasion peut naître à tout instant.

Ce ne sont ni des vues de l'esprit, ni des opinions qui nous soient propres que nous émettons là. Les Laennec, les Leuret, les Pidoux, les Bouchardat, et tant d'autres, ont jeté le cri d'alarme. Nous ne faisons qu'en répercuter l'écho.

Forcées ou volontaires, la réclusion et les préoccupations déprimantes exercent sur le développement de la phthisie une influence qui n'est plus à contester. Laennec (1) s'en porte garant. « J'ai eu, dit-il, pendant dix ans sous les yeux un exemple frappant de l'influence qu'ont les affections tristes sur la production de phthisie pulmonaire. Il a existé pendant cet espace de temps à Paris, une communauté religieuse de femmes, qui n'a jamais pu obtenir de l'autorité ecclésiastique qu'une tolérance provisoire, à cause de l'extrême rigueur de ses règles. Quoique leur régime alimentaire fût fort austère, il n'avait cependant rien

------

(1) LAENNEC, *Traité de l'auscultation médiate et des maladies du poumon et du cœur*, T. II, p. 119, 3e édit., Paris, 1831.

qui fût au-dessus des forces de la nature ; mais l'esprit dans lequel on dirigeait ces religieuses produisait des effets aussi fâcheux que surprenants. Non seulement on fixait habituellement leur attention sur les doctrines les plus terrifiantes de la religion catholique ; mais on s'attachait à les éprouver par toutes sortes de contrariétés, afin de les faire parvenir dans le plus court espace de temps à un entier renoncement à leur propre volonté. L'effet de cette direction était le même chez toutes : au bout d'un ou deux mois de séjour dans cette maison, les règles se supprimaient et un mois ou deux après, la phthisie était manifeste. Comme elles ne faisaient point de vœux, je les engageais, dès que les premiers symptômes de la maladie se manifestaient, à quitter la maison, et presque toutes celles qui ont suivi ce conseil ont guéri, quoique plusieurs d'entre elles présentassent déjà les symptômes de la phthisie d'une manière très manifeste. *Pendant les dix années que j'ai été le médecin de cette maison, je l'ai vue renouvelée deux ou trois fois par la perte successive de tous ses membres*, à l'exception d'un bien petit nombre, composé principalement de la supérieure, de la tourière et des sœurs qui avaient soin du jardin, de la cuisine et de l'infirmerie ; et il est à remarquer que ces personnes étaient celles qui avaient le plus de distractions habituelles dans la maison, et qu'elles en sortaient, en outre, assez fréquemment pour aller chercher ou porter de l'ouvrage en ville. »

De son côté, Leuret (1) rapporte que, sur le nombre des femmes qui entraient au couvent du Bon-Pasteur, un tiers environ succombait à la phthisie pulmonaire.

---

(1) LEURET, *Fragments psychologiques sur la folie*, Paris, 1834.

« Et cependant, dit-il, il s'agissait de femmes jeunes ! Mais ces femmes avaient abusé de la vie, éprouvé des privations, subi des traitements énergiques ; plusieurs ne s'étaient décidées à se retirer du monde qu'après avoir vu leur santé en partie détruite et leur existence menacée ; elles viennent mourir dans une retraite qui leur offre l'espoir du pardon des fautes qu'elles ont commises. *Le régime que les femmes suivent dans cette retraite n'est pas en rapport avec leur état de santé. La maison est salubre, la nourriture suffisante et saine ; mais les recluses ne font pas assez d'exercice. Elles ont parfois un peu moins de deux heures de récréation ; elles passent les deux heures dans le jardin, si le temps le permet ; s'il pleut, elles ne sortent pas de toute la journée. Or, le défaut d'exercice est, parmi les causes productrices de la phthisie pulmonaire, la plus fréquente et la plus meurtrière, ainsi que l'ont prouvé les recherches de Laennec, Louis, Benoiston de Chateau-Neuf et Lombard de Genève.* »

Quoi de plus démonstratif ?

Dans la genèse et le développement de la phthisie pulmonaire, le rôle joué par l'insuffisance d'exercice musculaire est considérable. Sur l'apparition et les progrès des maladies qui vont suivre, son influence est encore plus prépondérante et plus décisive, s'il se peut.

Du moment, en effet, que l'activité physique se restreint, la respiration perd en ampleur et en fréquence ; et du moment que la quantité d'air pénétrant à chaque inspiration dans le poumon est moins considérable, l'oxydation du sang perd de son activité. Que l'équilibre entre les matériaux contenus dans le flot sanguin qui se présente à l'hématose et la puissance des oxydations vienne à se rompre, alors la décomposition des acides organiques reste imparfaite. Ils séjournent, en excès, dans l'économie et leur surabondance constitue l'origine d'une foule de perversions nutritives dont la série se déroule dans l'ordre gradué que voici :

Du fait même de leur présence, les acides organiques abaissent le degré d'alcalinité que les sucs de l'économie doivent conserver. Dès lors, la nutrition languit, et la constitution intime des tissus ne tarde pas à s'altérer.

Chargées d'acide urique et de sédiments d'oxalate de chaux, les urines deviennent moins limpides.

Les maladies décrites sous le titre générique de DIATHÈSE URIQUE : *gravelle, goutte*, etc. se déclarent.

Si les parties constituantes du sang ne présentent, en ces circonstances, aucune modification invariable, le sang n'en présente pas moins une altération caractéristique. C'est donc, ainsi que le professeur A. Baring Garrod (1) le fait remarquer, ailleurs que dans les parties constituantes du fluide sanguin qu'il faut aller chercher cette altération. « Or, ajoute-t-il, elle consiste dans l'accumulation de certains principes qui, à l'état normal, existent dans le sang en quantité tellement minime qu'il est difficile de les y découvrir. »

De recherches entreprises en 1867 à l'hôpital d'*Uni-*

______

(1) Alfred BARING GARROD, *La Goutte, sa nature, son traitement et le rhumatisme goutteux* (Ouvrage traduit de l'anglais par le docteur Aug. Ollivier et annoté par le professeur Charcot), p. 117 et suiv., Paris, 1867.

*versity collège,* et confirmées un nombre considérable
de fois, il résulte pour M. Garrod que « le caractère
constant de l'altération du sang, chez les goutteux,
est constitué par la présence de l'acide urique *en
quantité anormale.* » Toujours est-il, que la présence
en excès des acides dans l'économie se trahit bientôt
par des signes d'affaiblissement général. Les traits du
visage perdent de leur fermeté. La fatigue vient plus
vite. On est en nage au moindre effort. Le matin, on
s'éveille plus las que la veille. Cela tient, selon la
remarque de M. Bouchet (1), à ce que le sommeil, en
atténuant encore l'activité des combustions organiques, contribue, par cela même, à entretenir et à
accentuer la cause de la perturbation que subit l'équilibre de la santé. Pendant le jour, on ressent un
accablement général, une somnolence invincible. Le
défaut de vigueur va croissant; les sueurs deviennent
acides, la peau et l'haleine exhalent une mauvaise
odeur, et, enfin, la vessie ou les reins servent de
réceptacles à des concrétions, à des calculs dont la
composition varie, mais dont les dangers n'ont
qu'une trop uniforme gravité.

Les désordres dont l'énumération précède peuvent
se compliquer encore.

Frerichs (2) attribue à l'acidité anormale de la bile
la formation, en précipité, de la cholestérine, et à ce
changement d'état de la cholestérine la production
des calculs que l'on rencontre parfois si abondants
et si volumineux dans la vésicule biliaire.

La diathèse urique, d'autre part, abaisse, nous

---

(1) Bouchet, *Loco citato*, p. 22.
(2) Frerichs, *Traité des maladies du foie*, 3e édit., Paris, 1877.

l'avons dit, le degré d'alcalinité des tissus, du tissu osseux notamment. Il s'ensuit que les composés calcaires éprouvent une difficulté inattendue à s'incorporer avec ces tissus et qu'en dernière analyse, tandis que les os perdent leur solidité, faute d'éléments calcaires suffisants, la bile reste encombrée de ces sels de chaux, lesquels non utilisés, contribuent, pour une large part, à la formation des calculs.

Accès de colique hépatique, — obstruction des voies biliaires, — troubles digestifs de plus en plus profonds, — altérations de tissu du foie (abcès, sclérose, cirrhose), — affaissement progressif des forces, état cachectique, marasme, telles sont les conséquences ultimes de ces perversions de la nutrition.

Si au lieu de porter sur les acides organiques, l'insuffisance de l'élaboration porte sur les graisses, on se trouve menacé de PLÉTHORE GRAISSEUSE.

De même que la pléthore sanguine, la *pléthore graisseuse* est physiologique ou morbide.

Physiologique, elle concourt au maintien de l'équilibre entre les forces.

Morbide, elle conduit à la *polysarcie* (1), à l'obésité.

Dans l'économie, la graisse constitue un fond de réserve. Elle sert de régulateur à la nutrition. Forcément intermittente et irrégulière, l'alimentation, en effet, est riche et abondante un jour, pauvre et insuffisante le lendemain, selon les dépenses que les circonstances exigent de l'organisme.

La graisse est là pour suppléer aux lacunes que peuvent laisser ces fluctuations. Pour le fonctionne-

_______________

(1) *Polysarcie*, Etym. πολὺς nombreux et σάρξ chair.

ment normal de la vie, elle est une nécessité. Peu conductible à la chaleur, elle protège l'animal contre les variations brusques de la température du milieu ambiant. Véritable magasin de substances nutritives, elle assure la permanence de la calorification.

En excès, elle est un mal, une véritable infirmité. Or, ramenés, ici, aux considérations qui nous occupaient il n'y a qu'un instant, nous voyons un rapport de causalité s'établir entre ces deux faits : abaissement du degré d'alcalinité des tissus par suite de l'inertie musculaire, et surabondance de tissu adipeux dans l'économie par suite de l'impossibilité qu'éprouvent les produits résultant du dédoublement des graisses à se brûler dans un milieu faiblement alcalin. Nous arrivons donc à reconnaître, entre ces deux faits, une affinité étroite et à comprendre que l'inaction corporelle engendre la polysarcie et la diathèse urique avec une égale facilité. Et, de fait, au rapport de M. Bouchet (1), un tiers des gens obèses le sont par la faute « de leur indolence naturelle. »

Mais, ce n'est pas tout. Le même rapport de causalité existe, qu'il s'agisse de la combustion des graisses, de celle des matières albuminoïdes, ou de celle des sucres.

Qu'est-ce que le DIABÈTE? Selon le professeur Jaccoud, une maladie résultant d'une insuffisance des actes d'assimilation et en particulier d'un défaut de consommation du sucre dans les éléments anatomiques.

Toute circonstance propre à favoriser cette perturbation dans les actes de l'assimilation sera donc de

---

(1) BOUCHET, *Loco citato*, p. 29.

nature à engendrer le diabète. Or, le défaut d'activité musculaire jette dans la nutrition un trouble qui se traduit, ici, par l'acescence des tissus ; là, par la pléthore graisseuse ; ailleurs, par la paresse que met l'organisme à élaborer les sucres. L'imminence de la la maladie sera d'autant plus pressante, cela se comprend, que le défaut d'activité physique trouvera un auxiliaire dans la richesse exagérée du régime alimentaire.

Quant au diabète en lui-même, ce n'est pas ici le lieu d'en entreprendre l'histoire nosologique. Disons-le seulement : les symptômes fondamentaux qui le caractérisent sont au nombre de cinq, savoir : excrétion d'une urine plus ou moins chargée de glycose (*Glycosurie*) ; augmentation de la sécrétion urinaire (*polyurie*) ; soif ardente, inextinguible (*polydipsie*) ; faim canine, insatiable (*polyphagie*), et enfin, amaigrissement (*autophagie*) (1). L'issue ordinaire, c'est la mort.

En somme, ces trois états : urémie (goutte et

---

(1) Dans une thèse soutenue à l'occasion d'un concours pour l'agrégation, le docteur Ferd. Dreyfous a abordé la question de la *pathogénie et des accidents nerveux du diabète*. L'auteur a consacré plusieurs chapitres à l'examen des paralysies, des troubles psychiques, et surtout de l'état mental des diabétiques. Le tableau qu'il trace de cette apathie intellectuelle et physique, de ces défaillances morales et aussi de ces tendances singulières au coma est vivant et complet.

De son côté, le docteur Vergely, professeur à la Faculté de médecine de Bordeaux, a publié dans la *Gazette hebdomadaire de médecine et de chirurgie* (numéro 22, 1ᵉʳ juin 1883), un mémoire dans lequel il établit d'une manière péremptoire les relations qui existent entre le diabète et l'angine de poitrine.

gravelle), obésité et diabète, présentent entre eux, comme le dit le docteur Durand Fardel (1), les plus grandes analogies. Dans les trois cas, « il s'agit de principes normaux de l'économie, gras, albuminoïdes ou sucrés qui, au lieu de subir les transformations auxquelles ils sont appropriés pour que les déchets en soient expulsés sous forme d'eau, d'acide carbonique, d'acide urique etc. se trouvent retenus et encombrent le système.

« D'où provient cet encombrement? Il peut provenir de l'une des trois circonstances suivantes : les éléments alimentaires de ces principes ont été intro- en excès; ils se sont produits en excès dans l'économie elle-même; le travail de l'utilisation ou de leur combustion s'est trouvé enrayé. »

Au point de vue de l'étiologie, ce qu'il y a de plus général et de plus uniformément commun à tous ces états, c'est, selon le même auteur, l'insuffisance de l'exercice et de la proportion de l'exercice avec la proportion et la nature de l'alimentation. « C'est là, sans contredit, un des points les plus frappants de l'histoire des *diathèses par anomalie de l'assimilation,* et d'autant plus frappant qu'il se relie plus intimement au traitement de ces mêmes états diathésiques. »

Sans entrer si avant dans le domaine pathologique, une rupture d'équilibre dans les proportions des aliments fluides (sérum) ou plastiques (globules) entrant dans la composition du sang, peut fort bien

---

(1) DURAND-FARDEL, *Diathèses par anomalie de l'assimilation* (obésité, uricisme, diabète). (Communication à la Société de Médecine de Paris, séance du 25 mars 1882.)

engendrer des désordres physiologiques qui ne sont pas la maladie même, mais qui y conduisent par une pente rapide.

Que la proportion, par exemple, de la partie séreuse du sang demeurant ou à peu près la même, celle de la partie plastique vienne à diminuer, alors se développera un état qualifié chlorose ou mieux CHLORO-ANÉMIE, selon le terme préféré par le professenr Bouillaud (1). Or, les globules sanguins ne peuvent tomber au-dessous d'un certain chiffre, le sang ne peut être *appauvri*, la chloro-anémie, en un mot, ne peut, d'après le professeur Germain Sée (2), exister sans entraîner à sa suite : 1° une diminution notable des forces et, par conséquent, des modifications profondes dans les secrétions, les absorptions, les échanges nutritifs ; 2° des troubles nervo-musculaires ; et 3° complément inévitable, des perturbations de digestion.

Tendance à la syncope, palpitations — irrégularité, sorte d'ataxie respiratoire, oppression — décoloration de la peau et bouffissure du visage — suppression, exagération, défaut de périodicité du flux menstruel — stérilité — abolition ou surexcitation de la sensibilité tactile — phénomènes nerveux de nature hystérique — prédisposition toute particulière, Trousseau (3) (19 fois sur 20) aux névralgies — perversions de l'odorat, du goût et de l'appétit portées jusqu'aux degrés les plus

---

(1) BOUILLAUD, *De la chlorose et de l'anémie*, Paris, 1859.

(2) SÉE Germain, *Leçons de pathologie expérimentale*, 1er fasc. *Du sang et des anémies*, Paris, 1866.

(3) TROUSSEAU, *Traité de thérapeutique*, T. I, 7° édit., Paris, 1862.

extrêmes, telles en sont les principales manifestations symptomatiques.

Au premier rang des causes, il faut inscrire le sexe féminin, l'âge de puberté (Cantrel (1), (100 fois sur 138, 15 à 25 ans), la séquestration, le cloître, certaines professions insalubres, (Lorain) (2) un trouble fonctionnel, accidentel, ou bien (Ricord) (3) une lésion organique préexistante.

Qu'au rebours, sous une influence quelconque : richesse exagérée du régime alimentaire, inactivité physique, etc., il se produise une surabondance dans la masse sanguine que contiennent les voies circulatoires, du coup, surgira l'imminence de ces troubles morbides qu'engendre le trop plein, ou selon l'expression du docteur Luton (4) « l'excès dans le bien. » C'est qu'en pareil cas, il y a PLÉTHORE.

La *pléthore vraie*, celle qui résulte de l'accumulation des produits de la digestion restés sans emploi, ne tarde pas à porter à un degré excessif la tension du pouls. Or, l'excès de la tension vasculaire a pour conséquence l'état congestif et apoplectique.

Active ou passive, la *Congestion* peut, de même que la pléthore, du reste, être générale ou locale.

Locale, elle se traduit par la réplétion variqueuse des veines, l'affection hémorrhoïdaire avec toute sa

---

(1) CANTREL, Thèses de Paris, 1842.

(2) LORAIN, *Nouveau dict. de méd. et de chirurgie pratique*, art. Chlorose, p. 320, Paris, 1867.

(3) RICORD, *De la chlorose syphilitique et de son traitement*, (Bull. gén. de thérapeut., 1844. T. XXVII, p. 111).

(4) LUTON, *Nouv. dict. de méd. et de chir. prat.*, Art. Pléthore, p. 139, Paris, 1880.

suite, des hémorrhagies dont la gravité varie avec le siége ; mais, parmi lesquelles *l'apoplexie cérébrale* est, sans contredit, la plus à redouter.

A la liste des maladies sur le développement ou la guérison desquelles l'activité musculaire exerce, selon qu'elle est ou non appropriée aux besoins physiologiques, une influence notable, ajoutons celles qui ont pour origine la langueur des fonctions de la peau.

La plupart, telles que l'ECZÉMA *simple* ou *impétigineux*, l'ACNÉ, l'ECTHYMA, tiennent au lymphatisme et résultent de la torpeur de nutrition qui fait le fond de la diathèse scrofuleuse. Elles apparaissent d'habitude dès le jeune âge ; mais, en raison même de l'origine qu'elles reconnaissent, on les voit subsister souvent, ou tout au moins avoir des retours offensifs, jusque dans la virilité.

Toutes ces maladies que favorise le défaut de d'exercice ont un caractère commun. Issues d'une perturbation dans l'équilibre des puissances nutritives, elles anticipent sur les années, pour précipiter la décadence de l'organisme.

# CHAPITRE II

## APPRÉCIATION CRITIQUE
## ET APPLICATION DES EXERCICES GYMNASTIQUES
## SOUS LE RAPPORT MÉDICAL

Considérations générales. — *Difformités du corps :* procédés gymnastiques applicables au traitement de la cyphose, de la lordose, de la scoliose et de diverses autres difformités. — *Névroses :* Procédés gymnastiques applicables au traitement de l'idiotie et de l'imbécillité, de la chorée, de l'hystérie et de l'épilepsie, de l'hypocondrie, des paralysies fonctionnelles, de l'atrophie musculaire progressive. — *Maladies par infériorité de fonctionnement des appareils de nutrition :* Procédés gymnastiques applicables au traitement de la scrofulose et du scorbut. — *Diathèse tuberculeuse :* Procédés gymnastiques applicables au traitement de la tuberculose. — *Diathèse urique :* Procédés gymnastiques applicables au traitement de la goutte, de la gravelle, de l'obésité, du diabète. — *Maladies par vice de proportion des matériaux entrant dans la composition du sang :* Procédés gymnastiques applicables au traitement de la chloro-anémie, de la dysmenorrhée, de la pléthore, de l'état congestif actif ou passif. — Procédés gymnastiques applicables au traitement de *diverses affections médicales ou chirurgicales* telles que : l'atrophie consécutive aux traumatismes, le pied-bot, les raideurs articulaires de nature arthritique, les obstructions gastro-intestinales et leurs complications de constipation ou de diarrhée, l'état cachectique paludéen, la néphrite albumineuse, les déplacements de la matrice, les hernies abdominales, l'onanisme, les maladies de la peau. — Conclusion.

« La perfection idéale de la pratique, ont dit Trousseau et Pidoux (1) serait de pouvoir toujours susciter à l'aide d'agents de la matière médicale, les modifications physiologiques qui sont en rapport thérapeutique

_____

(1) TROUSSEAU ET PIDOUX, *Traité de matière médicale et thérapeutique.* T. I. p. 49.

avec la maladie dont on entreprend le traitement. »
Or, quelles modifications plus profondes au point de
vue physiologique, que celles d'une fonction aussi
fondamentale que l'est le *Mouvement*, et quel agent
plus puissant pour susciter les modifications physiologiques dont la matière médicale se fait besoin que le
Mouvement même, mis en rapport thérapeutique avec
le traitement des maladies?

Tout exige, ici, mesure et opportunité; on est sur
le terrain délicat de la clinique.

Rien ne serait décevant, disons dangereux, comme
des règles visant à une précision d'une rigueur
mathématique. Un cas particulier échéant, elles seraient, soit excessives, soit insuffisantes, et la plupart
du temps à rejeter comme inapplicables.

Si l'on met à contribution la science du Mouvement
pour la curation d'une maladie, il faut dans la pratique, tenir compte (entre mainte autre considération),
et de la nature des fonctions dévolues aux organes
lésés, et de celle des perturbations que ces fonctions
ont subies; puis s'en référer à l'Observation.

En voici assez pour expliquer les développements
relatifs à la caractéristique des maladies que l'activité
corporelle impressionne, et qui font l'objet du précédent
chapitre; et aussi pour justifier les appels réitérés
adressés dans celui-ci, à l'expérience des auteurs qui,
en la matière, font autorité.

Guérir, soulager est le but. Parmi les procédés de
la Gymnastique, cherchons donc ceux qui, selon la
circonstance, peuvent être mis à profit; et, une indication thérapeutique formelle étant donnée, évertuons-
nous à discerner, entre tous, l'exercice déterminé qui
la remplit le plus expressément. Par dessus tout, pre-

nons bien garde de rien exagérer. Ne nous berçons pas d'illusions.

Pour prévenir le développement, ou enrayer les progrès des diverses maladies que nous avons passées en revue (ainsi que de plusieurs autres dont l'énumération viendra), la puissance d'une gymnastique raisonnée est, en beaucoup de circonstances, décisive. D'autres fois, on n'est en droit d'en attendre que ce qu'en réalité, les conditions individuelles lui permettent encore de donner. Il n'est que trop de cas, en clinique, où l'on fait ce qu'on peut, comme on peut; mais, même en aussi fâcheuse conjoncture, si le choix des exercices est approprié avec discernement aux ressources qui restent à l'économie et aux besoins particuliers que ressent le sujet, l'utilité de la gymnastique peut être grande. C'est là qu'il faut faire preuve, par exemple, de science et de sagacité. Aussi partageons-nous, sur l'imperfection des méthodes et l'insuffisance trop commune des maîtres, l'opinion du docteur Leblond (1). Telle est, à ses yeux, la véritable raison de la timidité des médecins à conseiller les exercices du corps. « Comment, dit-il, accorder de la confiance à celui qui, sans autre titre que sa force, prétend diriger le développement physique de l'homme? Sans doute, lorsqu'un pareil maître a pour élève un homme bien portant, le mal n'est pas bien grand; mais lorsque l'élève est épuisé par la maladie, qui donc peut admettre que le professeur soit compétent? Mais dira-t-on, il importe peu que ce professeur de

---

(1) LEBLOND, *Manuel de Gymnastique hygiénique et médicale*, p. 416. Paris, 1877.

gymnastique connaisse les premiers éléments d'ana
tomie, de médecine, d'hygiène, puisqu'il n'a qu'à se
conformer aux indications des médecins ? Malheureusement il n'en est pas ainsi ; car il est impossible au
médecin de déterminer exactement la quantité d'exer-
cicice qui convient à chaque malade, et c'est au maître
de gymnastique à y suppléer. »

Ceci posé, dégageons avec toute la netteté possible,
les indications essentielles qui régissent l'application
de la Gymnastique dans les diverses affections sur
l'évolution desquelles elle a accès.

L'ordre descriptif déjà suivi est celui, encore, qui va
nous servir de guide.

Dues simplement à l'habitude contractée, soit à
l'école, soit à l'atelier, d'attitudes vicieuses ; ou bien
consécutives à une perversion nutritive du tissu osseux de nature rachitique, les DIFFORMITÉS DU SQUE-
LETTE trouvent, pourvu que le degré n'en soit pas
trop avancé, un puissant correctif dans la gymnastique.

Tissot (1) s'est plaint du peu de faveur dont ce moyen
de remédier aux « difformités naissantes du corps »
jouissait de son temps. « Ce n'est pas, a-t-il dit, que
beaucoup de gens de l'art s'en soient occupés ; mais
leurs observations sont si rares qu'on pourrait révoquer en doute sinon leur talent, du moins leurs succès.
Parlons plus vrai : c'est moins au défaut de génie de
ces derniers qu'il faut attribuer le petit nombre de
cures des difformités dans les enfants qu'au manque

______

(1) TISSOT, *Gymnastique médicinale et chirurgicale*, p. 355 et
suiv.

de soins des pères, des mères, des bonnes et des précepteurs qui, les ayant toujours sous les yeux, les abandonnent à toutes les mauvaises attitudes auxquelles ils se laissent aller. La plupart de leurs difformités, en effet, proviennent bien plus de cette négligence de la part de leurs entours que de la mauvaise conformation que leurs membres ont pu recevoir de la nature, ou de l'insuffisance des gens de l'art pour les guérir. » Puis, il insiste sur l'importance du choix dans les exercices. Il signale l'inconvénient de délaisser prématurément celui dont on a pu apprécier l'action salutaire, sous prétexte de le remplacer par d'autres dont l'activité, pour sembler théoriquement plus efficace, risque de réduire à néant des résultats laborieusement obtenus. Passant en revue les vices de conformation congénitaux ou acquis de la « colonne épinière », il énumère les indications curatives propres à les prévenir ou à les corriger.

Consistent-ils dans l'exiguïté, l'aplatissement, la dépression de la cage thoracique ? alors Tissot conseille la série des mouvements qui ont pour effet de tenir contractés « longtemps et souvent » les muscles pectoraux, afin d'obtenir la dilatation du thorax. L'énergie ou la réserve, dans l'exécution de ces mouvements seront, bien entendu, subordonnées à la force de résistance du sujet.

S'agit-il d'une déviation vertébrale tenant au « rachitis », d'une « bosse par derrière ou par devant » ? notre auteur ne se fait pas illusion sur le degré de curabilité qu'elle présente. Il recommande néanmoins les exercices dans lesquels, le point d'appui étant pris sur les mains, le corps se trouve en suspension ; et il ajoute : « Si, en même temps, on le faisait balancer en

le poussant en avant et en arrière, ou augmenterait par
là son poids, on déterminerait davantage les muscles
à s'alonger (sic) et, par conséquent les pièces osseuses
à se redresser. » Le *decubitus* (1) dorsal sur un lit
dur et privé d'oreiller est, en pareil cas, à ses yeux,
un auxiliaire extrêmement utile. La rectitude rigoureuse des attitudes en cousant, lisant, ou écrivant, en
travaillant assis, en un mot, est le complément de sa
médication orthopédique de « la bosse au dos. » Même
médication convient au traitement de « la tortuosité de
l'épine en quelque sens qu'elle soit », ainsi qu'aux difformités dans lesquelles « l'épine fait un creux ou un
enfoncement. » Elle exige une grande patience ; mais
« comme dit le proverbe, *persévérance amène tout.* »

Les prescriptions de Tissot sont judicieuses, et nous
verrons qu'elles ont été largement mises à profit. Toutefois, il y a dans l'application, au point de vue de l'opportunité, une distinction à établir dont il ne semble
pas avoir pris souci : le rachitisme a deux phases.
Dans l'une, la consistance du tissu osseux va diminuant ; dans l'autre, un travail de consolidation suit
son cours. Quant aux déformations, elles sont dues à
la pression exercée sur les pièces du squelette par le
poids du corps et aussi, dans une sensible mesure, aux
actions musculaires. C'est donc, ainsi que l'a indiqué
M. Pichery (2), à la seconde période du rachitisme,
alors que les moyens thérapeutiques peuvent trouver
dans les progrès mêmes du travail de consolidation un

---

(1) *Decubitus*. Attitude dans laquelle repose le corps, lorsqu'on
est couché sur un plan plus ou moins horizontal.

(2) PICHERY, *Gymnastique de l'opposant, uniquement fondée
sur l'anatomie et la physiologie de l'homme*, p. 172, Paris, 1870.

appoint, et non dans la première, alors que le repos est la meilleure sauvegarde contre les déviations, que des exercices gymnastiques appropriés au genre de celles-ci devront rationnellement être institués.

Le *Manuel de Gymnastique hygiénique et médicale*, publié par le docteur Leblond, avec une *introduction* du docteur Bouvier, contient un chapitre évidemment écrit sous l'inspiration du maître. Il a pour titre : *Causes et traitement des difformités*. Les errements thérapeutiques de M. Bouvier sur le traitement de la cyphose, de la lordose et de la scoliose y sont présentés sous une forme dont la précision ne laisse rien à désirer.

Mettant à contribution la méthode *suédoise*, laquelle (nous l'avons dit déjà) consiste à provoquer la contraction volontaire des muscles, tandis qu'on leur oppose avec la main une résistance graduée, MM. Bouvier et Bouland, cités par M. Leblond (1) recommandent les mouvements suivants dans le traitement de la *cyphose*. « Lorsque la cyphose occupe la région cervicale, il faut :

« 1° Incliner la tête en arrière contre la résistance de la main appliquée à la nuque.

« 2° Imprimer à la tête un mouvement circulaire en insistant sur l'inclinaison en arrière. Pour cet exercice, le gymnaste tient les mains appliquées de chaque côté de la tête du sujet et lui fait résistance.

« 3° Opérer le redressement du tronc préalablement incliné en avant, la résistance étant placée à la nuque.

---

(1) LEBLOND, *Manuel de Gymnastique hygién. et médicale*, p. 468 à 477.

« 4° Lorsque la cyphose occupe la région dorsale, on détermine par les mêmes procédés, la contraction des muscles sacro-spinaux, grands dorsaux, etc. Pour mettre en jeu les premiers de ces muscles, le sujet s'assied, le tronc très penché en avant, et il le redresse lentement contre la résistance que lui oppose un aide dont les mains sont appliquées sur les épaules.

« Pour agir sur la portion dorsale des muscles sacro-spinaux, les bras sont étendus en croix et les mains solidement fixées. Le sujet, ensuite, tient les jambes fermées et résiste à une pression exercée, en arrière, au niveau des épaules. »

Quant à la *lordose*, plus facile à prévenir qu'à guérir, les principes qui, dans la médication, régissent l'emploi de la gymnastique ont été établis en termes très nets par Andry. Tissot n'a fait qu'en répercuter l'écho. Tous les auteurs de nos jours s'y rallient. Leur simplicité et leur logique sont de nature d'ailleurs à frapper. Voici en quels termes s'exprime Andry (1). « Si la taille fait un creux, en sorte que l'épine soit tournée en dedans, ce qui est contraire à la bosse du dos, faites souvent courber l'enfant ; la situation qu'il sera obligé de prendre contraindra, à la longue, l'endroit creux de son épine à revenir en avant. »

D'apparence plus savante, les procédés de la gymnastique suédoise ne diffèrent pas sensiblement de ceux d'Andry. Placer le corps dans une position horitale et redresser le tronc sans secousse et sans bouger

---

(1) ANDRY, *L'orthopédie, ou l'art de prévenir et de corriger dans les enfants la difformité du corps*, Paris, 1741.

les jambes; pencher la partie supérieure du corps en avant, les bras tendus, et s'efforcer de toucher le sol avec les mains à l'aide de petits efforts successifs, se tenir debout les bras tendus en avant horizontalement, et lever chaque pied à la hauteur de la main, etc., voilà, d'autre part, autant d'exercices méthodiques tendant à appliquer, sous des formes différentes, le principe posé par Andry, c'est-à-dire à contraindre l'endroit creux de l'épine dorsale à revenir à la longue en avant.» Ils sont recommandés par MM. Bouvier et Bouland, et après eux par M. Leblond.

Plus fréquente et par conséquent plus redoutable que les difformités dorsales qui précèdent, la *scoliose* n'a pas suggéré aux auteurs des indications gymnastiques moins précises. Selon M. Leblond (1), ces indications se réduisent à deux qui sont fondamentales. Il s'agit 1º de ramener les vertèbres à une situation qui les rapproche le plus possible de leur position normale; 2º de faire en sorte qu'elles conservent cette situation sans secours étranger, par le seul effet de la constitution du rachis et de l'action des muscles qui le supportent. Indépendamment des bandages, des machines et des modificateurs généraux de l'organisme, les positions du corps et la gymnastique en fournissent le moyen.

Préconisé comme mode exclusif de traitement de la scoliose, le *decubitus prolongé* a des avantages et des inconvénients sur lesquels les travaux de M. Bouvier n'ont pas peu contribué à faire la lumière. Certes, le decubitus sur le dos met un frein aux progrès de la déformation; mais l'inactivité à laquelle le système musculaire se

_______________

(1) Leblond, *Loco citato*, p. 471.

trouve réduit par la prolongation même de cette attitude est, dans une affection de la nature de celle qui nous occupe, préjudiciable au premier chef au développement de l'organisme.

Des mouvements actifs doivent lui être associés. Lesquels? Ici, le choix des exercices est d'une importance hors ligne. On peut faire beacoup de mal, comme beaucoup de bien. En thèse générale, tout exercice gymnastique nécessitant de grandes inflexions du tronc, à droite et à gauche ou en avant, mérite d'être rejeté. Du nombre sont (Leblond) les sauts, la course, les barres à sphères, les haltères, les mils.

Ceux desquels on est en droit d'attendre un bénéfice sérieux se classent en deux ordres. Le premier comprend les exercices avec sustentation artificielle du tronc, conseillés par Tissot.

Pour l'exécution, on n'a que l'embarras du choix parmi les appareils : barres parallèles, échelles horizontale, inclinée, orthopédique, perches horizontale, inclinée, verticale, cordes lisse et à nœuds, etc., que nous avons décrits. Mais, dans la pratique, ceux de ces appareils auxquels nous donnerions la préférence sont, sans contredit, la corde lisse et l'échelle orthopédique. Insister de nouveau, soit sur la simplicité du premier, soit sur l'ingéniosité du second, soit sur la multiplicité des emplois de l'un et de l'autre serait superflu.

Dans le second ordre d'exercices utiles contre la scoliose se rangent ceux qui se pratiquent dans la position horizontale et, comme le dit avec raison M. Leblond, la natation figure au premier rang; puis, ceux qui se pratiquent dans la station naturelle du corps, ces derniers ont pour objet de mettre en action les muscles qui occupent le côté convexe de la courbure afin de contre-balancer celle de leurs congénères qui en occupent la concavité. « Les muscles de la convexité sont ici les agents mécaniques fournis par l'organisme lui-même et mis en jeu par le médecin pour obtenir un effet mécanique, un mouvement des vertèbres qui les ramène à une meilleure position. » (1) Pour remplir cette difficile indication, c'est à la méthode *suédoise* qu'il convient de recourir. Voici en substance la description que le docteur Méding (2) fait de l'opération. « Le docteur Eulenburg, à Berlin, directeur du premier établissement qui fut fondé en Allemagne et qui possède une statistique de près de mille cas, nous a dit, affirme M. Meding, que dans l'immense majorité, la déviation latérale prenait naissance au début, par une inégalité d'action musculaire à laquelle succéderait seulement l'asymétrie des ligaments, et souvent ensuite les affections des cartilages et des vertèbres même.... Or, dans une scoliose à convexité supérieure regardant à droite et à concavité inférieure regardant à gauche on procède comme suit : le bras est élevé verticalement au-dessus de la tête ; le bras droit est tenu horizontalement vers le côté droit, la jambe droite placée d'un pas en avant de l'autre et le tronc courbé en avant. Le gymnaste pose ses deux mains sur les omoplates du malade, en opposant une certaine tendance au redressement du tronc... On fait ensuite respirer profondément et à plusieurs fois le malade dans la position de la main gauche sur la tête

---

(1) LEBLOND, *Loco citato*, p. 476.
(2) MÉDING, *De la Gymnastique médicale suédoise (système Ling). Traitement par le mouvement*, p. 46, 1862.

et de la droite derrière le dos ou appuyé sur la hanche..... Puis il se place, la hanche gauche appuyée contre une barre ; le bras droit est plié aussi à angle droit derrière le dos et tout près du corps. Pendant qu'un autre aide fixe la hanche droite libre, le gymnaste commande au malade de se pencher à gauche et lui oppose une résistance modérée ; après quoi, il ramène le tronc du malade vers le côté droit et tire ensuite à gauche contre une légère résistance de celui-ci. Et ainsi de suite, cinq à sept fois..... C'est une manière de pousser le thorax vers la partie concave et qui finit même par une légère inclinaison vers la gauche dans la partie haute du thorax. » On le voit, toute cette manœuvre est assez complexe. Pourtant, si la théorie sur laquelle repose la méthode, ne manque pas de subtilité, les avantages qu'elle offre à la clinique lui ont valu de la part des auteurs les plus expérimentés un accueil favorable.

En somme, ainsi que le docteur Bouvier (1) le pose en principe : dans la gymnastique qui se propose de remédier aux difformités du corps, dans la gymnastique orthopédique, il convient de réduire le plus possible l'effort qui se produit dans un sens, et de donner, au contraire, une grande énergie à l'effort opposé. Cette *inégalité* calculée dans les efforts a pour but de contre-balancer celle qui existe ou tend à s'établir entre les puissances desquelles dépendent les diverses positions des organes.

S'agit-il d'une de ces attitudes disgracieuses de la

---

(1) Bouvier, *Note complémentaire annexée au rapport de la Commission ministérielle pour l'examen de l'enseignement de la Gymnastique dans les écoles de l'Empire*, 1868.

tête qu'il est si fréquent d'observer chez les jeunes gens des deux sexes et qui la leur font porter d'habitude penchée en avant, M. Bouvier conseille une extrême réserve dans le *temps* des exercices qui exigent la flexion du vertex et une extrême énergie dans celui qui en exige l'extension. Il engage à ordonner de porter la vue en haut dans les exercices de suspension, et recommande la natation sur le ventre comme obligeant à tenir la tête fortement relevée en arrière.

Tissot (1), à cet égard, indique un « expédient » qui ne laisse pas que d'être assez ingénieux. Il dit le tenir de la directrice d'une institution de jeunes filles. A celles de ses élèves chez qui cette tendance se manifestait, cette intelligente directrice « proposait sans affectation, en les faisant jouer à diverses sortes de jeux, de porter sur la tête une pelote ronde ou tel autre objet facile à glisser, et leur disait que la règle de ce jeu était que si on laissait tomber la pelote en marchant, on donnerait des gages, ainsi que cela se pratique à d'autres jeux.

« On m'a assuré, ajoute Tissot, que cette méthode était presque toujours suivie de succès ; car à force de s'exercer à ce jeu, ces enfants s'accoutument bientôt à tenir la tête droite ; j'en suis d'autant moins étonné qu'il est plus rare de voir les laitières et autres gens accoutumés à porter les fardeaux sur la tête n'avoir pas la tête droite. » Ce n'est pas à dire que Tissot conseille de faire reposer des objets pesants sur la tête des enfants dont on cherche à rectifier l'attitude. Il signale au contraire le vice de ce mode de transport des fardeaux, qui est de tasser les uns sur les autres

---

(1) Tissot, *Loco citato*, p. 362.

les corps des vertèbres et surtout les disques cartilagineux intervertébraux.

La tête est-elle portée d'ordinaire penchée de l'un ou
de l'autre côté; si l'on n'est en présence d'aucune lésion
mais simplement d'une habitude vicieuse, des mouvements presque exclusivmnt exercés sur les muscles
du côté opposé suffisent, selon M. Bouvier, pour y
remédier.

Contre ces inégalités de développement, de parallélisme, de force des membres que nous avons mentionnées, des exercices combinés de façon à concentrer
l'effort sur le membre en retard dans son développement peuvent rendre, à la longue, des services
signalés.

En dernière analyse, voici, telles que M. Bouvier (1)
les a formulées, les règles générales desquelles la
gymnastique orthopédique a à ne pas se départir.

*Première règle.* — On doit observer attentivemnt
l'effet immédiat des exercices indiqués par le raisonnement, afin de s'assurer s'il est bien tel qu'on
s'y attendait et s'il ne faut pas apporter quelque
changement dans l'exécution des mouvements.

*Deuxième règle.* — On ne peut obtenir de résultat
marqué qu'en donnant aux exercices une durée
suffisante, en les répétant à des intervalles assez
rapprochés, et en persévérant plus ou moins longtemps dans leur emploi.

*Troisième règle.* — On doit néamoins éviter trop de
fatigue des muscles qu'on met en action; autrement,
on les épuiserait au lieu d'augmenter leur force.

*Quatrième règle.* — Tout doit concourir dans

_______________

(1) Bouvier, *Loco citato*

l'intervalle des exercices à maintenir l'effet qu'ils ont produit. Il ne faut pas que les attitudes des classes ou des jeux viennent à tout instant détruire l'œuvre de la gymnastique.

Des maladies si dissemblables qui peuvent élire pour siège le système nerveux et dans la curation desquelles il y a place pour la Gymnastique, les unes impliquent des indications formelles, précises, du genre de celles auxquelles nous venons de voir les difformités du corps se prêter; les autres, en raison, soit de leur nature, soit de leur degré, ne comportent pas une spécialisation semblable.

Voyons ce que peut la Gymnastique contre chacune de ces affections.

Au préalable, une remarque. D'une manière générale, quelle est la caractéristique des· NÉVROSES? L'atonie, ici, l'excitation, là. Or, stimulant par excellence des fonctions organiques, l'exercice musculaire est aussi, par excellence, modérateur de l'excitabilité. Il est donc rationnel, dans la thérapeutique des névroses, de solliciter avec insistance, l'activité du corps.

Pour déshérités qu'ils soient sous le rapport intellectuel, les malheureux affectés d'IDIOTIE demeurent plus rarement qu'on ne croit rebelles à toute culture. Esquirol comparait l'idiot à un indigent : si précaires que soient ses ressources, il lui est possible encore d'en tirer parti. Avant de prendre la direction du service de Charenton, à l'époque où il était chargé de celui de la Salpétrière, cet esprit éminent eut la pensée d'utiliser les *pauvres ressources des indigents* qui lui étaient confiés. Plusieurs jeunes idiots lui ayant paru susceptibles de culture, il enjoignit à un de ses élèves de veiller à leur développement. L'essai ne se fit point sans succès. Les résultats consignés en 1824, dans la thèse du docteur Belhomme, à qui la tâche avait été dévolue, témoignent de notables améliorations.

C'est de ces recherches que datent les premières tentatives faites pour améliorer le sort des idiots en donnant le branle aux rares aptitudes dont ils sont doués. C'est aux travaux ultérieurs d'Esquirol, de Belhomme, de Delasiauve, de F. Voisin que ces tentatives doivent d'avoir porté fruit.

L'éducabilité des idiots est, selon M. Belhomme (1), très variable. « Les moins dépourvus n'atteignent que difficilement le niveau ordinaire. Avant d'entreprendre l'œuvre de leur amélioration, il faut se bien pénétrer, non seulement de la portée naturelle de leur intelligence, mais de la *prédominance de telles ou telles facultés* ». Or, tous les observateurs qui, à la Salpêtrière, à Bicêtre ou ailleurs, ont tenu leur attention fixée sur l'étude de l'idiotie reconnaissent un fait; c'est, d'abord, que les aptitudes aux exercices corporels sont en général prédominantes et se traduisent par un impérieux besoin de locomotion sans but ou de mouvements désordonnés. C'est, ensuite, que la Gymnastique produit sur la tenue, voire sur l'état de l'intellect, des transformations merveilleuses, « Tout, dit M. Delasiauve (2), s'en ressent; l'animation, l'attitude, la souplesse, la dignité, la santé, les

---

(1) BELHOMME, *De l'enseignement des idiots.* (*Journal de méd. mentale*, T. IV, p. 41. Paris, 1864.)

(2) DELASIAUVE, *Journal de médecine mentale*, T. III, p. 346.

mœurs. C'est que, dans l'éducation des infortunés frappés dans les plus nobles attributs de l'humanité. l'action physique usurpe un rang prédominant ; c'est d'elle que naissent les idées, l'élaboration intellectuelle. »

Quel choix faire, maintenant, dans les exercices ? Rien, à cet égard, ne saurait être arrêté *à priori*. Il suffit, pour s'en convaincre, de tenir compte des degrés multiples auxquels l'indigence intellectuelle peut se porter.

De l'*insuffisant* et du *mobile*, au *simple* ; du simple à l'*imbécile* borné et apathique ou turbulent et vicieux ; de l'imbécile à l'*idiot* proprement dit, microcéphale et épileptique, la distance est grande ; et il est de toute évidence que les procédés pédagogiques corporels ou autres inaccessibles à celui-ci, seront aisément accessibles à celui-là. C'est ici, plus qu'autre part, qu'il y a nécessité de s'en remettre à la sagacité, à la patience, au dévouement du maître pour les résultats. Et, pour le dire en passant, c'est, sans doute, parce que ces qualités maîtresses se sont trouvées réunies chez M. Nap. Laisné et chez ceux de ses adjoints à qui la direction de l'enseignement gymnastique des idiots à Bicêtre et à la Salpêtrière a été si long-temps confiée, que l'œuvre intreprise par Esquirol, Belhomme, Delasiauve, F. Voisin, a eu sa constante prospérité.

Aujourd'hui que l'opinion est faite sur l'utilité de premier ordre des exercices physiques, dans les conditions ingrates où nous nous plaçons, l'enseignement de la Gymnastique a pris, dans ces établissements hospitaliers, un nouvel essor. Très réservé pour les uns : attitudes correctes — mouvements

élémentaires d'assouplissement, — chants cadencés;
il est pour les autres plus étendu et les appareils
essentiels : haltères — barres à sphères — mils, etc.,
y sont maniés non sans adresse; de même que les
agrès — échelles, cordes nouées, cordes lisses, etc. —
n'y sont pas escaladés sans aplomb.

En de telles circonstances, encore un coup, tout
est relatif; et il n'est guère permis de procéder autrement que par voie de tâtonnement, d'empirisme
raisonné. « On ne modifie que ce qui existe », a dit
Félix Voisin.

Le traitement de la CHORÉE embrasse des questions
de deux ordres. La constitution du sujet est à refaire.
L'empire sur l'action des muscles est à rendre à la
volonté.

Ce n'est ici le lieu ni de passer en revue les médications sans nombre qui ont été proposées contre
la chorée, ni d'en entreprendre la critique. Mise à
contribution, à son tour, la gymnastique a soutenu
sans fléchir la comparaison. « Plus puissante, selon
M. Pichery (1), que tous les autres moyens, elle n'a
aucun de leurs inconvénients. Sa supériorité, sous
ce rapport, a été expérimentalement établie dans les
hôpitaux d'enfants. » Dès le mois de novembre 1847,
en effet, c'est-à-dire, comme le remarque M. Leblond
(2), quatre mois seulement après son introduction
dans les hôpitaux, le docteur Bonneau en reconnais-
sait les effets satisfaisants. Deux ans plus tard, un
ouvrage du docteur Sée (3), contenant un parallèle

---

(1) PICHERY, *Loco citato*, p. 187.
(2) LEBLOND, *Loco citato*, p. 422.
(3) SÉE, *De la chorée. Rapport du rhumatisme et des maladies*

entre les diverses médications usitées dans la chorée et le traitement de cette affection par la gymnastique, établissait l'efficacité de ce dernier mode de traitement. Puis, les recherches statistiques de Blache (1), les observations de A. Becquerel (2) et celles du docteur Parrot (3) venaient successivement confirmer l'opinion des premiers jours.

Le mémoire de Blache (1854), notamment, a démontré, sans réplique, les avantages de la gymnastique, soit seule, soit associée aux bains sulfureux. Sur 108 cas de chorée (84 filles et 24 garçons), 102 furent guéris en 39 jours, terme moyen, et 6 en 122 jours. Son action générale, en pareil cas, est de tonifier l'organisme. Elle agit, en outre, selon le docteur Jules Simon (4), d'une façon toute particulière sur le système musculaire, dont elle corrige les habitudes vicieuses et régularise les contractions désordonnées.

L'importance du choix dans les procédés est ici considérable. M. Heiser (5) en a été frappé. Aussi engage-t-il à s'occuper d'abord exclusivement du membre ou de la région sur lesquels la volonté a cessé d'exercer tout empire; puis ensuite à généraliser

---

*du cœur avec les affections nerveuses et convulsives.* (Mém. de l'Acad. de méd , T. XV, p. 375 et 525, Paris, 1850.)

(1) Blache, *Du traitement de la chorée par la gymnastique.* (Mém. de l'Acad. de méd., T. XIX, p. 598 et 608, Paris.)

(2) Becquerel, *Gazette des Hôpitaux,* numéro du 6 novembre 1851.

(3) Parrot, *Gazette des Hôpitaux,* numéro du 19 janvier 1858.

(4) J. Simon, *Nouveau dict. de méd. et de chir. prat.* Art. *Chorée,* p. 551, Paris, 1867.

(5) Heiser, *Traité de la gymnastique raisonnée,* p. 115. Paris. 1854.

l'action thérapeutique au moyen d'exercices variés.

Dans les cas les plus graves, voici comment M. Leblond (1) conseille de procéder : Couché dans un lit en forme de boîte et parfaitement rembourré, où il est agité des mouvements les plus bizarres, le malade est dans l'incapacité absolue de commander à sa volonté. Dans de pareilles conditions, la gymnastique ne peut être que passive. Elle doit consister en massages à pleine main sur toute la surface du corps, puis en frictions énergiques. La durée de la séance est d'une heure, et est précédée d'une période de dix à quinze minutes, pendant lesquelles le malade, étendu dans le decubitus dorsal, est solidement maintenu dans l'immobilité.

Au bout de quelques jours, dès qu'il se produit un amendement dans l'intensité des désordres, on passe, sans abandonner le massage, aux mouvements de flexion et d'extension successifs, lents, très réguliers et parfaitement rhythmés.

On s'aperçoit bientôt que la volonté reprend son empire et que les mouvements anormaux vont diminuant de fréquence et d'intensité.

Au bout de huit à dix jours, de passive, la gymnastique devient active, car le malade est en état de se livrer aux exercices qui s'exécutent au gymnase. Pour le choréique, ils devront être gradués avec une sollicitude toute particulière. Aux marches, aux mouvements d'assouplissement succèderont le maniement des haltères, des barres à sphères, puis la suspension aux agrès.

Aux yeux de M. Blache, « il est fort important de

_________

(1) LEBLOND, *Loco citato*, p. 426.

diviser les exercices en deux catégories : 1° les exercices dits passifs, qui peuvent, seuls, être employés dans la période de l'affection où la volonté n'a pas de prise sur les puissances musculaires; 2° les exercices actifs que les enfants exécutent d'eux-mêmes avec ou sans l'aide de machines. » Selon M. Sée, les exercices qui conviennent dans la chorée doivent consister d'abord en mouvements simples et cadencés : position verticale — flexion et extension des genoux — piaffer — extension et flexion des bras — balancement régulier du corps. Pour soutenir l'attention et faciliter la régularisation des mouvements, on trouve dans les chants rhythmés un auxiliaire utile (1). Plus tard, le pas réglé, la course, le saut, les manœuvres aux agrès, répétés sans aller jamais jusqu'à la fatigue, mais pratiqués tous les jours, rendront à la nutrition son activité, au teint sa coloration, au sujet sa belle humeur.

Sur le mode d'application de la gymnastique au traitement de la chorée, il y a, entre les auteurs, conformité de vues parfaite.

Contre l'HYSTÉRIE, les distractions, les voyages, la vie active, l'hydrothérapie, l'exercice méthodique, sont les agents curatifs les plus efficaces. Sous ce

---

(1) On a reproché aux chants rhythmés entonnés simultanément à l'exécution des exercices de détourner du sens véritable qu'elle doit prendre une partie de la puissance dont dispose l'organisme et dont la dépense en effort musculaire est l'attribution normale. La critique porte, lorsqu'on poursuit comme but l'entraînement ou simplement l'ampliation des forces musculaires; mais ce n'est pas d'accroître les forces musculaires qu'on s'occupe en appliquant la gymnastique au traitement de la chorée; c'est de coordonner l'action de leurs agents.

rapport aussi, il y a unanimité. Les ressources thérapeutiques échouent, les préparations antispasmodiques, toniques, reconstituantes demeurent sans vertu, si elles ne sont associées à l'exercice musculaire. L'observation du fait date de Whytt, et, en la reproduisant, Barbier d'Amiens accentue encore la pensée de son devancier. Il se demande s'il n'arrive pas bien souvent d'attribuer à des médicaments les amendements dont on est redevable à un travail musculaire assidu. L'assiduité, il y insiste, est une condition péremptoire de succès.

La gymnastique, sous toutes ses formes, fournit le moyen de remplir cette précieuse indication. Ici, aucune spécialisation ne serait de mise. Nous en avons dit assez sur l'hystérie pour faire comprendre jusqu'à quel point il importe, dans la pratique, de tenir compte de l'âge, du sexe, des aptitudes physiques et intellectuelles, des goûts, des aspirations, du caractère, du mode et du degré d'éducation, de la position sociale du sujet. Toujours est-il que, dans la majorité des cas, les exercices qui se pratiquent au gymnase sont d'une application aussi heureuse que facile. Il y a d'autant plus motif d'y avoir recours qu'ils rendent commode de réaliser deux conditions dont l'importance est de premier ordre dans le traitement de l'hystérie : la périodicité dans le travail musculaire, comme nous venons de l'indiquer ; l'usage de l'hydrothérapie, comme nous allons le faire voir.

« J'ai beaucoup employé le froid, dit Briquet (1), et je m'en suis, en général, si bien trouvé que je regarde

---

(1) BRIQUET, *Traité clinique et thérapeutique de l'hystérie*, p. 648, Paris, 1859.

son emploi comme l'un des moyens les plus puissants qu'on possède pour combattre les accidents hystériques acquis tels que la fièvre hystérique, le délire, l'insomnie, l'agitation excessive, les convulsions, l'éréthisme, l'état de surexcitation générale de l'économie, etc. ». Au bout d'un certain temps, en effet, d'un traitement hydrothérapique soutenu, la constitution se modifie ; l'hématose s'accomplit plus largement ; le sang devient plus riche ; l'appétit renaît, la nutrition s'active, les chairs prennent de la couleur et de la fermeté ; au lieu de la souffrance, la physionomie reflète la santé.

D'un autre côté, nous l'avons vu, l'hydrothérapie est le complément obligé de la gymnastique dite d'*application*.

Quant à la manière de procéder afin de s'accoutumer graduellement au contact de l'eau froide sans avoir à redouter des réactions d'une brusquerie intempestive, elle consiste, selon le docteur Louis Hoffmann, à commencer par frotter, à l'issue des exercices, le dos, les bras, la poitrine avec une serviette mouillée légèrement tordue, puis à percuter vivement les omoplates et essuyer le corps avec soin.

Au bout de cinq à six séances, la serviette est remplacée par un drap mouillé légèrement tordu ou par une éponge qu'on passe rapidement sur toute la surface du corps. Une percussion rapide du dos, des fesses, des cuisses et des jambes termine l'opération.

Cinq à six jours plus tard, on passe à l'hydrothérapie proprement dite, et l'on débute par la douche en jet, mieux supportée que la douche en pluie parce que le choc diminue notablement la sensation du froid et ne produit pas comme celle-ci de suffocation. Quant à la douche en pluie, elle ne doit pas se prolonger plus de trois à quatre secondes et ne vient qu'en dernier lieu.

La durée totale d'une séance hydrothérapique, enfin, ne doit pas excéder trente secondes. Une friction sèche la termine et, détail trop communément négligé (1), cette friction demande à être plus énergique au niveau des grandes articulations.

La réaction, dit M. L. Hoffmann (2), d'accord en cela avec le docteur Fleury, est d'autant plus vive *que la sueur a été plus forte, l'eau plus froide, et la douche plus courte.*

Par malheur, l'hystérie ne se complique que trop fréquemment de troubles nerveux de nature épileptique. L'HYSTÉRO-ÉPILEPSIE non plus que l'ÉPILEPSIE proprement dite n'opopse à la gymnastique de contre-indications. Seulement, des réserves nouvelles s'imposent en raison même du caractère que revêtent les accès.

« Tous les exercices, dit M. Delasiauve (3), ne conviennent pas aux épileptiques. L'équitation, la natation, l'escrime même, doivent dans la plupart des cas, leur être interdits. Cette proscription s'étend à ceux qui exigent une excessive dépense d'activité musculaire, forcent à tenir, soit la tête baissée, soit le corps exposé à une vive lumière ou à une chaleur ardente…. Il ne suffit point, d'ailleurs, que les exercices ne puissent être par eux-mêmes compromettants : leur uniformité trop soutenue serait nuisible. Il convient, sur-

---

(1) GUETTÉ, *Communication verbale.*

(2) Louis HOFFMANN, *De la gymnastique de l'hydrothérapie, du Hammam et de leur importance au point de vue de la santé,* p. 7, Paris, 1882.

(3) DELASIAUVE, *Traité de l'Épilepsie,* p. 461 et suiv.

tout, s'ils réclament une application prolongée, de les alterner fréquemment entre eux et de les entrecouper par des distractions agréables »…. A la faveur de ces sages préceptes, et sous l'influence d'exercices gymnastiques bien entendus, on a vu, en maintes circonstances, les attaques céder en fréquence et en intensité. A Bicètre, à la Salpetrière notamment, on a pu apprécier les changements survenus parmi les enfants épileptiques, depuis l'introduction dans ces hospices du travail, de l'étude, de la gymnastique et des jeux. Les accès ont subi une atténuation ; la physionomie a perdu son expression sombre et concentrée ; les mœurs se sont adoucies ; la méchanceté, la colère, la violence ont fait place à une humeur plus égale, à des sentiments plus affectueux. Quelques malades, considérés comme guéris, remplissent même, dans la maison, des fonctions indépendantes.

Articulés par M. Delasiauve, voilà des faits dont tous les médecins qui ont fréquenté, à Bicètre et à la Salpétrière, les divisions affectées au traitement des épileptiques n'hésiteront pas à se porter garants.

Secouer la torpeur, chasser les idées sombres qu'engendre l'HYPOCONDRIE n'est pas chose facile. C'est en effet parmi les hommes adonnés aux travaux de cabinet que le mal choisit de préférence ses victimes. « Sa fréquence, comme l'a observé Louyer-Villermay, est, jusqu'à un certain point, en rapport direct du développement de l'entendement humain et du progrès de la civilisation. » Comment arracher cet esprit distingué, ce littérateur, cet artiste, ce poète aux occupations qui le captivent, qu'il poursuit avec une assiduité outrée et pour lesquelles il s'éprend quelquefois d'un amour effréné? Tout l'y ramène ; c'est la seule diversion qu'il connaisse à ses souffrances, à son apathie, à ses soucis.

Et pourtant, tous les auteurs qui ont approfondi le problème : Sydenham, Whytt, R. Mead, Ribes, Louyer-Villermay, sont d'accord sur ce point, c'est qu'un frein opposé à l'ardeur du travail cérébral, uni à la pratique quotidienne et persévérante d'un exercice physique, suffisent presque toujours pour dissiper les troubles de toute sorte qui caractérisent l'affection.

En présence d'un de ces êtres concentrés, apathiques, impressionnables, nerveux, souffreteux, moroses, ombrageux, fantasques comme le sont les hypocondriaques, on ne saurait user de trop de diplomatie. Si l'on parvient à lui faire accepter la gymnastique, il faut rendre la main, consulter son goût et lui faire faire, sans rigorisme de méthode, ses exercices de prédilection. Le tout est de l'amener à déployer, chaque jour, une certaine activité musculaire. Plus tard, à l'heure propice, l'action curative du mouvement pourra se régulariser.

Toutes les fois qu'une *paralysie* est symptomatique d'une lésion organique des centres nerveux ou des nerfs, elle échappe à l'action de la gymnastique.

Dans les PARALYSIES FONCTIONNELLES (variétés sur lesquelles nous avons appelé l'attention dans le chapitre qui précède) il en est autrement. On leur oppose d'ordinaire la strychnine, ses préparations et ses succédanées, ainsi que la faradisation ; mais il faut qu'en pareille circonstance, l'indication de la gymnastique ait été reconnue comme singulièrement rationnelle, pour qu'on ait cru pouvoir motiver l'intervention de l'électricité sur la comparaison de son efficacité avec celle de l'exercice, et qu'on ait qualifié la faradisation de *gymnastique au repos*.

Dans le traitement des paralysies fonctionnelles, la faradisation et la gymnastique gagnent à être associées, voilà notre avis. Mais on doit se hâter de recourir à cette méthode, surtout dans les paralysies périphériques, car l'expérience démontre que dans cette forme, les tubes nerveux et les fibres musculaires subissent promptement la dégénérescence graisseuse qui constitue une cause d'incurabilité.

Quant au choix des exercices, M. Heiser (1), qui voit dans la gymnastique une ressource inattendue contre les paralysies, entre à ce sujet dans des détails assez précis.

Il est le promoteur d'un appareil consistant, en principe, en une roue munie d'une manivelle et d'une pédale, et en un poteau muni d'une poignée d'appui. Le Le système peut être réglé de façon à marcher presque de lui-même ou sous l'impulsion, seulement, de celui qui s'en sert. Supposons l'éventualité la plus commune : un cas d'hémiplégie. Le malade est placé entre la roue et le poteau d'appui ; la main du côté paralysé repose sur la manivelle ; le pied du côté paralysé, sur la pédale. Le point fixe est pris sur la poignée du poteau d'appui dont se saisit la main du côté sain ; puis, l'appareil est mis en marche.

L'exercice auquel il se prête se décompose en quatre temps et quatre mouvements : au premier temps, on tire à soi la manivelle, au second temps, on la pousse en haut en étendant le bras.

Au troisième temps, on la pousse droit devant soi.

---

(1) HEISER, *Loco citato*. p. 90 à 97.

Au quatrième temps, elle est ramenée par en bas dans sa position première.

Au moment où le bras et la manivelle se lèvent, la pédale se lève aussi pour communiquer le mouvement à la jambe malade, en sorte que, quand la manivelle atteint un niveau déterminé, (25° au-dessus de l'horizontale) la cuisse forme avec le corps un angle droit, et la jambe un angle droit avec la cuisse. On saisit sans peine combien d'indications spéciales cet appareil peut remplir : mouvements exclusifs d'un bras ou d'une jambe, mouvements simultanés des membres thoracique et pelvien d'un même côté ; graduation dans la quantité de force à dépenser, etc.

Consécutivement à l'emploi de son *appareil spécial*, les exercices que M. Heiser conseille dans le traitement des paralysies sont ceux de la poulie, du trapèze, de l'échelle orthopédique, de la canne et des barres à sphères, « puis, successivement et par gradation, suivant les progrès de la cure et l'état des forces du malade, les autres exercices plus difficiles qui composent un cours de gymnastique complet ».

Dès le siècle dernier, Tissot (1) avait recommandé des exercices actifs et gradués, tels que voyages en poste, marches en plein soleil, chasse, jeu de paume, etc., contre certaines paralysies.

De son côté enfin, le docteur Meding (2) préconise la gymnastique suédoise dans la paralysie, et en explique l'action dans les termes que voici : « Dans les mouvements passifs qu'on fait exécuter au membre immobile, on provoque un léger tiraillement des fibres

---

(1) Tissot *Loco citato*, p. 314 et suiv.
(2) Meding, *Loco citato*, p. 39.

musculaires qui sert à allonger et à plisser les fibrilles primitives, et à vider et faire remplir de leur plasma les cellules primitives, ce qui doit ajouter quelque peu à la nutrition de la partie affectée.

« On peut comparer ce jeu d'extension et de plissement à l'action d'une pompe aspirante et foulante qui agirait aussi. longtemps, comme force extérieure, tant que la volonté du malade n'agit pas encore elle-même.

« Les vaisseaux ensuite, dans leur parcours tortueux, sont allongés et amincis par la traction, ainsi que parallélisés et dressés par un mouvement passif de la masse musculaire qui les entoure.

« Le foulage, le massage, la pression et la succussion ont également un effet local et très puissant sur les nerfs qui entrent dans les muscles et augmentent la circulation dans les vaisseaux ». Pourquoi M. Meding a-t-il omis de spécifier les variétés de paralysie auxquelles ses errements thérapeutiques lui semblent appropriés?

Contre la *paralysie hystérique*, c'est en première ligne la « gymnastique au repos » la faradisation, que conseille Briquet. (1)

Dans cette singulière affection que l'on désigne sous le nom d'ATROPHIE MUSCULAIRE PROGRESSIVE, aucune médication n'équivaut à la gymnastique.

Il est toutefois une réserve à observer. La maladie a pour cause fréquente l'abus d'efforts violents et prolongés.

Conséquemment, si l'on doit rechercher pour ceux

---

(1) BRIQUET, *Loco citato*, p. 710.

qui en sont atteints l'activité, il faut, avec le plus grand soin, leur épargner la fatigue.

En raison même de la lenteur de sa marche, l'atrophie musculaire progressive donne prise à un traitement rationnellement institué.

L'abolition de la motilité n'est complète que quand la résorption du muscle l'est aussi. Tant qu'il reste intact un faisceau de fibres, la contractilité subsiste et il y a lieu de la solliciter. Malheureusement, le pronostic de l'affection est des plus sombres. Le mieux qu'on puisse espérer est de la voir tendre à la localisation. Elle ne guérit presque jamais.

L'infériorité de fonctionnement des appareils de nutrition constitue, avons-nous dit, le principe fondamental de la SCROFULE. Activer, dans leur ensemble, les fonctions nutritives constitue donc, dans la scrofule, l'indication fondamentale. Les médications auxquelles on a recours à cet effet ont pour agents tous les reconstituants pharmaceutiques. L'activité musculaire en est le complément obligé.

Régler par des exercices gymnastiques appropriés à la force de résistance du sujet ce déploiement nécessaire d'activité physique, est en décupler l'utilité.

Pour combattre la diathèse scrofuleuse, non seulement dans ses manifestations ; mais dans son essence, on ne saurait donc faire à la gymnastique des appels trop réitérés.

Il serait oiseux de rechercher si tel exercice mérite sur tel autre la préférence. A un état diathésique, il n'y a lieu d'opposer que des moyens agissant sur la totalité de l'organisme. Et si au premier rang de ces moyens figure la Gymnastique, cette gymnastique est celle qui intéresse la totalité de l'appareil locomoteur.

Tissot (1) divise en passifs et actifs les exercices corporels qui conviennent aux scrofuleux.

Aux premiers, dont la promenade en voiture offre le type, il fait succéder la marche, les jeux de toute sorte, et l'escrime à laquelle il attache un prix particulier. « Cet exercice est, à ses yeux, parfaitement bien indiqué dans la cure des écrouelles parce qu'il anime la circulation, qu'il secoue vivement l'action musculaire, celle des extrémités surtout, qu'il contribue plus puissamment que tout autre à l'augmentation des forces, à l'agilité, à la correction des mauvaises attitudes et de certaines difformités du corps. »

Assimilable à la scrofulose (2), sous le rapport du fonctionnement nutritif, le *scorbut* réclame une thérapeutique analogue. La place qu'y occupe l'activité corporelle n'est pas moins large. En voici un curieux exemple dont on est redevable au docteur Berthier (3). En 1633, sept Hollandais, laissés au Groënland avec des vivres en abondance, restèrent dans un repos absolu durant toute la saison du froid. Tous payèrent leur tribut au scorbut. Or, en 1630, des Anglais qui avaient été abandonnés par leurs compagnons sans nourriture dans les mêmes parages, et qui pour vivre avaient été obligés de chasser et de se donner beaucoup de mouvement, y avaient échappé sans exception.

---

(1) Tissot, *Loco citato*, p. 272 et suiv.
(2) *Scrofulose*, Syn. Diathèse scrofuleuse.
(3) Berthier, *De l'exercice musculaire comme moyen thérapeutique*, 1862.

Lind, au chapitre IV de son *Traité du scorbut*, recommande l'exercice comme moyen préventif.

Tissot (1) le conseille dans la convalescence. A des exercices d'abord passifs, il associe bientôt la marche comme contribuant à la détersion des ulcères et à leur cicatrisation définitive. Il met en garde toutefois contre les dangers d'outre-passer les forces; et prévient des funestes conséquences de la fièvre qui toujours menace les sujets dont la constitution a subi les atteintes du scorbut.

« Combien de scorbutiques, dit-il, dont la maladie était parvenue à son dernier degré, se sont échappés de leurs hôpitaux ou de leurs maisons, dans l'impatience d'une guérison tardive, pour se livrer ou à leurs travaux ordinaires, ou à des exercices qui, quoique modérés, étaient au-dessus de leurs forces! Quel a été le fruit de leur inconsidération? Des accidents graves, des hémorragies (*sic*) internes, etc. Au bout de quelques jours, ils sont morts sur leur grabat. »

Est-il besoin de le rappeler? La Tuberculose (2) est le plus redoutable obstacle au progrès d'une race en voie d'évolution.

Combiner tous les moyens d'action propres à faire échec à ses incessants ravages, serait dans un État réellement policé le pressant souci, la constante préoccupation du Législateur. Chose triste à dire, il n'est guère de soin, dans les civilisations actuelles, dont il se montre moins jaloux. Ce n'est pas, pourtant, qu'on ait été avare d'avertissements; de toutes parts, le péril est

---

(1) Tissot, *Loco citato*, p. 291 et suiv.
(2) *Tuberculose*, Syn. Diathèse tuberculeuse.

signalé. Les ressources abondent; on les connaît; on les a sous la main; il n'y aurait qu'à vouloir pour les traduire en actes; ce serait un grand bien, mais.... la pensée est autre part. Ne nous lassons pas de troubler un quiétisme aussi inexplicable qu'inconsidéré. Dans la curation de la phthisie pulmonaire, appelons par-dessus tout l'attention sur la prophylaxie (1) de l'affection.

Agent curatif à employer encore dans bon nombre de phthisies confirmées, c'est plutôt comme agent prophylactique, que l'activité corporelle est à rechercher. C'est dès le début, c'est dès que, sous le coup des troubles prodomiques, la santé chancelle, c'est toutes les fois que la prédisposition s'accuse que les exercices du corps sont urgents. Les exercices du corps sont inscrits en tête des soins hygiéniques qu'en pareille occurence recommande, avec tant d'insistance, le professeur Bouchardat. A une période plus avancée, à celle où les agents pharmaceutiques deviennent indispensables, il est permis encore, — à la condition que les limites de la lésion soient restreintes, — d'y avoir recours.

Dans quels cas, sous quelle forme, dans quelles limites leur utilité est elle incontestable? Le voici.

D'abord, mentionnons comme moyen d'écarter, d'atténuer pour le moins, les causes déterminantes de la phthisie, tous les exercices gymnastiques ayant pour effet d'accroître l'ampleur des diamètres de la poitrine. Plus la respiration sera profonde, l'hématose complète, les fonctions respiratoires énergiques,

---

(1) *Prophylaxie*, Étym. προφυλάσσειν, garantir, syn. *préservation*.

moins la prolifération du tubercule sera à redouter.

Ensuite, avec les plus hautes autorités médicales de l'antiquité, Pline le naturaliste, Aretée, Celse, Cœlius Aurélianus, signalons le massage, les courses sur les plateaux élevés, les voyages en litière, la navigation. *Si vera phthisis est,* dit Celse, *opus est longâ navigatione.*

Avec les meilleurs auteurs modernes, insistons sur l'importance capitale de réveiller à l'aide, soit de l'hydrothérapie, soit de bains de mer très courts suivis (Bouchardat) de frictions sèches très énergiques, et d'exercice, la vitalité des fonctions de la peau.

Avec Sydenham, Boerhaave, Stahl, Tissot, appelons l'esprit sur les avantages tout spéciaux de l'équitation. Comme moyen d'enrayer la phthisie à son début, Sydenham (1) la mettait au même rang que le quinquina dans le traitement des fièvres intermittentes et le mercure dans celui de la syphilis. « Avec un tel moyen, va-t-il jusqu'à dire, on peut se passer de remèdes ; » et il affirme avoir observé, par cette seule méthode, un grand nombre de guérisons.

Tissot (2) qui professe la même opinion, entre à ce sujet dans des détails pleins d'intérêt : « Il n'est pas inutile d'être prévenu, dit-il, des signes certains que l'exercice du cheval (qui doit être pris d'abord au pas, puis au trot) fait du bien ; c'est qu'au lieu d'augmenter la vitesse du pouls, il la ralentit, c'est-à-dire qu'il doit être moins fréquent une demi-heure après être descendu de cheval, qu'avant d'y être monté ; c'est aussi lorsqu'il augmente les forces, qu'il procure

---

(1) SYDENHAM, *Traité de l'équitation.*
(2) TISSOT, *loco citato*, p. 317 et suiv.

un bien-être, qu'il diminue la toux et l'oppression.

« Les voyages de long cours à cheval sont encore, ajoute-t-il, très avantageux dans la cure des maladies chroniques du poumon, et surtout à la fin de la guérison de l'empyéme (1).

« Ils contribuent infiniment à rétablir les fonctions de l'économie animale et par le changement d'atmosphère *(sic)* qu'ils exigent, ils sont beaucoup préférables à de petites courses où l'on ne ferait que passer et repasser sur le même terrain. » Puis, il rapporte le curieux stratagème, dont usait « un célèbre médecin, homme de beaucoup d'esprit, » pour obtenir de ses malades les longues traites sur l'action curative desquelles il faisait fond. « Il les envoyait toujours au loin quoique languissants, dit Tissot (p. 318.) Les eaux minérales n'étaient jamais chez lui que le prétexte, la nécessité du voyage, le motif.

« Entr'autres, il en envoya un à Spa qui avait la plus grande confiance en lui ; mais à peine le malade y fut-il arrivé qu'il reçut une lettre de son médecin par laquelle il lui marquait qu'après avoir réfléchi plus mûrement sur son état, il jugeait que les eaux de cet endroit ne lui convenaient plus, et qu'il fallait aller promptement à celles de Baréges. En y arrivant, autre lettre du médecin qui l'avertissait, en vertu d'une nouvelle consultation faite sur la maladie, de se rendre sans délai aux eaux de Saint-Amant : mais le malade écrivit à son médecin qu'il n'avait plus besoin d'eaux minérales, et qu'il retournerait bien guéri. C'était justement ce qu'attendait son savant Esculape. »

---

(1) *Empyéme :* Collection séreuse, sanguine ou purulente dans la cavité des plèvres.

A tous égards, l'équitation est trop négligée de nos jours.

Produit d'une activité physique insuffisante et d'une alimentation succulente à l'excès, la DIATHÈSE URIQUE n'a pas de correctif plus puissant que les exercices du corps. Sydenham. Boerhaave, Morgagni, de Haën, Musgrave, Hoffmann, Wepfer, Van Swieten, Barthez, Ponsard, Guilbert, Ferrus, Monneret, Garrod, Charcot, Jaccoud — tous les auteurs qui se sont occupés de la question — sont d'accord sur ce point.

Dans le traitement de la goutte, MM. Jaccoud et Labadie-Lagrave (1) regardent les exercices physiques, la vie en plein air « comme d'absolue nécessité. Il convient aussi, ajoutent-ils, d'activer autant que possible les fonctions de la peau. » Prévenir la replétion gastrique ; diminuer autant que possible la proportion des aliments azotés ; exciter les fonctions intestinales ; surexciter les fonctions de la peau, telles sont, en effet, d'après Monneret (2), les quatre grandes indications à remplir « toutes les conditions de nature à ex- « citer l'oxygénation du sang tendant à oxyder l'acide « urique et à le transformer en urée. » Or, quel moyen plus sûr d'activer l'oxygénation du sang, quel auxiliaire plus *naturel* que la gymnastique ?

Des considérations de même ordre s'appliquent à la GRAVELLE. La première indication consiste à activer les fonctions respiratoires et circulatoires. L'exercice

---

(1) JACCOUD ET LABADIE-LAGRAVE, *Nouv. dict. de méd. et de chirurg. prat.* Art. *Goutte* p. 625.

(2) MONNERET, *La goutte et le rhumatisme.* Th. de professorat.

musculaire sous toutes ses formes, ou plutôt, selon le docteur Desnos (1), sous les formes appropriées à l'âge, à la santé, aux occupations et aux habitudes sociales des malades doit occuper le premier rang. Ici se placent la marche, la chasse, l'équitation (sauf le cas où elle provoque des souffrances au niveau des reins), les travaux manuels, la gymnastique et ses divers procédés. M. Durand-Fardel recommande la gymnastique de chambre comme étant à la portée de tous les âges, aussi bien que de toutes les obligations de la vie et comme permettant, si l'on s'y soumet avec régularité, de mesurer l'exercice, en quelque sorte de le doser.

Dans le nombre des exercices en est-il à recommander particulièrement ? Non ; on est en présence d'une diathèse et aucune prescription spéciale n'est à formuler *à priori*. Remarquons seulement, avec Sydenham, que, pour être efficaces contre la diathèse urique, les exercices du corps demandent à être quotidiens et persévérants, car il ne s'agit de rien moins que d'opérer sur la constitution une transformation radicale.

Le régime alimentaire dans l'OBÉSITÉ est d'une importance de premier ordre. En regard, celle de la gymnastique est secondaire. Elle est loin d'être insignifiante toutefois. La part qui lui revient dans le traitement est, à proprement parler, complémentaire. Quant au traitement en lui-même, physiologique ou thérapeutique (Dancel (2), il varie suivant que l'obésité est

---

(1) DESNOS, *Nouv. dict, de méd. et de chirurg. prat.* Art. *Gravelle*. P. 688. Paris, 1873.

(2) DANCEL, *Traité théorique et pratique de l'obésité*. Paris, 1865.

liée à un état de sthénie (1) ou d'asthénie (2) de l'organisme. Procédant de causes très diverses elle n'est pas justiciable d'un traitement toujours identique. Aussi, la possibilité d'instituer contre elle un traitement spécifique a-t-elle été contestée par le professeur Gubler, avec raison.

Constitutionnelle ou acquise, toujours est-il que l'obésité s'observe avec une préférence marquée chez les gens de bureau, les prisonniers, les prostituées, les moines et en général chez tous ceux dont l'inactivité physique n'a d'égale que la paresse d'esprit.

Associés à un régime alimentaire approprié aux besoins individuels de l'organisme, et à une dépense cérébro-psychique renouvelée chaque jour avec assiduité, les exercices gymnastiques de tout ordre en constituent l'agent curatif le plus efficace et le plus inoffensif à la fois.

Le principe de cette méthode remonte d'ailleurs à l'antiquité romaine. Galien de Pergame (Asie Mineure) médecin de l'empereur Commode, rapporte avoir fait maigrir un individu chargé d'embonpoint en lui prescrivant de courir tous les matins jusqu'à ce qu'il fût baigné de sueur.

Le traitement du DIABÈTE se prête à des considérations qui ne sont pas sans analogie avec celles qui précèdent. Dès l'antiquité, l'exercice était recommandé contre le *profluvium urinœ*. Dans les temps modernes, il n'est pas de maladie, peut-être, sur laquelle on

---

(1) *Sthénie*. Synonymie : Excès de force, exaltation de l'action organique. (LITTRÉ. Dict. de langue fr.)

(2) *Asthénie*. Synonymie : Manque de force, débilité, faiblesse. Étym. Σθένος, *force*. Ασθένεια *faiblesse*. (LITTRÉ. Dict. de lang. fr.)

ait plus écrit. Rollo (1), à la fin du siècle dernier, Pinel (2), au commencement du nôtre, prennent pour base de la médication qui lui convient l'activité et le régime. Pinel, notamment, s'exprime sur ce point en termes très nets.

« Lorsque le diabète n'est encore qu'à la seconde période, il peut, dit-il, être guéri comme j'en ai vu un exemple ; mais c'est alors bien moins par le secours de la pharmacie que par l'application des vrais principes de l'hygiène, l'art de relever le courage du malade, d'augmenter progressivement l'exercice du corps, de faire diversion à ses idées tristes et mélancoliques, de lui faire prendre avec modération un vin généreux et une nourriture animale. » Le professeur Bouchardat (3) a déterminé d'une façon plus précise encore les conditions du traitement du diabète par une méthode qu'il qualifie d'*entraînement*.

Le diabétique, d'après lui, doit se livrer tous les jours à quelque exercice corporel adapté à sa force et à ses habitudes antérieures. « L'exercice du gymnase est, à la fois, le plus utile et le plus commode. » Si l'on ne peut y recourir, on aura toujours la ressource de la marche prolongée jusqu'à la sudation. On pratique,

---

(1) Rollo, *Cases of diabetes mellitus, to which are added a general view of the disease, with to result of the trials of acids in the treament of the lues venerea by W. Cruikshank.* London, 1797.

(2) Pinel, *Nosographie philosophique.* T. III, p. 556, § 543. Paris, 1818.

(3) Bouchardat, *Du diabète sucré, son traitement hygiénique* (Mémoires de l'Académie de médecine. T. XVI. Paris.)— *De l'entraînement ou de l'exercice forcé appliqué au traitement de la glycosurie*, Paris 1866.

au retour, des massages et des frictions énergiques en se tenant en garde contre le refroidissement.

Le docteur Durand-Fardel (1) ne se montre pas moins partisan de l'exercice *sous toutes les jormes*. Il le considère comme une des premières conditions de guérison, et lui attribue un sens curatif infiniment supérieur à celui du régime alimentaire. Tout en partageant ces opinions, le docteur Souligoux (2) établit certaines réserves. Convenablement dirigé, l'exercice, à ses yeux, doit être *modéré*, car ce qu'il faut éviter par-dessus tout, chez les diabétiques, c'est le *surmenage* et ses inévitables conséquences : surcroît de glycosurie; aggravation des symptômes généraux.

En somme, un exercice répété, prolongé, poussé jusqu'à la sueur et même jusqu'à une légère fatigue, ne peut manquer, par l'abondance de sécrétion cutanée qu'il provoque, par l'ampleur qu'il communique à la respiration, par le surcroît d'activité nutritive qu'il développe dans l'immense champ de l'appareil locomoteur, de diminuer la quantité quotidienne d'urine et la proportion de sueur qu'elle contient.

En semblable circonstance, tout exercice gymnastique est recommandé. C'est au maître qu'il appartient de scruter scrupuleusement la force de résistance du sujet, afin d'éviter le surmenage et d'obtenir tout le rendement.

---

(1) DURAND-FARDEL, *Du traitement thermal de Vichy dans le diabète* (Bulletin général de thérapeutique).
(2) SOULIGOUX, *Étude sur le traitement du diabète*, p. 51, Paris, 1883.

Les maladies par vice de proportion entre les matériaux qui contribuent à la composition du sang : la CHLORO-ANÉMIE et la PLÉTHORE, ont un symptôme commun d'aspect, bien qu'essentiellement différent de nature, l'*état congestif.* Passif ou actif, dû à l'excès dans la proportion du *sérum* ou dans celle du *plasma* dans le sang, l'état congestif a fortement attiré l'attention des anciens. Ils se sont ingéniés à le combattre par tous les moyens à leur portée.

L'activité musculaire est prescrite, à cet effet, d'une manière très générale par les médecins de l'antiquité. La plupart du temps très rationnels, les exercices qu'ils conseillent, n'échappent pas parfois à la critique.

C'est le cas d'Aretée prescrivant contre les vertiges apoplectiques, quoi?... le pugilat. Aretée est resté, du reste, à cet égard, à peu près seul de son avis.

Il n'y a qu'à se reporter à ce qui a été dit au chapitre qui précède, pour reconnaître la justesse des errements adoptés dans le traitement de la chloro-anémie par le professeur Lorain (1). Passant en revue les différents agents : ferrugineux, reconstituants, frictions, exercice corporel, etc., qui en constituent la thérapeutique : « *L'hydrothérapie*, dit-il, occupe une place trop considérable dans les préoccupations théra peutiques de notre temps pour que nous n'insistions pas ; » puis, afin d'établir sur des bases solides la notoriété de ses avantages, il fait appel tour à tour à l'autorité du docteur Nonat et à celle du docteur Fleury. « La *balnéothérapie*, au sens de M. Nonat (2), a pour

---

(1) LORAIN, *Nouveau dictionnaire de méd. et de chirur.* Art. *Chlorose*, p. 319, Paris, 1867.
(2) NONAT, *Traité de la chlorose*, Paris, 1864.

but de relever les forces de l'économie et d'imprimer aux fonctions organiques une plus grande activité. Elle comprend : les bains simples ou composés, les bains de piscine, les bains de rivière, les bains de mer, les bains thermaux, l'hydrothérapie et sès différents procédés. « Aux yeux de M. Fleury (1), c'est à titre d'excitant que l'eau froide doit être mise en usage contre la chloro-anémie, et son effet sédatif doit être évité avec soin. Pour obtenir l'action excitante, il faut que la température de l'eau soit basse (8 à 12 degrés centigrades) et que les douches soient puissantes, afin que l'effet si utile, si nécessaire de la *percussion* vienne s'ajouter à celui du *froid* pour provoquer la réaction. Si la réaction ne se produit pas, le traitement reste complètement inefficace ou devient même la cause d'accidents plus ou moins graves. »

Pour que cette réaction tant recherchée soit rapide, franche et facile quel auxiliaire plus précieux que la gymnastique! Ferrugineux, amers (etc.) manquent totalement leur but dans la chloro-anémie, si leur action n'est secondée par la pratique quotidienne et longtemps continuée de la gymnastique; Frédéric Hoffmann le déclare explicitement.

La *constipation* et l'irrégularité dans les fonctions cataméniales (2) : (la *dysmémorrhée*) sont les deux complications habituelles de la chloro-anémie.

Tissot (3), conseille contre la première, l'équitation *au pas*. Contre l'inertie des fonctions menstruelles :

(1) FLEURY, *Traité pratique et raisonné de l'hydrothérapie*, Paris, 1882.

(2) *Cataménial*, qui a rapport aux menstrues, aux règles mensuelles des femmes.

(3) TISSOT, *Loco citato*, p. 325 et 327.

(l'*amémorrhée*), il recommande la marche, le saut, la danse, en un mot, une série d'excices plus ou moins violents. M. Heiser (1) présente dans un ordre systématiquement gradué les différents exercices gymnastiques auxquels il a recours pour faciliter le retour périodique du flux catéménial. Frictions, trapèze, barres parallèles, mât à chevilles correspondantes, bascule brachiale, en sont les principaux agents. En somme, son opinion concorde avec celle de Tissot : c'est à des exercices exigeant une assez forte dépense d'activité musculaire qu'il semble avoir dû ses meilleurs succès.

Quant à l'état congestif, qu'il soit consécutif à la chloro-anémie ou à la pléthore vraie, « abstraction faite des circonstances particulières d'origine et de siège, on peut affirmer, dit avec raison M. Pichery (2), qu'il n'a pas de remède plus efficace que la mise en jeu de l'appareil musculaire. Cette activité provoque un afflux de sang, dans les organes qui en sont le siége, que l'on peut augmenter pour ainsi dire à volonté, en multipliant l'étendue et l'intensité du travail et qui, plus que tout autre moyen, est propre à dissiper la congestion quand le sang trouve encore libres devant lui les voies de la circulation. »

Complétons la liste des maladies dans la curation desquelles l'emploi de la gymnastique répond à une indication formelle en mentionnant, d'abord, les ATROPHIES consécutives, soit à une fracture complexe, soit à une affection de longue durée d'une jointure ayant nécessité

---

(1) HEISER, *Loco citato*, p. 116.
(2) PICHERY, *Gymnastique de l'opposant*, p. 170.

une immobilisation prolongée; ensuite, certaines difformités articulaires congénitales telles que le PIED-BOT, et enfin, les ARTHRITES CHRONIQUES, envisagées sous le rapport spécial de leurs conséquences ultimes.

Sous le titre de *fonctionnement partiel* et *élémentaire*, A. Bonnet de Lyon, a proposé, contre les raideurs articulaires que laissent à leur suite certaines arthrites ou certaines blessures, une méthode comprenant des exercices d'abord simples, puis composés, des jointures affectées, tendant à leur restituer leur mobilité physiologique.

La conception de A. Bonnet de Lyon, n'est pas sans rapport avec celle qui a guidé M. Heiser dans l'invention de sa *roue* et de sa *poulie* comme moyen de combattre différentes paralysies des extrémités.

Mentionnons encore comme justiciables de la gymnastique les OBSTRUCTIONS INTESTINALES, les FIÈVRES PALUDÉENNES et la NÉPHRITE ALBUMINEUSE. Ces trois conditions pathologiques n'ont entre elles, assurément, aucun lien d'affinité.

Et cependant, le mécanisme physiologique de l'action exercée par la gymnastique est identique dans les trois cas. Contre les *constipations opiniâtres*, de même que les *diarrhées chroniques* qui sont, selon les tempéraments, l'accompagnement des désordres digestifs inséparables d'une existence sédentaire; contre l'alanguissement fonctionnel qu'entraîne l'*état cachectique* engendré par les miasmes paludéens ; contre la *congestion passive* du tissu rénal qui constitue une des lésions anatomo-pathologiques fondamentales de la néphrite, la Gymnastique agit par l'excitation salutaire qu'elle suscite dans le fonctionnement de la peau. Il existe, en effet, entre l'activité fonctionnelle des viscères et celle de la peau une solidarité reconnue, dès le temps d'Hippocrate, et de laquelle, il faut le dire, dans les mœurs et coutumes modernes, on ne prend pas suffisamment souci. Nombre de désordres physiologiques, pourtant, n'ont d'autre origine que la rupture d'un équilibre dont l'habitude des exercices corporels eût assuré la stabilité.

Il n'est pas d'infirmité plus fréquente que le PROLAPSUS UTÉRIN (1) : *déplacement de la matrice*. Il n'en est pas de plus pénible. Tiraillements d'estomac, sensation illusoire de la faim, inappétence, borborygmes, alternatives de constipation et de diarrhée ; puis, comme conséquence des perversions digestives, langueur des fonctions nutritives, flaccidité des chairs, prostration des forces, décoloration des muqueuses, palpitations, état névropathique, chloro-anémie, tel le triste et interminable cortège de maux qui en sont la suite. Par contre, si la science est pauvre de moyens curatifs à opposer à cette affection, ce n'est pas, que le nombre de ceux qui ont été proposés ne soit grand ; c'est que leur insuffisance n'est que trop généralement notoire.

En présence de cette stérilité thérapeutique, M. Pichery s'est demandé si la méthode gymnastique dont il s'est fait le promoteur ne trouverait pas contre le *prolapsus utérin* une heureuse application. Or, voici comment il conseille de procéder. « La première précaution, dit-il (2), consiste à soustraire l'utérus

---

(1) Des renseignements pris à bonne source permettent d'affirmer que le nombre des pessaires fabriqués annuellement à Paris, s'élève à plus de cent mille. Ce chiffre dispense d'insister sur le degré de fréquence des déplacements utérins (PICHERY, *Gymnastique de l'opposant*, p. 182).

(2) PICHERY, *Loco citato*, p. 186.

à son propre poids et à celui des organes qui le recouvrent. On fera donc exercer la malade dans l'attitude horizontale. On prescrira les *exercices de totalité* pour modifier sa constitution générale, et l'on insistera sur les mouvements qui mettent en jeu les muscles voisins de l'organe, afin que le mouvement de nutrition, se propageant de proche en proche, gagne toute la région et atteigne les tissus affectés. » La gravité de l'affection et les incommodités sans nombre qui en résultent font un devoir de ne négliger aucun procédé pouvant contribuer à soustraire les femmes à un supplice de tous les instants.

Les successions régulières de contractions et de dilatations correspondent au double mouvement continu de combinaison et de décombinaison que la nutrition a pour caractère, voilà un fait mis en lumière par les travaux des physiologistes, par ceux de Müller (1), de Béclard (2), de Cruveilhier (3), notamment. Là, réside le commentaire d'une loi formulée en ces termes par par le dernier de ces auteurs : « L'exercice répété, exagéré d'un muscle augmente très rapidement sa masse, son volume et son énergie de contraction et développe proportionnellement son système vasculaire. » L'action qui résulte des excitations physiologiques est donc, comme le fait remarquer le docteur Dally (4), en réalité *hypertrophique*. Et il entend par *hypertrophie*, non un état corrélatif à un idéal nor-

---

(1) MULLER, *Manuel de physiologie*, 2ᵉ édit., Paris, 1851.
(2) BÉCLARD, *Physiologie*.
(3) CRUVEILHIER, *Anatomie pathologique*.
(4) DALLY, *Plan d'une thérapeutique par le mouvement fonctionnel*, p. 52 et suiv. Paris, 1859.

mal ; mais un état corrélatif à celui qui existait anté-
rieurement.

On a eu la pensée d'utiliser ce ressort que possède
la nature au traitement d'une infirmité à laquelle
certaines races paient un lourd tribut, au traitement
des HERNIES ABDOMINALES.

A l'âge de soixante ans, un *quart* de la population
est atteinte de hernie, un *tiers* à l'âge de soixante-dix
et soixante-quinze ans.

L'emploi, en temps utile, des moyens prophylactiques importerait d'autant plus que la production de
la hernie coïncide avec les périodes de la vie auxquelles l'affaiblissement des tissus se produit. Ainsi,
à vingt ans, on compte 1 hernieux sur 32 hommes ; à
vingt-huit, 1 sur 21 ; à trente, 1 sur 17 ; à quarante,
1 sur 9 ; et, comme nous le disions tout à l'heure, à
soixante, 1 sur 4, et à soixante-dix, 1 sur 3.

L'effort porté à l'exagération en est, l'observation
le démontre, la cause déterminante. Fortifier, dès le
jeune âge, le système musculaire abdominal par des
exercices gymnastiques appropriés, constitue donc
une prophylaxie rationnelle contre l'issue de l'intestin
à travers les anneaux crural ou inguinal, sous l'influence d'un effort dont la puissance excèderait la
force de résistance naturelle de leurs parois. Mais,
d'une action préventive à une action curative, il y a
loin. Aussi approuvons-nous la prudence des auteurs
qui, tout en promulguant la supériorité de leur méthode, le font comme M. Pichery et comme M. Meding,
sous la forme réservée que voici : « Les exercices de
la gymnastique ordinaire, dit M. Pichery (1), seraient

______

(1) PICHERY, *Loco citato*, p. 182.

pernicieux chez les sujets à fibre molle... En revanche, la gymnastique de l'opposant qui proscrit toute espèce d'effort et n'emploie que des mouvements, s'opposera énergiquement à l'accumulation de la graisse qui agrandit les anneaux, et par son action primitive sur le système fibreux en général, ainsi que son action secondaire sur les fonctions de nutrition, imprimera aux muscles, aux aponévroses et aux ligaments le degré d'énergie suffisant pour résister aux poussées viscérales....

« Dans les cas d'affaiblissement marqué ou d'imminence prochaine, on ouvrira le traitement gymnastique dans le decubitus dorsal ou latéral, l'expérience démontrant que l'attitude verticale favorise la production de la hernie. Mais la précaution dominante, celle qui prime toutes les autres considérations, c'est la proscription absolue de la fatigue, des mouvements trop étendus ou brusques et de l'effort en général. »

Chaud partisan de la méthode de Ling, le docteur Meding (1) n'hésite pas à en conseiller l'application à la cure des hernies inguinales récentes; mais il le fait, c'est une justice à lui rendre, sans préjuger le résultat. Il fonde son espérance de succès sur le développement de cette action hypertrophique dont nous parlions il y a un instant, et sur l'accroissement en nombre, en volume et en cohésion, grâce à une série de mouvements méthodiques qu'il énumère, des fibres musculaires et tendineuses de l'anneau inguinal et de la paroi abdominale tout entière.

Qu'il soit possible d'obtenir la guérion radicale des hernies, le point n'est pas douteux. Ce qui ne l'est pas

---

(1) MEDING, *La gymn. médic. suédoise*, p. 33 et 37.

moins — même dans les conditions les plus favorables à la curabilité — c'est que les divers modes opératoires institués ont tous pour pierre d'achoppement : la récidive, et que la sauvegarde contre cette redoutable éventualité est la persévérance dans l'usage du bandage. En conséquence, nous ne saurions partager la confiance du docteur Schreber de Leipzig (1) dans les procédés gymnastiques qu'il prescrit « pour la cure radicale des hernies de la paroi abdominale et de la hernie inguinale en particulier. » En affirmant que « lorsqu'on est jeune, ou lorsque, au moins, la vieillesse n'est pas encore avancée, l'espérance de réussir à arriver à une guérison radicale de la hernie est *toujours* fondée, pourvu que l'infirmité n'ait atteint qu'un *degré moyen* d'intensité, » il nous paraît s'aventurer. Les conditions de la curabilité exigent, au contraire, une spécification aussi minutieuse que sévère; et les annales de la science ne livrent que trop d'exemples d'accidents mortels survenus à la faveur de ces apparences fallacieuses de guérison, de l'abandon prématuré du bandage et des témérités de toute sorte auxquelles avait incité une pernicieuse sécurité.

A notre sens, on ne saurait trop rigoureusement tenir en garde les personnes affectées de hernie contre les probabilités d'une issue à laquelle il n'est pas défendu d'aspirer; mais qui, par le fait, ne se présente qu'à titre de rare exception.

---

(1) SCHREBER, *Gymnastique de chambre, médicale et hygiénique, suivie d'applications à diverses affections* (Trad. sur la 15ᵉ édition allemande.) P. 130, Paris, 1879.

Signalons, pour finir, une application des plus heureuses de la gymnastique.

Contre les POLLUTIONS INVOLONTAIRES et l'ONANISME il n'est pas de plus sûr garant. En cette triste éventualité, tous les auteurs, S. A. Tissot, (1) Fournier et Begin (2), Georget (3) la conseillent.

« Une vie sobre, occupée, partagée entre des exercices et une saine activité d'esprit sera toujours, d'après le docteur Fonssagrives (4), le meilleur des anti-aphrodisiaques. » A propos de l'entraînement, le docteur Rouhet (5) dénonce comme un de ses effets les plus remarquables, celui qui s'opère sur l'imagination. « Elle se ralentit momentanément. L'individu commande mieux à ses appétits... » De son côté, le docteur Mauriac (6) range la gymnastique, l'escrime, un exercice quotidien allant jusqu'à une légère lassitude musculaire parmi les moyens préventifs les plus efficaces des pratiques solitaires.

Le docteur Pouillet (7), lui, est encore plus explicite : « Ce qu'il faut surtout conseiller et même ordonner à l'enfance et à l'adolescence, ce sont, dit-il, les exercices physiques ; parce que nécessitant un fort courant des centres nerveux aux organes en mouvement, ils pro-

---

(1) S. A. TISSOT, *De l'onanisme*, Lauzanne, 1760.

(2) FOURNIER et BEGIN, *Dictionnaire des sciences médicales*, Art. *Masturbation*, Paris, 1819.

(3) GEORGET, *Dictionn. de méd.* Art. *Onanisme*, Paris, 1826.

(4) FONSSAGRIVES, *L'éducation physique des garçons*, p. 330.

(5) ROUHET, *Loco citato*, p. 51.

(6) MAURIAC, *Nouveau dictionnaire de méd. et de chirur. prat.* Art. *Onanisme*, p. 535.

(7) POUILLET, *Étude médico-psychologique sur l'onanisme chez l'homme*, p. 268, Paris, 1883.

duisent bientôt une tranquillité de la masse spino-céré-
brale, une diminution de l'excitabilité, et procurent un
sommeil prompt, calme et fortifiant ; parce que, en to-
nifiant le corps, ils le fatiguent et détournent puissamment l'esprit de toute conception malsaine et érotique.

*« Qu'on ne l'oublie pas ! l'exercice corporel est le
plus sûr moyen préservatif de la masturbation, comme
il en est peut-être le meilleur remède curatif. »*

Ceci nous dispense d'insister.

En ce qui concerne le choix des exercices dans le
traitement des MALADIES DE LA PEAU, il n'y a rien de
spécial à indiquer. C'est dans les circonstances où il y
a lieu d'exciter le fonctionnement ralenti du tégument
externe que l'intervention de la gymnastique dans la
médication a sa raison d'être. Pour atteindre le but,
c'est à la *Gymnastique en général* qu'il y a lieu de
s'adresser.

En résumé, l'état languissant des fonctions nutritives
est l'origine d'une foule de maladies qui cèdent aux
moyens propres à ranimer l'énergie des phénomènes
de la nutrition. En bonne hygiène, c'est donc, dès la
jeunesse, qu'il convient de mettre en pratique les procédés de nature à empêcher l'activité nutritive de fai-
blir ; et l'exercice musculaire qui, en mainte circonstance, peut servir à rétablir l'équilibre de la santé est
l'agent par excellence pour en entretenir et accroître
la vigueur.

# CONCLUSION GÉNÉRALE

## LA GYMNASTIQUE DANS UNE DÉMOCRATIE

———

**Essor contemporain :** Les Sociétés de gymnastique. — Les Sociétés de tir. — Les publications, les cours, les fondations diverses pour la propagation de la gymnastique. — Les bataillons scolaires. — Le bataillon des pionniers de l'avenir. — Fédération des Sociétés de gymnastique et de tir. — L'*Union des Sociétés de gymnastique de France*. — **Impulsion à imprimer à l'essor contemporain :** Bases scientifiques de la gymnastique. — Sa place dans une démocratie. — L'instruction physique, l'instruction militaire, l'éducation civique; leurs affinités. — Le *chauvinisme* et le *patriotisme*. — L'armée dans une République. — La jeunesse française devant la France. — L'Europe devant les peuples de l'Orient. — **Le devoir.**

Les questions qui ont trait à l'instruction physique captivent actuellement les esprits.

De toutes parts, on voit se former des sociétés de gymnastique; un certain nombre de localités possèdent des sociétés de tir.

Des publications périodiques (le *Drapeau*, le *Stand*, le *Bataillon scolaire*, l'*Éducation physique*, la *Gymnastique scolaire*, le *Bulletin d'éducation militaire*, etc., tiennent en haleine l'ardeur générale, et enregistrent, jour par jour, le fait qui intéresse, le progrès qui s'accomplit.

Des cercles — le *cercle de gymnastique rationnelle*, notamment — se donnent mission de rechercher, vulgariser, préconiser les moyens les plus propices à l'amplification des réactions fonctionnelles que recèle la constitution impressionnable, expansive de notre race.

Des cours théoriques et pratiques livrent avec largesse, les notions d'ordre multiple acquises à la science sur la nature intime, le caractère propre des forces du corps.

Dans des institutions telles que la *station physiologique du Parc-aux-Princes*, telles que l'*École militaire de Gymnastique de Joinville-le-Pont*, les problèmes les plus ardus de la statistique et de la dynamique humaine sont l'objet incessant d'études minutieuses, approfondies.

Entre tireurs, entre gymnastes, les concours se succèdent et, d'année en année, les résultats en sont d'un éclat plus brillant.

Par occurrence, les groupes se concertent ; puis, au nombre de cinq ou six cent, on part pour des excursions et des marches militaires (1).

---

(1) Le 3 septembre 1882, vingt-cinq sociétés de gymnastique ont fait une excursion de ce genre avec marche militaire dans la forêt de Fontainebleau.

Au nombre de 500, les gymnastes emportèrent leurs vivres de Paris. Le départ était fixé à minuit quarante minutes, gare de Paris-Lyon-Méditerranée, et l'arrivée à Fontainebleau à deux heures trente du matin.

Après une halte d'une heure et demie dans le parc, les gymnastes partirent pour la forêt, déjeunèrent à la Mare-aux-Fées, à dix heures trente, et furent de retour à Fontainebleau, où ils dînèrent à cinq heures du soir. A huit heures seize, ils prenaient le train de retour pour Paris.

Des délégations des sociétés de Meaux, Melun, Provins, Fontainebleau s'étaient jointes à eux pour le parcours en forêt.

Ce fait que nous citons comme exemple s'est, depuis, maintes fois reproduit.

Aux anniversaires solennels que la Nation célèbre, il ne serait plus désormais de fête complète, en l'absence des sociétés de gymnastique et de tir.

Viril, opiniâtre, l'effort qui s'accuse est un signe.

Dans un moment d'abandon, un peuple s'est laissé séduire par d'alléchantes promesses de bien-être et de paix : mûr pour la Liberté, il n'a pas rougi de mettre sa sécurité au prix de son indépendance. Reniant de généreuses traditions, il s'est, pieds et poings liés, livré à César.

Le fatal retour des événements l'a cruellement, mais justement châtié de son heure de défaillance.

A présent, il entend se ressaisir.

Par un infaillible instinct de conservation, il cherche en lui-même des forces vives de résistance contre les rigueurs du sort. Et avec la sûreté de jugement, avec le tact exquis qui le distingue, de prime-saut il s'adresse, pour les développer, à celles qui sont de premier ordre ; à celles dont l'activité tient sous sa dépendance l'activité de tout l'ensemble.

Dans sa clairvoyance, il perçoit nettement une vérité, c'est que la culture *intégrale* de ses facultés est la condition expresse de sa régénération ; voici pourquoi la mise en valeur de ses aptitudes tant physiques qu'intellectuelles le touche présentement à un si haut degré.

Il voit juste ; voilà pourquoi, depuis l'effondrement de l'empire, les questions d'enseignement ont pris, dans ses préoccupations, un tel pas sur toutes les autres.

Ainsi s'explique l'essor acquis, en ces derniers temps, par les institutions qui ont pour objet la culture des forces du corps; ainsi s'explique la rapidité étonnante de leurs développements.

Dans la création des nombreuses sociétés de gymnastique et de tir qui existent aujourd'hui en France, si l'initiative privée n'a pas tout fait, c'est cependant à elle, sans contredit, qu'appartient la plus large part.

Il est juste de le reconnaître : elle a reçu du gouvernement de la République des encouragements chaleureux et réitérés. Il a été pris des mesures officielles d'ordre multiple en vue de rendre, dans les établissements scolaires, l'enseignement de la Gymnastique efficace, c'est-à-dire, à la fois, simple, attrayant et scientifique. Les circulaires ministérielles ont prodigué aux recteurs d'Académie des instructions précises, topiques, à la méditation desquelles chacun peut se livrer à son gré.

La publication, par les soins de la *Commission centrale de Gymnastique* et sous les auspices des ministères de l'instruction publique et de la guerre du *Manuel de Gymnastique* a été, au point de vue où nous nous plaçons, une des œuvres les plus éminemment utiles de l'époque. Les paroles sympathiques adressées, les récompenses décernées, les facilités accordées au nom de l'Université aux directeurs de gymnases et à leurs élèves ont, assurément, vivifié leurs efforts. A tous égards, le plus haut prix s'attache à une impulsion aussi puissante.

Mais, à qui revient l'honneur d'avoir fondé, en notre pays, la première Société de gymnastique? — A un particulier, à M. Ziegler ; et c'est à Guebwiller qu'elle siégeait.

Qui a pourvu aux besoins initiaux, aux frais d'installation de ces institutions naissantes? — La générosité de tous, l'obole de chacun. La plupart du temps, on a vu se réunir quelques jeunes gens. Une cotisation volontaire a permis de faire face à l'achat des agrès et à la tenue de travail. Les moniteurs d'un groupe déjà formé ont donné à celui qui se constituait les premières leçons.... Et, guidée par les conseils de l'expérience, la nouvelle institution a grandi ; prête à rendre à d'autres plus jeunes les services auxquels elle devait sa viabilité.

Au demeurant, l'organisation spontanée des sociétés de gymnastique est facile ; elle coûte peu. Par la raison inverse, celle des sociétés de tir l'est beaucoup moins.

L'acquisition du matériel et la réalisation des conditions imposées par l'Autorité à l'installation des sociétés de tir ne vont point sans une mise de fonds assez notable. Un emplacement à acquérir, un *stand* à édifier, des armes à fournir : ces exigences de la situation sont lourdes. Elles paralysent dans bien des cas, le bon vouloir des populations. Aussi, ces sociétés se sont-elles multipliées dans des proportions beaucoup moins vastes que celles de gymnastique proprement dites. Aussi, est-ce de ce côté que la sollicitude de l'État a surtout à se porter. En émettant, il y a plus d'un an déjà, le vœu que l'administration militaire autorisât l'établissement de quatre *stands* dans les fossés des fortifications et en votant des fonds en conséquence, le *Conseil municipal de Paris* a donné l'exemple. Cet exemple mérite d'être suivi.

Des *stands*, libéralement ouverts à la population, remédieraient à deux inconvénients graves : celui de voir les jeunes soldats arriver au régiment sans avoir jamais eu l'occasion de manier un fusil, et en sortir sans retrouver jamais celle d'entretenir leur adresse.

En Angleterre, en Belgique, en Allemagne, en Suisse, il existe des sociétés de tir admirablement agencées. La France restera-t-elle en retard sous ce rapport?

En attendant — et il y a lieu de s'en applaudir — l'état prospère de bon nombre de sociétés de gymnastique leur permet de pourvoir, sur leurs propres ressources, aux nécessités onéreuses qu'entraîne l'installation d'un tir. Elles préparent de la sorte, et de la façon la plus pratique, la solution d'un problème qui s'impose à tout État démocratique : celui de réduire, dans la mesure la plus stricte, la durée du séjour sous les drapeaux.

D'autre part, les affinités entre l'instruction gymnastique et l'instruction militaire sont tellement étroites, qu'il est de toute impossibilité de les scinder. C'est un fait qui tombe sous le sens : l'une l'autre, elles se complètent.

L'instruction gymnastique proprement dite n'est pas complémentaire seulement de l'instruction militaire. Elle l'est encore de celle qu'à la faveur d'une institution nationale récente, les enfants de dix à quatorze ans reçoivent aujourd'hui. Cette institution patriotique est celle des *Bataillons Scolaires* ou *Jeunes Bataillons*. On n'en saurait poursuivre l'organisation définitive et favoriser le large développement avec trop d'ardeur.

Si la conception n'est pas neuve, elle est d'origine foncièrement républicaine. C'est dans l'esprit des hommes de la Révolution qu'elle a germé. Lakanal, Turgot, Condorcet, Léonard Bourdon, Talleyrand-Périgord, Petit, Romme, Lanthenas, Rabaud-Saint-Etienne, Deleyre, Rudel, Marie-Joseph Chénier, Guyton-Morveau, Daunou, tous ceux qui, à un titre quelconque, ont marqué à cette héroïque époque d'affranchissement, ont eu cette constante préoccupation d'inaugurer, dès l'école, l'éducation physique et militaire de la jeunesse (1).

A la vérité, si ardents qu'aient été les efforts de l'Assemblée Constituante, de l'Assemblée Législative et même de la Convention en vue de « former la jeunesse aux exercices du corps, de la rendre agile, vigoureuse et capable de supporter les fatigues de la guerre » (pour emprunter à Viénot-Maublanc ses propres expressions), l'introduction, dans les programmes d'enseignement de l'éducation militaire est restée, de la part des trois Assemblées, l'énoncé pur et simple d'un principe..... Maîtres et élèves étaient aux frontières, en ce temps-là... Mais, en approuvant, à la suite d'un rapport fait par M. de Bouteiller au nom d'une Commission constituée le 29 novembre 1880, le projet d'organisation en bataillons des élèves appartenant aux écoles communales, le conseil municipal de Paris, a repris la tradition des hommes, qui ont le plus fait pour la constitution de notre nationalité.

En chargeant, ensuite, une commission composée de : MM. Thorel, *président ;* de Bouteiller, *secrétaire ;* colonel Guerrier, capitaine Bonnat, Jacquemart, Berthereau, inspecteurs primaires, colonel Martin, Aristide Rey, conseillers municipaux, d'étudier les moyens de réaliser ce projet ; puis, en adoptant les conclusions de M. A. Rey, rapporteur de cette commission, la même Assemblée a prouvé qu'à ses yeux, *la véritable*

---

(1) Voir le rapport présenté au préfet de la Seine par M. Aristide Rey au nom d'une commission administrative chargée d'étudier l'organisation des Jeunes bataillons.

*école pour l'éducation physique et militaire de l'enfant:
c'est le bataillon.* En votant un crédit successivement
porté de 250,000 à 450,000 francs pour l'organisation
et le fonctionnement des bataillons scolaires, dans les
divers arrondissements de la Ville, cette Assemblée,
encore, a manifesté sa résolution de faire passer,
enfin, une institution entre toutes utile et démocratique
du domaine de la théorie dans celui de l'application.

Ces dernières années, l'extention du mouvement a
pris, du reste, une rapidité remarquable. De Paris, il
n'a pas tardé à embrasser les départements, si bien
qu'à l'heure actuelle, constituée sur un principe
uniforme, la jeune milice est, on peut le dire, en activité a peu près partout.

De l'année 1883, date la promulgation de règlements
complets concernant la tenue, l'instruction et l'ordre
de marche de ces bataillons (1). A la même époque,
encore, remonte un arrêté (2) émanant des ministères
de la Guerre, de l'Instruction publique et de l'Intérieur
réunis et réglant les conditions dans lesquelles la
revue de ces bataillons devrait être passée dans les
différentes localités.

Peu après, au mois d'août, dans le but d'assurer a
l'œuvre entreprise, la pérennité à défaut de laquelle

---

(1) Aux termes de ces règlements, les marches ne peuvent
excéder 16 kilomètres, aller et retour. Les bataillons se dirigeront
vers la campagne par les chemins les plus courts. La marche sera
réglée suivant le système adopté pour l'infanterie; mais chaque
reprise sera de quarante-cinq minutes, au lieu de cinquante et
séparée de la suivante par un repos d'un quart d'heure. La vitesse
effective, par minute, sera de 70 mètres, ce qui donnera une
vitesse moyenne de 3,000 mètres environ par heure.

(2) *Journal officiel*, du 25 mai 1883.

elle risquerait de rester inféconde, plusieurs membres du conseil municipal ont proposé d'émettre, par délibération formelle, le vœu que l'État autorise la création de bataillons composés de jeunes gens de quinze à vingt ans. Les notions militaires acquises, et les habitudes de discipline contractées durant les années de scolarité y seraient avec avantage entretenues et fortifiées.

Déjà, sur ce point, l'activité de l'initiative privée s'est affirmée. Le 10 juillet 1880, a été fondée, à Marseille, la *Société des Pionniers de l'avenir*. Son but principal est l'organisation d'excursions de nature à fournir des résultats essentiellement pratiques. Divisée en un certain nombre de sections (sections militaire, topographique, de gymnastique, de peinture, de la presse, etc.) selon les aptitudes spéciales de ses membres, le bataillon des *Pionniers de l'avenir* relève les plans des régions qu'il explore, communique ses notes, à titre de documents, à l'état-major, gratifie chaque commune d'une carte détaillée de son territoire dont un exemplaire est déposé à l'école, publie ses faits et gestes dans un organe qui lui est spécial : *Le Pionnier*, a des salles d'escrime, de musique, de dessin, un manège, un tir, etc., et se compose de jeunes gens de quinze à vingt ans. M. G. Velten en a été l'inspirateur.

Elle non plus, la *Ligue française de l'Enseignement*, n'est pas restée en arrière. En vue de combler cette lacune qui existe dans l'instruction physique de la jeunesse et que marquent les années intermédiaires au temps de la scolarité et à celui du service militaire, la *Ligue de l'Enseignement* a proposé de former, dans chaque canton, une association ayant pour mandat d'organiser entre jeunes gens, au sortir de l'école, des réunions périodiques, des excursions, des promenades militaires, des manœuvres d'ensemble, etc., de les préparer, en un mot, à devenir plus tard les dignes défenseurs de la République.

Pour l'instruction physique et militaire de la nation, voilà ce qu'il y a de fait.

En ce qui concerne l'institution des bataillons scolaires, la généralisation en est, en ce moment, le caractère sensible.

En ce qui concerne les sociétés de gymnastique, et, à leur exemple, les sociétés de tir, il s'accomplit, depuis quelque deux ans, dans leur organisation, une transformation fondamentale. N'omettons pas de la signaler.

Dès l'année 1876, il s'était formé, entre les sociétés de gymnastique du département de la Seine, une association ayant pour objet, tout en resserrant les liens de fraternité qui ne peuvent manquer d'en rapprocher les membres, de coordonner des efforts jusque-là isolés. L'idée a porté fruit. Par degrés, l'union s'est faite entre les sociétés de gymnastique, et, aujourd'hui, il existe entre elles des fédérations régionales, sur toute la superficie du territoire français. Chaque année, l'*Union des sociétés de gymnastique de France* donne une fête solennelle au chef-lieu de l'une ou de l'autre région (1). Une fédération

---

(1) En 1884, cette *fête fédérale de gymnastique* a eu lieu, à Amiens, à la date du 1ᵉʳ juin, sous les auspices du Président de la République officiellement représenté.

COLLINEAU, Gymnastique.                                          51

analogue, entre les sociétés de tir proprement dites, est sur le point de s'effectuer (1).

Voilà ce qu'il y a de fait. N'a-t-on pas lieu d'être également frappé, et de la spontanéité généreuse, et de l'énergie froide qui caractérisent cette manifestation de la volonté d'un peuple? Supérieur à l'adversité, celui qui en est capable ne donne-t-il pas la preuve d'une robuste vitalité?

Et, maintenant, quelle impulsion salutaire imprimer à un pareil essor?

Ira-t-on, glorifiant la conquête, attiser les haines, fomenter à tort et à travers la discorde? Éveillera-t-on des instincts sanguinaires et brutaux? Par de malsaines excitations, fera-t-on entrer en éréthisme, la bestialité, la cupidité, les appétits? Poussera-t-on à la provocation; sur un terrain nouveau s'essaiera-t-on à susciter un fanatisme; à prêcher une croisade? Déchaînera-t-on, en un mot, toutes les passions violentes qui sont au cœur de l'homme et que, dans un état social régulier, il refrène, avec tant de peine? Et colorera-t-on d'une teinte de mysticisme intolérant, hargneux, hypocrite, le cortège ignoble d'atrocités qui, au xixe siècle, font la guerre horrible, maudite, exécrable?

Non; nous savons trop bien que sur l'iniquité pour base, il n'y a rien que de fragile à édifier.

Que d'autres mettent dans la bouche de leurs fils des chants de la sauvagerie de celui-ci :

---

(1) Au mois d'août 1883, la fédération du Nord, ayant Lille pour siège, et celle du Sud, ayant pour siège Bordeaux, étaient constituées déjà.

« Bondissez, comme une mer sans rivages;

« Qu'il ne reste pas un lieu d'habitation, pas un champ de culture qui ne soient blancs d'ossements humains;

« Ceux qu'auront épargnés les vautours et les loups, prenez-les, et jetez-les aux poissons;

« Arrêtez le cours des fleuves en élevant des digues faites de cadavres;

« Assommez. L'Histoire, dans son verdict, ne vous demandera compte de rien de tout cela. »

Laissons aux peuples encore courbés sous le joug féodal leur conception égoïste, étroite, de la noble idée de patrie.

Pour une démocratie, ce serait de la regression.

Les aspirations des sociétés démocratiques s'élèvent plus haut. Le libre consentement d'hommes résolus à vivre sous un régime politique et social par eux créé ou librement choisi; voilà ce qui constitue la patrie. Quant à la faire tenir entre des délimitations subtiles, arbitraires et pédantesques, non.

Nous inculquerons à la jeunesse de France des sentiments d'intime solidarité; nous la ferons forte et adroite de corps; nous cultiverons sa hardiesse naturelle d'esprit; mais nous ne la laisserons pas dégénérer en soldatesque. Nous ne l'élèverons pas pour la curée, et, comme le fauve guettant sa proie, pour le vol, le viol, l'incendie, le pillage et l'assassinat. Dans la sollicitude que nous entendons porter, de pair, sur le développement de ses aptitudes corporelles, et sur celui de son éducation civique, il est deux écueils que nous saurons éviter : Dans ses excès, le militarisme; et l'acrobatisme, dans ses périlleuses frivolités.

Nos guides seront la Science et le sentiment du devoir.

La science a prononcé. Aujourd'hui, la gymnastique repose sur une base solide : la physiologie; elle n'a pas à s'en écarter.

Des faits d'observation que livre l'Histoire, des expérimenfations biologiques que le labeur de chaque jour vient confirmer, découle un ensemble de notions contingentes ou antagonistes dont la résultante est aisée à déterminer. Cette résultante consiste dans la possibilité d'atteindre le but, avec une extrême simplicité de procédés. Que l'on se place sur le terrain de l'entraînement militaire; que l'on reste sur celui de la pédagogie pure, tout ce qui a été dit jusqu'ici tend à démontrer : d'abord, qu'indépendamment de son action sur le système locomoteur, la gymnastique exerce sur l'ampleur des fonctions respiratoires et l'équilibre des fonctions nerveuses une influence manifeste; ensuite, que, des procédés, ceux qui ont pour objet la régularisation des mouvements naturels ont aussi une utilité prépondérante; en outre, que les autres, ceux qui impliquent l'emploi d'appareils ou d'agrès, sont les succédanés des précédents; enfin, qu'appropriés aux besoins de l'un et de l'autre sexe, les exercices gymnastiques confèrent à la femme, grâce et souplesse; à l'homme, adresse et vigueur.

L'expérience pratique a, elle aussi, donné sa note.

Obligatoire dans tout établissement scolaire, l'enseignement de la gymnastique a droit à une forte et large organisation. Sa place est marquée dans les programmes pédagogiques, au même titre que toute autre faculté. En raison de ses incontestables avantages, et sous peine d'être illusoire, il mérite que, chaque jour, on lui consacre un temps suffisamment prolongé.

A défaut d'uniformité, un semblable enseignement serait difficilement méthodique et risquerait d'être improductif.

Il importe, au premier chef, qu'il soit confié à des maîtres capables et initiés, de longue main, aux connaissances anatomiques et physiologiques au prix desquelles est la direction intelligente qu'on attend de leur dévouement.

Le dévouement du corps médical a, ici, également, à être mis à contribution. Le médecin est le guide indiqué du professeur de gymnastique, dans l'application quotidienne de son art. L'action combinée du professeur de gymnastique et du médecin est la meilleure sauvegarde contre toute exagération, soit de hardiesse, soit de timidité.

Pour les élèves, elle offre la garantie d'une appropriation rationnelle des exercices au degré de résistance et aux besoins spéciaux de la constitution des personnes.

Pour l'instruction physique dans son ensemble, elle offre celles de la sagesse et de la plus parfaite sécurité.

Les pratiques gymnastiques imposent des réserves qu'il y aurait inconvénient grave, péril même à outrepasser. Leur bonne direction exclut toute violence, et met un soin jaloux à conserver, en toute circonstance, une prudente modération. Les procédés athlétiques ont été condamnés trop de fois pour n'être pas, aujourd'hui, jugés en dernier ressort.

Il est des circonstances qui s'opposent d'une manière formelle à la pratique des exercices du corps.

Sans parler des états pathologiques confirmés : fièvres et phlegmasies de toutes sortes, les prédispositions hémorrhagiques (hémoptysies, hématuries, métrorrhagies) excluent tout déploiement notable d'activité. Certaines affections chirurgicales : une plaie en voie de cicatrisation, une fracture récemment consolidée, exigent une grande réserve dans les mouvements. Toutes les fois, enfin, qu'on se trouve en présence d'un épuisement de l'économie, et que la nutrition a des pertes sérieuses à réparer, le repos est prescrit d'une manière formelle, car c'est un agent, par excellence, de tonicité.

Pour entretenir, enfin, la vigueur et l'agilité acquises à la faveur d'un enseignement gymnastique rationnel et prolongé, il est indispensable d'avoir accès dans un gymnase. Cette nécessité impose l'installation, dans toute localité de quelque importance, d'établissements de ce genre soigneusement agencés et libéralement ouverts aux populations.

Insister serait oiseux. Cet aperçu de ce qui est et de ce qui doit être, suffit. Il dénonce, en termes assez clairs, des lacunes aussi urgentes que faciles à combler. C'est une question de budget surtout.

« Quand vous semez dans le champ de la patrie, a dit Danton, ne comptez pas le prix de la semence. Après le pain, l'éducation est le premier besoin du peuple. » Il est en effet, deux causes qui se confondent, celle de la République et celle de l'Enseignement.

Rien de plus faux que l'idée qu'on se fait communément des conditions qu'a à remplir l'éducation dans une société démocratique. La raison en est simple ; on prend, en général, celles qui la régissent sous les régimes monarchiques, pour terme de comparaison. La morale n'a rien à voir avec celle-ci. Tout en elle se rapporte au Souverain. Son principe n'est ni le travail, ni la paix, ni la liberté.

Dans une démocratie, au contraire, c'est à conférer à chaque individu son *summum* de développement, c'est à l'amener à son *maximum* de puissance, que tend l'enseignement. De chaque *homme* une démocratie fait un *citoyen* ; il y va de son existence même, aussi directement que de sa prospérité.

Nul n'est en droit de prétendre à la dignité de citoyen s'il n'est un rouage utile dans la République. En revanche, l'État a le devoir de placer à la portée de chacun les moyens de mettre en valeur les forces que son intelligence, sa complexion, et son caractère peuvent recéler.

La culture de l'intelligence concerne l'école.

Celles du corps et du caractère trouvent dans la gymnastique et dans l'entraînement militaire de fertiles éléments.

Il serait superflu d'y revenir ; si, rationnellement entendue, l'instruction physique est pour la jeune fille une sérieuse garantie de santé, à l'âge adulte, et une heureuse préparation aux charges physiologiques de la maternité, elle est pour le garçon le prélude de l'instruction militaire ; or, dans un État démocratique, celle-ci serait tronquée, si elle n'était civique et militaire à la fois.

L'armée d'une République répudie, par principe, toute vaine aspiration de conquête. L'honneur du drapeau, le respect d'institutions librement acceptées par le pays, la défense du territoire, la sécurité de la production lui sont confiés. Elle n'est point destinée à l'attaque. La risposte ne la doit, en aucun cas et sous aucun prétexte, prendre au dépourvu. Le travail dans le recueillement, l'ardeur dans la discipline, la vigilance dans la paix, voilà son fait. La bravoure, le courage, le dévouement, sont pour elle, en France, des vertus de tradition.

L'armée d'une République et celle d'une monarchie ne peuvent avoir rien de commun. Celle-ci prend forcément un caractère prétorien ; celle-là, quoiqu'on fasse, garde un caractére populaire. L'une a l'esprit militaire, l'autre l'esprit de caserne, ce qui est fort différent.

Ce qui fait l'incomparable puissance des armées républicaines, c'est qu'elles sont l'interprète de la volonté du peuple formulée en termes précis ; c'est que pas un des soldats qui les composent n'a à réprimer ses volitions de citoyen, et qu'il sait qu'en se battant, c'est pour son propre honneur, sa propre opinion, son propre intérêt qu'il se bat. ·

Ce qui alimente l'esprit militaire dans les rangs des armées républicaines, c'est que les passions qui vibrent au cœur du peuple sont les passions aussi qui leur font vibrer le cœur. Un peuple ne prend pas les armes, s'il n'est mû par une Idée. Or, ce qui fait le soldat discipliné, stoïque, clairvoyant, ce qui le fait victorieux, c'est l'Idée aussi. Plus d'hésitation, plus de passivité chez personne. Chacun combat pour tous, tous pour chacun.

Pour se rendre compte de l'influence décisive de l'Idée sur l'issue des batailles, qu'on jette un coup d'œil sur le passé. Toutes les fois que la France s'est levée dans une pensée d'émancipation, la Fortune a penché du côté de ses armes.

En France, qu'on ne s'y trompe pas, c'est dans l'Idée qui l'électrise que le soldat trouve l'abnégation, l'initiative individuelle, le sang-froid, l'entrain : ces qualités, en guerre, d'un inestimable prix.

La génération qui s'élève, fait tous les jours, preuve d'un patriotisme ardent. Quelle direction élevée, encore un coup, imprimer à cette ardeur?

Le temps n'est plus aux puériles fanfaronnades, aux tapageuses forfanteries, aux panaches flamboyants. Vieux galons, vieilles défroques, *chauvinisme, poncif,* sont les noms vulgaires pour désigner cela (1).

Non ; le culte sincère de la patrie répugne à l'ostentation. L'esprit de sacrifice se complaît au silence. Il est résolu, inébranlable, froid. Voilà les sévères principes dont il n'est pas difficile, en vérité, de pénétrer la jeunesse.

La jeunesse !.... mais n'est-elle pas, de nature, généreuse et chevalesque ; n'est-elle pas, d'intuition, sensible au malheur ? Eh bien, la patrie souffre. Qu'on retrace devant la jeunesse les luttes, les déchirements par lesquels elle a passé ; qu'on lui parle longuement de ceux dont le sort contraire des batailles et des trahisons odieuses nous ont brutalement séparés ; qu'on lui propose pour modèle l'héroïsme de ses aînés.

Pour tout le danger qu'elle a couru, toutes les dou-

---

(1) Le docteur J. Arnould critique comme plus nuisibles qu'utiles, comme plus faites pour l'ébahissement des badauds que pour l'instruction des gymnastes, les éclatantes exhibitions d'oriflammes et les parades à grand orchestre; au détriment de l'hygiène, des écarts de régime risqueraient d'être la suite regrettable. (*Nouveaux éléments d'hygiène,* Paris, 1881.)

leurs qu'elle a vaillamment supportées, toutes ses angoisses, toutes ses larmes, pour le deuil immense où elle est plongée, la jeunesse française aimera la Patrie d'un amour plus âpre, plus austère, plus profond.

Aux jours lugubres, la France n'a pas désespéré de ses destinées. Elle se redresse. Ses fils peuvent mettre à la défendre tout ce qu'il y a en eux de fierté.

Étrange aveuglement que celui des hommes! L'Europe entière est en armes et debout. Les gouvernements s'envisagent d'un œil oblique et inquiet. Par intervalles, on croirait à une conflagration générale. Et puis.... tout rentre dans le calme. Et puis.... on reprend l'air de s'entre-dévorer.

Que d'or gaspillé! Que de temps perdu! Que d'initiatives paralysées!

On fait plus; on pousse l'inconséquence jusqu'à aller secouer la fallacieuse torpeur des fanatismes qui sommeillent au fond de l'extrême Orient.... Comme si l'homme blanc n'avait pas tout à redouter de son émule en civilisation, l'homme jaune.

Et, qui sait? Si le « Dieu des Armées » dont, par parenthèse, les « invisibles légions » sont, invariablement, du côté du plus fort, allait se déclarer pour la race mongole? Une fois au courant de nos procédés industriels et guerriers, ces peuples dont on va troubler l'assoupissement, sont-ils incapables d'une de ces irrésistibles invasions que l'histoire connaît? Et, en dépit de leurs formidables engins de destruction, les peuples de la petite Europe ne courraient-ils pas risque d'être écrasés sous le nombre et envoyés, tour à tour, dans le *Nirvanah?* — La victoire est aux gros bataillons, c'est un des plus grands tueurs d'hommes du siècle, c'est Napoléon I<sup>er</sup>, qui l'a dit; et il n'y a pas déjà tant d'années, que la sanglante expérience en a été faite.

Pour les races qui tiennent la tête de la civilisation, le devoir serait de coordonner les puissants moyens d'action dont elles disposent, de mettre en valeur les forces vives qui sont en elles, d'associer leurs efforts, de *se fédérer* en vue du progrès physique, intellectuel et moral de l'être humain. Au lieu de cela, sous l'obsession de préjugés d'un autre âge, on se hait, on n'aspire qu'à s'entre-nuire, qu'à s'entre-tuer.

Que les nations qui voient plus loin; que celles qui, libérées des entraves féodales, marchent la tête haute et d'un pas assuré vers l'Avenir, que celles-là le sachent bien : de leur part toute mollesse serait coupable au premier chef, et l'expiation tarderait peu.

Elles ont un ordre social nouveau fondé sur le Droit à défendre.

Elles ont le devoir d'acquérir la Force, pour mettre la Force au service du Droit.

# TABLE DES MATIÈRES

## CHAPITRE III

### EFFETS GÉNÉRAUX DES EXERCICES GYMNASTIQUES
### SUR LES FONCTIONS LOCOMOTRICES



## CHAPITRE IV

### FONCTIONS RESPIRATOIRES, ANATOMIE



## CHAPITRE V

### FONCTIONS RESPIRATOIRES, PHYSIOLOGIE

Pages

## CHAPITRE VIII

### EFFETS GÉNÉRAUX DES EXERCICES GYMNASTIQUES SUR LES FONCTIONS RESPIRATOIRES ET CIRCULATOIRES



## CHAPITRE IX

### FONCTIONS CUTANÉES. — LA PEAU, ANATOMIE ET PHYSIOLOGIE. —EFFETS GÉNÉRAUX DES EXERCICES GYMNASTIQUES SUR LES FONCTIONS DE LA PEAU.



## TROISIÈME PARTIE



Collineau, Gymnastique. 52

## GYMNASTIQUE SANS APPAREILS

### CHAPITRE Ier

#### ATTITUDES — EXERCICES ÉLÉMENTAIRES OU D'ASSOUPLISSEMENT



### CHAPITRE II

#### LA MARCHE — LA COURSE

# QUATRIÈME PARTIE ·

## DES AGRÉS ET DES APPAREILS. — GÉNÉRALITÉS GYMNASTIQUE D'APPLICATION

**Du travail** comme élément essentiel du développement organique. — De la *résistance* comme condition du travail. — Des agrès et des appareils comme moyens de travail et de résistance. — **De la gymnastique d'application.** — De l'entraînement spécialisé à chaque muscle et généralisé à l'ensemble. — De l'utilité de certains exercices et du danger de certains autres. — Condamnation de l'acrobatisme et de l'athlétisme en France.— De la mesure dans les exercices communs

# CONCLUSION GÉNÉRALE

## LA GYMNASTIQUE DANS UNE DÉMOCRATIE



Paris. — Imp. Wattier et Cᵉ, 4. rue des Déchargeurs

www.ingramcontent.com/pod-product-compliance
Lightning Source LLC
LaVergne TN
LVHW050117060726
842524LV00001B/19